中医老年保健学

主　审◎曹　峰

主　编◎张　震　彭伟军

科学技术文献出版社
SCIENTIFIC AND TECHNICAL DOCUMENTATION PRESS
·北京·

图书在版编目（CIP）数据

中医老年保健学 / 张震，彭伟军主编. —北京：科学技术文献出版社，2024.6
ISBN 978-7-5235-0942-5

Ⅰ.①中… Ⅱ.①张… ②彭… Ⅲ.①老年人—养生（中医） Ⅳ.① R212

中国国家版本馆 CIP 数据核字（2023）第 216134 号

中医老年保健学

策划编辑: 薛士滨	责任编辑: 郭　蓉	责任校对: 张永霞	责任出版: 张志平

出　版　者　科学技术文献出版社
地　　　址　北京市复兴路15号　　邮编　100038
编　务　部　（010）58882938，58882087（传真）
发　行　部　（010）58882868，58882870（传真）
邮　购　部　（010）58882873
官 方 网 址　www.stdp.com.cn
发　行　者　科学技术文献出版社发行　全国各地新华书店经销
印　刷　者　北京厚诚则铭印刷科技有限公司
版　　　次　2024 年 6 月第 1 版　2024 年 6 月第 1 次印刷
开　　　本　710×1000　1/16
字　　　数　452千
印　　　张　31
书　　　号　ISBN 978-7-5235-0942-5
定　　　价　108.00元

编委会

余欣然（贵州中医药大学）

冷婷怡（贵州中医药大学）

沙宗阁（贵州中医药大学）

张　杰（贵州中医药大学）

张　浩（山东中医药大学）

张　喜（贵州中医药大学）

张二伟（贵州中医药大学）

张哲宇（中南大学湘雅二医院）

陈　洪（贵州中医药大学）

罗振亮（贵州中医药大学）

岳文鹏（贵州中医药大学）

庞雨青（贵州中医药大学）

侯江淇（山西中医药大学）

秦　菊（贵州中医药大学）

秦　源（贵州中医药大学）

徐如星（贵州中医药大学）

郭永胜（贵州中医药大学）

黄书婷（贵州中医药大学）

梁桂香（贵州中医药大学）

韩章勇（贵州中医药大学）

谢佳明（贵州中医药大学）

前　言

　　中华人民共和国国家卫生健康委员会等 11 部门在《关于进一步推进医养结合发展的指导意见》中指出，"十四五"时期，我国人口老龄化程度将进一步加深。国家统计局在 2023 年 1 月 17 日发布的数据显示，我国 60 周岁及以上老年人口 28 004 万人，占全国总人口的 19.8%；65 周岁及以上老年人口 20 978 万人，占全国总人口的 14.9%。据中国人口与发展研究中心预测：2025 年我国 65 岁及以上的老年人口将达到 2.21 亿。医养结合服务是人口老龄化愈发严重的国情下为养老设定的一套服务体系，也是未来国内养老的主要形式。中医学在养生保健中具有独特优势，如何把中医养生保健的优势融入老年人的健康服务方案，且逐步提高中医老年保健学在医养结合养老服务体系中的比重，是当前中医老年学科发展面临的主要问题。编写组提出，中医老年学的发展重心应从原来单一的中医老年病模式，逐渐转变到医养结合模式下多学科交叉融合发展的模式当中，且要尽快制定新形势下中医老年保健学的发展规划，积极构建中医老年保健学的理论体系，力争中医老年保健学能乘医养结合政策的优势取得快速稳步发展，摆脱当前中医老年保健学学科发展的窘境。

　　本书是在前人基础上，结合当前中医养生学、中医康复学、护理学、心理学、健康服务与管理及养老服务管理等多学科专业课程特点，创新性地提出中医老年保健学"医＋养＋康＋护"的未来发展趋势，中医老年保健学必将在未来的养老服务体系中发挥越来越重要的作用。

　　在本书即将出版之际，我谨向曹峰教授表达衷心的感谢，曹峰教授在我平日的教学及著作编写过程中给予了极大的支持和鼓励。在编写过程中，我查阅和参考了大量的文献和教材，在此对前人的付出表示衷心的感谢！由于时间仓促、编者水平有限，在成书过程中难免有纰漏和不足之处，恳请各位专家学者、实践工作者和广大读者为本书提出批评和建议。

本著作出版以贵州省中药民族药医养结合应用工程研究中心、贵州中医药大学医养结合工程研究中心（贵中医 ZX 合字〔2024〕083 号），以及医养结合养老服务体系建设相关平台为依托，同时著作出版也得到了国家重点研发计划项目——全程化医养服务标准及其评价体系研究（NO.2020YFC2006003）、贵州省科技支撑计划项目——中医养生与森林康养深度融合技术研究（黔科合支撑〔2023〕一般 241）、国家重点研发计划后补助项目——贵州省中医养老服务标准与评价体系研究及贵州省教育厅人文社会科学研究项目——贵州智慧社区养老服务现状及应用对策研究项目（2022ZX009）的大力支持！在此一并表示感谢！

张　震

目　录

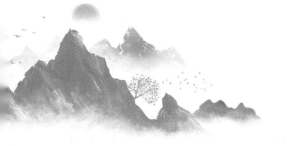

绪　论

一、中医老年保健学概述

（一）中医老年保健学的概念

中医老年保健学是在中医理论指导下，研究人体衰老规律、老年疾病预防与治疗、老年人养生康复方法技术、老年人健康服务与管理的一门学科。

（二）中医老年保健学的内涵

在医养结合背景下，中医老年保健学应以中医理论为指导，涵盖以下几个方面的内容：①中医老年学的发展简史；②人类生命存在的性质、生命活动的特点、面对生死的态度、衰老的机制、寿夭及天年的定义；③老年期疾病的病因病机、证治规律及预防和调护；④老年人调摄身心、养护生命、却病延年的中医养生理论和方法；⑤老年人康复手段（功能评定与康复治疗），解决老年本身及老年病残的躯体、心理和社会方面的问题；⑥老年人的未病先防、既病防变和瘥后防复等积极主动的中医治未病思想；⑦应用整体观念的理念、辨证施护的方法、传统的护理技术，指导临床护理、预防、养生、保健和康复的中医老年照护学；⑧老年人健康评估的基本理论和基本方法，如健康史采集、身体评估、心理和社会状况评估及辅助检查等为主要内容的中医老年健康评估学；⑨以老年人的健康为中心，对个体或群体健康状况及其影响因素进行检测、评估、指导、干预，为老年人提供必要的满足其物质生活和精神生活需求的服务，并对老年人的整体健康进行标准化、量化、个性化、智能化、连续性健康监测等全过程的老年健康管理；⑩依靠老年人自身的能力，运用运动的方法，在意识的积极主导下，通过形体运动来调节和增强老年人各部分功能，诱导和启发老年人的内在潜力，起到防病治病、益智延年作用的中医老年运动养生学；⑪历代文献资料中有关中医老年相关内容的中医老年各家学说；⑫介绍情志在老年人生命活动和疾病过程中的作用及其规律的中医老年情志学；⑬既能满足老年人对美味食品的追求，又能发挥保持老年人身体健康、调节生理功能、增强机体素质、预防疾病发生、辅助疾病治疗及促进机体康复等重要作用的中医老年药膳食疗学。

二、人口老龄化

（一）人口老龄化成因

我国的 GDP 从 1952 年的 679.1 亿元上升到 2020 年的 1 015 986 亿元，人民在享受社会高速发展带来的各种服务便利的同时，我国的出生率和死亡率随着经济发展和社会进步逐渐由高出生、高死亡、低自然增加的传统类型过渡至高出生、低死亡、高自然增加的再生类型，最后随着经济发展和现代文明的不断深入，最终达到低出生、低死亡、低自然成长的现代类型。随着人口类型的变化过程，人口的年龄结构也从年轻结构过渡至成年结构，再到老龄结构。因此，伴随人类社会现代化进程，人口老龄化是必然的。

计划生育政策的影响：除了人口的自然变化，改革开放以后我国为控制人口规模实施的计划生育基本国策也进一步导致了人口出生数量的大幅减少。计划生育政策已经在过去的时间完成了既定的目标任务，快速地实现了资源配置的优化，人地矛盾较好地得到缓解，并有效提高了人均资源水平，在相对一个时期较好地缓解了我国的就业压力。如果中国不严格实施大规模的计划生育政策，出生率也会逐渐下降，人口增长将逐渐放缓，但是下降速度不会如此迅速。严格的计划生育政策不仅带来了经济的高速发展，也同样导致年轻劳动力的大幅减少，未富先老格局已然形成。独生子女政策不仅带来了我国少子化的社会现象，加剧了社会赡养问题的形成，并影响了我国老龄化的发展趋势。

生育观念的转变：在经济发展到一定程度后，人类的生育观念会受到诸多因素影响。首先，古人常说的养儿防老，随着现代社会的不断进步和养老制度的逐渐健全，传统观念已逐渐消失。特别是伴随着代际矛盾的突显，新时期年轻人的个性化与老年人的保守思想有着明显的区别差异，我国当代传统赡养格局已经在悄然发生变化。其次，由于中华人民共和国成立后我国女性经济和社会地位的不断改善，今天的女性具有与男性等同的职业地位，我国女性的就业环境和条件要优于世界上很多国家和地区，但是考虑到工作场所的各种压力和工作内容，同时避免因生育造成的岗位调整和升职空间减少等不利因素，选择少生少育的女性占比逐渐增多。最后，导致生育意愿降低最根本的原因是当前我国高昂的养娃成本。当代年轻人面临着就业、升职、应酬等社交和生活压力，新一代年轻人工作中面临诸多竞争压力，年轻人疲于应对职场压力的同时，较高的婚姻成本，特别是年轻人结婚的彩礼和居住必需的房产价格较大程度地抑制了生育意愿，而抚养孩子将会持续花费大量的时间成本和教育成本，这些都造成了年轻一代生育意愿的不断减弱。

（二）老年人的年龄划分和分期

1. 现代医学对老年人的年龄划分和分期

人体衰老是一个渐进的过程，很难明确从多少岁就算进入了老年，尤其是人体各器官的衰老进度不一，个体差异很大，更难确定。受联合国委托，法国学者皮撒（Pichat）等于1956年出版的《人口老龄化及其社会经济后果》使用65岁的起点设定，该书聚焦西方发达国家，老年定义基本上是与当时这些国家退休和社保的政策标准一致，延续了德国老年救济法令的思路；1982年联合国老龄问题世界大会又提出了60岁的起点设定，20世纪60—70年代发展中国家人口老龄化态势显现是该定义兴起的重要背景，60岁起点比65岁更有效地反映了发展中国家经济社会的发展状况，为老龄问题的国际比较提供了可能。但为了叙述方便、易于比较，一般是发达国家以65岁及以上为老年，发展中国家多以60岁及以上为老年。近年来因很多60岁或65岁以上的老年人仍精神饱满，活力很强，有些学者提出70岁或75岁及以上为老年人，但此说尚未得到普遍承认。至于老年分期，一般以45～59岁为老年前期（或45～64岁）；60岁或65岁及以上为老年期；90岁及以上为长寿期。

于普林所著《老年医学（第二版）》中提到，老年人口系数（老年人口比例），即（65岁及以上老年人口数/人口总数）×100%，一般该系数大于7%为老年人口型；4%～7%为成年人口型；小于4%为年轻人口型。如以60岁及以上的老年人计算，则大于10%为老年人口型。

老龄化系数（老少比），即（65 岁及以上老年人口数/0 ~ 14 岁儿童人口数）× 100%，该数值大于 30% 为老年人口型；小于 15% 为年轻人口型。

长寿水平，即（80 岁及以上老年人口数/60 岁及以上老年人口数）× 100%，其数值大于 10% 属较高水平。

年龄中位数，指某年龄以上及以下人口数各占一半时的年龄数。一般认为在 30 岁以上为老年人口型；20 岁以下为年轻人口型。

2. 中医对衰和老的认识

衰老，指人在跨过盛壮期之后，直至死亡，根源于五脏衰退而必然经历的以五脏为中心的规律性生命退化过程。衰老二字连用，最早见于《吕氏春秋·仲秋纪》："是月也，养衰老，授几杖，行麋粥饮食"，后来《礼记·月令》中也引述了这句话。一直以来，"衰"指身体功能减弱或退化，"老"指年龄大。而在中医古籍中，最早"衰老"并用之处，应为《黄帝内经太素·阴阳大论》中，其言："若人能修道察同，去损益之病，则阴阳气和，无诸衰老，寿命无穷，与天地同极也。"

《康熙字典》中对"老"的解释，一指年龄到了老年，二指长寿，还有年老退休之意等。《古代汉语词典》中"老"为年岁大，与幼年、壮年相对。关于"老"的具体年龄，除《说文解字》中提到"七十曰老"的说法外，《灵枢·卫气失常》有言"人年五十以上为老"；《备急千金要方·少小婴孺方·序例》引《小品方》所载，亦曰"五十以上为老"；《礼记·曲礼上》载"六十曰耆……七十曰老"。从上可知，老有两种解释，一种是年到五十岁为老；另一种是年到七十岁为老。

《素问·上古天真论》就探讨了老与衰的关系。首先论述了导致老而不衰和未老先衰两种不同结局的原因，强调"合于道""法于阴阳，和于术数"是上古之人年度百岁而"动作不衰"的重要条件。具体而言，要遵循"食饮有节，起居有常，不妄作劳""虚邪贼风，避之有时""恬惔虚无""精神内守"几个方面的原则。而今时之人逆而为之，"以酒为浆，以妄为常，醉以入房"，沉溺于欲望，不懂得节欲保精、御神养心，提前消耗了肾精，导致"年半百而动作皆衰"。

《素问·上古天真论》还以女七、男八为周期说明了人由出生到强壮，再到渐趋衰老的过程，说明了各个阶段齿发、筋骨、颜面、脏腑及生殖能力的变化。其中女子"五七"、男子"五八"是由盛转衰的转折点，论述了人的脏腑气血衰退状态与年龄的关系，即女子五七"阳明脉衰"，至七七"任脉虚，太冲脉衰少，天癸竭"而不具备生育功能；丈夫五八"肾气衰，发堕齿槁"，至八八"因肾脏衰、天癸竭而齿发尽去，形体皆极"。说明生理性衰老的过程，强调肾气对衰老和生殖的作用。指出一般"男不过尽八八，女不过尽七七"而"天地之精气皆竭矣"，不再具备生育能力，正式迈入衰老状态。

《灵枢·天年》从五脏功能的角度阐述了人生理衰老的过程，"五十岁，肝气始衰"，而胆汁减少，眼目不明，之后心脾肺肾相继虚衰，直至百岁"五脏皆虚"。因此可以说，通常情况下女子"五七"阳明脉始衰、男子"五八"肾气始衰，是生理由盛转衰的转折。而无论男女到了五十岁，"肝气始衰"，生理功能明显开始衰退，这是渐老而衰的过程。

从上可知，"衰"与"老"在含义上既有联系又有区别，根据《黄帝内经》，"老"是与少、壮相对的正常年龄阶段，通常指五十岁以后；"衰"则指机体功能出现的衰退状态。年老常常伴随"衰"的发生，但"衰"未必一定出现在老年人身上。《素问·上古天真论》阐述了"衰"与"老"两者结合可以有老而不衰（"度百岁而动作不衰"）、渐老而衰（生理性衰老）和衰先于老（"年半百而动作皆衰"）三种状态。随着年龄的增长而出现机体各组织器官功能逐渐衰退是生命活动的客观规律。年岁的增加是无法减速的，但衰退的状态却可以通过养生调摄延缓到来，关键在于"合于道"。

（三）我国老年人口现状

人口生育率降低和人均寿命的延长是人口老龄化出现的原因之一。因为年轻人口数量减少和年长人口数量增加，使得老年人口的整体比例上涨。这既是自然进化的趋势，也是经济社会发展的产物。人口老龄化已然是不可避免的现状，几乎所有的国家都正在经历人口老龄化。联合国规定，当一个国家60岁以上的老年人口占总人口比例的10%，或当65岁以上人口占总人口比例的7%时，就意味着已经进入到老年型国家。在联合国发布的《2019年世界人口展望》报告中强调，在预期寿命增加和生育率降低的多重因素影响下，未来全球人口老龄化将持续加剧。截至2019年，数据表明日本、意大利和德国的老龄化严重程度排到了全球前三位，中国的老龄化程度也进入了全球前十。

2023 年 1 月 17 日，国家统计局发布数据显示，60 岁及以上人口 28 004 万人，占全国人口的 19.8%，其中 65 岁及以上人口 20 978 万人，占全国人口的 14.9%。该数据表明，中国传统养老体系的改革迫在眉睫。2019 年年底，国务院发布的《国家积极应对人口老龄化中长期规划》已把积极应对人口老龄化上升为国家战略层面，并明确了积极应对人口老龄化的战略目标。中国作为世界上最大的发展中国家，不仅要面临消除贫困、促进就业和完善社会保障的挑战，还要应对发达国家面临的老龄化问题。

但中国的人口老龄化情况与发达国家较为不同，人口老龄化长时期、分阶段的特点在我国集中暴发。且中国老龄化在区域和城乡中差异明显，辽宁、重庆、上海和江苏地区是老龄化较严重的省份和城市。除此以外，老年人的健康状况随年龄增长而逐渐下降，他们的收入来源又主要依靠家庭赡养、个人劳动所得和养老金。中国社会与文化福利的发展并未完全适应逐年增加的老龄化人口，国家和家庭的养老负担越来越重，老年人的各项生活需求又没有得到切实满足，进而人民生活的幸福感还有待提高。但老龄化本身并不是洪水猛兽，它有可能带来新的经济增长点，特别是对依赖自动化和技术进步的"银色产业"而言具有重要影响。据《大健康产业蓝皮书：中国大健康产业发展报告》预测，到 2050 年我国 60 岁及以上的老年人口将达到约 4.8 亿人，老年人口总消费约 61 万亿元。可以看出，老年阶段仍可维持较高的人均消费水平。因此，随着智慧养老模式的逐渐完善，智慧养老产品的设计可以作为促进老年经济增长的一大重要板块，也尽可能地提高老年人的生活幸福感。

三、中国健康老年人标准及其解读

2013 年中华医学会老年医学分会再次修订了中华医学会老年医学分会 1982 年提出健康老年人的 10 条标准（1995 年第一次修订），共 5 条：①重要脏器的增龄性改变未导致功能异常；无重大疾病；相关高危因素控制在与其年龄相适应的达标范围内；具有一定的抗病能力。②认知功能基本正常；能适应环境；处事乐观积极；自我满意或自我评价好。③融洽地处理家庭和社会人际关系；积极参与家庭和社会活动。④日常生活活动正常，生活自理或基本自理。⑤营养状况良好，体重适中，保持良好的生活方式。

新修订的标准：①强调了重要脏器的增龄性改变而非病理性病变，功能而非器质性改变。这与前两次标准中细分各器官系统无疾病不同。同时强调相关高危因素控制在与其年龄相适应的达标范围内，这样就突出了老年人身体与其他阶段年龄的不同，在具体应用时要考虑到老年人的特点，不可看到相关指标变化就武断下结论。②将认知功能放在这个位置，强调了认知变化在老年人健康中的重要性，自我满意或自我评价还融入了国际上较新的老年人健康概念。尽管 Rowe 和 Kahn 的三条标准涵盖了多个层面，但忽略了老年人自己的主观感受。③强调了积极老龄化的概念。鼓励老年人积极参与社会活动，积极融入家庭和社会，让他们意识到其整个生命过程中体力、精神状态及社会参与的潜力，即使高龄，但仍能发挥对家庭、社会及国家的贡献，增加幸福感和归属感。④强调了即使老年人有疾病，只要能维持基本日常生活也可视为健康老年人。⑤主要倡导老年人养成健康的生活习惯，积极预防疾病。

四、医养结合概念及服务体系

（一）医养结合概念

《中国医养结合专家共识 2019》指出：医养结合是指医疗资源与养老资源相结合，实现社会资源利用的最大化。其中，"医"包括医疗康复保健服务，具体有医疗服务、健康咨询服务、健康检查服务、疾病诊治和护理服务、大病康复服务及临终关怀服务等；"养"包括生活照护服务、精神心理服务、文化活动服务。

其利用"医养一体化"的发展模式，是集医疗、康复、养生、养老等为一体，把老年人健康医疗服务放在首要位置，将养老机构与医院的功能相结合，把生活照料和康复关怀融为一体的新型模式。医养结合整合医疗资源与生活照料，近似于美国的管理性医疗服务，基于资源整合理论。

（二）医养结合养老服务体系

"医养结合"是对养老服务模式的延伸，是在人口老龄化加剧的新时期，人们对养老服务内容之间关系的重新思考，是一种新型养老模式。"医养结合"是指将医疗卫生资源与养老服务资源相结合，实现社会资源最优化配置。其中，"医"具体包括健康咨询、健康检查、疾病诊治和护理、大病康复服务及临终关怀等医疗服务；"养"主要包括生活照护、精神心理引导、文化活动等服务。利用"医养结合"的发展模式，将医疗、康复、养生及养老集中为一体，主要是把老年人健康医疗服务放在首要位置，使养老机构和医疗机构的功能相结合，形成生活照料与医疗康复融为一体的新型养老服务模式。

"医养结合"养老模式是指由具有专业医疗、护理资质的医疗养老结合机构为老年人提供医疗照护服务和日常生活照料，使高龄、患病、失能和半失能老人能够在一个固定的机构内享受"一站式服务"，甚至临终关怀，满足其多种养老需求并给予其多重护理保障，形成一个既不同于医院，又不同于养老院，兼顾两者优势的统一的新功能体系。简单来说，"医养结合"就是一种未病疗养、有病治病、病后护理、医疗和养老相结合的机构养老模式。"医养结合"可以视为"整合照护"的一个分支概念。

"医养结合"服务的基本构成要素包括服务主体、服务对象、服务内容和标准、服务实现方式、服务评价体系及管理机制等。

第一章
中医老年保健学发展简史

第一节 先秦奠基期

早在夏商周时期就有敬老养老的礼制，以孔子思想为代表的儒家思想强调"老吾老以及人之老"的孝文化，并提出对个人修身养性以登寿域的要求，到《史记·扁鹊仓公列传》记载的战国时期秦越人"过洛阳，闻周人爱老人，即为耳目痹医"，可见先秦时期的尊老文化是中医老年养生学得以产生和发展的文化基石。

孔子重视精神养生，认为提高道德修养有利于延年益寿，提出了"仁者寿"的观点。"仁者寿"出自《论语·雍也》："知者乐水，仁者乐山，知者动，仁者静，知者乐，仁者寿。"孔子基于对不同人生阶段生理心理状态的认识提出了"君子三戒"的养生之道。年少"戒之在色"，年壮"戒之在斗"，而年老"戒之在得"。强调老年时期的重要养生原则在于养心。孔子曰："中庸之为德也，其至矣乎！"孔子认为中庸是最大的美德，所谓"中"，是折中，不偏不倚，无过不及；"庸"就是平常。故除了遵循中庸为德的养生思想，情志适度、饮食节制、劳逸适度、动静结合也是现代老年人应当借鉴的养生原则。

《礼记》体现了以孝道为核心的尊老、敬老、养老思想。《礼记·祭义》指出，"孝有三，大孝尊亲，其次弗辱，其下能养"，指子女对父母应在物质上提供基本的赡养，不做有损父母名声的事，同时从内心尊敬父母，让父母心情愉悦。《礼记·内则》指出子女对于老人的奉养包括"乐其心，不违其志；乐其耳目，安其寝处，以其饮食忠养之"两方面。

第二节 秦汉成形期

秦汉时期，诸多帝王君主都是养生长寿的热烈追求者，在此社会背景下，中医养生学发展较快，涌现出一大批著名的养生家及养生专论、专著。秦汉时道教已盛行，道家学说作为维护统治的思想武器，黄老学说得以进一步继承发展；西汉之际，汉武帝"罢黜百家、独尊儒术"，使儒家思想得以大力发挥；东汉时期，佛教传入中国并迅速成长起来。道、儒、佛三教思想都对当时的养生思想产生了巨大影响。

《黄帝内经》系统阐述了衰老、寿夭和益寿延年之道，为中医老年养生保健的产生和发展提供了文化背景和理论基础；《黄帝内经》虽未明确针对老年人提出专门的养生原则与方法，但初步形成了分年龄阶段施养的思想，为后世老年养生的发展提供了准则。后世众多医家、养生家在《内经》思想的基础上，针对人体生命过程中较为脆弱的老年阶段提出了详尽的养生原则与方法，形成了老年养生这一重要分支。

关于衰老的机制，《内经》认为人的衰老因天癸竭、肾脏衰，指出肾气决定了人的盛衰及寿夭。同时，认识到人的寿命是有限的。《素问·上古天真论》曰："尽终其天年，度百岁乃去"，指出"天年"即人的天赋年寿，也就是自然寿命，《内经》约其数为百岁。

《灵枢·天年》描述了五十岁至百岁的老年阶段，身体由盛转衰的过程。《素问·阴阳应象大论》描述了五十岁耳目不聪，六十岁九窍不利等。《内经》认为影响寿命的客观因素有先天禀赋、地域等。如《灵枢·天年》曰，人之生"以母为基，以父为楯"，强调长寿与先天禀赋有关。《素问·五常政大论》云："阴精所奉其人寿，阳精所降其人夭""高者其气寿，下者其气夭"。说明所处地区不同，地势高低、温度差异，导致人的寿命有差异。《素问·上古天真论》指出尽终其天年的养生法则为"法于阴阳，和于术数，食饮有节，起居有常，不妄作劳"。

《淮南子》强调形神气之间的联系和统一，提出要慎守三者，对后世养生学有一定影响，提醒人们要"将养其神、和弱其气、平夷其形"。

东汉时期，王充在其代表作《论衡》中，论及生死寿夭、延年之道者近二十篇。其明确指出了先天禀赋强者寿长，先天禀赋弱者寿短。东汉后期，医圣张仲景进一步深化《内经》"治未病"的学术思想，强调防患于未然的重要性。其内养正气、外避邪气的"养慎"学说更加丰富和发展了中医养生学理论。著名医家华佗在实践中创立了动形养生的五禽戏法，对后世卫生保健起到了积极的促进作用。

我国最早的药物学专著《神农本草经》，把药物分为上、中、下三品。经统计"上品"所载药物120种。其中注明久服之后可以达到"耐老""增年""长年""不老"等效果的颇多，如人参、地黄、枸杞、女贞子、杜仲等。

东汉末年张仲景所著《伤寒杂病论》中的辨证论治原则及其对老年病证的具体研究，奠定了中医老年病学的临床基础，东汉医家华佗所创五禽戏成为我国体育健身防病的先驱。

第三节　魏晋隋唐充实期

魏晋时期，服食丹石药饵的风气盛行，客观上促进了药物养生及道家养生流派的兴起；导引吐纳学术迅速发展，出现了以葛洪、陶弘景为代表的许多倡导导引吐纳的养生家，促进了功法养生的发展，大大充实了中医养生学的内容。

佛教自东汉开始传入中国后，迅速发展壮大，公元6世纪末至9世纪中叶的隋唐时期，是中国佛教的极盛时期，隋代王通提出道、儒、佛"三教归一"的纲领后，三家之说成为官方正统思想推行于世，并相互渗透融合。社会安定、经济繁荣的社会背景和文化思想的多元化，为养生学术的发展创新提供了良好的平台。中医养生学得到了进一步的充实。佛家养生派异军突起，在养生理论上以"见性"为主，在方法上以"静养"为长，注重"禅定""顿悟"，修禅的形式和基础是调身、调气、息心静坐，养生家将此融入吐纳导引之术中，形成了以静坐为特点的养生功法。隋代"三教归一"的纲领提出后，道儒佛医思想汇通并相互渗透融合，三家之学影响着整个社会。这一时期的不少著名医家精研道、儒、佛学，并据自己的理解和认识，从不同角度、不同方面吸收其长处，融入养生理论之中，进一步充实了养生学的内容。

晋代葛洪在《抱朴子·内篇》中指出欲延年益寿，须注重服食养生药物和导引方法。南朝陶弘景在总结梁代以前各类文献中养生法的基础上，编撰了《养性延命录》，专列"服气疗病篇"和"导引按摩篇"，认为气功、导引按摩不仅是很好的养生手段，也是康复医疗的常用方法。

隋代巢元方的《诸病源候论》中辑录了 213 种导引功法，用来治疗 110 种疾病。其功法之丰富，治疗疾病范围之广泛，均为其他医籍中所未见。

唐代医家孙思邈对养生学的贡献颇为卓著。孙思邈融道、儒、佛、医诸家学说于一体，广泛搜集、整理、推广养生方法，不但丰富了养生术内容，也使得诸家传统养生法得以流传于世，在养生学发展史上，具有承前启后的作用。他不仅在《备急千金要方》中有大量养生论述，还著有保健专篇——《摄养枕中方》，其中内容丰富、功法众多。孙思邈在养生康复学方面的思想可归纳为以下几个方面：其一，重视养性。《备急千金要方·养性序》曰："善养性者则治未病之病""是以至人消未起之患，治未病之疾，医之于无事之前，不追于既逝之后"，通过养性、治未病而达到祛病延年的目的。其二，重视食疗。孙思邈曰："安身之本，必资食。"孙思邈认为饮食是养生防病的重要手段。《备急千金要方》列食养、食疗食物 154 种，分别论述其性味、功效、适用范围、服食禁忌等，为后世饮食养生奠定了基础。其三，强调房中补益的重要性。孙思邈在《备急千金要方》中设有专篇讨论房中补益，认为已婚男女掌握房中术是养生防病的需要。其四，重视导引吐纳的方法。孙思邈推崇彭祖的服气吐纳，对导引、吐纳、服气、调息等有较深刻的论述。此外，唐代王焘的《外台秘要》、孟诜的《食疗本草》及昝殷的《食医心鉴》等多部医学著作亦对中医养生康复学的发展做出了积极的贡献。

第四节　宋元发展期

唐代王焘所著《外台秘要》，认为老年体质以虚为特点，尤以阳虚为主。他指出老年调养至关重要，用药当主以温补，且应顾及老年人年暮力衰，凡峻猛有毒之品，无论寒热，均不可轻率从事。

宋代《养老奉亲书》史载系陈直所著，后经元代邹铉加以补充并更名为《奉亲养老新书》。该书以论述老年养生保健为主，对老年人的生理、病理、心理及长寿老人的特征等都有较详细的描述。书中指出老年人的生理特点是"精血耗竭""肠胃虚薄""返同小儿"；病因病机特点为"百疾易攻"，同时新感易引动宿疾，导致"宿疾时发"；在阐发老年病发病方面，认为老年人五脏衰弱、肠胃虚弱，伴形体虚羸、活动减少等因素，以及性格孤僻或思念亲朋、易于伤感的心理状态，使其容易发病。在老年养生保健上主张独重脾胃、食疗为先。全书列食疗方剂 162 首，占总方数的 70%，表明该书是以食疗作为治疗老年病的主要方法。在老年病的预防方面，不仅强调凡老人行住坐卧"皆须巧立制度"，而且要求饮食调理，"大抵宜其温、热、熟、软，忌其黏、硬、生、冷"，并注意精神调理、四时摄养和用药饵扶持。

金元时期，"金元四大家"推动了中医学及中医养生保健学的发展。刘完素倡导"火热论"，认为老年人应以预防疾病为先，其关键是保养真气，维持体内阴阳平衡。此外，他主张以饮食、起居、劳逸等的主观调摄为主，药物调摄为辅，并强调治病防病谷气为先，亦重视调理脾胃。张子和主张攻下，治疗老年病症均采用吐、下之法，并确立了实宜峻攻、虚当缓图及辅以食疗等原则，从而树立了用吐、下法治疗老年病的独特风格。其用药善用寒凉之品，较少强调温补，认为"邪未去，不可言补"，对老年病的治疗不单纯以补为是，强调慎用补药，以免闭门留寇，助贼为殃。李杲重视调理脾胃，开创了中医脾胃学说之先河。他提出"内伤脾胃"是老年人患病的根本原因，防治老年病须随时不忘脾胃升降气化功能，强调以养胃气为本，创制补中益气汤、调中益气汤等治疗老年病的常用方剂，提倡老年人应"调其饮食，适其寒温"，注意养护其胃气。这种强调顾护脾胃的思想，甚合老年脾胃虚衰之特点，为后世从脾胃治疗老年病提供了理论依据和实践经验。朱丹溪提倡滋阴降火，以"滋阴派"著称。他强调阴精对人体的重要作用，创"阳常有余，阴常不足"说，从养老防病角度对人之生理、病理进行了高度概括，认为"人之阴难成易亏，六七十后，阴不足以配阳，孤阳几欲飞越"，强调老年人的生理与病理特点是阴气暗耗、相火易于亢盛为害，由此老年疾病的形成与阴虚胃热、脾虚生痰有关。在老年病的预防方面，强调顺应四时、茹淡养脾、节欲保精，极力倡导"与其救疗于有疾之后，不若摄养于无疾之先"。

宋代邱处机《摄生消息论》论述了衰老与气候的关系，认为老年脏腑功能发生变化，抵御外邪的能力降低，较易受四时不正之气的侵袭而罹患诸疾，出现各种老年疾病，提出注重养老及防治老年病要密切结合气候特点。

第五节　明清发展期

明清时期是老年养生保健学发展成熟的阶段。老年医学专著相继问世，如明朝刘宇续编的《安老怀幼书》，徐春甫的《老老余编》，主要着重于老年人保养及老年病的治疗，涉及内容广泛，包括尊老养老、情志性嗜、宴处起居、四时调摄、形证脉候、饮食用药等。在老年病防治上，不主张多用药饵，养生方面提倡保养，动静结合。饮食方面主张淡食，勿饥勿饱，忌杂忌偏。洪梗的《食治养老方》是专论食疗的老年病学专著，书中许多食疗方药简便实用，值得借鉴。清代曹庭栋的《老老恒言》总结了适于老人的简便易行的防病健身方法，重视调摄脾胃。如《老老恒言·饮食》云："《内经》曰胃阳弱而百病生，脾阴足而万邪息，脾胃乃后天之本，老年更以调脾胃为切要。"张介宾推崇温守肾阴肾阳，提出了"养形"的主张。其著作《治形论》曰："善养生者，可不先养此形以为神明之宅；善治病者，可不先治此形以为兴复之基乎？"其所谓"欲治形者，必以精血为先"，实际是强调调补人体精血，故于临床上创左归饮（丸）与右归饮（丸），一养阴精，一补阳气，成为防治老年病的常用名方。赵献可崇尚薛己的温补学说，认为命门为人身之君主，在《医贯·内经十二官论》中指出："余所以谆谆必欲明此论者，欲世之养身者、治病者，得以命门为君主，而加意于'火'之一字焉。"主张防治老年病当以保养"命门之火"为要，用药以八味丸、六味丸为主。

清代叶天士的调补奇经和养胃法为治疗老年杂病提供了独特经验。《临证指南医案》记载了300多例老年病验案，反映了其诊治老年病独重肾和阳明的思想。他认为机体衰老和疾病的发生都与阳明脉衰、下元肾虚及遗传有关，强调治疗宜顾护正气、慎攻下、顾脾胃、忌燥腻、参气象、审体质、守病机、遵治则。在总结长期临床实践经验的基础上，叶天士提出了"久病入络"及"调补奇经"的理论，擅长运用活血通络及调补奇经诸法，以血肉有情之品培补体内精血，打破了补肾阳必用桂附、滋肾阴则用地黄之常例，为老年病的治疗开辟了新的途径。王孟英认为"高年阴气太亏，邪气偏盛"，在老年温病治疗上力主寒凉解邪，滋润保津。王清任著《医林改错》，尤长于用补气活血与活血化瘀法论治包括许多老年病在内的内伤杂病，所创立的通窍活血汤、血府逐瘀汤、膈下逐瘀汤及补阳还五汤等著名方剂，至今仍指导老年病的临床实践。清末张锡纯治疗老年病，一重温阳益气，兼以治瘀；二善调理虚实，并以扶脾为先；三参脉证，施治谨守病机；四通药物性味，遣药别具一格。

第六节　当代繁荣期

中华人民共和国成立以后，我国人民的平均寿命不断延长。近年来随着《"健康中国2030"规划纲要》的颁布，中医老年保健学迎来了创新发展的大好机遇。

20世纪50年代后期至60年代初期，我国各种老年病学术组织相继成立，促进了老年医学学术的发展和学科的建设。1958年，中国科学院动物研究所成立了老年学研究室，研究课题包括动脉粥样硬化的发生原因及影响因素等，并开展了老年生物学方面的研究，对新疆百岁老人进行了调查。1964年11月，中华医学会在北京召开了第一届全国老年学和老年医学学术会议，这对我国现代老年学和老年医学的兴起与发展具有划时代的意义。20世纪70年代末期，卫生部将恶性肿瘤、慢性支气管炎、心血管病等严重危害老年人健康的常见病列为全国研究的重点项目。1981年10月，中华医学会第二届全国老年医学学术会议在桂林召开，会上成立了中华医学会老年医学分会，创建了《中华老年医学杂志》。这次会议有力地推动了我国老年医学包括中医的研究工作。1986年5月，中国中医研究院（现中国中医科学院）在长春主持召开全国中医、中西医结合第三次老年医学研究协作会议，讨论并通过了我国延缓衰老中药的筛选规程和临床观察规范。1990年，由中华中医药学会内科分会组织制定了《老年呆病的诊断、辨证分型及疗效评定标准》。这一时期，各类老年医学或老年病学专著陆续出版。如1987年陈可冀、周文泉主编的

《中国传统老年医学文献精华》全面系统地整理和总结了我国历代老年病学文献和理论精华。1994 年，田金洲主编的《中医老年病学》系统阐述了老年常见疾病的病因、病机、诊断、治疗、转归、护理与调摄等。1999 年，塞在金主持编写的《现代老年医学精要》详尽阐述了老年特有病证及其在病因、病理、诊断、治疗及预后等方面的特殊性，给予中医老年病学的发展颇多启迪。2003 年，李建生主编的《老年医学概论》从中西医角度详细地介绍了老年病的病因与发病、特点与诊断、治疗原则、治法及合理用药等。以上著作丰富了老年医学理论体系。

在人才培养方面，从 1987 年开始，国家教委决定在中医院校开设中医养生康复专业，并把《中医养生学》和《中医养生康复学概论》（均为高等中医药院校试用教材）列为中医高校的课程之一。自 2005 年开始又相继出版了新世纪全国高等中医药院校护理专业本科规划教材《养生康复学》、新世纪全国高等中医药院校七年制规划教材《中医养生康复学》。2017 年，经国家教育部批准，成都中医药大学首批设立中医养生学本科专业，至今，开设本专业的中医高校已达 13 所。目前，不少高校已建立本硕博三个层次的人才培养机制。2020 年 3 月，教育部关于公布 2019 年度普通高等学校本科专业备案和审批结果的通知中，"养老服务管理"本科专业获批。山东女子学院和上海工程技术大学是首批获批本专业的高校；贵州中医药大学于 2021 年申报该专业并成功获批，在 2022 年实现第一届招生，目前国内开设养老服务管理专业并实现招生的高校已达 20 多所。

在老年医学教育方面，我国一些医学院校先后开设了有关老年医学的必修课和选修课，北京、南京、成都、天津、贵州等高等中医药院校将中医老年病学列为养生康复专业的临床必修学科之一。目前，中华医学会、中华中医药学会、中国中西医结合学会及其有关学术团体相继举办老年医学或老年病学培训班，如社会养生康复班、老年养生保健班等，传授传统养生保健的理论和方法，开设中国养老文化课程等。总之，应从多层次、多渠道采用多形式的措施和方法培养人才，建立中医养生体系，担负起全国老年人群的健康保健任务。

第二章
老年保健中医理论基础

第一节　生　命

生命观是对生命存在性质、生命活动特点、面对生死的态度等问题的基本认识和看法。从宏观角度来看，所有生命均来源于天地之气的运动，并依赖于天地所提供的物质和空间而生存和延续。人类也不例外，人的生老病死及生活的衣、食、住、行等，都离不开天、地所构成的外环境。因此，人的生命来源追根到底是由自然界的天地之气相合而成，即《素问·宝命全形论》所言"天地合气，命之曰人"。但具体到每一个人，则个体生命直接来源于父母的生殖之精相合而化成的先天之精，又经后天精气的滋养而发育成人。生命观是古人对生命现象长期观察、思考所形成的观点，其中，精、气、神是生命的基础，运动是生命的根本特点，进而衍生出个人面对生死时当持有的基本态度。

一、生命基础

中医养生学认为：生命存在的性质是物质性的，生命由物质化生，生命活动的本质就是物质的运动。精、气、神是形成生命的三大要素，精是生命的本原，气是生命的维系，神是生命的主宰；精、气、神三者密不可分，协调统一，共同维持"形与神俱"的正常生命状态。

二、生命运动

中医养生学认为，生命是天地运动的产物，生命体是不断运动变化着的个体，生命永恒地运动变化着，直至终结。

（一）生命是天地之气运动的产物

《素问·天元纪大论》的"故在天为气，在地成形，形气相感而化生万物矣""太虚寥廓，肇基化元，万物资始，五运终天，布气真灵，抱统坤元，九星悬朗，七曜周旋，曰阴曰阳，曰柔曰刚，幽显既位，寒暑弛张，生生化化，品物咸章"，指出了自然万物就是在天地的运动过程中产生和消亡的。广阔无边的天地，是事物生化的本元基础，天地之气的运动是生化宇宙万物的根本。人作为世间万物之一，也是由天地之气运动交感所产生的。

（二）生命是运动变化的过程

《素问·六微旨大论》的"不生不化，静之期也"，指出运动变化是永恒的，唯有无限期的运动变化，才能生化不息；如果运动变化停止，生化就停止，生命也就随之而消亡。因此，生命是一个运动变化着的过程。

生命存在的物质性决定了生命运动的实质是物质运动，即精、气、神的运动，精气神的互济是生命存在的保证。精是气、神的生化之源，精不仅能化气以推动机体的生命活动，还能生神以维持各脏腑功能的协调有序，因而精足则气充，气充则神旺。气对精、神有多方面的作用，人体广义之精，包括血、津液等一切正常的液态精华物质，其生成和输布均离不开气和气的运动变化，人体之精不仅禀源于先天，也来源于脾胃转化的水谷精气，而在饮食物向人体精微物质转变的过程中始终都离不开气的运动变化。只有精、气、神三者运动协调互济才能保证生命的物质基础充盛，使生命充满活力。

（三）生命的运动形式

《庄子·知北游》的"人之生，气之聚也，聚则为生，散则为死"，指出生命活动是气的聚、散、离、合运动的结果。中医认为，气的运动，称为"气机";气的运动产生的各种变化,称为"气化"。升降出入既是人体之气运动的基本形式,也是脏腑经络、阴阳气血运动的基本过程。因此,在生理上,人体脏腑经络的功能活动无不依赖于气机的升降出入,以及随之产生的气化过程,如肺的宣发与肃降,脾的升清与胃的降浊,心肾的水火相济,都是气机升降出入运动的具体体现,而伴随其发生的精气转化、精血转化、气血转化、能量转化及物质的新陈代谢等,都是气化的结果。在预防疾病方面,只有保持人体气机升降正常,才能抗御邪气,免生疾病。

三、生命态度

生命观中,除上述对生命基础和生命运动的认识外,由其形成的每个人面对生命的态度,也是生命观的重要内容。《荀子·礼论》中说:"生,人之始也;死,人之终也。终始俱善,人道毕矣。"养生,应当在了解生命规律的基础上,正确面对生死,形成"终始俱善"的生命态度。

(一)乐生恶死

乐生恶死,即指养生者要看到生命的美好和死亡的残酷,从而热爱生命、珍惜生命、敬畏死亡。生命一旦诞生,就决定了其终点必然是死亡。中医认为人死之后,"阴阳离决""形骸独居",精神彻底在世界消亡。同时,中医从《黄帝内经》始,就是唯物的,否定鬼神的存在,更不用说"死后的世界"及"来世轮回"等虚无缥缈的学说。死亡的残酷,衬托出了生存的宝贵和生活的美好;生之美,衬托出了死亡的可怕。所以,生命只有一次,衰老不可逆转,死亡不可避免,喜爱生命、厌恶甚至恐惧死亡是人之常情,是养生的出发点之一。正如《灵枢·师传》所言:"人之情,莫不恶死而乐生。"《晋书·皇甫谧传》中也说:"人之所贪者,生也;人之所恶者,死也。虽贪不能越期,虽恶不能逃遁。"总之,养生当明白生死的必然性,理解乐生恶死的人之常情,珍惜和维护自身及他人的生命,不轻言死亡,这是面对生命的基本态度。

（二）重生贵生

不论贫富贵贱、贤愚善恶，一朝死亡，都代表着这个生命的彻底消散，死亡具有残酷的平等性，因而生命的存在是最宝贵的。孙思邈在《备急千金要方》的自序中说："人命至重，有贵千金。"人的生存权是最基本的权利。对于中医，尊重和保护人的生命、救死扶伤是其最基本的责任。养生学是中医学的分支学科，养生者也是医者，也应当树立珍惜自身及他人生命、重视生命的态度。"重生贵生"的生命观中，尚需警醒的是，医师常年面对疾病，甚至面对重病，养生长期面对健康或亚健康，均可能因屡见不鲜、习以为常，进而对健康产生忽视，对疾病和死亡产生漠视。这样就有可能造成实践中的疏忽，危害自身或他人生命，甚至造成死亡，这是对"重生贵生"之生命态度的违背。

（三）尊死慰生

生命观认为，对生命的尊重，不仅应该体现在尊重生者、保健延寿、救死扶伤方面，还应尊重死者、抚慰生者。首先，我国传统文化有"事死如事生"之说，具有一定的合理性，作为深受传统文化影响的中医养生，应当继承这种合理的观念。其次，死者已经失去了人之最重要、最宝贵的事物——生命，其悲情最值得悯恤。最后，人具有社会性，死者的生命虽然已经消失，但其社会、家庭影响仍然存在。医师与养生者的眼光不能狭隘地放在某一生命的生或死，更重要的是要看到某个人死亡往往会给其亲朋带来巨大的悲痛和身心的创伤。医疗的紧急救助不能仅仅针对濒死者，对陷入巨大痛苦的死者亲友，也应当从身心两方面进行抚慰。因此，尊死慰生，是养生当持有的生命态度，而临终关怀和对死者家属的人道抚慰，是养生与临床各科应该共同开展的研究内容。

（四）主动养生

虽然死亡不可避免，但是人与人之间生命历程的长短毕竟是不同的，长寿者比夭折者能获得更多的生命享受，也能为社会做出更多贡献，实现自身的价值。同时，身体的健康状况，也影响着生命质量，以及生命最后阶段的感受。无疾而终，是一个人最后的"幸福"，也是逝者对亲友最后的安慰。因此，重视养生，主动维持和提高健康水平，对整个生命，乃至临终质量都有重大意义。生命观认为，养生者应当从认识生命规律出发，重视养生，以身作则，尽量推迟死亡的到来。从古代中医学家的共同追求来看，医疗技术水平的提高仅是其一端，更重要的是达到"大医"的高度。而古今"大医"最重要的特征便是长寿而健康，这一点，从《素问·上古天真论》对"真人、至人、圣人、贤人"健康长寿的列举，到《素问·阴阳应象大论》之"是以圣人为无为之事……故寿命无穷，与天地终"等例子可见一斑。

第二节　衰　老

一、衰老的概念

（一）衰老的定义

衰老又称老化，是指随着年龄的增长，阳气衰弱，阴精亏损，气血不足，出现脏腑功能减退，气血阴阳失调，内环境稳定能力与应激能力及结构发生退行性变、趋向死亡、不可逆转的现象。就汉语字义来解释，"衰"指"衰减""衰退"，"老"指"老年""老化"。就其机制而言，可以把衰老定义为在正常状态下，生物发育成熟之后，随年龄的增加，自身功能开始减退，内环境稳定能力、应激能力下降，结构、组分逐步退行性变，并且趋向死亡，呈现出不可逆转的现象和过程。"衰老"与"老年"不能等同，"衰老"是一个动态的过程，而"老年"则是整个机体的一个年龄阶段，进入老年期阶段的机体即可称为"老年"。早在两千多年前的《楚辞·涉江》中就有"余幼好此奇服兮，年既老而不衰"的记载，可见，"老"与"衰"是两回事，有着根本不同。

人在跨过盛壮期之后，直至死亡，根源于五脏衰退，而必然经历以五脏为中心的规律性生命退化过程。"衰老"二字连用，最早见于《吕氏春秋·仲秋纪》："是月也，养衰老，授几杖，行糜粥饮食"，后来《礼记·月令》中也引述了这句话。一直以来，"衰"指身体功能减弱或退化，"老"指年龄大。在中医古籍中，最早"衰老"并用之处，应为《黄帝内经太素·阴阳大论》："若人能修道察同，去损益之病，则阴阳气和，无诸衰老，寿命无穷，与天地同极也。"现代医学认为，衰老是一个过程，而不是一个疾病。但不可否认，衰老的发展过程中伴随着疾病发生风险的增高，甚至衰老中就伴随着疾病。衰老是可干预可延缓的，这与中医"道者，能却老而全形""形与神俱，度百岁乃去"的观点十分吻合。衰老与五脏内伤密切相关，其根本原因是肾气亏虚、肾精不固，病位主要在肾，与脾胃虚衰关系密切。

中医学认为，衰老是生命过程的必然规律。地球上一切生物，从有生命开始，无不遵循生、长、壮、老、已的自然规律。但衰老在个体之间有很大差距，它是各种内外因素综合作用的结果。中医对人体衰老或早衰的认识源远流长，内容非常丰富。两千多年前，《黄帝内经》就有了对人类衰老过程的记载，如《素问·上古天真论》曰："女子七岁肾气盛，齿更发长……五七阳明脉衰，面始焦，发始堕；六七三阳脉衰于上，面皆焦，发始白；七七任脉虚，太冲脉衰少，天癸竭，地道不通，故形坏而无子也"，又曰"丈夫八岁肾气实，发长齿更……五八肾气衰，发堕齿槁；六八阳气衰竭于上，面焦，发鬓斑白；七八肝气衰，筋不能动；八八天癸竭，精少，肾藏衰，形体皆极，则齿发去"。可见衰老并非老年才开始，而是在其生命过程中生长发育到达成熟期以后，在其形态结构和生理功能等方面就开始出现一系列慢性、进行性、退化性的变化。

（二）衰老的特征

衰老具有累积性。衰老是因生命进程中多种多样的外加损伤，造成一些微量变化并长期积累的表现，即衰老是生命被动损伤的积累过程。早在《黄帝内经》中就有"今时之人不然也，以酒为浆，以妄为常，醉以入房，以欲竭其精，以好散其真，不知持满，不时御神，务快其心，逆于生乐，起居无节，故半百而衰"的记载。现代人的生活更加多样，或长期作息不规律，或酗酒无度，或耽于声色，或迫于生计劳神劳力过度，这些都会损耗机体，耗伤精气而易引起过早衰老等。

衰老具有普遍性。衰老是同种生物在大致相同的时间范围内都可以表现出来的现象，即衰老是自然界所有生物共有的特征，每一种生物个体都不可避免地会出现衰老。人类生活在大自然环境中，受到众多因素的影响，随着年龄的增长，人人都会衰老，无一例外。

衰老具有渐进性。衰老是一个持续渐进的演变过程，是朝着一个方向的量变过程。衰老生物学研究发现，人体随着年龄的增长，基因细胞、组织器官不断地进行性朝着生命老化这一方向前进。这样所有的量变都指向质变的方向，最终到达死亡。

20世纪90年代以来，一些学者研究发现，当对人类衰老过程进行某些干预，除去某些衰老的危险因素之后，如清除体内过剩的自由基、提高机体免疫力、平衡膳食、科学运动等，可以延缓衰老的速度，使某些衰老的征象减轻或消失，甚至能够使衰老过程有所逆转。

衰老具有内生性。衰老是由生物固有的内在因素（禀赋、遗传）引起的，内在因素起着决定性作用。当然，人类生活在社会环境、自然环境之中，其衰老过程、健康状况必然会受到众多外在环境因素的影响。大量研究表明，良好的生活环境、经济的发达、社会和谐、工作环境和谐、医疗保健体制完善等，能够延缓机体的衰老速度，减少疾病的发生，延长人类寿命。

衰老具有危害性。衰老对生存不利，表现为机体免疫力下降、细胞生化代谢紊乱、器官功能下降、应激能力减退、生活自理能力下降等。当衰老发展到一定程度，机体越来越容易患病，通常称为老年病。故有学者提出，衰老是老年病的"百病之源"，从而形成了"衰老—疾病—衰老"这一危害性极大的难以解链的恶性循环。

二、衰老的表现

中医学认为，进入中老年，人随着年龄的增加，可出现一系列的衰老表现和老化征象，主要表现为形态结构和生理功能的变化，还会出现心理、社会适应方面的变化。衰老是自然的生理病理过程，不可抗拒，只能延缓。正如《素问·阴阳应象大论》所说："年四十，而阴气自半也，起居衰矣；年五十，体重，耳目不聪明矣；年六十，阴痿，气大衰，九窍不利，下虚上实，涕泣俱出矣。"人体衰老起于四十岁，以十年为一个阶段，衰老之象依次出现。

衰老的表现往往呈曲行性、全面性的形态和功能上的退行性变。一般而言，可从形态衰减、神志变异诸方面表现出来，如肌肤色泽、皮肤弹性、齿、发、行为举止、语言、感觉、反应、情感、思维等均有相应的退行性变。形态上，主要表现在面部、头发、牙齿等形态结构变化和外在表现，如头发变白；皮肤弹性降低，出现皱纹、老年斑；牙齿松动脱落、耳聋、眼花、驼背、身高逐渐缩短等。正如《灵枢·天年》所说："四十岁……腠理始疏，荣华颓落，发颇斑白。"《素问·上古天真论》描述四十岁左右及以上为"面始焦，发始堕""面皆焦，发始白""发堕齿槁""齿发去"等表现。在思维方面，老年人往往思想陈旧，对新观念较难接受；近事遗忘，远事则牢记，对形象数字之类的机械记忆减弱，而逻辑推理尚好。在情感方面，易激动，情绪不稳定；易忧郁、悲伤、孤独或固执，甚至神志呆滞、淡漠。在反应方面，行为举止迟钝，准确性差，言语反复、喃喃自语或默默不语等。北宋陈直在《养老奉亲书》中说："上寿之人，血气已衰，精神减耗，危若风烛，百疾易攻，至于视听，不至聪明，手足举动不随，其身体劳倦，头目昏眩，风气不顺，宿疾时发，或秘或泄，或冷或热，此皆老人之常态也。"另外，朱丹溪在《格致余论·养老论》中的相关论述，对老年人的共同衰老表现也记述得十分详细。

衰老引起身体功能的衰退是全身性的，一般在无病状态下，这些生理改变引起的表现较轻微，日常活动并不受很大影响，但随着年龄的增长，会逐步发生如痴呆、心血管疾病、老年糖尿病、肿瘤等年龄相关性疾病。

三、衰老的机制

衰老是人类生命过程的必然规律，是随着生命进程而产生的一系列生理学的、解剖学的变化，也是人体在内、外环境多因素共同作用下所出现的进行性的、全身性的、渐进性的、不可逆转的退化过程。探索衰老发生机制既是一个古老的问题，又是一个崭新的科研领域，随着时代发展产生了一系列的衰老机制学说。中医学对衰老机制的认识如下。

衰老的机制可以概括为先天和后天两方面、虚和实两大类。人的衰老进程和寿命长短取决于先天禀赋。同时，强调后天的重要性，后天因素致衰的机制包括阴阳失衡、气血失和、脏腑虚损和痰浊瘀血等。虚为脏腑、阴阳、精神气血津液的亏耗，并且以肾、脾虚损为主；实主要是瘀血痰浊；而虚实夹杂是导致衰老的基本病机。本虚是衰老的本质，以肾虚和脾虚为主；标实是衰老的征象，为痰瘀互结，其发生率与脏腑虚证呈正相关，并随年龄增加呈正相关增长。而这种虚实夹杂的病理改变是一种由轻到重，由单一到复杂的循序渐进的变化过程。

1. 先天禀赋

人体天然受赋的体质，决定着生命的质与量。中医从整体观念出发，强调人的衰老进程和寿命长短取决于先天禀赋。《灵枢·天年》曰："以母为基，以父为楯""基墙高以方……百岁乃得终"。所谓基、楯、基墙，即指父母的身体基质，这说明中医学自古就很重视遗传因素对衰老和寿命的影响。后世医家进一步继承并予以发展，都认为人的寿命与其先天禀赋有关。

2. 阴阳失衡

阴阳之间的变化既是一切事物运动变化的根据，也是生命生长、发育、衰老乃至死亡的根本原因。机体衰老的过程也就是阴阳失去平衡，出现偏盛偏衰或阴阳两虚的过程。《素问·生气通天论》言："生之本，本于阴阳……此寿命之本也。"随着年龄增长，人体阴阳逐渐失去平衡，阴阳虚损，加速衰老。《素问·阴阳应象大论》中指出："年四十，而阴气自半也，起居衰矣。"人体的阴阳以平秘协调为健，若阴阳失衡则发生疾病或出现衰老。年龄在40岁左右时，阴气就衰减了一半，故出现行动懈惰、起居衰退的表现。若阴阳离决，阴阳二气不能相互维系，则人的精气枯竭，机体的功能活动停止而死亡。"阴胜则阳病，阳胜则阴病""阴虚则热，阳虚则寒"，这都说明阴阳二气既不能太过，又不能不及，否则就会发生疾病和加速人体衰老。所以平衡阴阳，便是延缓衰老的重要法则。

《素问·六微旨大论》云："是以（气）升降出入，无器不有……无不出入，无不升降。"大器则如脏腑，小器则至细胞，每时每刻都在进行升降出入的生理活动，从而保持机体能量代谢上的生理平衡。若升降相悖或升降不及，出入不畅或出入不及，都会导致机体活动的失调，从而影响营养物质的摄入、转化、输布和糟粕废物的排出，损害机体组织，久之使脏腑组织失养、功能减退而出现衰老，甚至死亡。

3. 脏腑虚损

中医认为，人的生命正常延续与各脏腑功能及其相互协调有关，人的生老病死亦与这些脏腑的强弱盛衰息息相关。在五脏中，又以脾肾两脏与衰老的关系最为密切。

肾气虚损致衰。《素问·上古天真论》曰："女子七岁，肾气盛，齿更发长。二七而天癸至，任脉通，太冲脉盛，月事以时下，故有子。三七肾气平均……七七任脉虚，太冲脉衰少，天癸竭""丈夫八岁，肾气实，发长齿更。二八肾气盛……三八肾气平均……五八肾气衰……七八肝气衰……天癸竭，精少，肾脏衰，形体皆极"。可见，人体的生长、发育、衰老与肾的关系极为密切，说明人体的生命过程是随肾气旺盛而成长，继而随着肾气的虚弱而衰老，反映了肾气与机体生长发育及衰老密切相关。后世医家在论及衰老的原因时也多责之于肾气的虚损。朱丹溪在阐述肾虚与衰老的关系时，注重肾阴不足。清代叶天士结合临床实践阐明了肾气在衰老中的作用，在《临证指南医案》中指出"男子向老，下元先亏"，"高年下焦根蒂已虚"，并进而指出早衰是"泻其精，耗其真，伤其神"的结果。肾为先天之本，先天之精气受之于父母，即"以母为基，以父为楯"，以孕育新的生命。精气盛衰决定了人之寿夭。肾藏精，为基和楯的基础。临床研究表明，随着年龄增长，肾虚证出现率逐渐增加，老年人常以肾虚多见。

脾胃虚弱致衰。脾胃为后天之本，水谷之海，气血生化之源。人体生长发育、维持生命的一切物质均有赖于脾胃的运化。《素问·上古天真论》指出："五七阳明脉衰，面始焦，发始堕。"由此可见，脾胃虚衰是导致衰老的一个重要机制。近年来的研究也支持衰老与脾胃虚弱有关的认识，研究脾虚证的报道显示，脾虚证有消化系统功能障碍的表现，而健康老年人有相同的变化。临床病理解剖资料证明，大部分虚证病例（82.1%）累及两脏以上，以脾胃两脏最常见，胃肠道有病理变化者占88.5%，其中80岁以上的病例全都有胃肠道及肾的病理变化。以上资料表明，脾胃虚弱与衰老有密切关系。根据"上下交病治其中"的理论，在延缓衰老和防治老年病时，调理脾胃不可忽视，对于高龄老人尤为重要。

人的生命现象是以人体脏腑功能及其之间协调为基础的反映，人的生老病死均与各脏腑功能的强弱盛衰息息相关。《灵枢·天年》说："五脏坚固……

故能长久。"衰老是一种全身性、进行性衰弱的状态，脏腑虚损为衰老的主要病因，五脏皆衰是衰老最终的整体特征。五脏之中，肾为根本。肾为先天之本，主藏精，内寄元阴元阳，故与人体衰老的速度、寿命的长短密切相关，肾气虚损是衰老的根本原因。肾精是构成人体生命的原始物质，是脏腑功能活动的原始动力，肾中精气的盛衰决定着衰老的速度，直接主宰着人体的生长壮老，关系着人体的寿夭否泰。《医学正传》就有"肾气盛则寿延，肾气衰则寿夭"之说。而脾胃为后天之本，气血生化之源，能够长养五脏六腑，是人体抗邪防病治病、保养生生之气、延年益寿之关键。若脾胃虚弱，气血不足，生机低下，全身各脏器都会受到影响，就会出现早衰之象。正如《脾胃论》所说："内伤脾胃，必暗伤人寿数。"

4. 精气神虚

《灵枢·本脏》曰："人之血气精神者，所以奉生而周于性命者也……然有其独尽天寿，而无邪僻之病，百年不衰。"精、气、神为人之三宝，是人体生命的根源。精充可以化气，气盛可以全神，神全则阴平阳秘、脏腑协调、气血畅达，从而能够祛病延年、健康长寿。人在精亏、气虚、神萎时，多表现出近似衰老的征象，久之则影响人的正常衰老进程，从而使壮者早衰或老弱者速衰。

5. 痰浊瘀血

机体在衰老过程中，由于阳气、阴精渐衰，气机不利，易发生肝郁、脾虚、肾虚等，以致气血津液运行不畅，聚而生痰，而痰浊则进一步加重衰老过程，并导致多种老年性疾病的形成。痰浊既是衰老过程中的病理产物，又是致衰的重要因素，并贯串衰老机制的各个方面。

血是构成人体和维持人体生命活动的基本物质，它运行于脉中，周流全身，循环不休，为全身各脏腑组织器官的功能活动提供营养。血液一旦瘀阻，不仅不能供给脏腑组织器官营养，而且会导致机体发生新的病理变化，从而加速机体的老化。而随着增龄，由瘀血导致的气血运行涩滞和衰减将会日趋严重。气血的瘀滞使脏腑得不到正常的濡养而出现精、气、神亏耗，气的生化作用减退，脏腑生理功能失常，这些反过来又进一步加重气虚血瘀，最后导致脏腑功能衰退，以致发生多种老年病，加速人体衰老，故血瘀是导致衰老的重要原因。

瘀血致衰源于《黄帝内经》。《素问·灵兰秘典论》曰："主不明则十二官危，使道闭塞不通……以此养生则殃。"现行的《黄帝内经》教材多阐释为"经络"，明确指出血脉不通有碍健康长寿。后世医家对瘀血致衰也有论述，如华佗认为"血脉通流，病不得生"，并创立了五禽戏以行气活血，养生延寿。清代王清任对瘀血致衰做了进一步的阐述，认为瘀血内阻是诸多疾病及衰老的原因。近年来，瘀血内阻引起衰老日益受到重视，并形成代表性的学说。这一学说的提出丰富了中医衰老理论。引起瘀血的原因有很多，在衰老方面造成瘀血内阻的原因主要有以下内容。①气虚血瘀：老年人正气不断被消耗，气虚无力推动血液，血液滞而不行，内停而形成瘀血。②气滞血瘀：由于多种原因，老年人常有七情内伤、郁闷善感的情况，气机抑郁不舒，血液滞而不行，瘀血内停。③肾虚血瘀：人体进入老年，肾气渐衰，肾的生理病理改变直接影响着血液的正常运行。肾虚元气不足，无力推动血行，致气虚血瘀；肾阳不足，不能温养血脉，致使血寒而凝；肾阴不足，虚火炼液，亦致血稠而滞。一方面脏腑得不到正常濡养，出现脏腑虚衰，精气神亏耗，气化功能受损，脏腑的生理功能更无法正常发挥；另一方面，代谢产物不能排泄，堆积体内，郁而化毒，从而加重气血失衡，形成恶性循环，导致脏腑功能衰退。

人之有形不外血，人之有用不外气。气血互生互长，互行互存，协调不紊，气行则血行，气化则血生。一旦气滞就会使血运不通而瘀滞，气虚则不能化血，更无力推动血液的运行而致血瘀。人体随着年龄的增长，长期受到七情、六淫、外伤跌扑及各种疾病的影响，首先出现气血失调，正常流通受阻，瘀血停滞。瘀血的产生和存在，造成气血平衡的破坏，使脏腑得不到正常濡养，各种病理变化随之产生。然后出现脏腑虚衰，精气神亏耗，气的生化作用减退，加重了瘀血的形成，出现恶性循环，最后导致衰老直至死亡。因此说人体衰老的本质在于气虚血瘀、气血失衡，延缓衰老的原则必须是益气活血、平衡气血。

痰浊与瘀血同为脏腑功能失常的病理产物，又影响脏腑经络功能而加剧痰浊的产生，影响气血的运行，导致气血瘀滞而成瘀证。血瘀停滞，气血运行失常，也可导致痰浊的产生。可见，痰瘀常交结为患，可加速衰老进程，是导致人体衰老的重要因素。

四、衰老与疾病的关系

中医认为，衰老不是疾病，而是人类正常生命活动的自然规律，人类机体在生长发育完成之后，便逐渐进入衰老的过程，但它与疾病确有密切联系。

（一）衰老引发疾病

中医学认为，人体随着年龄增长，气血虚衰，脏腑功能减退，阴阳平衡失调，便形成促发疾病的基础。《素问·阴阳应象大论》曰："年四十，而阴气自半也，起居衰矣；年五十，体重，耳目不聪明矣；年六十，阴痿，气大衰，九窍不利，下虚上实，涕泣俱出矣。"由于阴精阳气的亏损，人体会发生一系列衰老的变化，进而出现九窍不利、涕泣俱出等相应的类似疾病的变化。由于脏腑精气虚衰，不仅表现为明显的老态，又进一步影响疾病恢复，导致病邪羁留体内，病程漫长，且易招致外邪而再次发病。

（二）疾病促进衰老

中医学认为，邪气（如六淫、外伤、虫毒、痰饮等致病因素）伤人，造成脏腑经络形质损害，使得个体体质发生变化，最终导致机体阴阳失调，《素问·阴阳应象大论》明确指出，人的衰老同阴阳失调有关，即"能知七损八益，则二者（阴阳）可调；不知用此，则早衰之节也"。由此可知，疾病影响人体的阴阳平衡，从而加速了衰老的发生。

第三节　天　年

一、概念

所谓"天年"，即自然寿数、自然寿命，是人在完全理想的生存状态下，精气不受任何额外损耗和扰动时，生命自然延续所获得的寿命。明代著名医家张介宾在其《景岳全书·天年论》中言："人之所受于天而得生者，本有全局，是即所谓天年也。"天年，即天予人的理论寿数。古人认为"上寿百二十岁，中寿百，下寿八十"（《五经正义》），《尚书·洪范》则曰："寿，百二十岁也。"嵇康《养生论》亦有"上寿百二十，古今所同"的记载。也就是说，人的寿命可以活到120岁，这与现代关于人类寿命研究所认定的110～150岁不谋而合。

人的寿命是指其生命从"两精相搏""以母为基，以父为楯"，再"变化为形""形神乃成"开始，在先天、后天的阴阳气血等充养下，自"幼"开始不断生长发育，到"壮"而发育成熟，再由"壮"逐渐转衰而"老"，一直到死亡整个过程的时间，通常以年来计算。天年，又称天寿、上寿，即人的自然寿命，也就是人在出生前、出生后，顺应自然规律，且在不受社会、心理等因素影响的状况下，生命所能达到的最大年数，即所谓的寿限。《灵枢·天年》云："人之寿百岁而死……百岁，五脏皆虚，神气皆去，形骸独居而终。"《庄子·盗跖》云："人上寿百岁，中寿八十，下寿六十。"《左传·僖公三十二年》孔颖达疏："上寿百二十岁，中寿百岁，下寿八十。"《养生论》云："或云上寿百二十，古今所同。"故根据人的生命年数的长短，寿命可分为上寿、中寿、下寿。

二、影响因素

影响人寿命的因素较多，但不外乎先天禀赋和后天因素。人类禀赋的个体差异是客观存在的，先天禀赋不足，往往会直接影响后天的生长发育和疾病的演变及预后。能否获得天年长寿，取决于个体的先天禀赋。同时，后天的颐养也非常重要。寿夭主要取决于父精母血禀赋的盛衰，亦离不开后天的保养。

（一）先天禀赋

中医学认为，天年的长短取决于先天之精。人在出生之后，每时每刻都在消耗先天之精，且如果遇到如疾病、情绪波动等不正常的扰动时，先天之精还会额外消耗。当先天之精消耗殆尽，就是人死亡的时刻。所以，先天之精足，则"天年"长；先天之精少而弱，则"天年"短。

禀赋，指先天赋予的体质因素。父母禀赋因素，包括子代出生之前在母体内所禀受的因素，包括父母生殖之精、父母血缘关系、养胎和妊娠期疾病等因素的影响。父母生殖之精的盈亏盛衰和体质特征决定着子代的厚薄强弱；父母体质的阴阳偏颇和功能活动的差异，可使子代也有同样的倾向性。父母的血缘关系、生育年龄与精血的强弱盛衰密切相关，直接形成子代体质的差异，如身体强弱、肥瘦、刚柔、长短、肤色、先天性生理缺陷和遗传性疾病等。母体妊娠期间，注意饮食、起居、情志、劳逸等因素的调养，善于保养胎元，可使先天之精充盈，出生之后体质强壮而少偏颇；先天之精不足，禀赋虚弱或偏颇，可使小儿生长发育发生障碍，影响身体素质和心理素质的健康发展。

1. 以母为基，以父为楯

以母为基，以父为楯，这是个体生命的来源。此处的母和父所指，分别有双层意义。

第一层意义是指阴阳，强调人体阴阳的关系，正如《素问·阴阳应象大论》所说："阴阳者，天地之道也，万物之纲纪，变化之父母。"人生长于天地之间，其生命运动的规律亦合于天地阴阳运行之道。而阴阳也是一个很抽象的概念，如果具体化，就是人体的精、气或气、血等。也就是说，以母亲的阴血为基础，以父亲的阳精为保卫。

第二层意义即父母的生殖之精，人的个体生命来源必须由父母生殖之精相合而成，所谓"生之来，谓之精，两精相搏谓之神"（《灵枢·本神》）。从阴阳的关系上，"阴在内，阳之守也，阳在外，阴之使也"（《素问·阴阳应象大论》），说明男女生殖之精对人产生的不同作用。个体生命来源是以母亲的生殖之精为基础的，当然，在胎儿的成长过程中也主要依赖于母亲的气血营养；而男精在新生命发生时起到基础指导作用，并对新生命的性别、个性等生命特征发挥着部分决定作用，符合"阴生阳长"。

综上，为了强调优生，《医宗金鉴》指出："精通必待三十娶，天癸二十始适人，皆欲阴阳充实后，育子坚壮寿偏增。"父母双方应该尽量在健康壮盛的状态下生儿育女。此外，性医学研究还表明，在和谐的性生活状态下，更易成孕并孕育健康的婴儿。

2. 得神者昌，失神者亡

人体之神有广义和狭义之分。广义之神，指人体生命活动的主宰及其外在的总体表现，包括形色、眼神、言谈、表情、应答、举止、精神状态、情志、脉象、声息等。狭义之神，指意识、思维、情志等精神活动。神依附于形体而存在，如《灵枢·天年》所言："黄帝曰：何者为神？岐伯曰：血气已和，荣卫已通，五脏已成，神气舍心，魂魄毕具，乃成为人。"形为神之质，神为形之用。形存则神存，形亡则神灭。

精、气、血、津液是能够产生神的物质基础，如《素问·八正神明论》曰："血气者，人之神。"《素问·六节藏象论》曰："气和而生，津液相成，神乃自生。"精、气、血、津液不仅仅是构成和维持人体生命活动的基础物质，也是神赖以产生的物质基础。五脏内藏精、气、血、津液，故五脏皆藏神，五脏精、气、血、津液充盈，则五神守舍，人的神志活动正常，反之，则神不内守，人的神志活动发生障碍。

《黄帝内经》有"得神者昌，失神者亡"的论断，神气充盛则生命正常有序，神气衰少则生命衰亡，说明神气在生命形成和维持中具有非常重要的意义。人的形成需要神，此时的神就是胎儿各脏腑气血等生命活动状态的体现。正如《灵枢·天年》所说："血气已和，荣卫已通，五脏已成。神气舍心，魂魄毕具，乃成为人。"父母阴阳合、精血搏结为胚胎，直至成为人，需要气血营卫畅通协调、五脏六腑发育正常、心神的协调功能正常及有高级精神活动，这是胎儿成长为一个人的非常重要的特征。

人欲得长寿，要求五脏六腑功能强大，气血充足且运行和调，营卫津液等物质代谢正常，具有很强的抵抗外邪能力，这其实就是神强的具体表现。而容易夭折的人则体质差，有"五脏皆不坚，使道不长，空外以张，喘息暴疾；又卑基墙薄，脉少血，其肉不石，数中风寒，血气虚，脉不通"等生命状态低下的表现，即神弱或"失神"。因此，神强是人能够尽其天年的必要条件，反之则容易夭折。

（二）后天颐养

1. 自然环境

《素问·异法方宜论》详细论述了地域水土的不同，受不同水土性质、气候条件、生活环境等影响形成东西南北中五方人的不同体质差异及特征。北方人体形多壮实，腠理致密，居处多寒阴盛，易形成阳虚体质；东南之人多体形瘦弱，腠理疏松，居处多湿，易形成湿热体质；滨海临湖之人，多湿多痰，居处寒冷潮湿，易形成阴盛体质或湿盛体质。

人生存于天地之间，生命受到天地、自然环境的制约和影响。《礼记·孔子闲居》言："天有四时，春夏秋冬。"天有四季，对应五行就形成了春、夏、长夏、秋、冬五时的变通，每一季的气候不相同，春风、夏热、秋燥、冬寒等，制约和影响着机体的生命周期。人体就像是一个自然的小宇宙，气血不断地运行流转，通过生长收藏来适应四季的变化运动。良好的自然环境是延年益寿，亦即延长天年的重要因素。

2. 社会因素

社会因素是指社会环境对人体自然寿数的影响，包括社会稳定或动荡引起的战争，或自然灾害等复杂因素。良好的社会因素与天年是呈正相关的关系。同时，社会进步和科技进步，人们所拥有的优越医疗条件和先进的医疗基础设施，也是提高人们寿数的因素之一。

3. 生活方式

明代医家龚居中在《痰火点雪·戒酗酒》中言："四气以酒为先者，盖以味甘适口，性悍壮志，宾朋无此不可申其敬尔……今贪者，以酒为浆，以剧为常，必至酩酊而后已。凡一醉之间，有事迥异，肆志颠狂，或助欲而色胆如天，或逞威而雄心若虎，或以新搜，故骂詈不避亲疏，或认假作真，斗殴无畏生死，或伤其天性，或败坏人伦，乖名丧德，无所不为。甚而忘形仆地，促其天年者藉藉，酒之酷厉，奚啻鸩蝮也哉！"说明良好的生活方式是长寿的重要保证。

饮食是人赖以生存和维持健康的基本条件，是人体生命活动所需精微物质的重要来源。但饮食要有一定的节制，避免因饮食失宜而内伤脾胃影响健康。如张仲景在其著作《金匮要略》中所言："凡饮食滋味以养于生，食之有妨，反能有害……所食之味，有与病相宜，有与身相害。若得宜则益体，害则成疾，以此致危。"如果饮食失宜，可造成内伤，影响人体的生理功能，导致脏腑功能失调或正气损伤，甚而发生疾病。

饮食结构和营养状况对生长发育、健康成长都有明显的影响。脏腑之精气血阴阳，需五味阴阳和合而生。合理的膳食结构和食饮习惯，良好的营养水平，则能保持和促进身体各组织器官正常发挥功能。精气神旺盛，脏腑功能协调，阴平阳秘，则体质平和，健康不易患病。中医学认为，脾胃为后天之本，气血生化之源，饮食习惯对人体非常重要。坚持食物多样性，有利于机体补充所需的多种元素，健康营养的膳食习惯是延年益寿的重要保障。

劳逸结合、动静相兼是保障人体健康的重要条件。如果劳逸失度，或长时间过于劳累，或长时间过于安逸，都不利于健康，可导致脏腑经络、精气血津液神的失常而引发疾病。适度的活动及锻炼，可以改变部分大脑皮层结构，有益于身心健康。坚持适度的锻炼是延年益寿的有效途径。在当今，随着电子信息技术的飞速发展，熬夜成为许多人的生活特征之一。研究发现，长期熬夜或不规律的作息会加重心脏负担，容易诱发心脏猝死等心血管疾病。

4. 心理因素

精神情志，贵在和调。情志，包括七情和五志，是精神活动的表现，属于神的范畴。七情即对喜、怒、忧、思、悲、恐、惊七种正常情志活动的概括。根据五行学说，五志分属五脏，心在志为喜，肝在志为怒，肺在志为忧，脾在志为思，肾在志为恐。情志是脏腑功能活动的表现形式，脏腑精气是情志活动的物质基础。喜怒忧思悲恐惊等情志活动，赖五脏精血的化生和充养。不同的情志活动通过影响脏腑精气的盛衰转化从而影响五脏的功能，情志和调，则气血调畅，脏腑功能协调，则人体质壮盛不易患病；反之，情志过激，超过人体的生理调节能力，可致脏腑精气的不足或逆乱，脏腑功能失调，则对健康产生不利的影响。

随着社会的发展，生活压力不断增加，心理问题成为影响寿命的重要因素之一。心理活动在中医中统称为情志，情志包括怒、喜、悲、忧、思、恐、惊，统称七情，情志的过极，会直接伤及脏腑，影响脏腑的气机及病情的变化。如过怒伤肝，过喜伤心，过思伤脾，过悲伤肺，过恐伤肾。良好的情绪，对健康和寿命能产生积极的作用。

5. 其他因素

除了上述因素，天年长短还受到其他因素的影响，如毒物、外伤等。药毒从古至今都有，古代人们为了追求长生不死，炼求丹药，然而误食有毒之物，耗损人体之精，减少寿数。在当代突出的是保健品，特别是中老年人为了追求长寿，过度服用，从而产生一系列的问题。外伤从古至今都是普遍存在的，如意外、人为损伤等。外伤会损伤细胞，降低细胞的生存率，进而影响寿命。

事物的发展是内外因共同起作用的结果，影响天年的长短非单一因素所致，而是受多方面因素的共同作用。

第四节　寿　夭

一、概念

寿夭，均指人的年龄，具有人为规定性。综合古代的认识，将寿夭定义："寿"指人的年龄超过80岁；"夭"指人的年龄不足60岁，也就是未老而亡。寿夭的年龄在历史上有所变化。有以60岁为寿、80岁为寿、100岁为寿的不同。但考虑到当前我国平均寿命已达70岁以上，并且世界卫生组织（WHO）认为90岁以上才是长寿老人，因此，符合我国情况的"寿"的标准应为80岁。对于"夭"字，习称之"夭折"，指人未成年而死亡，显然不具有养生参考意义。从实际考虑，现代社会之人，寿命达到60岁的"老"境，一般较正常和容易。年龄未到60岁而死，多为非正常情况的暴毙猝死，与"夭"之短命的意义相合。因此，从实际出发，将"夭"的年龄定义为60岁以下。

二、机制

寿夭与地域、劳倦、精神、感邪等因素有关。中医学认为，使人中寿而尽、不能终期、半百而衰而夭亡的机制，主要可归结为内因和外因两个方面，先天体质、脏腑功能是内因；感受外邪、劳倦过度等是外因。内外因相互影响，最终可造成或寿或夭的不同。

先天精气与生俱来，先天精气的保持是寿命延长的关键，而后天之精又可以充养先天之精。中寿而尽者，多为过耗或误耗先天精气，使精气竭绝，命不得续。人类寿夭与禀赋、体质密切相关，禀气强盛则其体强，体强则寿命长；禀气薄则其体弱，体弱则命短，命短则多病寿短。由此可见，人类寿夭关键在于体质的强弱盛衰，而体质的差异则在很大程度上取决于"禀赋"的厚薄。

先后天之精的充养又可以从人体外在的高矮、性情、体质、气血体现出来。精神状态过度焦虑抑郁、生活环境不佳、不良的饮食作息习惯、营养锻炼失调、疾病等原因，会耗伤后天精气，使正气亏虚、天人不合、形神失调、动静不涵，导致阴阳失调，故不能长寿。

三、影响因素

（一）先天禀赋

在生命形成的过程中，先有精才有生命的孕育，由精生成五脏六腑、皮肉筋骨经脉等，《素问·金匮真言论》云："精者，生之本也。"中医学认为，形成个体生命的精为先天之精，来源于父母之精，先天之精是组成胚胎的最原始物质。《景岳全书·小儿补肾论》云："精合而形始成，此形即精也，精即形也。"与生俱来的先天之精由男女相合凝结在胚胎中，成为生命生长发育的原始动力。《医碥·杂症·水火说》云："五官百骸，皆本此精以为质。"先天之精化生胎元，在母体内逐渐发育为人体，即如《灵枢·经脉》所言："人始生，先成精，精成而脑髓生，骨为干，脉为营，筋为刚，肉为墙，皮肤坚而毛发长。"父母之精的作用主要来源于"肾藏精，主生殖"，肾中所藏先天之精，得后天水谷精气之养，化生生殖之精，藏于肾中。随着肾精的盛衰变化，从而产生了生、长、壮、老、已的生命变化。

研究表明，百岁老人长寿机制与长寿老人家族有聚集性及相关基因有关。统计资料显示，子女的寿命常与双亲的寿命有关。男女寿命的差异也受遗传的调控，一般认为女性的寿命比男性长，有学者推测这可能与染色体有关。现已确定与衰老、长寿有关的基因有数十种之多。这些基因或与抗氧化酶的表达有关，或与能量代谢有关，或与免疫调节有关。

人体自身是一个主观能动的复杂系统，寿夭衰老、生命发展的质量与自身因素密切相关。生命个体与生俱来特有的体魄、智力等方面的素质，统称为禀赋，又称先天禀赋。中医养生学认为，先天禀赋的强弱，是人体寿夭的决定性因素，其中包括体质说和命门元气说。

1. 体质说

中医体质学是以中医理论为指导，研究人类体质特征、体质类型的生理、病理特点，分析疾病的反应状态、病变的性质及发展趋向，指导疾病预防、治疗、养生、康复的一门学科。国医大师王琦教授带领的体质研究课题组历时 30 余年的研究，将中国人群分为平和质、气虚质、阴虚质、阳虚质、痰湿质、湿热质、血瘀质、气郁质、特禀质九种体质类型。每种体质有不同的形体特征、常见的生理表现、心理特征及对外界环境的适应能力，并有特定的发病倾向。中医养生学的体质，是人体生命过程中在先天遗传和后天获得的基础上，所形成的形态结构、生理功能和心理状态方面综合的、相对稳定的固有特质，表现为人在生长发育过程中与自然、社会环境相适应的人体个体特征。

体质说认为，由先天禀赋因素形成的体质特点，决定了人体的寿夭。因为人体寿命之长短依赖于形体之强弱，只有五脏坚固，形气协调，血脉和畅，各部器官配合匀称，体质壮实坚固，才能长寿，反之则夭亡。而形体之强弱坚脆又取决于禀气之厚薄。所谓"禀气"，即来自父母之精所化生的先天元气。此"气"的强弱优劣，对后代身体的发育成长及其性格气质类型，都将影响终身。《灵枢·天年》《灵枢·寿夭刚柔》，以及王充的《论衡·命气》中都对此进行了详尽的论述。而由于"禀气"所产生的某些特殊体质或生理解剖学上的缺陷，往往直接影响到人的寿命长短。

2. 命门元气说

命门学说是中医基础理论的重要内容，最早的记载见于《黄帝内经》和《难经》。《黄帝内经》中对命门的记载有多处，均指人的眼睛，如《灵枢·根结》："太阳根于至阴，结于命门，命门者，目也。"《难经》的命门说认为命门为右肾，《难经·三十六难》言："肾两者，非皆肾也，其左者为肾，右者为命门。"并且认为，命门为元气之所系，《难经·六十六难》曰："命门者，诸精神之所舍，原气之所系也。"指出命门具有舍精、藏神、系元气的作用，即精、气、神三者均与命门相关。后世杨上善、刘完素、赵献可、孙一奎、张介宾等对命门的研究贡献颇大，对命门主要功能的认识没有本质上的分歧，命门对人体生殖、生长发育过程具有重要的调控作用。

命门是中医有争议的一个话题，但争议的只是命门的位置、形态等，其主要生理功能没有分歧。明代赵献可指出，命门为"立命之门"，命门内藏元精、元气、元神，供给生命活动所需要的能量，从而产生生命过程的各种功能，称为"先天生后天"。在生命历程中，命门的精气神复得五脏剩余真精的不断补充和滋养，故命门元气其量虽小，但耗用极慢，称为"后天生先天"。先后天生生不息，则能健康长寿。任何原因造成先后天相互滋生、促进障碍，生命就会早衰甚至夭亡。清代徐灵胎在《医学源流论·元气存亡论》《医学源流论·肾藏精论》中的论述，则与赵氏所论互为补充、相得益彰。其指出：人的寿夭总体上取决于命门之功能，命门功能之强弱又取决于元气之多少，元气之多少是先天遗传的，其量是恒定的。这意味着人的寿命极限是先天遗传决定的，人们只能在后天调摄保养，避免额外消耗，争取达到极限，而不能超越极限。由于先天所赋予每个人的元气量不同，以及人们在后天生活中调摄保养的情况不同，便形成了寿夭的个体差异。以上两人之说合在一起即命门元气说，这一学说以其能够较为圆满地解释人体寿夭的原因，获得了后世养生家和医学家们的崇奉，称为养生寿夭理论的主导学说之一。就其实质而言，乃为体质学说的补充和发展，因为形成体质差异的根本原因就在于"元气"质和量的差异，命门只不过是"元气"贮藏之所而已。

（二）后天因素

人自出生以后，就要时刻受到外在环境的影响，因此，后天因素是决定人体寿夭衰老的重要部分。其中包括自然环境、社会环境、行为因素、疾病损伤等方面。

1. 自然环境

自然环境，包括地域、气候、空气、水源、阳光、土地、植被等因素，人与自然是有机的统一整体。长期作用于人体，使人的体质呈现出地区差异性，是影响寿夭的因素之一。古人认为，我国西北高原地带，气候寒冷，元气不易耗散，所以多寿；东南地区，气候炎热，元气容易发泄，所以多夭。不仅如此，即使同一地区，也因地势之高下不同，而有寿夭之别。现代人由于改造环境的能力远远大于古人，所以事实上我国东南地区也不乏高寿者。但是在不同的自然环境下，有不同的多发病、地方病，这是公认的事实。

海滨地域日照充足，空气清新，气候宜人，环境有益身心健康。宽广松软的沙滩，为人们进行日光浴和海水浴提供了天然场所，海滨气候所具备的特殊作用，可综合调节机体各组织器官功能，对许多慢性疾病如哮喘、风湿性关节炎、心脑血管疾病及各种皮肤疾病都有一定的预防和调节治疗作用。高原地区气候凉爽，云雨充沛，植物性食物丰富，山区树木植被覆盖率高，负离子含量高，负离子可降解和中和空气中的有害气体，使人感觉空气清新，能有效消除疲劳、促进新陈代谢、增强免疫力等。平原地区地势平坦，物产丰富，气候宜人，风景秀美。良好的自然环境使人衣食无忧、心情愉悦，特别有益于养生。

《素问·五常政大论》云："一州之气，生化寿夭不同……高下之理，地势使然也。崇高则阴气治之，污下则阳气治之，阳胜者先天，阴胜者后天，此地理之常，生化之道也……高者其气寿，下者其气夭，地之大小异也。"说明人处在不同地方，寿命的长短也是千差万别。原因在于地势高的地方，往往由阴气治理；地势低的地方，往往由阳气治理。一般说来，地势高的地方，人的寿命普遍较长，地势低的地方，人的寿命普遍较短。尽管此说法只是相对而言，且其理论阐述尚需进一步深入，单从健康的角度来看，高山树木多，空气清爽，污染、干扰较少，比低洼的地方更适宜人类生存。

现代研究认为，自然环境对人体健康影响很大。当有害的环境因素长期作用于人体或超过一定限度，就会危害健康，促使衰老。例如，空气污染中常见的微尘、硫化物、氮氧化合物等，长期作用会影响肺的健康。而有些受污染的空气中还有过多的致癌物质，如苯并芘、联苯胺等，则危害更大。

2. 社会环境

社会环境是指人类生存及活动范围内的社会物质、精神条件的综合。人除自然属性外，社会属性更是人类的根本属性，人与社会是密不可分的整体。社会对人的影响从人出生时就已存在并发生作用，有时甚至超过自然因素的影响。社会环境包含的因素有很多，如社会政治经济文化环境、学习工作环境、家庭环境、社会问题等，其中又以家庭对人的影响最为重要。个体必须与社会取得和谐，融入社会环境，共同努力，维护和营造良好的社会环境，才能保证生命的正常延续和养生活动的正常开展。政治、经济、军事、文化等社会大环境对人生命健康的影响不容忽视，对养生的发展也有非常重要的影响。从历史来看，盛世养生，乱世存身。只有处在和谐繁荣的社会大环境中，才能真正实现提高生命质量、却病延年的养生目的，养生活动才能有所发展。如果处在动荡不安的环境中,人们首先是考虑生存问题,生存质量的提高已成为次要内容。

压力过高是现代社会普遍存在的问题,从儿童、青少年再到中老年,普遍都需要面对各种各样的压力。伴随着压力,常常会有挫折。除此之外,还可能会有猜疑、嫉妒、焦虑等不良的心理状态,社会环境、社会因素给人们带来了种种影响。

社会环境对人体疾病寿夭的影响已是公认的事实。早在《素问·移精变气论》就有"往古人"和"当今之世"寿夭不同的对比分析,指出不同的社会环境形成不同的生活方式和人际关系,以及不同的欲望追求和心态环境,是产生众多疾病与寿夭不同的直接原因。事实上,战争、饥荒、秩序混乱等社会因素会极大地影响人的寿夭,而社会水平和文化知识水平等因素,对人寿夭的影响也很明显。随着时代的发展,古今所面临的突出社会问题有所不同,当下,全球很多国家和地区存在着人口老龄化、营养过剩、环境污染、新的不良生活方式等社会问题,对人们的寿命和生存质量也有不同的影响。例如,很多精神疾病和躯体疾病都与激烈的竞争、过度紧张的社会生活有直接关系;不合理的社会制度、不良的社会习俗,以及人与人之间种种斗争矛盾等,都可使人体代谢功能紊乱,导致早衰。由于人们对社会影响因素的深刻认识,目前已形成一门"社会医学"。

3. 行为因素

行为因素包括个人在饮食、起居、劳逸、嗜好、欲望等各方面的行为方式,这些行为适度则有利于健康,不适度则有损于健康,甚至导致夭亡。例如,饮食过饱则伤肠胃,过饥则使后天供给不足;偏嗜肥甘则生湿热,嗜咸则伤心,嗜酸则伤肝等;过劳有损形气,过逸则气血凝滞;过分地贪名逐利,耗散心神;无节制的性行为直接损伤精气等。总之,不合理的生活方式是影响寿夭的重要因素,这在《黄帝内经》和历代养生著述中阐述甚详。西医学也有一门"行为医学",专门研究人类日常的生活方式和行为对健康的影响。正是从这一点出发,中医养生学将起居养生置于非常重要的地位,是研究的重点之一。

《素问·上古天真论》云:"虚邪贼风,避之有时,恬惔虚无,真气从之,精神内守,病安从来?"及时避开外来的致病因素,同时在思想上、情绪上保持恬淡安静，不要有过多的贪念、妄念，那么身体真气和顺，疾病就无从产生。人有七情，即喜怒忧思悲恐惊，这是人对外界事物的反应。这些情绪活动若过于强烈、持久，就会引起脏腑气血功能失调。《素问·举痛论》云："怒则气上，喜则气缓，悲则气消，恐则气下……惊则气乱，思则气结。"过分的情绪波动，对健康都会有所损害。故《备急千金要方》云："善摄生者，常少思、少念、少欲、少事、少语、少笑、少愁、少乐、少喜、少怒、少好、少恶。"各种情绪活动都应当适宜，不能过分，否则就对健康造成不利的影响。如《脾胃论》所云："安于淡薄，少思寡欲，省语以养气，不妄作劳以养形，虚心以维神，寿夭得失，安之于数，得丧既轻，血气自然谐和，邪无所容。"

4. 疾病损伤

疾病损伤与寿夭之间的关系非常密切，疾病促进衰老，衰老诱发疾病，有些疾病甚至会直接导致死亡。事实上，尽享天年、无疾而终的人是极少的，绝大多数老年人随着年龄的增长，脏腑之精气均会逐渐衰弱，气血运行涩滞，从而罹患多种疾病，以慢性病为主。这种生理性衰老导致的疾病与各种病理因素导致的疾病，在老年人身上很难截然分开，且相互影响、相互促进，都会最终影响人的寿夭和生存质量。不过，不同时代引起夭亡的主要疾病是不同的，在古代以伤寒、瘟疫等为主，而现代则以一些慢性疾病及其并发症为主。

此外，还有对医疗手段使用不当而影响健康和寿命者，可称为医源性因素。这种因素古今都存在，古时如服用金石峻猛药物损伤精气造成短寿者，滥用人参促人短命等；现代表现得更加明显，甚至已成为社会问题，如误诊误治、过度医疗、抗生素的滥用、保健品的滥用等。因此，中医养生学十分强调预防的重要性，防微杜渐，减少患病次数，遏制疾病发展，正确运用医疗手段，防止因疾病而减损寿命。

第三章
中医老年保健学学科概述

第一节　中医老年病学

一、中医老年病学的概念

中医老年病学是应用中医理论研究老年期疾病的病因病机、证治规律和预防及调护的一门临床学科。老年病学的研究对象是 60 岁及以上（特别是 75 岁及以上）的老年人，重点关注失能和半失能的老年人、80 岁及以上老龄老年人及衰弱老年人，其研究目的是防止过早衰老，防治老年病，维持老年人身心健康。因此，中医老年病学的外延还包括衰老机制与延缓衰老、老年生理病理变化及特点、老年疾病康复及老年人卫生、保健研究等。

老年期疾病一般称老年病，是指人在老年期所罹患的与衰老有关并具有自身特点的疾病。它所包含的疾病非常广泛，大致可分为三类：一是在机体老化的基础上发生的增龄性失能疾病，一般只在老年期发生，如阿尔茨海默病、老年性白内障、老年肺气肿、前列腺肥大等；二是发病与机体老化后抗病能力减低有关的疾病，多发生在老年期，也是老年常见病、多发病，此类疾病虽亦发于青中年期，但与机体老化明显相关，随增龄发病率逐渐增高，如冠心病、慢性支气管炎、高脂血症、恶性肿瘤等；三是老年期与青中年期患病率基本相同，但具有不同于青中年期发病特点的疾病，其中也可能是青中年期宿疾的延续，如消化性溃疡、慢性胃炎、慢性肾炎、糖尿病、类风湿关节炎等。

关于"老"的年龄，我国古代文献中没有统一的标准。《庄子·盗跖》认为："人上寿百岁，中寿八十，下寿六十。"《说文解字》提出："七十曰耄，八十曰耋，九十曰鲐背。"《灵枢·卫气失常》曰："人年五十以上为老，二十以上为壮，十八以上为少，六岁以上为小。"《太平御览》则谓："六十曰老。"为了研究工作的方便，中华医学会老年医学分会暂定现阶段我国老年人年龄分期的划分标准：45～59岁为老年前期（又称初老期），60～89岁为老年期，90岁以上为长寿期。国外则按照人体的解剖和生理变化，以46～65岁为渐衰期，65岁以上为衰老期，而确定65岁为进入老年期的标志。WHO曾经提出判断老龄化社会的年龄参考标准也是65岁。实际上，衰老是一个逐渐发生的过程，不同人衰老开始的年龄各不相同，而且同一个人各个器官结构和功能退化的年龄也不一致，衰老可能提早或推迟。《素问·上古天真论》说："上古之人，春秋皆度百岁而动作不衰；今时之人，年半百而动作皆衰。"因此，对于个体老年期的判断，前述的年龄界线只能作为一般参考。

中医老年病学在中医临床医学中占有很重要的地位，它既是中医老年医学发展的必然产物，又是在其理论指导下汲取现代老年医学的新理论、新知识、新技术、新成就，临床各学科相互渗透、不断发展形成的一门新兴的综合性学科。

二、中医老年病学的研究范畴

老年病学研究范围广泛，除儿科和妇产科外，其他临床各科都有老年病学的内容。因此可以说，中医老年病学是运用中医理论和方法，研究老年病的预防、老年流行病学、老年病的辨证诊断与治疗、老年康复医学和老年保健养生医学的一门学科。

1. 老年预防医学

老年病的预防分为三级：一级预防为病因预防，二级预防为发病期的预防，三级预防为慢性病后期的预防。研究的重点是中医药在老年病保健中的作用和把老年医疗保健纳入国家三级医疗卫生网，加强老年病防治管理，使广大老年人都能享受到较好的医疗卫生保健。

2. 老年流行病学

老年流行病学研究老年人的常见病、多发病和致残、致死的原因，探讨影响人体老化的因素，分析老年常见病和特发病的发生发展规律、病因病机特点、临床表现和证候特征，以及预后与转归等，为老年病的防治提供对策。目前，我国老年流行病学资料显示，老年人常见疾病的前五位依次为高血压、冠心病、脑血管病、恶性肿瘤、呼吸系统感染。

3. 老年病的辨证诊断与治疗用药

老年病学研究老年人病史采集、老年人体格检查、老年病辨证标准和诊断、治疗要点及老年人用药的特殊性、对药物治疗的依从性、药物配伍使用的注意事项、药物疗效反应、药物不良反应等。

4. 老年康复医学

老年康复医学是研究老年残疾患者如何在身体功能、精神及职业上进行康复的学科。以伤残者为研究对象，采用医疗体育、作业疗法、物理疗法、手法治疗、电子仪器、针灸、火罐、按摩及气功等手段进行康复治疗，目的是消除或减轻患者功能上的缺陷。WHO把康复医学归属于第四类医学。老年康复医学包括以下内容。①预防性康复处理，即通过管理来增强老年人的体质；②一般性医疗措施，主要针对原发病进行临床处理；③有目的地恢复功能，即针对残疾进行康复医疗。

5. 老年保健养生医学

老年保健养生医学是研究预防老年常见病的措施和保护老年人身心健康方法的学科。其任务是开展卫生教育，普及老年保健知识，如饮食卫生与营养、体育锻炼与健身、卫生习惯与健康、生活制度与长寿等。

6. 老年护理学

老年护理学研究老年患者的护理特点和辨证施护规律。不仅包括住院诊治的老年患者，还包括居家养老和机构养老的广大老年患者的护理规律，以及各级护士和各级养老护理员的培训体系与培训规律。

7. 老年社会医学

老年社会医学是一门新兴的边缘学科，旨在用社会学、经济学等现代科学方法，探索老年人患病的社会根源，如政治经济、民族风俗、家庭婚姻、职业类型、生活方式、福利保障、环境和医疗服务模式等因素对老年人身体健康的影响，揭示社会与老年病之间的规律，探索社会综合防治的规律。

第二节　中医老年养生学

一、中医老年养生学概念

养生，又称摄生、道生、卫生、保生等。养生之养，含有保养、修养、培养、调养、补养、护养等意；生，就是指人的生命。概言之，养生就是保养人的生命。具体而言，养生是人类为了自身良好的生存与发展，有意识地根据人体生长衰老不可逆的量、质变化规律，所进行的一切物质和精神的身心养护活动。这种行为活动贯串出生前、出生后包括病前、病中、病后的生命全过程。

中医老年养生学是在中医理论指导下，根据老年人生命活动变化规律，研究老年人调摄身心、养护生命、却病延年的理论和方法的中医分支学科。

中医养生学，凝聚了前人的养生智慧和经验结晶，早在先秦时期的《道德经》《庄子》等典籍中就有专门的论述。创建中医学理论体系的《黄帝内经》的问世，更是中医养生学史上的一块里程碑。它广泛汲取和总结了秦汉以前的养生成就，奠定了中医养生学的理论基础，对中医养生学的形成和发展起到了承前启后的作用。《黄帝内经》以来，历代都有养生专著专篇，经过长期的经验积累、理论升华和实践验证，中医养生学逐渐成为一门富有鲜明特色的中医分支学科，形成了稳定的学科体系，具有独立而深厚的学术理论与独特而丰富的实用方法。

二、中医老年养生学内容

中医老年养生学的学科体系，以中医理论为基础，包含了老年生命观、寿夭观、老年健康观、和谐观、权衡观等基本观念；确立了预防为主、扶正避邪、动静结合、形神合一、审因施养、三因制宜、五脏为本、杂合以养等基本原则。在其指导下，中医老年养生学所采用的养生手段和方法更是丰富多彩，不胜枚举。仅气功导引，就有"千家妙功"的美誉。这些丰富多彩的养生方法，能养、能防、能治，充分利用自然和社会环境的诸多有利因素，全面调动人体自身的调节能力，使人与环境和谐一体，而且简便易行，卓有成效，是人类却病延年的理想手段。

由于历代养生家各自的实践和体会不同，其养生之道在静神、动形、固精、调气、食养及药饵等方面各有侧重、各有所长，中医养生学逐渐分化出相应的学术流派。这些不同的流派从多角度发扬了养生学术理论，丰富了中医养生学的内容。

中医老年养生学是一个开放的学科体系，涉及天文气象、哲学宗教、人文社会、心理行为、预防保健等诸多领域，其中的许多内容已成为当今多学科研究的热点。

综上所述，中医老年养生学真正是一门古老而又充满青春活力，能引导人们达到长寿境域的新学科。随着时代的发展，中医老年养生学的理论和方法还会进一步充实、改进与提高。

健康与长寿，自古以来就是人类的共同愿望和普遍关心的一件大事，人类始终在不断地努力探索健康长寿的途径和方法。养生的根本目的就是保持健康、益寿延年。"人命至重，有贵千金"是我国唐代著名医学家、养生学家孙思邈的一句至理名言，也正是养生的根本目的和意义所在。对于人的寿限，《五经正义》认为在一百二十岁左右，与现代研究契合，养生应以健康地达到寿命上限为目的。为达到这一目的，要依靠三方面的有机结合，一是依靠社会，尽量创造一个良好的生存环境；二是依靠医学，发挥健康咨询、养生指导和防治疾病的作用；三是依靠每一社会成员，发挥个人主观能动性，做好自我养生和帮助他人养生。

第三节　中医老年康复学

一、中医老年康复学的概念

中医老年康复学在中医理论指导下，利用各种康复手段（四诊评定方法和现代康复医学评定方法）用于老年病人群，解决老年病残者、伤残者及各种老年慢性病患者的健康问题。

二、中医老年康复学研究内容

中医老年康复学是一门实践性强的学科，其主要内容包括中医康复学的专业基础理论、诊疗技术及临床常见病证的康复治疗三部分。

（一）基础理论

中医老年康复学专业基础理论主要阐述中医康复学的基本理论和基本特点。中医康复学是中医学的重要组成部分，所以其专业基础理论仍以整体观念和辨证论治等为指导，由阴阳五行学说、藏象学说、经络学说、病因病机学说等构成。中医康复医疗的对象主要是具有身心功能障碍者，包括病残者、伤残者及各种慢性病患者，所以中医康复学的理论基础还包括伤病致残的机制研究、功能障碍评价和分类研究、功能恢复和代偿研究等。

中医老年康复学作为中医学的重要内容之一，其理论也具有明显的中医学特点，受到"天人一体"、辨证论治等思想的影响，其主要特点包括整体康复、辨证康复、综合康复、康复预防等。

（二）诊疗技术

中医老年康复学的评定是在中医康复学理论指导下，运用四诊评定方法和现代康复医学评定方法，对老年伤病残者进行全面、系统的综合评定。主要内容包括整体评价、躯体功能评价、精神心理功能评价和社会功能评价等。

中医老年康复治疗技术是以中医学理论为依据，采用中医治疗方法来改善功能，提高生活自理能力和生存质量。包括针灸疗法、推拿疗法、拔罐疗法、刮痧疗法、中药疗法、情志疗法、饮食疗法、传统运动疗法等。

（三）常见老年病证的中医康复

主要对临床常见老年病证的中医康复进行阐述，包括脑卒中、颅脑损伤、脊髓损伤、骨折术后、颈椎病、肩周炎、腰椎间盘突出症、退行性膝骨关节炎、踝关节损伤、高血压、冠心病、慢性阻塞性肺疾病、糖尿病、抑郁症、失眠、小儿脑瘫、恶性肿瘤共 17 种常见病证。在内容中主要对病证的病因病机与临床表现、中医辨证与康复医学评定方法，以及中医康复治疗方法、并发症预防等进行全面阐述。

三、中医老年康复学的特点

中医老年康复学的指导思想是中医学理论，具有鲜明的整体观、辨证论治观和综合治疗等特色。

（一）整体康复

整体观念是中国古代唯物论和辨证思想在中医学中的体现，贯串中医学病理、生理、辨证和治疗等各个方面。中医学认为、人体由脏腑、经络、肢体等组织器官构成，任何一个器官或组织都不能孤立存在，脏腑经络之间、经络肢体之间，以及脏腑肢体之间等都存在着生理功能或结构上的多种联系，这样才使人体成为完整统一的有机体，发挥正常的生理功能。

整体观以五脏为中心，内应六腑，外合肢体官窍，五脏疾病可以在肢体官窍上体现出来，反之也可以通过肢体官窍（经络穴位等）对五脏病理进行调理与治疗。此外，机体局部功能障碍等变化也与全身生理病理状态相关。所以，在疾病康复过程中要从整体出发，对心理障碍、生理障碍、局部功能障碍等都要采用各种康复措施，并最大限度地发挥其潜在的能力，体现中医康复学"天人一体"的整体康复思想。

（二）辨证康复

辨证论治是中医学正确认识疾病、选择和应用治疗方法的前提，也是中医老年康复学的特点之一。在中医老年康复学中，针对不同的功能障碍选择适当的康复方法与技术同样要以准确的辨证为依据。辨证是认识机体功能障碍生理、病理相互关系及状态的过程，包括对生理、病理因素的辨识，导致机体功能障碍因素与生理因素相互关系的分析，从而充分认识导致功能障碍的本质，对证施术，以达到"治病求本"的目的。

中医老年康复学治疗是从临床辨证开始的。由于其康复对象以老年功能障碍为主，在其临床辨证中也要围绕功能障碍的病因、性质、程度等，根据中医学八纲辨证、脏腑经络气血辨证的方法，辨别功能障碍病位和寒热虚实的性质等内容。

（三）综合康复

中医学历史悠久，经过历代医家的传承和发展，积累了大量中医康复理论与方法，这些方法分别具有不同的适应范围与优势，在针对具体功能障碍时往往多法综合应用，扬长避短，发挥各种方法的优势以提高康复效果，这种多种康复手段综合应用的规律也是中医康复学的特点之一。

标本兼治。"急则治其标，缓则治其本"是中医学治疗疾病的原则之一，即对于急性病证，以缓解患者病痛、保全生命为目的；病情相对稳定的病证，以消除病因、逆转病理状态、恢复患者身心功能为目的。

内治外治结合。中医康复学的治疗方法中，有许多外治方法如熏、洗、熨、敷等，也可以通过食疗、服药等内治法进行治疗和康复，内外结合各得所宜。

治疗与调养结合。中医康复学强调"养""治"结合的康复原则，传统康复方法中许多也都具有"养"和"治"两方面的作用，通过恢复机体正气，正气来复，则形盛神旺，机体康复。

（四）康复预防

康复预防是中医老年康复学的另一特点，与"未病先防，既病防变"中医学观点一致。它是在中医学理论的指导下，通过总结研究老年人的健康和病残发生、发展及预后规律，采取综合措施以预防病残发生或尽可能减低病残程度的理论。康复预防不同于疾病预防，其目的是预防可导致伤残病变的发生，以及最大限度地预防伤残的进展与恶化。

康复预防可以有效地预防某些病残、伤残的发生，还能通过早期康复诊断和康复治疗防止伤残的恶化和再次致残。人体的功能障碍可能是现存的或潜在的，也可能是部分的或完全的，可能与致残的疾病同时存在，也可能在病后出现，因此，康复治疗介入的时机不能简单地限定于功能障碍出现之后，对于一些可致残的疾病，在发病之前或发病过程中就应当采取一定的措施，以防止伤残的发生，把可能出现的功能障碍降到最低程度。

第四节　中医老年治未病学

"健康是促进人的全面发展的必然要求"，是保养生命者一生追求的永恒主题。中医"治未病"历史悠久，历经几千年不断发展并逐渐趋于完善。"治未病"所蕴含的未病先防、既病防变和瘥后防复等积极主动的防治思想，对于全面维护人类健康具有重要的实践意义。

一、中医老年治未病学的概念

中医老年治未病学是研究老年人群中医治未病的理论知识、方法与技术及其实际应用的一门学科，是中医学学科体系最具特色的重要组成部分。

二、"未病"界说

"未病"一词由来已久，几乎都是伴随"治未病"而出现，最早可以追溯到《黄帝内经》，如《灵枢·逆顺》说："上工，刺其未生者也……故曰：上工治未病，不治已病，此之谓也。"对于"未"与"病"的释义，《说文解字》说："未，味也。六月，滋味也。五行，木老于未。象木重枝叶也。凡未之属皆从未""病，疾加也。从疒，丙声"。而隶定字形又释："未字，从木，从一。本义为柔枝嫩叶，转义为没有长成，不可采摘，引申为没有，不。"故从原字义来说，"未病"即"没有病"或"没有重疾""不病"或"不是重疾"之谓。

　　随着人类认知水平的不断提高，结合现代健康、疾病的概念，目前对"未病"内涵的认识主要有以下两种：一是整体健康的无病状态。《素问·生气通天论》说："阴平阳秘，精神乃治。""阴平阳秘"即阴阳处于动态的平衡之中，则精足神全，生命活动正常。《素问·平人气象论》说："平人者，不病也。""平人"即现今之健康人、无病者。二是病潜藏而未发状态。所谓"潜而未发"，即"病前状态"，属于既非健康，也非疾病，而是健康至疾病的中间状态，类似现代医学所称的亚健康，又称第三状态、过渡状态、灰色状态、亚疾病状态、临床前状态等。《素问·刺热论》说："肝热病者，左颊先赤；心热病者，颜先赤；脾热病者，鼻先赤；肺热病者，右颊先赤；肾热病者，颐先赤。病虽未发，见赤色者刺之，名曰治未病。"此"未病"，即指机体内已存有病理信息或有发病的萌芽状态。了解并界定"未病"这两种状态，是理解中医治未病理论之内涵及实际应用的前提与基础。

　　"未病"是"已病"的前状态，有些时候也代表着"健康"状态；"健康"则是基于"未病"而又高于"未病"的状态，即"阴平阳秘"状态。"已病"即疾病状态，中医学认为疾病是由某种致病因素，导致机体阴阳气血盛衰变化，从而机体出现寒热虚实的改变，导致疾病的发生。WHO指出：健康乃是一种在身体上、心理上和社会上的完满状态，而不仅仅是没有疾病和虚弱的状态，而是指一个人生理上、心理上和社会上的完好状态。若仅从阴阳简而言之，健康即阴阳平衡下的阴阳调和状态，已病即阴阳失衡下的阴阳不和状态，而未病即阴阳平衡下的阴阳欠和或调和状态。

三、"治未病"的内涵

　　"治未病"属中医学特有的概念，是中医学的核心理念之一。《说文解字》说："治，水。出东莱曲城阳丘山，南入海。从水台声。"段玉裁注："……盖由借治为理。"显然，"治"的本义是治理水，但后多泛指治理、管理。故从"治"字义来说，"治未病"即治理、管理未病之谓。

根据中医历代医籍的论述，"治未病"的内涵大体包括以下五个方面：①未病养生，重在预防（治其未生），即通过各种养生调摄活动，提高人体正气，避免邪气入侵，使身心处于最佳状态。②欲病救萌，防微杜渐（治其未成），即在疾病尚处于萌芽状态时，积极干预调理，杜绝疾病的形成。③适时调治，防其发作（治其未发），即在疾病发作前采取治疗手段，防止疾病发作。④已病早治，防其传变（治其未传），即事先预知疾病可能累及的其他脏腑，及早对这些部位进行顾护，防生他疾。⑤瘥后调摄，防其复发（瘥后防复），即在疾病向愈或康复后对身体加以调养，提高身体素质，防止疾病复发。

孙思邈的《备急千金要方·诸论》中说："上医医未病之病，中医医欲病之病，下医医已病之病。"把疾病分为"未病""欲病""已病"三种状态，指出能在"未病"状态下控制疾病发生、发展的医者被认为是"上医"。这就要求为医者不但要学会治疗疾病，而且要学会指导人们防病，还要学会注意阻断病变发生的趋势，并在病变未产生之前就想好能采取的措施，只有这样才能掌握应对疾病的主动权，"消未起之患，治未病之疾，医之于无事之前"，达到"治病十全"的"上工之术"。故"治未病"乃是一高超的医疗行为，非高明之医者而不能为也。

"治未病"与"治（已）病"都是与疾病做斗争，以调整机体的阴阳平衡，恢复或保持健康为目的。但"治未病"偏重于运用较为柔和的方法进行调摄，解决疾病的萌芽状态；"治（已）病"则运用较为强烈的方法进行治疗，针对已明确的疾病。中医学对于"治（已）病"已经有了较为成熟的理论体系，但"治未病"的理论体系仍有待于进一步发掘、完善。

四、中医老年治未病学的特点

中医老年治未病学属于自然科学的范畴，同时具有浓厚的社会科学的特点，亦受到了中国古代哲学思想的影响，是一门以自然科学为主体、多学科知识相交融的医学科学。"治未病"是中医学的科学健康观，是中医学奉献给人类的健康医学模式，是医学发展的一种至高境界。21世纪以来，现代医学模式逐渐由生物—医学模式转变为生物—心理—社会—环境—工程的医学模式，现代医学理念已由治愈疾病向预防疾病和提高健康水平方向转变，由"治已病之人"向"治未病之人"转变，由以疾病为中心向以健康为中心转变。"治未病"的目的在于为人类健康服务，为人类不生病、少生病服务。国家中医药管理局于 2007 年开启中医"治未病"健康工程，探索构建中医特色预防保健服务体系，力图用 30 年的时间构造起比较完善的"治未病"健康服务体系。

第五节　中医老年照护学

一、中医老年照护学的概念

中医老年照护学是中医学的重要组成部分，是在中医理论指导下，应用整体观念的理念、辨证施护的方法、传统的护理技术，指导临床老年人护理、预防、养生、保健和康复的一门学科。

二、中医老年照护学的内涵

中医老年照护学内涵丰富，体系完整，包含了理念、方法、技术和功能四个层面。其理念上，紧紧把握整体观念，将人体自身的整体性和人与自然、人与社会环境的统一性紧紧联系在一起。在照护工作中要充分考虑以老年人的健康为中心，不仅仅关注疾病本身，更要关注老年人的心理、社会、精神、文化、环境等多方面因素对人的影响，给予全方位的整体照护。其方法上，采用辨证施护，这是中医护理的精髓，有别于西医护理。西医护理主要是对"病"的护理，对"症"的护理，而中医照护在对"病""症"护理的同时，主要体现的是辨"证"护理，根据不同的证候给予相应的护理。其技术上，传统的中医护理技术，如艾灸、拔罐、刮痧、熏洗、药熨、穴位贴敷、穴位按摩、耳穴埋籽等，具有简、便、验、廉的特点，逐步向临床、社区、家庭延伸，在养生康复保健等方面发挥着独特的功效。其功能上，主要体现在临床护理、预防、养生、保健和康复等方面。

中医老年照护学外延广阔，服务对象包括老年病患者和健康人；服务范围包括疾病护理、病后调摄与康复，以及人群的养生保健与"治未病"；服务场所包括医院、家庭和社区；服务领域包括临床各专科护理、社区卫生服务和健康教育；其学科交叉涉及自然科学和社会科学，如中医学、临床医学、心理学、伦理学、管理学、教育学等；其学科任务既包括临床护理，还包括社区护理、护理管理、护理教育、护理科研等。

第六节　中医老年体质学

一、中医体质的概念

体质，有身体素质、形体质量、个体特质等多种含义。体，指身体、形体、个体；质，指素质、质量、性质。在中医体质学中，体质的概念是指在人体生命过程中，在先天禀赋和后天获得的基础上所形成的形态结构、生理功能和心理状态方面综合的、相对稳定的固有特质，是人类在生长、发育过程中所形成的与自然、社会环境相适应的人体个性特征，表现为结构、功能、代谢及对外界刺激反应等方面的个体差异性，对某些病因和疾病的易感性，以及疾病传变转归中的某种倾向性。它具有个体差异性、群类趋同性、相对稳定性和动态可变性等特点。这种体质特点或隐或显地体现于健康和疾病过程之中。

中医体质学中的体质概念：一方面，强调人体体质的形成基于先天禀赋和后天调养两个基本因素，先天因素是人体体质形成的重要基础，而体质的转化与差异性在很大程度上还取决于后天因素的影响；另一方面，也反映了机体内外环境相统一的整体观念，说明个体体质是在后天生长、发育过程中与外界环境相适应而形成的个性特征，即人与社会的统一，人与自然的统一。可以看出，中医学的体质概念与其他学科体质概念的不同点就在于，充分体现出中医学"形神合一"的生命观和"天人合一"的整体观。

"形神合一"是生命存在的基本特征。形，即形体；神，即生命功能。神生于形、依附于形，而神又主宰形，神明则形安。形神合一又称形与神俱，就是指形与神是人体不可分离的统一整体。形体健壮则精神旺盛，生命活动正常；形体衰弱则精神衰弱，生命活动异常；形体衰亡，生命便告终结。基于这种"形神合一"的生命观，中医学认为，人体的体质既包括形体要素，又包括心理要素，并且二者高度统一。一定的形态结构可表现出其特有的生理功能和心理特征；良好的生理功能和心理特征是正常形态结构的反映，并具有相对的稳定性。二者相互依存，不可分离，在体质的固有特征中综合体现出来。

"天人合一"是生命存在的客观规律。人既存在于社会之中，也存在于自然之中，所以，每一个人的体质就必然烙上社会和自然环境因素的印迹。个体对社会和自然环境的适应能力、适应程度往往表现在其个体体质特征之中。例如，对待同一事件的态度，有人开朗乐观，有人忧郁烦恼；对自然气候的适应能力也是一样，有人"能冬不能夏"，有人"能夏不能冬"，这些生理反应都表明人与自然环境密切相关，而这一现象在中医学的体质概念中得到了充分体现。

二、中医老年体质学的概念

中医老年体质学是以中医理论为指导，研究老年人各种体质特征，体质类型的生理、病理特点，并以此分析疾病的反应状态、病变的性质及发展趋向，从而指导疾病预防、治疗及养生康复的一门学科。

中医老年体质学的基本内涵，即以中医理论为基础，以老年人体质为研究对象，以指导疾病防治和养生康复为研究目的，包含相关概念阐述，体质分类，体质与疾病预防、诊断、治疗的相关性，体质干预，以及现代体质研究方法等一系列重要命题的学术体系。中医老年体质学是从中医基础理论中分化出来的新的学科分支。

三、中医体质学的学科性质与研究范畴

（一）中医体质学的学科性质

中医体质学是研究人类体质特征、体质类型、差异规律及其与健康、疾病的关系，并在临床实践中对疾病防治，以及预防养生具有指导作用的理论体系，因而它属于基础与应用紧密结合的新兴学科。同时，它既是作为研究人类生命、健康和疾病问题的医学科学的一个重要组成部分，又属于临床医学中一门研究人类体质与疾病、健康关系的新的分支学科。从其学科基本结

构和内容来看，它无疑是以中医理论为主体，吸收现代体质人类学和现代医学等相关学科内容而建立和发展起来的，也是一门新兴的交叉学科。

（二）中医体质学的研究范畴

中医体质学是从中医基础理论体系中分离出来的新兴学科，是中医基础理论体系的延伸与发展。中医体质学的最大特色就在于注重基础理论与临床应用研究相结合。因此，中医体质学的研究范畴涉及中医理论和临床两大领域，大致包括以下几个方面。

1. 体质特征

体质特征包括人类体质的基本特征、构成要素与相互关系；体质的形成、发展、变化规律与影响因素，不同群体和个体的体质特征、表现方式及其规律；体质的基础与实验研究。

2. 体质类型

体质类型包括各年龄段与各群体间的体质类型、表现特征及差异规律；分型方法、标准与命名原则；不同体质类型的形成与分布规律；体质类型与疾病类型之间的关系。

3. 体质与发病

体质与发病包括体质与疾病的好发性、多发性、病变趋向性的关系；各类体质与疾病发生、发展、临床表现、变化规律的关系及内在机制；疾病谱的体质分布规律。

4. 体质与诊断

体质与诊断包括体质与疾病诊断、辨证规律的关系；不同体质类型与疾病诊断、辨证之间的关系。

5. 体质与治疗

体质与治疗包括各类体质发病后的治疗与预后关系及内在规律；体质与治疗方法的选择；不同体质对药物治疗的反应差异与用药宜忌；药物对体质的调节作用及其与疾病治疗的关系。

6. 体质与预防

体质与预防包括不同体质与预防、养生的关系，各类体质的养生方法及其规律，不同体质的中药干预。

四、老年人体质特点概述

（一）肾精亏虚

《素问·上古天真论》说："七八，肝气衰，筋不能动，天癸竭，精少，肾藏衰，形体皆极，则齿发去。肾者主水，受五藏六府之精而藏之，五藏盛，乃能泻。今五藏皆衰，筋骨解堕，天癸尽矣。"《灵枢·天年》又曰："七十岁，脾气虚，皮肤枯。八十岁，肺气衰，魄离，故言善误。九十岁，肾气焦，脏枯，经脉空虚。百岁，五脏皆虚，神气皆去，形骸独居而终矣。"老年人脏腑功能衰退，阴阳气血俱衰，尤其是肾精亏虚是老年体质的基本特点。

肾主藏精，为先天之本，肾精充足则心、肝、肺、脾四脏得养；肾精亏虚，脏腑不足。老年肾之精气衰弱，则生育能力也随之衰减，并可见筋骨懈惰、骨质疏松、头发变白、牙齿脱落、皮色苍老、行动迟缓等。脾胃为气血生化之源，年老脾胃虚弱，气血化源不足，肌肤失于濡养，则皮肤憔悴多皱，食少纳呆，大便不调。肝藏血，主筋开窍于目，年老肝血不足，筋脉失养，不耐劳倦，可见筋肉疲软，甚至肢体发麻、视力下降、头晕目眩等。心主血脉，主神明，年老心气虚衰，则健忘，反应迟钝，易悲哀。肺主气司呼吸，外合皮毛，年老肺气衰，则语音低沉无力，皮毛不润，甚至脱落；腠理不固，则易遭受外邪侵袭。

临床资料表明，老年人随着年龄的增长，生理功能逐渐衰老，各系统的器官功能逐渐退化，表现为皮肤老化，头发脱落、斑白，牙齿脱落，视觉和听觉能力下降，脑细胞数量减少，进而脑功能下降，智力衰退；内脏器官功能明显降低，性功能逐渐减退，其他各系统和器官也普遍衰老，功能下降。由于生理功能衰退、抵御体内外致病因素的能力下降，易患各种疾病，且容易产生失落空虚、寂寞孤独、焦虑多疑、愤怒自私、悲观绝望等情绪变化，最终还可能导致心理失衡。因此，老年体质与其他年龄相比，多为非理想或平和体质，而且随年龄的递增，其正常体质越来越少，偏颇体质越来越多，与年龄基本呈正相关性。又由于老年人五脏功能日益衰退、形体亏损、宿疾交加等体质特点，老年人的偏颇体质不像其他年龄段那样单纯，常以一种体质为主兼夹其他体质，如常见以阴虚或阳虚体质为主，兼夹痰湿质或瘀血质等，较少有单纯一种体质类型者。研究分析显示，在 60～70 岁人群中，大部分至少患一种慢性病；80～90 岁人群中，则大多患 3 种或更多种慢性病，大多数疾病的发生与老年人的衰老体质有内在的密切关系。老年体质具有虚弱低下、抵抗力差、恢复较慢等特点，充分认识老年体质的特点，辨明体质差异，对老年病的预防与治疗有重要意义。

（二）气血运行不畅

《灵枢·天年》云："六十岁，心气始衰，苦忧悲，血气懈惰，故好卧。"《灵枢·营卫生会》说："老者之气血衰，其肌肉枯，气道涩，五藏之气相搏，其营气衰少而卫气内伐……"说明人到老年营卫气血衰弱、运行不畅，是其体质的一大特点。从临床实践来看，许多老年人或多或少患有某些慢性病，按照叶天士"久病入络"的观点，久病可以影响气血运行，产生瘀血阻络的病理变化。《临证指南医案·卷八》谓："经几年宿病，病必在络……因久延，体质气馁……气阻血瘀。"《素问·痹论》谓："病久入深，荣卫之行涩，经络时疏，故不通。"近代有学者提出"老人多瘀"的观点，临床证治屡见不鲜。有人主张，延缓衰老不囿于补肾一途，调和气血当是重要原则。

人之一生，随着年龄增长，体质表现出不同的生理特点，而且各个阶段密切关联。胎儿禀赋厚薄直接影响小儿时期的体质；青年时期的发育优劣直接影响中年期的体质，而更年期的转变顺逆则关系到老年期的体质。人的体质随着年龄的增长而发育、成熟、衰老，既是一种由遗传所规定的生命过程，又与在环境因素作用下自我调节的机制有关，在二者的共同作用下，前半生由不成熟走向成熟，后半生由成熟走向衰老。

第七节　老年健康评估学

一、老年健康评估的概念

老年健康评估是一门研究临床医师、护士或健康管理师如何全面、动态、准确地收集和评估管理老年人的健康资料，以诊断现存或潜在的健康问题，确定其相关管理需求的基本理论、基本知识、基本技能和临床思维方法的学科。老年健康评估课程突出了管理的特色，体现了专业的独立性，是老年健康管理程序的第一步。因此，它既是执行健康管理程序的基础，又贯串整个健康管理过程的始终，是连接医学/护理/管理专业的桥梁课程。掌握健康评估的基本原理和方法，正确地收集、评估、分析患者的生理、心理和社会等相关健康资料，并以患者为中心，从健康管理的角度进行临床思维，概括临床诊断依据，为后续制订管理计划和管理措施、提供患者全面的优质管理服务奠定基础。

二、健康评估的主要内容

老年健康评估的内容较为广泛，主要涉及健康评估的基本理论和基本方法两个方面，如健康史采集、身体评估、心理和社会状况评估及辅助检查等。同时，健康评估又是一项基本技能，要求健康管理者将上述的基本理论和基本方法的内容融合到实践中，切实掌握并具备健康评估的能力，更好地了解患者的病情变化和发展，以便采取有效的护理措施。

1. 健康史采集

健康史采集主要通过问诊来完成。问诊是指健康管理师系统地询问患者或相关人员以获取患者的健康史资料，了解患者疾病的发生、发展和演变过程，并经过综合分析做出临床判断的过程。问诊的目的是获取有关患者对健康问题在生理、心理、社会适应等方面的反应和感受，为临床判断和诊断性推理提供基础，也为身体评估及其他评估方法提供重要的线索。问诊所获得的健康资料主要是症状。症状是指个体患病后对机体功能异常和病理变化的主观感觉或自身体验，如疼痛、眩晕、乏力、恶心等。症状作为评估对象健康状况的主观资料，是健康史的重要组成部分。对患者各种症状的评估，了解症状出现的部位、性质、持续时间和程度、缓解或加剧的因素，有利于指导临床护理监测，形成临床护理问题。研究症状的发生、发展和演变及由此而发生的患者生理、心理和社会适应等方面的反应，对形成健康诊断、指导健康管理实践起着至关重要的作用。

2. 身体评估

身体评估是指健康管理师通过自己的感官或借助人工智能健康评测仪器或可穿戴设备等辅助工具对个体进行细致观察与系统检查，找出机体正常或异常征象的评估方法，是获取健康管理依据的重要手段。身体评估以解剖、生理和病理学等知识为基础，且具有很强的技术性。正确、娴熟的操作可获得明确的评估结果；反之，则难以达到评估的目的。

3. 心理、社会状况评估

在"生物—心理—社会"医学模式下，对患者进行心理和社会状况评估，体现了"以人为本"的整体管理理念。心理和社会状况评估是通过心理学测量方法对患者的心理活动、心理特征和社会状况进行评估，其内容主要涵盖自我概念、认知水平、情感和应激、健康行为、角色适应、社会文化和家庭及环境。健康管理师评估时应注意心理和社会资料大多较为主观，评估结果不能以正常和异常进行简单划分。

4. 实验室检查

实验室检查是指运用实验室的方法和技术，对患者的体液、血液、排泄物、分泌物、组织标本和细胞成分取样等进行检查，以获得疾病的病原体、组织病理形态或器官功能变化等资料，结合临床表现进行分析的检查方法。实验室检查的标本采集、转送和保存大多由护士或健康管理师完成，护士或健康管理师在采集标本时应规范、严谨，以确保实验室检测数据的准确性。同时，实验室检查结果作为患者疾病重要的客观资料之一，也需要护士或健康管理师能熟知临床常见参考值，以指导自身观察、判断病情。

5. 器械检查

器械检查主要包括心电图、肺功能、内镜检查。心电图是临床最常见的检查项目之一，主要用于判断心肌梗死、心律失常等心血管病变，以及危重患者的病情监护。肺功能检查用于评价患者呼吸功能的状况，确定慢性呼吸系统疾病患者肺功能障碍的类型和程度。内镜检查是从口腔、鼻腔、肛门或切口部分（如腹腔）插入内镜，以窥视人体内部器官情况、获取活检组织的诊疗方法。

6. 影像学检查

影像学检查包括放射学检查、超声检查和核医学检查。器械检查及影像学检查操作前准备往往由护士或健康管理师完成，检查结束后还需要严密观察病情，因此需要健康管理师掌握检查的目的及注意事项。

7. 诊断性推理

健康管理的步骤和思维方法评估的最后阶段是诊断性推理。诊断性推理涉及对评估过程、观察结果和临床判断的评判性思维能力。这种推理体现了做出准确的健康管理和病情判断的能力。初学者在学习诊断性推理的基础上，如能注意理论与实践相结合，将有助于提高健康评估的水平。

8. 健康管理档案

健康管理档案是指健康管理师将问诊、身体评估、心理和社会状况评估及辅助检查所获得的资料，经过科学严谨的临床思维加工后整理形成的书面记录。它记录了健康管理师为患者解决健康问题、提供健康管理服务的全过程，既是健康管理活动的重要文件，也是患者病情的法律文件，其格式和内容均有具体的要求。

第八节 老年健康管理学

一、老年健康服务与管理的概念

老年健康服务与管理就是以老年人的健康为中心，对个体或群体健康状况及其影响因素进行检测、评估、指导、干预，为老年人提供必要的满足其物质生活和精神生活需求的服务，并对老年人的整体健康进行标准化、量化、个性化、智能化、连续性健康监测和管理的全过程。

二、老年健康服务与管理的意义

随着时代和社会的变迁，传统的生物医学模式正在向生物—心理—社会模式转变。老年人虽然不是与众不同的群体，但是他们却有许多特殊的需求，如随着年龄的增长，老年人在身心健康和社会功能方面都会老化和弱化，特别需要社会、家庭来呵护；老年人对社会保障、社会福利、社会风气、公共卫生保健事业、医疗卫生服务、生活服务的需求，对社会参与、文体娱乐、家庭成员关系、再婚等的需求都有这个群体自身的特点。

老年人经历多个生活事件如丧偶、离退休后使老年人角色发生变化，社会活动减少，从而产生失落感、孤独感，很容易产生焦虑和抑郁。焦虑和抑郁是一种负面情绪，可导致老年人躯体疾病症状扩大化和社会功能缺陷，并使慢性疾病患者的心理调节功能减弱，引起躯体产生功能性、器质性病变，躯体疾病恶化或加重，影响康复效果并增加社会功能缺陷和自杀的危险性。老年人的生活质量是指老年人对自己的身体健康、精神心理及社会交往诸方面满意程度的主客观总结和评价。其主观幸福感除受到自我概念的影响外，还与老年人的身体状况、文化程度、配偶状况、月收入、社会支持、家庭环境等有关。

面对生活事件时，鼓励老年人充分利用社会支持帮助系统。一方面通过弘扬全民敬老传统美德，倡导爱老的社会风尚，关爱老年人的身心健康，普及疾病知识及心理健康知识，定期开展体格检查、身心健康评估，从生活方式方面进行有针对性的健康管理干预，不断促进老年人常见病、慢性病的健康指导和综合康复，减低医疗费用；另一方面还要培养老年人的兴趣爱好，帮助老年人提升心理防御能力，以积极的应对方式面对现实，保持心理平衡，提高老年人的自我健康管理和自身情绪调节能力、社会适应能力和人际交往能力，延缓认知功能减退。此外，还要调动社会各方面的力量，在老年人的外部形成一个良好的社会支持网络，完善老年人的各种保障措施，提高老年人的社会文化与经济地位，让老年人随着社会的发展，生活更有新意，使老年人无后顾之忧，消除或减轻孤独、忧郁等负面情绪，提高生活质量和主观幸福度。

三、老年健康服务与管理的实施流程

老年健康服务与管理分八个步骤。

第一步：建立健康档案。

建立老年人个人健康档案、生活习惯档案、健康管理档案及家庭档案。健康档案包括个性化健康体检项目设计方案、健康体检报告、身体和心理健

康风险评估报告、健康干预计划和方案、健康干预实施过程记录、慢性病管理记录、特殊需要记录、家庭状况及家庭成员的相关信息等资料。健康档案是一个综合的、连续的、个体化的老年人健康信息记录库。

第二步：健康信息采集。

有针对性地设计个性化老年人健康体检项目，安排健康体检，收集老年人生理和心理健康的相关信息；填写健康问卷获得生活习惯、现病史、家族史及随访情况等信息，为老年人健康风险评估提供基础数据。

第三步：健康风险评估。

根据老年人的体检报告和生活方式问卷，了解老年人的生活方式，结合其既往病史、症状和家族史等信息，进行综合评估。分析老年人身心健康的危险因素，预测其未来 5 ~ 10 年疾病发生的趋势，将老年人群分为低风险人群、中风险人群和高风险人群并给予有针对性的预警提示，使老年人对自身健康高度重视和早期防范，为制订健康干预计划和方案提供量化指标。

第四步：出具健康处方。

制订减少健康危险因素的干预计划和方案，出具健康干预处方，包括健康教育的内容及干预的目标、内容、途径、手段、频率、方法等，如亚临床状态的异常指标分析；生活方式方面包含膳食干预、运动干预、心理干预、行为干预、环境干预等处方；疾病的干预包括单种疾病和多种疾病的干预处方。

第五步：健康指导。

针对疾病的危险因素，以"饮食能量平衡、运动量化管理、心理情绪疏导、中医养生"等为核心，开展生活方式、运动、心理、康复等方面的健康教育和指导，提高老年人的健康素养。

第六步：健康干预。

依据健康管理处方的内容，有步骤地以多种形式帮助老年人采取行动，纠正不良的生活方式和习惯，控制健康危险因素，如针对由于不良的生活习惯导致的膳食结构不合理、超重或肥胖、运动方式不得当、心理上存在抑郁焦虑等问题，为老年人进行心肺功能评分，制定个性化的运动方案；控制总热量、调整饮食结构、减少烟酒的摄入量；举办心理健康教育讲座，保持健康的心态，学会自我调节和自我放松等。必要的情况下，对个体进行压力、心理状况测试，提供心理咨询服务，提高生活质量。对已诊断明确的疾病，如高血压、糖尿病、高脂血症及无症状高尿酸血症等实施单病种管理，健康管理师提供初期评估，出具健康管理处方，实施生活方式、药物等干预和追踪复查提醒服务。对自身慢性疾病较多、生活方式不合理的老年人要进行全面评估，制定个性化综合的健康管理方案。除咨询、指导、宣教、干预外，开通体检、管理、就诊、急救等绿色通道。有条件的还可以通过高清技术设备和现代网络科技开展远程会诊服务。此外，保证环境设施安全，指导训练老年人养成良好的健康行为，预防跌倒。

第七步：健康管理效果评价。

在管理过程中对老年人的身心健康状况进行阶段性效果评价和年度效果评价，可包含单项干预效果评价和综合干预效果评价。干预前后生活方式、行为因素改善的比较等，依据评价结果调整健康管理干预计划和方案，使老年人的健康状况得到有效的改善和促进。

第八步：健康动态跟踪。

通过短信、电话、互联网、邮件、上门、可穿戴设备等跟踪老年人执行健康管理计划的状况，持续监测，随时掌握老年人身体变化和健康状况，不断调整和修订健康干预计划和方案，跟踪随访。

四、老年健康服务与管理的服务模式

（一）家庭医师签约服务模式

家庭医师服务模式是以家庭医师与老年人以签订协议的方式，为老年人提供连续的综合健康管理服务的一种卫生服务模式。该模式适合社区高龄、重病、失能、部分失能等行动不便或确有困难的老年人。通过设立家庭病床、定期体检、咨询、护理和慢性病管理提供服务。此模式可以将医师坐诊变为主动问诊，将间断服务变为连续服务，将疾病治疗变为综合、连续、有效的健康管理服务。

（二）社区巡诊服务模式

社区分片成立健联体，由专家牵头巡诊小组，针对社区老年人开展常见病和慢性病的健康管理、重点人群日常体检等基本公共卫生服务。该模式适合慢性病患病率较高的社区老年人的慢性病健康管理需求。此外，还要积极动员高级职称专业技术人员参与健康管理工作，提升社区慢性病综合防治水平，使老年人居家就能够享受到高水平的健康管理服务。

（三）公立医院健康管理中心服务模式

医院体检机构由单纯的健康体检向健康管理转变，可以借助医院强大的医师和护理团队完成健康体检和检后健康管理工作，如为健康、亚临床人群提供健康体检、健康评估、健康咨询、健康教育及慢性病管理等服务，同时开辟就医绿色通道，及时发现健康问题并给予相应处理。

（四）民营专业体检中心服务模式

由民营的专业体检机构提供健康管理相关服务。体检前重视体检环境的优化，设计合理的体检套餐，体检后有体检报告咨询指导和就医绿色通道，设有专项的健康管理服务。老年人生病时，可预约专家就诊、代送报告和医药，以自身的专业特点开展如健康体检、健康咨询、慢性病管理和中医养生保健等相关的健康管理服务。

（五）养老机构护养结合模式

老年人的护理分为自理、介助、介护三个等级。养老机构除护理外还结合老年人的健康状况如健康史、自理能力、精神状况、功能活动等和健康危险因素开展运动、饮食、心理、健康教育、药物等健康管理指导和干预服务。

（六）社会支持模式

社会支持模式是指老年人通过社会联系所获得的能减轻心理应激反应、缓解精神紧张状态、提高社会适应能力的影响模式。其中社会联系是指来自家庭成员、亲友、同事、团体、组织和社区的精神上和物质上的支持及赞助。良好的社会支持有益于缓解生活压力，有益于身心健康和个人幸福；缺乏社会支持，则会导致个人身心疾病，使个人日常生活的维持出现困难。

（七）参与社会活动模式

老年人社会活动参与不仅指参与社会经济发展活动、家务劳动，还包括参与各种社会文化活动及各种社会文化精神生活。老年人继续发挥余热，再就业或重新再就业、读书学习、从事家务劳动、参加歌舞活动，对增加老年人的经济收入、实现精神寄托和减少孤独感，以及发挥个人的特长、实现自我价值、增进老年人的身体健康有很大益处。

（八）家庭关爱模式

家庭是老年人晚年生活的主要场所，亦是满足老年人各种需求的主要来源，家庭成员能够提供目前社会所无法提供的各种支持，如生活照料、精神慰藉、经济支持等。因此，家庭关系和谐、适应退休生活、性格外向、情绪调节能力强的老年人生活质量较高，经常参与社会活动、爱好广泛、读书看报、参加歌舞活动、锻炼身体的老年人能够放松心情，丰富业余生活，保持快乐的心态，促进了生活质量的提高。随着时代的变迁、生活的丰富多彩，影响老年人生活质量的重要因素已从年龄和婚姻，演变为与家人的关系、情绪调节能力及跳舞、集邮、看电影等爱好。因此，老年人参与社会活动，增强情绪自我调节能力，培养诸多爱好，积极与人交往，保持良好和谐的家庭关系至关重要。

（九）"互联网＋"健康管理模式

运用互联网、人工智能等信息技术构建检前、检中、检后的线上线下一体化的新型健康管理服务模式。该模式适合文化程度较高的社区老年人。可网上在线开展远程医疗、健康咨询，部分常见病、慢性病复诊，开具健康管理咨询处方等健康管理服务。应用可穿戴设备实时收集连续、完整的健康信息，如通过智能手环、戒指、项链、耳环、皮带扣、智能背心、T恤、鞋等来监测血压、心率、脉搏、体温、血氧饱和度、皮肤电反应、心电图、步态等指标。再通过蓝牙、WiFi将监测数据传输至远端服务器或软件客户端，健康管理师在计算机后台及时为用户提供反馈和建议，为老年人提供互联网预约挂号、预约床位、康复护理、送药上门、健康宣教等服务。

五、老年健康服务与管理的展望

老年健康服务与管理要持续发展，必须注重健康服务与管理的标准化、专业化和实用技术及行业规范等方面的研究。整合多学科的力量，拓展健康管理的筹资渠道，如制定健康管理的收费项目（运动处方、营养处方、慢性病随访心理干预等）及收费标准。打破信息孤岛，建立区域性健联体，开放社区卫生服务中心医院、社会保障局和卫健委等部门的众多健康信息，以慢性病管理为切入口，通过将大数据、人工智能与移动终端相结合，有效地突破人们在管理自身健康时面临的获取健康数据难的问题。除重视个体健康状况的变化外，还要考虑相似特征群体的分类管理，更要注意多源数据的横向关联和纵向归纳的深度挖掘，实现资源共享。此外，还要转变现行医保政策的思路与观念，以健康为中心，将医疗保险模式转向健康管理模式。总之，现代服务业的发展促进了老龄事业健康管理与服务的产业化，要以人性化、亲情化为方向，借鉴国际先进养老模式，推广智能健康养老服务，着力巩固提升公益性养老服务品质，积极拓展市场化养老服务。

第九节　中医老年情志学

一、中医老年情志学的概念与性质

情志是中医学对情绪包括情感的特有称谓。中医老年情志学是研究情志在老年生命活动和疾病过程中的作用及其规律的一门新兴学科。它是在深入挖掘传统七情学说基础上，依据大量对当今社会条件下情志与疾病和健康关系的现代研究，并与国内外情绪研究新进展、新认识比较融汇而建立起来的理论与临床实践相结合的学科。中医老年情志学具有基础理论与临床应用的双重性质，是中医学的一个新分支和在情志领域的新发展。

情绪是目前国际上医学、心理学最为活跃的研究领域之一，作为人们异常丰富细腻、复杂纷繁的情感世界，它对健康和疾病的影响，已成为医学、心理学关注的焦点。美国医学、心理学家利珀称：人类在经历两个艰难的生存和技术时代后，当今已步入情绪时代。人们是带着情绪去认识世界和研究人类自身的。在 20 世纪 90 年代中期，WHO 有关疾病谱的报告表明：典型的以情绪异常为主的抑郁症已跃居心脑血管疾病与肿瘤之前，成为全球第一位的疾病。国内的研究报告也显示抑郁症及身心疾病的发病率正逐年攀升。这不仅印证了利珀的论断，而且为人们关注情绪敲响了警钟。进入 21 世纪，人们更加注重自己的情感世界，"联络感情，加深友谊"作为口号已深入人心，并付诸社会各阶层的实践。"高技术只有结合深厚情感因素，才会受到人们的欢迎"，这一信念在高新科技产品的设计、生产中得到应用。可见，情绪已成为人们自我价值实现的晴雨表、人际交往的纽带和衡量是否身心健康的灵敏指标。时代要求医学、心理学对情绪在生命活动和疾病过程中的作用及其规律进行深入探讨并做出系统回答，中医情志学正是为适应时代这一要求而问世的。

中医传统七情学说蕴含着中医学对情志与健康尤其与疾病关系的深刻认识，但已不能满足当今社会的需求。因为情志病证与社会环境密切相关，传统的七情学说形成于两千余年前并至今发挥着重要的理论指导作用。当时的社会背景是其形成的基础条件，而今社会环境已经发生了巨大的变化，因此传统的七情学说需要从适应时代要求的蜕变中实现其自身的飞跃。

中华人民共和国成立以来，尤其是近 20 年来中医学界对情志学说的拓展，从理论探讨、临床调研到实验研究都取得了重要进展。情志在人类生命活动中的重要价值已逐步被认识；情志在当今社会条件下致病的原因、条件及宏观微观机制正在被揭示；与情志有关的疾病正从临床各科中分化出来，对其有效的治法方药及防治原则业已形成。这表明有关情志理论的系统研究已经取得了重要进展，新的中医情志学正在凸显。我们在长期情志研究中，挖掘传统七情学说的科学内涵，概括现代研究进展，依据现代学科建设要求，构建情志理论新框架，组织情志学术体系，推出中医老年情志学，正是对新时代中医学发展呼唤的回应。

与基础或临床学科不同的是，中医情志这一新学科是综合性的，涉及中医基础理论与临床各科，具有基础理论与临床应用双重性质。首先，它从中医基础理论中分化出来，要系统深入地研究阐明情志概念、表现、作用等一系列问题，构建起情志理论框架，因而它具有基础学科的性质。其次，它需要揭示情志和疾病关系，要从临床各科与情志有关的病证中，寻找共性规律，概括总结出情志病证的病因病机及防治规律，因此它又具有临床学科性质。兼具基础与临床双重学科的性质，决定了中医情志学的发展前景。

二、中医老年情志学研究内容

（一）情志内涵及理论框架

情志是本学科的核心概念，具有巨大复杂性和表现的多样性，无论是从中医学，还是从现代情绪心理学的角度来认识，情志的复杂内涵远未被揭示。目前已知情志活动是包含多种心理成分，而且涉及多种生理变化的复杂反应。但究竟涉及多少心理、生理因素，各自的作用及其关系如何，尚不清楚；至今尚未有统一认可的情志定义。而情志理论更是一个复杂的系统，情志如何产生？有何作用？怎样释放与调控？情志与心神、志意、欲愿等心理活动又是何关系？这均需给予系统的理论阐述。因此，揭示情志内涵、构建情志理论新框架是摆在我们面前的首要任务。

（二）情志生理基础与病变机制

一门科学一定要有科学理论与事实作为基础。情志生理与病变机制则是中医情志学科学理论赖以建立的重要基础。传统的五脏化五气以生喜怒悲忧恐的认识，仅仅提供了概念性表面联系。要真正揭示情志与脏腑经络气血的关系，需要引入现代科技手段，做大量严谨细致的实验工作。中医学对情志病证早有深刻的认识，大胆借鉴现代情绪心理学的研究方法和手段，对传统中医情志理论进行深入研究，有可能取得新发现，从而提高中医情志学的科学水平。

（三）情志与疾病的联系

研究情志与疾病的关系，为防治情志病证提供行之有效的科学理论指导，是中医情志学的重要任务。目前亟待解决的问题：一是情志病证的规范化。目前冠之以情志病证的病名已达 100 余种，概念混乱，不利于研究的深入。何谓情志病证？在发病表现、转归及诊治上有何不同于一般疾病的特点？要从病证规范化角度认真开展研究，提出情志病证的准确概念，建立相应的诊断参考标准。二是探索情志与疾病的本质联系。抓住典型的情志病证，深入研究情志致病的原因、条件与发病机制，探索不同情志变化对疾病的影响等问题，不仅为当前常见情志病证的防治提供理论指导，而且也为今后的深入研究奠定了坚实的基础。

（四）情志防治原则和治法方药

情志病证重在预防，但怎样预防？可以结合上述情志表现、性质的研究，总结对促进身心健康有利的行为方式，避免不良刺激的产生，从而达到预防的目的。例如，人们已知喜悦对健康有益，郁怒忧思易导致疾病发生，从中不断总结提炼出调摄情志、预防发病的原则和具体方法，对于情志病证的预防具有重要意义。

情志病证的治疗亦是亟待解决的问题。可以从以下两方面研究：一是挖掘整理传统的情志疗法与治疗方药。中医学治疗情志病证具有独特的优势，前人医案中载有大量有效方药，如传统的情志相胜疗法至今仍具有一定的应用价值。但随着时代的发展，需要加以改进和提高，并借助于现代科研方法进行深入的观察和验证，总结出适合于当今社会的情志疗法方药，亦是中医学对身心医学的独特贡献。二是借鉴国外心理咨询、治疗的先进经验。情志病证是国外心理治疗的适应范围之一，近年各种疗法如行为疗法、认知疗法、脱敏及厌恶、奖励疗法等如雨后春笋般地涌现出来，借鉴这些先进疗法及经验将促进中医情志疗法的系统和完善，提高治疗水平。

第十节　中医老年养生方法技术学

一、中医老年养生方法技术学的概念

中医老年养生方法技术学是研究中医老年养生方法技术的起源、发展、作用原理、操作及方法技术应用的一门学科。古今中外，人类为了自身的生存和发展，在生活、生产实践中总结出了众多的中医养生方法技术，任何一种方法技术的形成和发展都是以一定的自然观和人体生命观为理论根基，根植于一定的思想文化的土壤之中。早在《庄子·刻意》中就指出："吹响呼吸，吐故纳新，熊经鸟伸，为寿而已矣。此导引之士、养形之人、彭祖寿考者之所好也。"成玄英注："如熊攀树而可以自悬，类鸟飞空而伸其脚也。斯皆导引神气，以养形魂，延年之道，驻形之术。"《吕氏春秋》曰："流水不腐，户枢不蠹，动也。形气亦然，形不动则精不流，精不流则气郁。"用流水和户枢做比喻，形象地说明了运动方法对于生命的意义。东汉时期的名医华佗创五禽戏导引术，指出："人体欲得劳动，但不当使极尔，动摇则谷气得消，血脉流通，病不得生，譬犹户枢终不朽也。是以古之仙者为导引之事，熊经鸱顾，引挽腰体，动诸关节，以求难老。"

中医养生方法技术的形成经历了漫长的发展、完善阶段。随着中医养生的发展，中医养生方法技术作为其基本的核心技术，在经验积累、操作训练、适用范围、理论内涵等方面不断完善，在学术层面也得到全面提升，这为中医养生方法技术向科学化、现代化的发展奠定了坚实的基础。

二、中医养生方法技术的特征

中医养生方法技术是中华民族在长期领悟生命真谛及与疾病做斗争的实践中总结出来的。在我国现存最早的气功养生著作《行气玉佩铭》中，就记述了用气功的方法来预防疾病。经过历代医家和养生家等对中医养生方法技术的不断创新发展和广泛运用，中医养生方法技术日益成熟。近年来，中医养生理念与实践经验越来越得到社会的充分认可。特别是随着当前大健康时代的到来、健康中国战略的实施、健康产业的兴起，中医养生方法技术更是得到前所未有的发展。

（一）遵从自然，天人合一

《黄帝内经·上古天真论》曰："上古之人，其知道者，法于阴阳……而尽终其天年，度百岁乃去。"自然界是人类生命共同体的核心要素之一，是万物之源。正如《黄帝内经》反复强调的："天有精，地有形……故能为万物之父母。"中医整体观认为，人与自然界是一个统一的有机整体，自然界是人类赖以生存的基础，自然界的一切变化都可以直接或间接地对人体的生命活动产生影响，使机体产生适应性的反应。当这一影响控制在人体生理适应反应范围内时，人体可以适应性接受；当外界变化超越了这一适应范围，人体就会产生相应的病理反应。人类的活动必须主动遵循自然界的内在规律。正如《素问·四气调神大论》所说："阴阳四时者，万物之终始也，死生之本也，逆之则灾害生，从之则苛疾不起，是为得道。"人类只有遵从自然、"天人合一"，才能健康发展。"天人合一"是一个多层次的、多维度的状态，人类只有在美好的自然里，才会感到身心舒适，这就是一种以审美为基础的人和自然的统一，是"天人合一"的境界之一。《素问·宝命全形论》曰："人以天地之气生，四时之法成。"《素问·六节藏象论》又曰："天食人以五气，地食人以五味。"自然界存在着人类赖以生存的必要条件，人类生活在自然界之中，从自然界的现象中获取灵感，自然界的运动变化必然直接或间接地影响人体，人体会相应地做出生理性或病理性的反应。在生理上，春夏之时，阳气与温热之气候相应而发泄于外；秋冬之时，阳气与寒冷之气候相应而收敛于内。因此春夏养阳秋冬养阴。正如清代高世栻所说："圣人春夏养阳，使少阳之气生，太阳之气长；秋冬养阴，使太阴之气收，少阴之气藏。"一日之中，阴阳也有变化。正如《素问·生气通天论》所说："平旦人气生，日中而阳气隆，日西而阳气已虚，气门乃闭。"在病理上，往往在气候剧烈变化时，人体会产生一些疾病，如感冒、时疫等。《素问·四气调神大论》曰："逆春气，则少阳不生，肝气内变。逆夏气，则太阳不长，心气内洞。逆秋气，则太阴不收，肺气焦满。逆冬气，则少阴不藏，肾气独沉。"而人体对自然界的影响，不是消极、被动的，而是积极、主动的，人类不仅能主动地适应自然，更能主动地改造自然，与自然做斗争，从而提高健康水平，减少疾病。中医养生方法技术是人类在顺应自然、改造自然的生产实践中产生的，因此它是尊重自然的。中医引入中国传统文化的阴阳五行，并将其作为中医的基础理论之一，用于广泛解释人体的生理和病理。《素问·阴阳应象大论》曰："天有四时五行，以生长收藏，以生寒暑燥湿风，人有五脏化五气，以生喜怒悲忧恐。"自然界有四时五行的变化，从而产生各种不同的气候，在不同的气候条件下，一切生物有生长、发展、消亡的过程，五脏也有不同的变化，产生喜怒悲忧恐五志。

"天人合一"思想的核心是指人是自然界的一部分，人要顺应自然休养生息，人和自然界不是处在主客体的对立中，而是处在一个完全统一的整体结构中。人与天地互应相参，人以天地之气而生，人依天地之气而存，人循天地规律而活动，人与自然和谐共生，人道与天道贯通一体。人体随四季更替进行生理性调节，如果不能适应自然界的变化，人体脏腑功能就会紊乱而产生疾病，或加重病情，或变生他病。

（二）遵从差异，防护为先

自然环境对人类有非常重要的影响，除要注意人与自然的和谐统一外，还需要注意调摄人类生存及活动范围内的物质、精神条件等社会环境，如生产力、生产关系、社会意识和社会文化等。具体而言，需要综合调摄家庭生活方式及文化教育等影响人们生活的直接环境。因为生活在不同社会环境的人具有不同的生活方式、人际关系、欲望追求和心境状态，这些因素均可影响人体的生理和病理变化，进而影响人类的健康长寿。另外，由于地域的差异，人们的生活、风俗习惯及人文环境、居住环境不同，生理病理也就不同，虽然不同地域的人会在适应当地地理环境的过程中整体上表现出一定的相似性，但个体上又会出现一定的差异性。如我国的气候环境差异明显，南方多湿热，北方多寒冷，西北多干燥，不同地域的气候环境对疾病具有一定的影响，因此，应遵循从这种差异性，根据三因制宜的原则，选用适合的方法技术，使个体的生命得以延续，保持健康的状态，并获得更强的社会生存与适应能力。

中医养生方法技术主要适用于健康人群、亚健康人群，在"防"的过程当中，注意积极调适，以养正气，提高机体抗病能力。正如《素问·上古天真论》所言："虚邪贼风，避之有时，恬惔虚无，真气从之，精神内守，病安从来。"《理虚元鉴·虚症有六因》亦曰："宜调护于未病之先，或预服补药，或节养心力，未可以其无寒无热，能饮能食，并可应接世务而恃为无惧也。"

（三）和于术数，杂合而用

中医养生方法技术学属于自然科学的范畴，同时具有浓厚的社会科学的特点，也受到了中国古代哲学思想的影响，是一门以自然科学为主体的多学科知识相互交融的医学科学。中医养生方法技术是由历代医家和养生家等在日常生活中不断感悟和积累而来，涉及范围广泛，从一般的起居环境到琴棋书画等，从普通饮食到中医药物的应用，方法繁多，特别注重衣、食、住、行等日常生活的诸多方面，并逐渐产生了运动类养生方法技术、食药类养生方法技术、情志类养生方法技术、志趣类养生方法技术和起居类养生方法技术等丰富多样、简便易行、行之有效的方法技术。这些方法技术的应用以"和"为原则，既不能太过也不能不及，只有杂合应用各种方法技术，才能做到形神兼养。

（四）防治疾病，延缓衰老

人是一个有机的整体，是一个开放的复杂巨系统。从形态结构上看，人体是一个以五脏为中心，通过经络系统联系脏腑肢节、沟通上下内外的有机整体。人体的各脏腑、组织等器官在物质构成上同为一源，生理功能上相互联系，病理变化上相互影响。人体器官既有各自的功能，又是整体功能活动中的一部分，各器官之间相互联系和影响，且有一定的规律可循。《素问·上古天真论》曰："女子七岁，肾气盛，齿更发长；二七而天癸至，任脉通，太冲脉盛，月事以时下，故有子；三七肾气平均，故真牙生而长极；四七筋骨坚，发长极，身体盛壮；五七阳明脉衰，面始焦，发始堕；六七三阳脉衰于上，面皆焦，发始白；七七任脉虚，太冲脉衰少，天癸竭，地道不通，故形坏而无子也。"又曰："丈夫八岁，肾气实，发长齿更；二八肾气盛，天癸至，精气溢泻，阴阳和，故能有子；三八肾气平均，筋骨劲强，故真牙生而长极；四八筋骨隆盛，肌肉满壮；五八肾气衰，发堕齿槁；六八阳气衰竭于上，面焦，发鬓颁（斑）白；七八肝气衰，筋不能动；八八天癸竭，精少，肾脏衰，形体皆极，则齿发去。"

疾病是人体在一定病因的损害性作用下，因自稳调节紊乱而发生的异常生命活动过程，是影响寿命和健康的重要因素。衰老是人体生命过程中的自然现象，意味着机体在生命过程中自我修复能力和抗病能力逐渐减退，健康状态亦差，此时更容易患病和死亡。生理性衰老是指在生理状况下，人体随着年龄增长到成熟期后所出现的规律性、正常生理性退化或丧失的过程，是人的生命现象。病理性衰老是指在病理状况下，人体由于环境、遗传、精神心理、劳逸等因素导致衰老现象提前发生的未老先衰的过程，是一种病理状态。延缓衰老是人类孜孜以求不断探索的目标。中医学认为，衰是伴随老而出现的各种虚损不足的生命状态，通过中医养生方法技术的应用，不仅可以预防疾病、防止未老先衰，而且可以达到延缓衰老、老而不衰的目标。

第四章

中医老年养生各家学说

一、孙思邈：安身之本必须于食

唐代孙思邈《千金翼方·养老食疗》云："安身之本必需于食""不知含宜者，不足以全生"。然而，究竟哪些饮食与老年人相适应呢？孙思邈认为，应多吃淡食，鲜肴务令减少。他提出："非其食勿食，非其食者，所谓猪豚鸡鱼蒜脍生肉生菜白酒大酢大咸也。常学淡食……常宜轻清甜淡之物。大小麦面粳米等为佳。"在他看来："养老之道，虽有水陆百品珍储，每食必忌于杂，杂则五味相挠，食之不已，为人作患"。还指出："食不可过饱……饮不欲过多。饱食过多则结积聚，渴饮过多则成痰癖""久饮酒者，腐烂肠胃，溃髓蒸筋，伤神损寿"！

此外，人近高年，多以便秘为苦。现代医学认为：便秘会使粪便中分解的代谢产物重吸收入体内，发生自身中毒和加速衰老。可见，欲求长寿，必须解决便秘。孙思邈早就对此有所认识，从预防的角度，提出："人年五十以下，皆大便不利……常须预防，若秘涩，则宜数仪葵菜等冷滑之物。"不仅如此，《千金翼方·养老食疗》更记载了按季节调节饮食的观点，如"夏至以后，秋分以前，勿进肥浓羹臛酥油酪等，则无他矣。夫老人所以多疾者，皆由少时春夏取凉过多……"所以，老年安身之本必须于食，临床对老年病多病共存的治法更应注重脾胃的根本。

二、刘完素：五十岁至七十岁者行内恤外护

金元时期刘完素的《素问病机气宜保命集》提出："五十岁至七十岁者，和气如秋，精耗血衰，血气凝泣""其治之道，顺神养精，调腑和脏，行内恤外护"，着眼抗衰老治疗老年病，强调抗衰与治病一体。该书立足于人的一生是一个不可截然分割的整体，详尽阐述了根据人生少年、壮年、老年及耄耋之年及现今所称期颐年（高龄老年）各个时期内外致病原因及血气盛衰状况而提出的不同学术主张。

在刘完素看来"五十岁至七十岁者……其治之道，顺神养精，调腑和脏，行内恤外护，和气如秋，精耗血衰，血气凝泣"，明确提出这一时期人体脏腑组织功能下降，机体开始衰老。众所周知，老年人生活经历长，不免"思虑无穷"。由于"形体伤惫……百骸疏漏，风邪易乘，和之伤也。风雨晦明，又因阴阳脉衰，饮食迟进""其治之道，顺神养精，调腑和脏，行内恤外护"。推究其意，旨在内养精、神，以抚衰惫之躯，避免风雨晦明之邪，以行外护。

三、刘完素：七十岁至百岁宜延年之药

金元时期刘完素的《素问病机气宜保命集》提出："七十岁至百岁，和气如冬，五脏空洞，犹蜕之蝉……宜延年之药，以全其真"，五脏空洞，宜延年之药。

高龄老人的生理病理特点是五脏空洞，形体伤惫，因之百疾易攻。刘完素据此提出："人治之道……宜延年之药，以全其真。"所谓"真"者，真元之气也。其意在教导人们对老年之病，治当固本，以匡护元气为主。老年病固然规杂、严重、多变，但是，只要临床留意研究，不难窥出其中某些规律，即除具备一般疾病之特征外，大多兼有脾、肾本虚的现象。而老年病之所以易及根本，这是由于老人之生活经历长，屡遭多种疾病的长期侵袭，久病及本。倘若不求根本，难免顾此失彼，假如妄用祛邪，更是遗祸无穷。"若汗之则阳气泄，吐之则胃气逆，泻之则元气脱，立志不虞。"

四、李东垣：胃之一腑病元气皆不足

金元时期李东垣的《脾胃论》提出："究乎生死之际，所著《黄帝内经》悉言人以胃气为本，胃之一腑病，则十二经元气皆不足。气少则津液不行，津液不行则血亏。故筋、骨、皮、肉、血、脉皆弱，是气血俱羸弱矣。……凡有此病者虽不变易他疾，已损其天年。"强调治病求本，可避免因老年病症状体征不典型而漏诊。

现代医学看来，相当一部分老年人因衰老造成感受性降低和多种疾病共存交织在一起，使疾病的症状及体征不典型，容易漏诊、误诊。而金元医家李东垣在《脾胃论》中提出治病以胃气为本，历代医家另有以肾气为本、肝气为本、心气为本各学说。中医学十分推崇金元李东垣有关"脾胃病则元气衰"的思想，人因老而衰，因衰而病，且不论是养生抗衰抑或治病，无胃气都将难以受任，脾胃誉以"后天之本"，人出生之后，生命活动的继续和精气血津液的化生和充实，均赖于脾胃运化的水谷精微。有鉴于此，历代医家谆谆告诫在老年病的治疗中应该顾护胃气，慎事攻伐。

五、张子和：养生当论食补、治病当论药攻

金元时期张子和的《儒门事亲》提出："养生当论食补，治病当论药攻。"在衰老问题上虽亦从虚而论，但他主张对老年病采用攻法。张子和主虚而不用补益，看似矛盾，其实不然。

在他看来，"养生与攻疴，本身不同。今人以补剂疗病，宜乎不效""病之一物，非人身有之也。或自外而入，或由内而生，皆邪气也。邪气加诸身，速攻之可也，速去之可也，揽而留之何也"，这些观点还可见于下述文字："老人目暗耳聩，肾水衰而心火盛也，若峻补之，则肾水弥涸，心火弥盛，老人肾虚，腰背痛，肾恶燥，腰者肾之府也，峻补之则肾俞虚矣。老人肾虚无力，夜多小溲，肾主足，肾水虚而火不下，故足痿，心火上乘肺而不入脬囊，故夜多小溲。若峻补之，则火益上行，脬囊亦寒矣。老人喘嗽，火乘肺也，若温补之则甚，峻补之则危。停饮之人不可补，补则痞闷转增。脚重之人不可补，补则胫膝转血。"如此条分缕析，堪称别出心裁。

当然，张子和绝不是唯攻论者，他在《儒门事亲》中主张"养生当论食补，治病当论药攻"，并且赞同在某种情况下运用补法，这就是"脉脱下虚，无邪无积之人"。凡此攻中寓补，邪尽正复的观点一以贯之于《儒门事亲》诸老年医案中，从而构成了施吐、下法于老年病患者的指导思想，使其在治疗老年病方面形成了独特的风格。

六、张子和：老弱气衰不宜下

张子和的《儒门事亲》提出："老弱气衰者，不可吐""诸洞泄寒中者，不可下……伤寒脉浮者，不可下。表里俱虚者，不宜下"。虚者禁攻，应为中医规避老年药物不良反应的总原则。张子和以攻下著称于医林，但他对老年气衰者却告诫禁用攻下，如上所示。我们认为，虚者禁攻应视为中医规避老年药物不良反应的总原则。

七、张子和：老衰虚中集聚可减而去之

张子和的《儒门事亲》提出："人老衰弱，有虚中集聚者……岂可一药而愈，即可减而去之。"减而去之，符合中医的老年人用药小剂量原则。"人老衰弱，有虚中集聚者……岂可一药而愈，即可减而去之。"现今研究表明，老年人由于药物代谢动力学特殊，使用药物后可出现较高的血药浓度，因此，主张只给成年人剂量一半，称半量原则或小剂量原则。而早在金元时期张子和就对人老衰弱者用药提出"减而去之"的观点，符合中医的老年人用药小剂量原则。

八、朱丹溪：六七十后阴不足以配阳、因天生胃气尚而流连

金元时期朱丹溪的《格致余论》提出："六七十后阴不足以配阳，孤阳几欲飞越，因天生胃气尚而流连，又藉水谷之阴，故羁縻而定耳""补肾不如补脾"。饶有趣味的是，以擅长滋阴而闻名于世的金元四大家之一朱丹溪，在老年病的治疗上却注重脾胃，其中妙谛在于"六七十后阴不足以配阳，孤阳几欲飞越，因天生胃气尚而流连，又借水谷之阴，故羁縻而

定耳",故提出"补肾不如补脾"。显而易见,朱丹溪意在以后天培补先天不足。

九、赵献可：治病者知涵养此火

明代赵献可的《医贯》提出："若无一点先天火气,尽属死灰矣。故曰主不明,则十二官危""火乃人身之至宝。何世之养身者,不知保养节欲,而日夜戕贼此火,既病矣。治病者,不知涵养此火,而日用寒凉,以直灭此火,为望其有生气耶",强调温补元真之火,滋养水中之火。

十、张景岳：人于中年左右当大为修理一番

张景岳的《景岳全书·中兴论》提出："天畀之常,人人有之。其奈今世之人自有知觉以来,恃其少壮,何所不为。人生之常度有限,而情欲无穷。精气之生息有限,而耗损无穷。因致戕此先天而得全我之常度者,百中果见其几? 残损有因,唯人自作,是即所谓后天也。"于是,张景岳主张中年以后大为修理一番。

十一、李时珍：脑为元神之府

明代李时珍的《本草纲目》提出："脑为元神之府"——老年神衰采用填髓益脑法。《素问·脉要精微论》记载："头倾视深,精神将夺矣。"由于"脑为元神之府",故脑病大多与精神有关。试以老年脑病析之,如健忘、痴呆、中风、脑鸣、厥证等。若以现代医学的脑病举例,则范围更广,如脑动脉粥样硬化性精神病、颅脑损害伴发精神障碍、老年性痴呆、神经症、震颤性麻痹等。上述疾病的发生,均与髓海不足密切相关,如老年健忘一病,《类证治裁》中指出："夫人之心神宅于心,心之精依于肾,而脑为元神之府,精髓之海,实记性所凭也。"这就提示填髓益脑乃抗御老年脑衰及治疗老年脑病的重要环节。

十二、魏之琇：基本实者的宣通之性必延其寿

魏之琇的《续名医类案》提出：华佗《中藏经》云"其本实者，得宣通之性，必延其寿；其本虚者，得补益之情，必长其年"，一切忌囿于常法，误补益疾，助贼为殃。就一般而论，老年患者多属虚或虚中夹实者，但也有禀赋较厚、天寿过度和摄养有方而患病属实者。对此，常易囿于常法，误补益疾，助贼为殃。

十三、喻嘉言：有火者老人性命之根

明末清初时期喻嘉言的《寓意草》在阐发衰老成因时，十分注意肾阳的作用。指出"高年人唯恐无火。无火则运化艰而易衰。有火则精神健而难老。有火者老人性命之根"，这就不难看出，喻氏所谓真阳上脱是建立在肾阴亏乏之上的，基于上述原因，他提出"阳气以潜藏为贵，潜则弗亢，潜则可久"。凡此之论，皆为喻嘉言治疗老年病的主导治法——肾中真阳乃高年之命根。

十四、喻嘉言：收摄肾气原为老人之先务

喻嘉言《寓意草》鉴定了高年之命根在于肾阳之后，紧接着就提出"收摄肾气，顶为老人之先务"。在他看来，"肾中之气，易出难收""诚使真阳便返其宅，而凝然与真阴相恋，然后清明在躬，百年尝保无患"。

十五、叶天士：阳明脉衰、下元衰矣

清代叶天士的《临证指南医案》提出："五旬又四，阳明脉衰""高年阳明气乏""花甲以外年岁……下元衰矣""六旬又六真阴衰"——将阳明胃与肾相提并论。

十六、林佩琴：老人久恙须调补其本、另订膏方

清代林佩琴的《类证治裁》提出："高年，头眩肢麻，耳鸣舌绛，此上盛下虚也……应蓄水涵木兼摄虚阳……服后诸症悉退""另订膏方，用前味加洋参、黄肉、莲实、嫩桑枝熬膏，收贮窖，退火气，每服五钱，加意调摄，可望回春"——膏方善后，中医的老年人暂停用药原则。

十七、王九峰：痰之标在乎脾、痰之本在乎肾

《清代名医医案精华·王九峰医案》提出："脾为生痰之源，肺为贮痰之器，痰之标在乎脾，痰之本在乎肾。年逾花甲，肾水不升，肺阴不降。思为脾志，实本于心，心脾肾三经内亏，七情内伤其内，六淫感其外。温脾理肺甚好。咳痰如胶，五更多汗，口如麻布，食不甘味，脾胃亦伤，恐成劳象。"——老年咳嗽温脾理肺法。

十八、王旭高：若欲除根、必须频年累月服药不断

《清代名医医案精华·王旭高医案》提出："若欲除根，必须频年累月，服药不断。倘一曝十寒，终无济于事也。"立法遣方确宜有章有守。治老年病最忌乱无章法，朝秦暮楚。

如王氏治哮喘气急，原由寒入肺俞，痰凝胃络而起。久发不已，肺虚必及于肾，胃虚必累于脾，脾为生痰之源，肺为贮痰之器，痰恋不化，气机阻滞，一触风寒，喘即举发。治之之法，在上治脾胃，在下治肺肾，发时治上，平时治下，此一定章程。发时服方：款冬花、桑白皮、紫菀、苏子、沉香、茯苓、杏仁、橘红、制半夏、黄芩。平时服方：五味子、紫石英、陈皮、半夏、茯苓、薏苡仁、蛤壳、胡桃肉、杜仲、熟地。又如治虚损，先后天俱不足，痰多鼻血，阴亏阳亢之证；纳少腹痛，木旺土衰之兆，是以年将及冠，犹如幼稚之形；面白无华，具见精神之乏。治先天当求黏血之属，培后天须参谷食之方，久久服之，庶有裨益。若一曝十寒，终无济也。

第五章

老年病治疗各家学说

第一节 刘完素老年病治法思想

金元时期著名医学家刘完素，在老年病的治法上提出了卓越的"养、治、保、延"思想。他立足于人的一生是一个不可截然分割的整体，撰著《素问病机气宜保命集》，详尽阐述了人生各个时期的内外致病原因及血气盛衰状况，并据此提出了以下学术主张。

一、老年宜保济其衰弱

现代将四十五至六十五岁称作初老期，六十五岁以上为老年期。刘完素则认为："五十岁至七十岁者，和气如秋，精耗血衰，血气凝泣。"明确指出这一时期人体脏腑组织功能下降，机体开始衰退。

众所周知，老年人生活经历长，不免"思虑无穷"。由于"形体伤惫……百骸疏漏，风邪易乘，和之伤也，风雨晦冥，又因阳明脉衰，饮食迟进""其治之道，顺神养精，调腑和脏，行内恤外护"，推究其意，旨在内养精、神，以抚恤衰惫之躯，避免风雨晦冥之邪，以行外护。对于精、神的颐养问题，刘完素提出"饮食者养其精，起居者调其神""精不足者，补之以味……补之以味者，是补之以肾……故经所谓阴之所生，本在五味……五谷、五畜、五菜、五果、甘苦酸辛咸，此为补养之要也"，又如"顺生长收藏之道，春夏养阳，秋冬养阴，顺四时起居法，所以调其神也"。在具体调神方面，刘完素推崇《黄帝内经》："春三月夜卧早起，以使志生；夏三月夜卧早起，使志无怒；秋三月早卧早起，使志安宁；冬三月早卧晚起，使志若伏若匿。"刘氏还反复强调饮食起居，乃人生日用之法，纵恣不能知节，"失四时之气，所以伤其神也。智者顺四时，不逆阴阳之道，而不失五味损益之理，故形与神俱久矣，乃尽其天年而去"。

除强调老年人之精、神摄养外，刘氏主张"宜保命之药，以全其真"。所谓保命之药，乃告诫人们对于老年衰弱之人慎用攻伐。《寿亲养老新书》亦云："衰老之人，不同年少真气壮盛虽汗吐转利，未至危困。其老弱之人，若汗之则阳气泄，吐之则胃气逆，泻之则元气脱，立志不渝，此养老之大忌也。大体老人药饵，只是扶持之法。"夫精、气、神乃人身之三宝，《黄帝内经》云："耗散其真……不时御神……故半百而衰也""形与神俱，而尽终其天年"。足见刘完素提出的顺神养精、以全其真，对于抗衰延年切中肯綮。

二、耄耋之年宜延尽其天年

七八十岁称耄，八九十岁为耋。刘氏认为"七十岁至百岁，和气如冬，五脏空洞，犹蜕之蝉，精神浮荡，筋骨沮弛"。他描绘了高龄者老化之特征。《灵枢·天年》也有"七十岁，脾气虚，皮肤枯。八十岁，肺气衰，魄离，故言善误。九十岁，肾气焦，四脏经脉空虚。百岁，五脏皆虚，神气皆去，形骸独居而终矣"的记载。

由于各脏腑组织功能退行性变，引起机体对内、外环境适应能力的逐渐减退，以致"触物易伤，衣饮厚薄，和之伤也，大寒振栗，大暑煎燔"。刘完素提出"其治之道，餐精华，处奥庭，燮理阴阳，周流和气，宜延年之药，以全其真"。他更提出一些延寿的具体方法，诸如"形欲常鉴，津欲常咽，体欲常运，食欲常少""吹嘘呼吸，吐故纳新，熊经鸟伸，导引按跷"。这些方法，无不切合高年之生理特点，有益于延年益寿。据现今研究，气功、太极拳和按摩等锻炼方法，对大脑皮质功能的恢复和保护具有良好的作用，既可以提高老年机体和大脑的灵活性，且对呼吸、循环系统也有很多好处。而刘完素提出的"餐精华"和用"延年之药，以全其真"也不无见地，因暮年之人，先天已衰，全赖后天吸收水谷精微以维持机体的正常活动。故适当地摄取饮食营养，对高龄老人是颇有裨益的。西医学也认为，老年人体内以分解代谢占优势，所以丰富的蛋白质对正在衰老的机体还是十分重要的。但宜适量，不宜太过。而经现代科学家证实，中药何首乌、人参、鹿茸、阿胶、黄精、黄芪、枸杞、茯苓、菟丝子、杜仲等，对提高免疫力、增强新陈代谢、调整内分泌的功能、补充营养要素、增强机体的应激能力和适应能力、兴奋中枢神经和增快神经传导、增强心肌收缩力等许多方面都有一定的作用。

总之，对高龄之人可视其阴阳气血之虚衰，有针对性地进行药养及食养，双管齐下，效验卓著。刘完素享年九十而终，本身就是一个最好的例证。

第二节　李东垣老年病治法思想

金元时期以补土著称的医学大家李东垣对人为什么会早衰、如何治疗使得尽终天年诸问题，提出了许多独到见解。兹就《脾胃论》《兰室秘藏》《内外伤辨惑论》《医学发明》等著中有关论述撷要整理。

一、寿夭在乎元气

我国古代医家在探索人类自然衰亡的最高寿限时指出："夫道者，年皆百数。"然而，绝大多数人往往未接近这一极限就中道夭折了。在研讨夭折成因的问题上，历代医家众说纷纭，如丹溪主阴亏，景岳重阳衰。李东垣则认为促成人体早夭的根本因素在于元气耗损，训"人寿应百岁……其元气消耗不得终其天年"。李东垣所称元气，亦即人之真气，"乃先身生之精气"。在他看来，此气"非胃气不能滋之""元气之充足，皆由脾胃之气无所伤而后能滋养元气。若胃气之本弱，饮食自倍，则脾胃之气既伤，而元气亦不能充"。由此可见，元气的盛衰取决于脾胃的强弱。

李东垣为了强调脾胃在人体中的重要作用，还援引《黄帝内经》"阴精所奉其人寿，阳精所降其人夭"之论并加以阐发："阴精所奉，谓脾胃既和，谷气上升，春夏令行，故其人寿；阳精所降，谓脾胃不和，谷气下流，收藏令行，故其人夭"。这番议论，可谓独出心裁。《医学发明》中更明确地提出："究乎生死之际，所著内经悉言人以胃气为本，用之一腑病，则十二经元气皆不足。气少则津液不行，津液不行则血亏。故筋、骨、皮、肉、血、脉皆弱，是气血俱羸弱矣。……凡有此病者虽不变易他疾，已损其天年。"一言以蔽之，脾胃病则元气衰，元气衰则折人寿，李东垣养生学的精简亦即在此。

二、养胃的尽天年

基于胃气弱则元气衰的观点，李东垣提出养生当实胃气这一主张。他在《内外伤辨惑论》中着重指出："胃气岂可不养，复明养胃之理，故经曰，安谷则昌，绝谷则亡……胃不可不温，血温胃和，荣卫将行，常有天命。"而纵观李东垣著作，其中有关脾胃摄养的论述可谓条分缕析，详尽倍至。

我们试从以下五个方面加以研求。

（一）饮食有节，寒温适度

李东垣认为，合理的饮食习惯有利于延缓衰老。尝谓："内伤饮食，固非细事，苟妄服食药，而轻生损命。"怎样合理饮食才有助于脾胃呢？李东垣提出："饮食者热无灼灼，寒无沧沧，寒温适中""大热能食而渴，喜寒饮，当从权以饮之，然不可耽嗜。如冬寒喜热物，亦宜时暂食"。不宜"先饮酒，而后伤寒冷之食，及伤热食冷水与冰""酒性大热，已伤元气""饱食太甚，病乃大作""饮食必清必净""饥而睡不安，则宜少食，饱而睡不安，则少行坐""至于五味，口嗜而欲食之，必自裁制，勿使过焉，过则伤其正也"。这些论述，具体而微，切实可行法。

（二）法于四时，起居有常

李东垣认为，不顺四时或起居失常，则有伤于脾胃。指出"春气温和，夏气暑热，秋气清凉，冬气冷冽……若夫顺四时之气，起居有时，以避寒暑……常欲四时均平而无偏胜则安。不然损伤脾（胃），真气下溜""人之不避大寒伤形，大热伤气""寒、暑过度，生乃不固""冬阳气伏藏于水土之下，如非常泄精，阳气已竭，则春令从何而得，万化俱失""忌浴当风汗，当风须以手摩汗孔合……遇卒风暴寒衣服不能御者，则宜争努周身之气以当之……

如衣薄而气短，则添衣，于无风处居止，气尚短，则以沸汤一碗熏其口鼻即不短也；如衣厚于不通风处居止，而气短，则宜减衣摩汗孔合，于漫风处居止。如久居高屋，或天寒阴湿所遏，令气短者，亦如前法熏之；如居周密小室，或大热而处寒凉气短，则出就风日……夜不安寝，衾厚热壅故也，当急去之，仍拭汗，或薄而不安，即加之，睡自稳也……遇天气变更，风寒阴晦，宜预避之"。凡此，皆为实践经验的结晶。

（三）调摄精神，情志舒畅

李东垣认为，心胸宽广，性格开朗，经常保持愉快的情绪，将有利于胃气，如"心无凝滞，或生欢欣，或逢喜事……或眼前见欲爱事，则慧然如无疾矣，盖胃中元气的舒伸故也"。李东垣指出："内经中所说变化百病，其源皆由喜怒过度，饮食失节，寒温不适，劳役所伤而然""凡怒忿、悲、思、恐惧，皆损元气""暴怒伤阴，暴喜伤阳……喜怒不节……生乃不固"。现代医学认为许多疾病是由恶劣的情绪（包括喜之过度）导致的，而愉快的心情则可促进食欲，增加消化液的分泌和胃肠蠕动，并增加血色指数。这与李东垣的观点何其相似乃尔！

（四）远欲省言，不妄作劳

李东垣认为，老年人少讲废话可养元气，不过疲劳可养形体，远欲少虑可积精全神。若"劳役妄作，则百脉争张，血脉沸腾，精气竭绝"。故他把"远欲省言，不妄作劳"作为脾胃摄生的重要方面放在《脾胃论》的末篇以结尾，并躬自实践，教导人们"安于淡薄，少私寡欲，省语以养气，不妄作劳以养形，虚心以维神，寿夭得失安之于数，得丧既轻，血气自然谐和，邪无所容，病安增剧，苟能持此，亦庶几于道，可谓得其真趣矣"。

（五）老年勿戕胃气

人所共知，衰老与疾病有着密切的关系，世人少有"无疾而终"的。对于年事高而脾胃有病者，李东垣力主"强人胃气，不施攻伐，盖脾已伤，又以药伤，使营运之气减弱，食愈难消""已伤元气，而复重泻之，是谓元气消亡，七神何依，折入长命"。如"白文举年六十二，素有脾胃虚损病，目疾时作，身面目睛俱黄，小便或黄或白，大便不调，饮食减少，气短上气，怠惰嗜卧，四肢不收，至六月中目疾复作，医以泻肝散下数行而前疾增剧。东垣谓大黄、牵牛除湿热而不能走经络，下咽不入肝经，先入胃中，大黄苦寒重虚其胃，牵牛其味至辛能泄气，重虚肺本，嗽大作，盖标实不去，本虚愈甚，加之适当暑雨之际，素有黄证之人，所以增剧也。此当于脾胃肺之本脏，泻外经中之湿热，制清神益气汤主之而愈"。从此案可窥李东垣匠心之所在。值得一提的是，李东垣颇为推崇枳术丸，曰"老年味之始得，可谓神奇矣"。依他之见，"药峻利必有惰性。病去之后，脾胃既损，是真气元气败坏促人之寿"。而枳术丸中之白术甘温，补脾胃之元气，其苦味除胃中之湿热，利腰脐间血，故先补脾胃之弱，过于枳实化之药一倍，枳实味苦寒，泄心下痞闷，消导胃中之滞，是以补消兼施、健运脾胃而无滞泥之弊。由此不难看出，李东垣治疗老年之疾，妙在调养胃气，维护后天之本。

第三节 张子和老年病治法思想

金元时期张子和以擅长汗、吐、下三法在医林别树一帜，殊不知他在治疗老年病方面亦独具卓见。我们从《儒门事亲》有关老年病的记载中，就其对老年病的治疗思想及方法便可见如此。

一、"养生当论食补，治病当论药攻"

历代医家对人体衰老成因的阐发，皆源于《黄帝内经》"年四十，而阴气自半也，起居衰矣""六八，阳气衰竭于上，面焦，发鬓斑白"等论。其中较有代表性的莫过于朱丹溪之《格致余论·阳有余阴不足论》，主阴亏；张景岳之《类经附翼·大宝论》主阳衰；叶天士之《临证指南医案》则以阳明脉衰和下元肾虚立论。由于三家之言均不离"虚"，故在老年病的治疗上多从补虚入手，或滋阴助阳，或补脾益胃。这些法则可谓各臻其妙，在当时及后世备受推崇。然而，张子和不同凡响，其在衰老问题上虽亦从虚而论，但他主张对老年病采用攻法。张子和主虚而不用补益，看似矛盾，其实不然。在他看来，"养生与攻病，本自不同。今人以补剂疗病，宜乎不效"。张子和认为"病之一物，非人身有之也。或自外而入，或由内而生，皆邪气也。邪气加诸身，速攻之可也，速去之可也，揽而留之何也"。这些观点还可见于下述文字："老人目暗耳聩，肾水衰而心火盛也，若峻补之，则肾水弥涸，心火弥盛，老人肾虚，腰背痛，肾恶燥，腰者肾之府也，峻补之则肾俞虚矣。老人肾虚无力，夜多小溲。肾主足，肾水虚而火不下，故足痿，心火上乘肺而不入䐸囊，故夜多小溲。若峻补之，则火益上行，䐸囊亦寒矣。老人喘嗽，火乘肺也，若温补之则甚，峻补之则危。停饮之人不可补，补则痞闷转增。脚重之人不可补，补则胫膝转重。"如此条分缕析，堪称别出心裁。我们认为，张子和绝不是唯攻论者，他主张"养生当论食补，治病当论药攻"，并且赞同在某种情况下运用补法，这就是"脉脱下虚，无邪无积之人"。另外值得称道的是他学有渊源，心思灵变，予"补"赋之以新意，尝谓《黄帝内经》一书，唯以气血通流为贵。世俗庸工，唯以闭塞为贵，又只知下之为泻，又岂知《黄帝内经》之所谓下者，乃所谓补也。陈莝去而肠胃洁，癥瘕尽而荣卫昌，不补之中，有真补者存焉。凡此攻中寓补，邪尽正复的观点一以贯之于《儒门事亲》诸老年医案中，从而构成了施吐、下法于老年病患者的指导思想，使其在治疗老年病方面形成了独特的风格。

二、吐、下法在老年病中的运用

遍览《儒门事亲》，不难看出张子和对老年留饮、涌水、暑泄、中暑、臂麻、湿痹、腰痛、便秘、癫狂、热厥头痛、心下沉积、腹胀水气及因惊风搐……无一不是用吐、下法治疗。我们反复研读，诸案之中似有如下规律可资遵循。

（一）病实急切，峻攻其邪

《黄帝内经》曰："邪气盛则实"。所谓"实"，概指病邪盛而正气未虚者。由于正邪交争，病多急切。对此，张子和多取峻下或吐，直拆其邪。如"一叟年六十，值徭役烦扰，而暴发狂，口鼻觉如虫行，两手扒搔，数年不已。

诊其两手，脉皆洪大如绲绳。子和命置焕室中，涌而汗出，如此三次。又以调胃承气汤半斤，用水五升，煎半沸，分作三服，打下二十行，血水与瘀血象杂而下数升，乃康。"又如"李七老，病涌水证，面黄而喘，两足皆肿，按之陷而复起，行则濯濯有声，常欲饮水，不能睡卧。戴人令上汹祛痰而汗之，次以舟车丸，浚川散下之，以益肾散复下之，以分阴阳利水道之剂，复下之，水尽皆瘥。"

（二）虚中积聚，宜图缓攻

对于年事高、体质虚弱而久病者，张子和多用缓下和探吐法，尝谓"人老衰弱，有虚中积聚者……岂可一药而愈，即可减而去之"。如"张叟年七十一，夏月田中，因饥困伤暑，食饮不进，时时呕吐，口中常流痰水，腹肋作痛。医者概用平胃散、理中丸、导气丸不效。又加针灸，皆云胃冷。乃问戴人，戴人曰，痰属胃，胃热不收，故留痰水。以公元高，不敢上涌，乃使一筋探之，不药而吐之，痰涎一升。次用黄连清心散、导饮丸、玉露散以调之。饮食加进，唯大便秘，以生姜大枣，煎调胃承气汤一两夺之，遂愈。"又如"顿有老人，年八十岁，脏腑涩滞，数日不便，每临后时，目前星飞，头目昏眩，鼻塞腰痛，积渐食减，纵得食，便结燥如弹。一日，友人命食血藏葵羹、油渫菠菜，遂顿代之。日日不乏，前后皆利，食进神消，年九十岁，无疾而终。图经云，菠菜寒，利肠，芝麻油炒而代之，利大便，葵宽肠利小漫。"故张子和十分推崇此法，提出"夫老人久病，大便涩滞不通者……时复服葵菜、菠菜、猪羊血，自然通利也"。

（三）攻后邪尽，食养疗之

盖每吐下之后，病邪虽除，然正气亦将受损。为了补救此弊，子和多教人以饮食或药物调养以善后。如"马叟……得惊气成风搐已三年，病大发，则手足颤掉不能持物，食则令人代哺，口目张睒，唇舌嚼烂，抖擞之状，如线引傀儡，夜卧发热，衣被尽去，遍身燥痒，中热而反外寒。子和先以通圣散汗之，继服涌剂，则痰一二升。至晚又下五七行，其疾小愈。待五日，再一涌，出痰三四升，如鸡黄成块状，如汤热。叟以手颤不能自探，妻与代探咽嗌肿伤，昏愦如醉。约一二时许稍稍省，又下数行，立觉足轻，颤减，热亦不作，是亦能步，手能巾栉，自持匙箸。未至三涌，病去如濯。病后但觉极寒，子和曰，当以负补之。久则自退。"

（四）体弱气衰，忌用吐下

颇耐人寻味的是《儒门事亲·凡在上者皆可吐式》中提出："老弱气衰者，不可吐"，并在《儒门事亲·凡在下者皆可下式》中提出："诸洞泄寒中者，不可下……伤寒脉浮者，不可下。表里俱虚者，不宜下。《黄帝内经》中五痞心证，不宜下……若十二经败甚，亦不宜下。止以调养，温以和之。如下则必误人病耳。"可见张子和虽有主攻之长，但无偏执之弊。凡此之戒，足以为我们所借鉴。

张子和治疗老年病以攻为主，理论新奇，效验卓著。惜乎近人对张氏疗法之妙处所在，每多忽视。遵张子和之法而不拘泥于独家之见，对老年病既不可贸然攻伐，亦无须唯补是从，诚宜博采诸家所长，有是证用是药。否则，贻害必多。

第四节　朱丹溪老年病治法思想

金元时期以"养阴派"著称的朱丹溪则将早衰的原因归结为"肾阴亏"。所著《格致余论》提出人之一生，"阳常有余，阴常不足""男子六十四岁而精绝，女子四十九岁而经断，夫以阴气之成，止供给的三十年视听言动，已先亏矣"，阴亏则衰也。

虽朱丹溪以擅长滋阴而闻名于世，但在老年病的治疗上却注重脾胃，其中妙谛在于"六七十后阴不足以配阳，孤阳几欲飞越，因天生胃气尚而流连，又借水谷之阴，故羁縻而定耳"。故朱丹溪提出："补肾不如补脾。"显而易见，朱丹溪意在以后天培补先天之不足。

老年肝肾阴虚在治法上不直接补阴，而是调补后天脾胃以间接养阴，对现今老年病治疗不失为一条新的思路。

第五节　张景岳老年病治法思想

　　明代张景岳以倡"大宝论""真阴论"和发展命门学说而在医林别树一帜，且张景岳以"温补大师"誉满海内，在抗衰却病延年方面有继往开来之功。诚然，明朝以前，东汉张仲景、唐代孙思邈、金元刘完素、张子和、李东垣、朱丹溪等，各以其独特的学术思想发展了中医的老年病学说。但细读诸贤著作，似无一家能如张景岳主阳衰折寿论，创温补肾元法，景岳的这一学术思想极大地丰富了老年病的治法，对后世产生了深远的影响。

　　纵观中医史，不难看出，自《黄帝内经》以"肾气"开拓了探索人体衰老的先河后，历代医家益宏经旨，各有建树。如刘完素提出了"水火说"，认为心火与肾水相济，人即健康长寿，反之，则早夭。李东垣又提出脾胃病则元气衰，元气衰必折人寿的观点，认为只有脾胃无所伤，人才能尽终其天年。朱丹溪则强调肾阴亏是使人早衰的主要因素。毫无疑问，这些新说的崛起，是以尽轩歧之余绪，为探索衰老的奥秘开辟了多种途径。

　　但是，张景岳根据《黄帝内经》"阳气者，若天与日，失其所，则折寿而不够"的理论加以阐发，进而提出"人之大宝，只此一息真阳""得阳则生，失阳则死。阳衰者，即亡阳之渐也"，从而揭示了肾阳衰则折人寿的观点。值得一提的是，张景岳不赞同朱丹溪之阴亏衰老说，认为"凡自生而长，自长而壮，无非阳气为之主""凡梢血之生，皆由阳气……化源""阳气难成而易亏"等，再三强调了肾阳的盛衰是决定人体寿夭的主要因素。

　　应当肯定，朱丹溪之阴亏衰老论也具有一定的创见，它从某个角度揭示了人体衰老的奥秘。但朱丹溪过分强调了阴亏而忽略了阳衰，未免失之一偏。事实表明，阴亏与阳衰均为人体早衰的重要成因，而张景岳之论，正好补充了朱丹溪之不足，一阴一阳，恰似牡丹绿叶，相得益彰。倘若执此而非彼，也是有失公允的。张景岳阳衰折寿论不仅丰富了中医之衰老学说，而且对后世的研究起到了拓展思路的作用。如清代喻嘉言所著《寓意草》亦提出："高年人唯恐无火，无火则运化艰而易衰，有火则精神康而难老，有火者老人性命之根。"由此，更可看出张景岳观点之重要价值。

　　张景岳在老年医学方面另有贡献者，乃是创立了温补肾元法。涉猎中医史，可知先哲在老年病的治疗上争相斗艳。如张子和主攻，朱丹溪补脾，而张景岳厚爱温肾。鉴于人体之寿夭取决于肾阳之盛衰；张景岳治疗老年病每以匡扶肾阳为先务。如众所知，咳喘、眩晕、中风、胸痹、癃闭、三消、便秘及反胃等，均系老年人之常见、多发病，张景岳认为，凡此疾病皆为肾阳衰所导致，诸如"其有头目眩晕而七窍偏废者，有咽喉哽噎而呕恶气短者……有痞满膈塞而水泛为痰者……有清浊不分而肠鸣滑泄者，有阳痿精寒而脐腹多痛者……或拘挛痛痹者……或寒嗽虚喘，身凉自汗者……腰脊如折，骨痛之极者……凡此之类，或以阴强之反克，或由元气之被伤，皆阳不足以胜阴，病在阴中之火也"，故在治疗上注重温补肾阳。如"朱翰林太夫人，年近七旬，于五月时，偶因一跌即致寒热，群医为之滋阴清火。用生地、芍药、丹皮、黄芩、知母之属，其势日甚。及景岳诊之，见其六脉无力，虽头面上身有热，而口则不渴，且足冷至股。景岳曰：此阳虚受邪，非跌之为病，实阴证也。遂以理阴煎加人参、柴胡，二剂而热退，日进粥食二三碗，而大便已半月不通，腹且渐胀，咸以为虚，群议燥结为火，复欲用清凉等剂，弟岳坚执不从，谓其如此之脉，如此之年，如此之足冷，若再一清火，其原必败，不可为矣。经曰：肾恶燥，急食辛以润之，正此谓也。乃以前药更加姜、附，倍用人参、当归，数剂而便即通，胀即退，日渐复原矣。病起之后，众始服其定见。"仅此一条，可窥景岳温补之妙用。

　　或曰：张景岳擅用补肾之品，岂不有黏腻呆胃之弊？其实不然。且观《景岳全书·神气存亡论》云："凡药食入胃所以能胜邪者，必赖胃气施布……若邪气胜胃气竭者，汤药纵下，胃气不能施化，虽有神丹其将奈之何哉。"由此足见虽张景岳注重先天并未忽视后天。正基于此，他对老年病兼后天不足者，遣方用药多兼顾脾胃。如《景岳全书·新方八阵》拟金水六君煎治老年嗽喘，此方由二陈汤加归、地组成，其中用二陈显然意在燥湿祛痰和胃。张景岳这种不仰已见、圆机活法的思想，委实难能可贵，值得推崇而效法。

　　如何抗病防衰，是老年医学研究的又一重要课题。中医学历来主张"未病先防"，早在《黄帝内经》就从顺应自然、保精、养气、全身及饮食起居和精神调摄诸方面提出了抗老防衰的思想。汉代张仲景阐扬经旨，提出了卓越的"养慎"思想，认为内调饮食、导引吐纳、勿令房劳以养元气，外避寒暑邪气，可得百年寿命。嗣后，唐朝孙思邈从失宜、寒暑、情志、起居、导引与药养将摄生措施更加具体化。金元时期，李东垣提出了从饮食、起居、精神、劳逸四个环节养胃可以得尽天年的思想。朱丹溪又提出从慎色欲、节饮食等方面以养阴抗衰的思想。上述诸论，可称各有发明，各尽其妙。

然而，张景岳另具慧眼，提出了中年修理的独特思想。在他看来，"天界之常，人人有之。其奈今世之人自有知觉以来，特其少壮何所不为。人生之常度有限，而情欲无穷。精气之生息有限，而耗损无穷"。凡此之论，无不训切中理。不仅如此，张景岳还提出："所丧由人，而挽回之道有不仍由人者乎，且此非逆天以强求，亦不过复吾之……然求复之道，其道何居，盖在天在人，总在元气。但使人元气无所伤，何虞衰败。元气既损，贵在复之而已……故人于中年左右当大为修理一番，则再振根基，尚余强半。"妙哉斯言！因人之衰老是从中年甚至更早开始的，而张景岳提出中年修理，再振根基，对于抗御衰老显然有着重要意义。然则怎样修理呢？张景岳固然也提到滋补精血之形，但他更强调摄生防衰。如"当知慎，慎则人能胜天矣。所谓慎者，慎情志可以保心神，慎寒暑可以保肺气，慎酒色可以保肝肾，慎劳倦饮食可以保脾胃。唯药可以养生。欲药者，莫如为善，唯福可以保生……但使表里无亏，则邪疾何由而犯"，诸如此论，可谓发前人之未发，开后人之津梁，对于指导抗衰延年有着极其重要的意义。

第六节　李中梓老年病治法思想

明代医家李中梓长于治本，在其所著《医宗必读》一书中对老年疾病的治疗尤独具匠心。其立足于脾肾为人身之根本，条理井然，自成风格，法中有变，曲尽妙用。

一、补肾理脾兼擅其长

综观《医宗必读》，不难看出李中梓对老年虚劳、痢疾、咳嗽、中风、淋证、便秘及反胃噎嗝等病证的治疗，无一不是从脾、肾入手。李中梓尝谓：

"水为万物之元，土为万物之母，二脏安和，一身皆治，百疾不生。"基于此论，进而提出"善为医者，必责根本"，并推崇"见痰休治痰，见血休治血，无汗不发汗，有热莫攻热，喘生母耗气，精遗勿涩泄"之论，认为"澄其源而流自清，灌其根而枝乃茂"。如"黄贞之父，下血甚多，面色萎黄，发热倦怠，盗汗遗精。中梓诊后曰：脾虚不能统血，肾虚不能闭藏，法当以补中益气五剂并一而进之。十日汗止，二十日血止。再以六味地黄丸间服，一月而安。"

不仅如此，他还提出："补肾理脾，法当兼行。然方欲以甘寒补肾，其人减食，又恐不利于脾。方欲以辛温快脾，其人阴伤，又恐愈耗其水，两者并衡而较重脾者，以脾土上交于心，下交于肾故也。若肾大虚，而势困笃者，又不可拘。"因高年之人，非但肾脏虚衰，且阳明胃亦薄弱，故李中梓此论对指导治疗老年病确较合拍，值得推崇和效法。

二、治本为主稍顾其标

李中梓认为，"新病年壮者多实，久病年衰者多虚"，故他治老年病以补脾肾为主，兼顾标症。他说："在老人虚人，皆以温养脾肺为主，稍稍治标可也。若欲速愈而亟攻其邪，因而危困者多矣。"这里提出的对老年体虚之人治本为主的思想确属精湛，有启后学。案如"钱台石年近六旬，昏倦不能言，鼻塞，二便闭。服顺气疏风化痰之剂，已濒于危。迎中梓诊之，六脉洪大，按之搏指，曰：至虚反有盛候也，宜补中为主，佐以祛风化痰，方可回生。乃以大剂补中益气，加秦艽、钩藤、防风、竹沥。再剂而神爽，加减调治五十日始愈。"从此案可概见李中梓擅长治本顾标之大略，至于案中所载妄用祛邪，不顾本虚，此在老年病的治疗中并非少见。如"毛孺翁，痢如鱼脑，肠鸣切痛，闻食则呕，所服皆芩、连、木香、菖蒲、藿香、橘红、芍药而已。后有进四君子汤者，疑而未果。招中梓兼夜而往，诊得脉虽洪大，按之无力，候至右尺，倍觉濡软，曰：命门火衰，不能生土，亟须参附，可以回阳。孺翁曰：但用参术可愈否。中梓曰：若无桂附，虽进参术，无益于病，且脾土大虚，虚则补母，非补火乎。遂用人参、熟附、炮姜、白术，连进三剂，吐止食粥。再以补中益气加姜附十四剂而痊。"

三、注重养胃不施尽剂

李中梓在老年病的治疗中还主张调养胃气，反对"唯知尽剂，不顾本元"者，他认为"中本虚衰，而复攻其积，元气不愈竭乎""胃气一败，百药难施"，正因如此，指出对元气薄弱者，宜"多事调养，专防攻伐，多事温补，痛戒寒凉……假令病宜用热，亦当先之以温，病宜用寒，亦当先之以清，纵有积宜消，必须先养胃气……不得过剂"。此论切实可行法，虽非专对老年病而言，但于老年病的治疗更有其指导意义。"夫暮年之辈，大多脾胃虚弱，不耐大寒大热，亦难任猛攻峻补，只宜调养温补。如方春和，想味三月，日进粉饮一锤，腐浆半翎，且吐其半，六脉细软，此虚寒之候也。中梓用理中汤加人乳、姜汁、白盛、半夏，一剂便减，十剂而日进糜粥。更以十全大补加竹沥、姜汁四十剂，诸证皆愈。"本案疏方审慎，选药精当，先以理中扶助脾胃生气，后取十全大补益气收功，体现了李中梓治疗老年病注重养生的思想。又如"杜完三夫人，淋沥两载，靡药不尝，卒无少效。中梓诊之，见其两尺沉数，为有瘀血停留，法当攻下，因其年高，不敢轻投，但于补养气血之中，加琥珀、牛膝以数十剂收功。而夫人躁急求功，再剂不效，辄欲更端，遂致痼疾。"此误常见，务须警戒！

第七节　赵献可老年病治法思想

观明代赵献可所著《医贯》一书，不难看出其立论新颖，在老年病的治疗上见解奇特，思路开阔，予人启迪和教益。

历代医家在阐述衰老机制时，多从先天之本或后天之本立论。赵献可属先天论者，他认为"生而老，老而病，病而死，人所不能免。但其间有寿夭长短之差"，而决定人之长寿或早夭的主要因素在于"命门之火"，如赵献可援引《黄帝内经》"凡此十二官者，不得相失也。故主明则下安，以此养生则寿，殁世不殆"之论并加以阐发。"若无一点先天火气，尽属死灰矣。故曰主不明，则十二官危"，这里所称"先天火气"，系命门之相火，而不是心之君火。赵献可不赞同独尊心之官为十二官之主的观点，尝谓："人身别有一主非心也……若以心之官为主，则下文主不明则十二官危，当云十一官矣，此理甚明，何注内经者昧此耶。"此等高论，意味深长，使人耳目一新。赵献可将命门之火谓之为"十二官之主""一身之要"，其理约之有二：其一，"人生男女交媾之时，先有火会，而后蒂聚。故曰火在水之先。人生先生命门火"；其二，"命门为十二经之主。肾无此，则无以作强，而技巧不出矣。膀胱无此，则三焦元气不化，而水道不行矣……正所谓主不明则十二官危也"。

赵献可为了进一步强调命门之火在人身中的重要作用，还举元宵节玩走马灯的例子做了生动的譬喻："火旺则动速，火微则动缓，火熄则寂然不动"，这一比象，切中肯綮，令人膺服。我们知道，在"命门"问题上，古代医家众说纷纭。其中较有代表性者莫过于《难经》谓"左者为肾，右者为命门"；《医学正传》云命门乃"肾间动气"。赵献可显然是支持后者的，他指出两肾"中间是命门所居之官……相火禀命于命门"，这也就是说命火乃肾间动气。现今认为，命门之火，即指肾阳，是生命本源之火，寓于肾阴之中，对人之生殖、生长、发育及衰老均有密切关系。由此可见，赵献可把命火析为机体衰老之要素，确是匠心独具。

固然，在衰老问题上从先天而论者，并非赵献可首创，早在《黄帝内经》中就揭示了肾脏衰，形体皆极，嗣后，金元时期朱丹溪益宏其旨，从肾阴亏加以发挥，提出人之一生"阳常有余，阴常不足"。这些卓越观点，无疑对赵献可有着影响，正如《医贯》所云："人身之阴，止供三十年之受用。可见阳常有余，阴常不足。况嗜欲者多，节欲者少。故自幼至老，补阴之功，一日不可缺"，此与《黄帝内经》、朱丹溪之论极为吻合。但是，赵献可绝非胶柱鼓瑟，食古不化，而是寻求古训，锐意创新。他指出："水虚者固多，火衰者亦不少。未有精泄已虚，而元阳独全者，况阴阳互为其根。"如此观点，可谓畅发经旨，而与朱丹溪所论迥然有异。我们以为朱、赵二论，一水一火，恰似牡丹绿叶，相得益彰。

值得指出的是，赵献可在注重命门之火的同时，也并未忽视后天脾胃的作用，如《医贯》中提到"中焦在中腕，不上不下，主腐熟水谷，泌糟粕，蒸津液，化其精微，上注于肺脉，乃化为血液，以奉生身，莫贵于此"，这就明确地指出了人体生命活动所必需的血液来源于脾胃化生。赵献可认为："饮食入胃，犹水谷在釜中，非火不熟。脾能化食，全靠少阳相火之无形者。在下焦蒸腐，始能运化也。"此乃赵献可之所以强调先天命火之妙谛所在。

基于上述所论，赵献可提出："火乃人身之至宝。何世之养身者，不知保养节欲，而日夜戕贼此火，既病矣。治病者，不知涵养此火，而日用寒凉，以直灭此火，焉望其有生气耶。"然则治老年病如何养火耶？依笔者窥出：赵献可具有二法，即"温补元真之火"和"滋养水中之火"。赵献可认为："命门君主之火，乃水中之火，相依而永不相离也。火之有余，缘真水之不足也，毫不敢去火，只补水以配火。……火之不足，因见水之有余也。亦不必泄水，就于水中补火""世人皆曰降火，而予独以地黄滋养水中之火。世人皆曰灭火，而予独以桂附温补天真之火"。兹节录《医贯》教案，以观用方手眼。如消渴病，赵献可主张用八味丸补肾救肺，他列举昔汉武帝病渴，张仲景为处此方，推崇八味丸诚良方也。揣摩其意，是用六味滋少阴之肾水，加附子肉桂之辛热，壮其少火，灶底加薪，枯笼蒸海，槁禾的雨，生意维新。又如老年耳聋，若其人瘦而色黑，筋骨健壮，此精气俱有余，固藏闭塞，是聋为实，乃高寿之兆也。又有乍聋，不知调和七损八益之道而早衰之节者，其证面颊黑，体重耳目不聪，为精脱神惫，安肾丸、八味丸、苁蓉丸、薯蓣丸，选而用之。又如对老年便秘，赵献可反对用硝黄、巴豆、牵牛等药下之，推求其意，是恐虚其虚，"况老人后门固者，寿考之证，自是常事。若以六味八味常服，永保无虞"。再如朱丹溪治一老人患小便不利，因服分离之药太过，遂致秘塞，点滴不出。赵献可以其胃气下陷，用补中益气汤，一服而通。因先多用利药，损其肾气，遂致通后，遗尿一夜不止。赵献可急补其肾然后已。另如噎嗝，赵献可认为此证多是男子年高五十以外得之，直须以六味地黄丸料大剂煎饮，久服可挽于十中之一二。又须绝嗜欲，远房帏，薄滋味，可也。若曰温胃，胃本不寒；若曰补胃，胃本不虚；若曰开郁、香燥之品，适宜助火，局方发挥，已有明训。刘完素下以承气，咸寒损胃，津液愈竭，无如补阴，焰光自灭。仅上五案，见微知著，足以证明赵献可治疗老年病以培养命门之火为主。

总之，火乃人身之至宝。欲长寿者，忌戕贼此火；治老年病，宜培养此火。

第八节　胡慎柔老年病治法思想

明代医家胡慎柔，人或以其名不见经传，殊不知其造诣颇深，其所撰述《慎柔五书》，虽非惊世巨著，但不失为珠玑之作。清代周学海曾赋予甚高评价，赞誉"此书格律谨严，可为老年，虚人调养指南"。

《慎柔五书》之精华在于强调"后天之本"。或曰注重脾胃的思想渊源出自李东垣、薛己。但是，慎柔绝非食古不化，墨守成规，而是灵活变通，别有创见。胡慎柔阐发李、薛氏学说，并用之于老年疾病，颇多精湛独到之处，确有探讨之价值。

一、沉病养胃可望生机

胡慎柔认为："诸脏皆病……唯胃气不绝，用药力以培之，庶可冀幸万一。"并提出："凡诊老人及病人，六脉俱和缓而浮，二三年间当有大病或死。何也，脉浮则无根，乃阳气发外而内尽阴火也。急用保元或健中服之，则阳气收于内。即反见虚脉，或弦或涩，此真脉也。宜照脉用保元助脾之剂，脉气待和，病亦寻愈，寿有不可知者。"此论看似平淡，其实寓有深意，他教人对于老年沉疴重疾应从脾胃着眼调治，真可称深谙经旨，自出机杼。且观《素问·平人气象论》有"人无胃气曰逆，逆者死"，指出了胃气在机体中的特殊重要性。

所谓"有胃气则生"，意即消化功能在一定程度上代表患者的一般抗病能力。正因为如此，胡慎柔治老年重病注重扶持脾胃有生之气。如"庚午正月，诊得用吾先生左三脉沉枯细小涩，此劳伤筋骨气也。右三脉浮而洪数，左右皆八九至。此饮食劳倦伤脾脉也，其症神思昏倦发热，先因饮食不消，曾服消导之剂以致如此。慎柔思之曰，脉虽数，年虽高，症虽重，而长缓，尚可延生。遂用保元加桂、芍、五味子、黑姜三分。服数剂，浮洪脉敛，数脉亦退，第不知饥耳，此脾丹不开也，且服此剂而无汗，必气未全旺，遍身经络尚未通故耳。恐此后必发毒，因五脏之邪未透，毒必内攻一经而出，况此平素郁劳甚，毒必从虚脏而出。未几，果少阳经发一毒，痛甚，其坚如铁，灸之念艾，遂浮肿而散。旁复生一肿，再灸念艾而痛止……再以保元辅脾活血通经之剂与之，适左半身发汗甚黏，左属阳，此阳气发动也……继以中和散人参汤调服，遂稍饥，肚痛亦退矣。明日再诊，六脉俱六至，二尺弦，此下焦虚寒，丹田气冷，命门火虚，不能生脾土也……当以六君子汤主之，加破故纸、小茴香温下焦以生火，火以生土之义，加黑姜以温中……食渐进，而肿处滞血，方化为脓。胡氏论曰：大抵脾胃之疾，兼之高年，又值春木正旺之时，过此一关，无肚饱之症，可保万全矣。"以上节录一案，不难看出，患者年高病重，唯胃气未绝，而胡慎柔自始至终注重调养胃气，使患者转危为安。

二、调补后天以培虚损

人届暮年，精力日疲，衰退既至，诸病由生矣！胡慎柔认为"虚损诸病，久之皆属脾虚""脾土一损，杂病多端"，这就明确地提出脾（胃）与机体衰退及疾病的关系。但胡慎柔在注重后天虚损的同时并未忽视先天虚损，在他看来，"先天固有损者，非后天损之，无以致病。后天既损之矣，而先天又何能无损"，推求其意，是先天之精有赖于后天之精的不断充养，故肾有损者，脾胃可补充之。反之，脾胃有损，生化失职，营养乏源，又必将影响先天之肾。正因为如此，所以胡慎柔进一步提出"治先天者，治后天耳，岂能舍后天而治先天"，故在老年虚损诸病的治疗上皆从调补脾胃入手。援引数案，以概见其大略。如"一妇年五十，小便时尝右雪白寒冰一块，塞其阴户，欲小便须以手抠溺，否则难。慎柔曰，此胃家寒湿，缘脾气气寒，凝结而下坠，至阴户口而不即出者，脾胃之气尚未虚脱，但陷下耳。用六君加姜桂，不念剂而愈。"又如"曹某年六十外，九月间，发热少飧。慎柔诊之，六脉俱无神，有八至，右关浮则满，沉则无。正经云，脾虚浮似肺，亦火内郁之症，脾弱宜矣。用补中益气数剂，变疟，此正气复而邪气欲出矣。用六君加五味、干姜四贴痊复。合参苓白术丸调理康健如故。"

值得一提的是，胡慎柔虽有调补脾胃之擅长，但并不固执己见。如"一妇年五旬，因阳气虚而越上，不能归根复原，以致丹田气虚寒，不能养温脾胃，不思食，头眩。慎柔谓：理宜敛阳气归于下焦丹田之内，下焦温暖，脾丹自健，水谷自化矣。用桂枝、白芍六分，五味子二分，白茯一钱，黑姜三分，人参五分，杜仲一钱，破故纸五分，炙草四分，汤泡半夏一钱，加煨姜，十余剂而愈。"本案乃釜底无薪，水谷难化，假若不温肾火，只扶脾阳，则杯水车薪，无济于事。胡慎柔精灵机动，以健中化裁温补脾肾，是变化不越规矩之外耳。

三、顾护生代慎施戕伐

胡慎柔每诊老年疾病，首重胃气之有无。尝谓"病重之脉，有胃气则生，无胃气则死"。而在治疗上总不损伤脾胃，戕伐生机。胡慎柔顾护胃气的特点体现在选方用药多以缓方轻剂，而不用峻猛急方，如他选方多用六君补中益气，施药多以几分、一钱。如"一妇人年五十余，素有心疼，久已疏矣。七月间旧病忽作，医以宽中导气削坚攻血等剂，致中气愈虚，不思饮食，神愈。迎慎柔治之，已五六日不食，六脉俱沉，唯脾胃弦细，似有神，寻亦难得。外证则心口痛，左胁胀硬，呕苦酸水，但能饮清汤，如吃米汤一口，即饱胀不胜。心木来克土之症也。然其人脉病虽笃，面色肌肉犹不甚脱。忆古人凭证不凭脉之语，投以异功散加吴茱萸、干姜、炒山栀三分，二帖，病失十五。再二帖而愈。"

从上数端可以看出胡慎柔在老年病的治疗方面确多真知灼见，誉英书为调养指南，不为过矣！这种治疗老年病注重脾胃的学术思想，对于现今临床具有一定的指导意义。当然，补脾补肾，各有千秋，异曲同工，殊途同归。为了探求却病抗衰、延年益寿之术，诚宜集思广益，博采众说，融会贯通，灵活运用。

第九节　虞抟老年病治法思想

明代虞抟著《医学正传》一书，其内容丰富而精湛，自不待言。读书中有关老年病患章节，不得不叹服虞抟对老年病的预防与治疗确实别出心裁，变通自如。

一、贵在防患未然

虞抟指出："人之寿夭，各有天命存焉，凡人有生必有死，自古皆然。"此处所指"天命"，系先天父母之元气，所谓"父为天，母为地，父精母血盛衰不同，故人之寿夭亦异。其有生之初，气之两盛者（父母元气皆壮盛也，余仿此），当得上中之寿；受气之偏盛者，当得中下之；受气之两衰者，能保养仅得下寿，不然多夭折"。虞抟既肯定先天禀赋的重要性，也强调后天保养的必要性。他谆谆告诫人们"不可以常理拘泥论也"，即令是得天独厚者，若不注重摄养，"风寒暑湿之感于外，饥饱劳役之伤乎内，岂能一一尽乎所禀之元气耶"。虞抟认为，医者的天职在于"扶植乎生民各得尽乎天年也"，然则怎样才能扶植生民尽终天年呢？虞抟基于上述论点指出重在未病先防，采用补虚抗衰之法，以收却病延年之效。举出延寿丹"中年后常服，可以祛病延年"；推崇斑龙丸"老人虚人常服，延年益寿"；介绍"倒仓法"却疾养寿；长饮菊花浸水烹茶，可以延寿。并叮咛"养生君子，切宜防微杜渐"，切勿"强力复行"，避免"风雨外袭"，不宜过饥甚饱，以防内伤、外感由此而生。如众所知，病理性衰老比生理性衰老要出现得早，且是决定寿夭的主要因素。如何利用医疗手段以防治病理性衰老，对于健康长寿显然有着重要的意义。因此，虞抟防患于未然的观点及其切实可行的摄生方法，颇多可资借鉴之处。

二、补攻兼而施之

虞抟所学，悉宗丹溪，兼采刘（完素）、张（子和）、李（东垣）之说。由于出入各家藩院，故诸子在老年病治疗上的不同见解，均对虞抟有重要影响。值得称道的是，虞抟善于博收广集，自诸家学说中脱颖而出，形成了既不同朱丹溪之长于补虚，又与张子和好用攻邪迥然有异的攻补兼施独特风格。如"赵德秀才之母，年五十余，身体瘦小，得大便燥结不通，饮食少进，小腹作痛，六脉皆沉浮而结涩。虞抟先作血虚治，用四物汤加桃仁、麻仁、煨大黄等药，数服不通，反加满闷。后与东垣枳实导滞丸及备急大黄丸等药，下咽片时即吐出，盖胃气虚而不能久留性速之药耳。遂以备急大黄丸外以黄蜡包之，又以细针穿一窍，令服三丸。盖以蜡匮者，制其不犯胃气，故得出幽门达大小肠取效也。"再如"苏溪金贤九里，年五十三，夏秋间的噎证，胃绞痛，食不下，或食下良久复出，大便燥结，人黑瘦殊甚，其脉右手关前弦滑而洪，关后略沉小，左三部俱沉弦。虞抟曰：此中气不足，木有侮土，上焦湿热，郁结成痰，下焦血少，故大便燥结，阴火上冲吸门，故食不下。用四物以生血，四君子以补气，用二陈以祛痰，三合成剂，加姜炒黄连、炒枳实、瓜蒌仁，少加砂仁。又间服润肠丸，或服丹溪坠痰丸。半年服前药百余帖，病全安。"以上治疗，虽挹诸家之流风，但旁通虞氏之己意，二案补中寓攻，攻不伤正，真可谓竭尽攻补兼施之能事，较之前哲似胜一筹。

三、善于匡扶正气

研读《医学正传》诸老年病验案，还可以从中窥出：虞抟治疗老年病尤其注重扶正气以祛除病邪。如对外感证，他反对用辛散发表之剂，主张以补中益气汤为主治之。虞抟云："外感无内伤者，用仲景法。伤寒挟内伤者……邪之所凑，其气必虚。补中益气汤，从六经所见之证加减用之。"可以想见，晚年之人多半体衰，屏障不固，难御外邪，故易感冒，且感冒后往往正不胜邪，虞抟取补中益气汤，正意在扶正以祛邪。如"东阳羽士，年五十余，素有喘病，九月间得发热恶寒证，喘甚，脉洪盛而似实。一医作伤寒治，而用小柴胡汤加枳壳、陈皮等药，六日后欲行大承气。一医曰：不可，当作伤食治，宜用枳实导滞丸。争不决，请虞抟视之。二医皆曰：脉实气盛，当泻。虞为诊后，晓之曰：此火盛之脉，非真实也。观其气短不足以息，当作福治。乃用补中益气汤加麦门冬、五味子，入附子三分，煎服。二帖脉收敛，四帖而病减，六帖病痊安。"虞抟论曰："虚而多汗者，久服损真气，夭人天年"，此为医者每易忽视，能毋戒乎！

四、取方神乎其技

虞抟治疗老年病的又一特点是擅长用单方验方，尝谓："虽至微之物，而有回生起死之功"，读过医案，可知此论绝非虚语。如"虞之长兄脩德翁，年七十，秋间患小便不通，二十余日，百方不效，后的一方，取地肤草捣自然汁服之遂通。"又如"一子年将五十，夏秋间得痢疾，月余服药而少愈，秽积已，但尽糟粕，不食，昼夜五六次如厕，兼脱肛不安，又半月诸药不效。虞抟用祖传验方，用池塘中鳖一个，多用生姜米作羹，入砂糖一小块，不用盐酱熟煮，吃一二碗，三日不登厕，大肠自此实矣，肛门亦收而不脱。"再如"一黄氏妇，年五十余，小腹有块，作痛二月余。一医作死血治，予四物汤加桃仁等药，不效。又以五灵脂、延胡索、乳没、三棱、莪术等作为丸服，又不效。请虞治，用金城稻蘽烧灰淋浓汁一盏服之，过一时许予枳实导滞丸一百粒催之，下黑粪如梅核者碗许，痛遂止。后予生血润肠之药十数帖，调理平安。"另如"一老妇人年五十三，血崩久不止，诸药无效，虞以橡斗、苍耳草根二物烧存性，用四物汤加白芷、茅花、干姜，煎汤调服，经血自此而止，再不行矣。"凡此单（验）方，效验异常，其运用之妙，堪称治老年病救急之一绝。

第十节　喻嘉言老年病治法思想

清代喻嘉言不仅在整理发挥《伤寒论》方面享有盛名，而且对老年病的治疗亦颇有见地。

一、精力真阳乃为年之命根

喻嘉言在阐发衰老成因时，十分注重肾阳的作用，指出"高年人惟恐无火。无火则运化艰而易衰，有火则精神健而难老。有火者，老人性命之根，未可以水轻折也……下虚者不但真阴虚……真阳亦虚。"此处所称之火，系指真火，亦即肾中之真阳。人所共知，人体各脏腑的正常活动均有赖于肾阳的作用，其中脾与肾阳之关系尤为密切，若肾阳衰弱，既可出现由于温煦生化作用不足所引起的精神疲惫、形寒肢冷等证候，还将导致脾阳不足，运化水谷失职，进而使生化衰竭。由此可见，喻嘉言称火为老人性命之根，确是要言不烦，击中要害。尚须提出，喻嘉言在衰老问题上偏持肾阳衰弱的观点，似乎忽视了肾阴虚亏的一面，其实不然，依喻嘉言之见："经云，五十始衰，谓阴气至是始衰也。阴气衰，故不能自主而从阳上行。其霄越者，皆身中之至宝。"喻嘉言深谙"阴平阳秘，精神乃治"的旨趣，并对此做了独具匠心的发挥，尝谓"夫人身之阴阳，相抱而不脱，是以百年有尝。故阳欲上脱，阴下吸之，不能脱也。阴欲下脱，阳上吸之，不能脱也""年高之人，肾水已竭，真火易露"。喻嘉言在分析真阳上脱之证时更明确地指出"肾为水脏，而真阳居于其中……真阳既以肾为窟宅，而潜伏水中，凝然不动……是以足供百年之用。唯夫纵欲无度，肾水日竭，真阳之面目始露。夫阳者亲上者也"。这就不难看出，喻嘉言所谓真阳上脱是建立在肾阴亏乏之上的。基于上述原因，他提出"阳气以潜藏为贵，潜则弗亢，潜则可久"。凡此之论，皆为喻嘉言治疗老年病的主导思想。

二、收摄肾气为老人之先务

喻嘉言肯定了高年之命根在于肾阳之后，紧接着就提出"收摄肾气，原为老人之先务"。在他看来，"肾中之气，易出难收""诚使真阳复返其宅，而凝然与真阴相恋，然后清明在躬，百年尝保无患"。这一观点始终贯串《寓意草》诸老年医案中。

例如，有一江鼎寰先生者，望七高龄，精神健旺，偶有胸膈不爽，肺气不清，鼻多浊涕小恙，就诊时兼患齿痛。喻嘉言以天冬、熟地、石枣、丹皮、枸杞、五味等，收摄肾气药四剂，入桂些少为引经。服之齿痛顿止，鼻气亦清。第因喉中作干，患者未肯多服。而喻嘉言的门下医者素逢主，见治标热，不治本虚。喻嘉言辨曰：有火者老人性命之根，未可以水轻折也。昔贤治喉干，谓八味丸为圣药，譬之釜底加薪，则釜中津气上腾，理则然矣。与其孤阳上浮为热，曷若一并收归于下，则鼻中之浊涕不作，口中之清液常生，虽日进桂附，尚不觉其为热。矧清利润下之剂，而反致疑乎。又如，另一黄起潜老翁，春月病温，头面甚红。喻嘉言谓曰，望八老翁，下元虚惫，阳浮于上，与在表之邪相合，所谓戴阳之证也。阳已戴于头面，不知者更行表散，则孤阳飞越，而危殆立至矣。此证从古至今，只有陶节庵立法甚妙，以人参附子等药，收拾阳气，归于下元，而加葱白透表以散外邪，如法用之即愈，万不宜迟。黄家父子俱病，无人敢主，且骇为偏僻之说，旋即更医。

投以表药，顷刻阳气升腾，肌肤粟起。又顷刻寒战咬牙，浑身冻裂而逝。并有石开晓者，病伤风咳嗽，未尝发热，日觉急迫欲死，呼吸不能相续。求喻嘉言诊之，见其头面赤红，躁扰不歇，脉亦豁大而空。喻嘉言曰：此证颇奇，全似伤寒戴阳证，何以伤风小恙亦有之，急宜用人参附子等药，温补下元，收回阳气，不然子丑时一身大汗，脱阳而死矣。东不以为然，及日落，阳不用事，愈慌乱不能少支，忙服前药。服后稍宁片刻，又为床侧添同寝一人，过出其汗如雨。再用一剂，汗止身安，咳嗽俱不作。喻嘉言询其病史，云连服麻黄药四剂，遂尔躁急欲死。然后知伤风亦有戴阳证，与伤寒无别，总因其人平素下虚，是以真阳易于上越耳。再如，喻嘉言治金道宾真阳上脱之证，剂中兼用三法：一者以涩固脱；一者以重治怯；一者以补理虚。喻嘉言认为"治真阳之飞腾需越，不以龟鳖之类引之下伏，不能也。其次用半引半收之法。又其次用大封大固之法。封固之法，世虽无传，先贤多有解其旨者。观其命方之名，有云三才封髓丸者，有云金锁正元丹者。封锁真阳，不使外越，意自显然，先得我心之同矣"。

要之，喻嘉言论老年病力主"真阳上脱"，堪称巧思；其治疗以收摄肾气为要法，屡验不爽。这份珍贵的中医学遗产，诚宜取其珠现，吸其精华，推崇而效法之！

第六章
老年常见病养生

第一节　感　冒

感冒是最常见的呼吸道疾病之一，分为普通感冒和流行性感冒。普通感冒以鼻塞、流涕、喷嚏等一系列症状为主要临床表现，起病较急，在冬春季节尤为多见。流行性感冒最显著的特点为暴发，迅速扩散，具有一定的季节性。本病虽为自限性疾病，但易合并其他感染性疾病，导致病情加重并可产生严重的并发症。本病属于中医学"感冒""时行感冒""温病"范畴。中医感冒与西医学感冒基本相同，普通感冒相当于西医学的普通感冒、上呼吸道感染，时行感冒相当于西医学的流行性感冒。

感冒是咳嗽、心悸、水肿、痹证等多种疾病发生和加重的因素。老年人由于身体功能的衰退，其感冒的患病率更高，尤其是时行感冒暴发时，迅速流行，感染者众多，易出现严重并发症，重症和死亡风险较高。我国流感疾病负担研究显示，流感相关全死因超额死亡率为 6.94/10 万 ~ 17.2/10 万，其中 65 岁以上老年人群为 48.7/10 万 ~ 185.62/10 万。中药对普通感冒和时行感冒均有良好疗效，对已有流行趋势或流行可能的地区、单位，选用相应中药进行预防和治疗，可以收到显著的效果。

早在《黄帝内经》已经认识到感冒主要是外感风邪所致。《素问·骨空论》说："风从外入，令人振寒，汗出，头痛，身重，恶寒。"汉代《伤寒论》论述了寒邪所致感冒的证治，所列桂枝汤、麻黄汤为感冒风寒轻重两类证候的治疗做了示范。隋代《诸病源候论·风热候》指出："风热之气，先从皮毛入于肺也。……其状使人恶风寒战，目欲脱，涕唾出……有青黄脓涕"，已经认识到风热病邪可引起感冒并较准确地描述其临床证候。另外，《诸病源候论》所指的"时气病"之类，应包含有"时行感冒"。至于感冒之病名，则首见于北宋《仁斋直指方·诸风》，兹后历代医家沿用此名，并将感冒与伤风互称。元代《丹溪心法·伤风》明确指出本病病位在肺，治疗"宜辛温或辛凉之剂散之"。明代《万病回春·伤寒（附伤风）》说："四时感冒风寒者，宜解表也。"清代不少医家已认识到本病与感受时行病毒有关，如《类证治裁·伤风》就有"时行感冒"之名，《证治汇补·伤风》等对虚人感冒有了进一步认识，提出扶正祛邪的治疗原则。

一、老年人感冒的病证特点

（一）起病隐匿，症状不典型

普通感冒以鼻塞、流涕、喷嚏或恶寒、发热等症状为主要临床表现，且发病迅速，症状明显。而老年人普通感冒临床表现多不典型，多为乏力、全身困倦等，起病隐匿。但流行性感冒的老年患者症状较为明显，有研究表明：老年流感患者的主要症状仍是上呼吸道症状如咳嗽、咳痰、咽痛等，且全身酸痛症状多发。疾病的外在表现往往是邪正相争的结果，邪正相争越是剧烈，疾病的症状往往就越重。老年人素体虚弱，正气不足，正气抗邪的力量减弱，故呼吸道的局部症状不明显；但流感邪气较普通感冒更强，正邪相争更为剧烈，故老年流感患者的局部症状仍较为明显，且老年人正气虚弱，邪气易深入，故更易出现全身症状。老年人体质明显下降，各种基础疾病如糖尿病、高血压等长期发生发展，机体处于久病状态，故老年人感冒起病较为隐匿，其症状易与基础疾病混淆，临床上需要提高警惕。

（二）常合并基础疾病症状

随着年龄的增长，身体功能不断减退，老年人易患各种基础疾病，因此老年人感冒时，感冒症状常与基础疾病症状并见。有学者通过对285例老年流感患者和1161例中青年流感患者的临床分析，发现老年患者的基础疾病发生率高于中青年组。老年人脏腑虚衰，疾病易传易变，一脏有病时容易累及他脏，身体处于久病状态时，正气不足，更易感冒，诚如《黄帝内经》所言："邪之所凑，其气必虚"，故长期受基础疾病困扰，尤其是患有多种基础疾病的老年患者，更易感冒。

（三）常易反复，病程迁延

老年人素体虚弱，卫外不固，常病久反复，迁延不愈；久病状态下，机体的正气被不断损耗，正气又进一步衰弱，如此一来，"正衰"和"久病"形成恶性循环，导致老年人感冒病程迁延，恢复缓慢。另外，老年人正气衰弱导致疾病更易传变入里，和原有的基础疾病相互影响，病势病机更为复杂。邪气入里，虚实夹杂，病势逐渐胶着，向"正虚邪恋"的方向发展，正气不足，难以鼓邪外出，导致疾病短时间内难以痊愈。此外，老年人脏腑虚衰，尤其是肺、脾、肾的虚衰，使体内水湿更易停滞，病邪易夹湿，而湿性黏滞，容易导致疾病迁延不愈。但因湿邪导致老年人感冒易迁延不愈的观点尚缺乏相关研究加以证实，往后可通过对老年人感冒的证素分析等方法深入研究。

（四）并发症多见，易合并感染

老年人本身的阴阳偏亢、偏衰更为明显，加之正气虚衰，邪气易入里传变，在体内易发生从化，如阴虚者邪气易化热，脾虚者邪气易化湿，导致疾病复杂化，出现其他并发症。此外，老年人本身的基础疾病也会与感冒相互影响。如慢性支气管炎、慢性阻塞性肺疾病等呼吸道疾病会被感冒诱发，感冒导致的食欲不振等症状会影响血糖和电解质水平等，这些都会导致老年人感冒并发症多见，基础疾病的加重也会成为感染的危险因素，导致老年人感冒易合并感染，且病程较长时，往往容易伤及气血阴津，尤其是年老体虚者，热毒日久势必伤阴耗气，导致正气进一步虚衰。有研究显示，老年流感患者伴有肺部感染的发生率高于非老年患者，这可能与老年患者呼吸道生理功能减退、屏障功能减弱，病原体更容易侵入并定植有关。

二、老年人感冒证候特征

（一）普通感冒证候特征

1. 普通感冒的证候分类

根据《普通感冒中医诊疗指南（2015版）》和《普通感冒中医证候诊断标准（2013版）》，普通感冒可分为2类、6个证候，分别是实证感冒类（风寒证、风热证、风燥证、暑湿证）和体虚感冒类（气虚证、气阴两虚证），且各类证型可相互兼杂，出现更为复杂的临床证型。由于不同学者学术观点、研究样本、临床经验上的差异，普通感冒中医证型的划分并没有一个广泛认可的统一标准。有学者发现普通感冒的证型排在前5位的为风寒证、风热证、暑湿证、气虚证、表寒里热证，也有学者通过文献分析筛选出了风热犯肺证、风寒束表证、肺卫郁热证、虚人外感证、兼湿证、兼暑（火）证6个证型。所以，感冒一病不可过于拘泥具体的几种证型，当结合实际进行辨证，要辨寒热、辨兼邪、辨主证、辨四时、辨虚实。

2. 普通感冒的证候分布

外感疾病是外来邪气侵犯人体所致，风为百病之长，侵犯人体的邪气多依附风邪。感冒一病亦是如此，故感冒最为常见的证型必不离风，《黄帝内经》中亦有"风从外入，令人振寒，汗出头痛，身重恶寒"的记载；疾病是邪正交争的结果，"邪之所凑，其气必虚"，故虚证尤其是气虚证亦见于许多感冒患者。有调查研究发现，普通感冒最常见的证候为风寒证、风热证、风燥证和气虚证。病邪侵犯人体后，必会影响气机，气机不畅，病邪易郁，病邪久郁则易化热，故在感冒一病中，热证较寒证更为常见。有学者将200例普通感冒患者进行证候分型，结果发现风寒感冒仅占所有病例的3.5%，而风热感冒占88.5%，感冒患者中气虚外感占81%。老年人相较于中青年人群，正气更衰弱，故感冒的频率会更高，且证型分布有所不同，虚证感冒的比例更高。一项研究显示，在急性上呼吸道感染中，青年人以表证、实证为主；中老年人大多素体正气亏虚，多有宿疾，虚实夹杂，且更易外感。

3. 体质对普通感冒证候的影响

体质学说是中医理论的重要组成部分。体质是指在个体生命过程中，在先天遗传和后天获得的基础上表现出来的一种在形态结构、心理状态和生理功能方面综合的、相对稳定的特质。王琦教授最早提出中医体质的 9 种基本类型，此后中华中医药学会根据这一观点，制定了《中医体质分类与判定》，将体质分为 9 种类型：平和质、气虚质、阳虚质、阴虚质、痰湿质、湿热质、血瘀质、气郁质和特禀质。《黄帝内经》言："阳因而上，卫外者也。"阳气在人体内起着重要的防御作用，故阳虚者应较其他体质者更容易感冒。有学者研究发现，阳虚质者感冒次数及持续时间都高于其他体质，但该研究还提及阴虚质是感冒患者中最常见的，这是因为阴虚则内热，内热耗伤阴血则皮肤失养，皮肤失养则腠理易疏松，防御功能下降，故体虚易感。正如清代医家陈士铎在《辨证录》中所言："血足而津液自润，伤血而津液自少，血少则皮肤无养，毛窍空虚，风尤易入。"不同体质的人群对不同病邪的易感程度也各有不同，如《医门棒喝》云："邪之阴阳，随人身之阴阳而变也。"有研究发现，气虚质、阳虚质、痰湿质、血瘀质等体质者以风寒感冒为主；阴虚质、湿热质者以风热感冒为主。气虚质、阳虚质、痰湿质、血瘀质的患者为阴性体质，故易受风寒；阴虚质、湿热质的患者为阳性体质，故易感风热。

（二）流行性感冒的证候特征

1. 流行性感冒的证候分类

根据卫生部《流行性感冒诊断与治疗指南（2011 年版）》，流行性感冒可分为 2 个阶段、5 种证型，分别为轻症（风热犯卫、风寒束表、热毒袭肺）和危重症（热毒壅肺、正虚邪陷）。但临床上证型往往相兼出现，在初期表现为同一证型的患者也可能因各自的治疗方法、体质差异、饮食情绪等因素的不同而出现不同的转归，故临床上所见的证型较上述证型应更为复杂多变。有研究通过对流行性感冒中医证候的相关文献进行分析，发现流感的中医常见证候中除上述证型外，还有肺卫热盛证、痰热壅肺证、表寒里热证等。有学者对 244 例乙型流感患者进行临床特征和中医证候分析，发现主要证型有风热袭表证、风寒束表证、表寒里热证。

2. 流行性感冒证型分布的地域性差异

不同的地区气候条件、地形地貌等地理条件大相径庭，各个民族的习俗、生活习惯也各有不同。不同地区的人体质有差异，不同地区的病邪特点也有差异。因此疾病都有地域性的差异，流感亦然。《素问·异法方宜论》中也大致阐述了地理条件导致人的生理病理特点各有不同的观点，如"南方者，天地所长养，阳之所盛处也。其地下，水土弱，雾露之所聚也"，南方地区气候温暖，降水相对丰沛，地势较低但山地较多，湿热之气容易聚集，故病邪易夹湿夹热。有学者调查发现，广州地区个体体质最多的是痰湿质和气虚兼痰湿质。另有 2 项对岭南地区流行性感冒患者的中医证候研究表明，岭南地区流行性感冒证型分布最多的是风热夹湿伤表证。与南方地区多湿多热截然不同的是，北方地区较为寒冷干燥，尤其是在流感高发的秋冬季节更是如此，正如《素问·异法方宜论》所言"北方者，天地所闭藏之域也，其地高陵居，风寒冰冽"，因此北方地区的流感患者夹湿者更少，而外感风寒后入里化燥伤津者为多数。有两组学者分别对 2009 年和 2017 年北京地区的 2 次流感进行了调查研究，结果均显示发病人群中以表寒里热证型居多，表现为风寒外束肌表，燥热郁闭伤津。

3. 流行性感冒证型与病原体和上呼吸道微生态之间的关系

有学者将 531 例流感患者进行病原体检测后分类，并对其中医证候进行合并分析，结果表明外感风寒化热证者多为乙型流感病毒感染，外感风寒化热夹湿证者和外感风热证者多为普通甲型流感病毒感染。还有学者调查发现病毒的种类是发病初期疾病表现和中医证候的决定性因素，感受不同病毒的证候不同，病毒不变则证候不变，即"一气一病"。另一项研究表明，甲型 H3N2 流感不同中医证型之间上呼吸道微生态菌群结构和多样性存在显著差异，如厚壁菌门及拟杆菌门在外寒里热证患者的口咽部丰度高于其他证型等。一项流行性感冒病毒及中医证型的研究发现，病毒类型与中医证型存在相关性。目前流行性感冒的中医证型与病原体和上呼吸道微生态之间的相关性已得到初步证实，但仍缺少全面、深入、有说服力的研究成果。这些研究为今后中医对流行性感冒的研究提供了思路，中医证候与病原体和上呼吸道微生态的相关性研究可作为今后中医研究流行性感冒的一个方向。

三、老年人感冒的演变规律

（一）普通感冒的演变规律

普通感冒是一种自限性疾病，一般病程在 1 周以内即可痊愈，故病邪多停留于表，较少入里。急性上呼吸道感染者主要表现为卫分证，发展为卫气同病、气分证的很少。但基于老年人正气虚弱、宿疾较多的事实，仍可推测老年人感冒较中青年更易加重入里，尤其是患有慢性支气管炎、慢性阻塞性肺疾病等呼吸系统疾病的老年人，外感六淫邪气时容易耗气伤阴、引动伏邪，从而出现复杂、漫长的疾病变化。另外，如前文所言，疾病的变化和患者本身的体质有极大关系，如《黄帝内经·灵枢》云："夫同时得病，或病此，或病彼。"临床上应将患者的体质禀赋作为感冒诊疗的参考。由于普通感冒病程较短，且老年人由感冒引发的危重症往往伴随着感染或复杂的基础疾病，因此目前尚缺乏有关老年人感冒中医证候随疾病发展演变的研究，仅能根据历代古籍记载进行理论上的推测，但古籍所述基本为各医家根据临床经验和学术观点进行的论述，缺乏流行病学和循证医学资料的支持，只能作为开展现代研究时的理论参考，而非客观依据。

（二）流行性感冒的演变规律

1. 流行性感冒的病位传变

流行性感冒具有突然暴发、迅速扩散的特点，且主要临床表现为发热、咽痛、肌肉酸痛等，更接近于中医之"温病""时行感冒"。叶天士言"温邪上受，首先犯肺，逆传心包"，大致阐述了温病的传变过程，并认为温病的传变当从卫气营血辨证。而这一理论也在现代研究中得到了证实，并被进一步具体化。任继学教授总结出时疫犯人的三条途径：其一，邪由上受，侵卫犯肺；其二，直犯营血，逆传心包；其三，邪虽由上受，但直趋中道，伏于膜原。任继学教授还指出时疫多由呼吸道而入，其邪所客，始于卫气。有学者通过对 108 例甲型 H1N1 流感危重症的病因病机及转归分析，发现该病基本符合温病卫气营血的传变规律，但毒邪是深入肺络血分，极少毒散全身。有研究则将不同转归的情况归纳为表解而愈的"不传"、由表入里的"顺传"和病势凶险的"逆传"。有研究发现风热袭表、风寒束表和热毒袭肺是本病的常见证型，直伤营血、逆传心包者极少。通过这些研究，我们不难总结出叶天士之理论大致正确，但临床上逆传心包者较少，而毒邪聚于上焦者居多，病位多在肺，由卫表逐渐深入肺络血分。

2. 流行性感冒的证型变化

现代学者研究流行性感冒多分期论证，但不同学者对本病的认识各有不同，对其分期和证候演变规律的总结也有较大差异，其中详细总结演变规律者较少，大多只阐述了各阶段相对高发的证型，且本病的证候研究多集中于甲型 H1N1 流感这一病种，对其他流感的研究尚较为缺乏。有学者经过研究分析，将甲型 H1N1 流感总结为初期、进展期、极期、恢复期四个阶段，证候演变规律为热毒壅（闭）肺→毒伤肺络→脱证（喘脱、厥脱）→气阴两伤。有研究发现，甲型 H1N1 流感表证期以风热犯卫为主，里证期以热毒袭肺、热毒壅肺为主，少数可出现气血两燔。有学者收集 90 例甲型 H1N1 流感患者的病历资料并进行分析，发现该病发病初期以风热犯卫为主，出现了部分风寒束表、表寒里热夹湿证型；后期以热毒袭肺为主，极少数出现痰热壅肺和热陷心包证。通过上述研究，我们不难发现流行性感冒乃由风热毒邪致病，初期证型以风热表证为主，而后逐渐入里，演变为热毒袭肺，少数可进一步深入血分，出现毒伤肺络、气血两燔证，最危重者可出现喘脱、厥脱而导致死亡。

综上所述，老年人感冒是老年人最常见的呼吸道疾病，可分为普通感冒和流行性感冒两大类。普通感冒本身并不可怕，但常常是诱发、加重患者原有基础疾病或并发感染的危险因素；流行性感冒则大多突然暴发，迅速扩散，且传变较为迅速，可出现危急重症。老年人感冒较中青年人群有自身的特点，主要为起病隐匿，症状不典型；常并见基础疾病症状；常易反复，病程迁延；并发症多见，易合并感染。面对老年人感冒，需要提高警惕，并结合其详细病史和病历资料进行诊疗，切忌粗心大意，导致其病情加重。无论是普通感冒或是流行性感冒，其临床证候都较为复杂，在常见证型归纳方面，虽有一定的共识，但仍缺乏广泛认可的标准。感冒的证候分布规律与气候条件、地理环境、体质因素密不可分。除此以外，有部分研究表明，其证型证候与上呼吸道微生态及所感染的病原体具有相关性，但仍缺乏较为深入的研究。在证候演变规律方面，普通感冒由于病程短、有自限性且危害相对较小、对其证候演变的现代研究较少，只能参考古籍中的论述进行理论上的推测。流行性感冒的研究也尚未达成一致，且证候演变规律的研究多局限于甲型 H1N1 流感，其他流感类型的研究较为缺乏，根据目前成果可总结出以下特点：流行性感冒的传变规律大致符合温病传变，毒邪多聚于上焦，由卫表逐渐深入肺络血分，逆传心包者较少；流行性感冒的致病因素为风热毒邪；流行性感冒的证型初期以风热表证为主，而后逐渐入里，演变为热毒袭肺，少数可进一步深入血分，出现毒伤肺络、气血两燔证，最为危重者可出现喘脱、厥脱而导致死亡。

四、诊断与鉴别诊断

（一）诊断

根据气候突然变化，有伤风受凉、淋雨冒风的经过或时行感冒正流行之际。起病较急，病程较短，病程 3 ~ 7 天，普通感冒一般不传变。

典型的肺卫症状，初起鼻咽部痒而不适、鼻塞、流涕、喷嚏、语声重浊或声嘶、恶风、恶寒、头痛等，继而发热、咳嗽、咽痛、肢节酸重不适等。部分患者病及脾胃而兼有胸闷、恶心、呕吐、食欲减退、大便稀溏等症。时行感冒呈流行性发病，多人同时发病，迅速蔓延，起病急，全身症状显著，如高热、头痛、周身酸痛、疲乏无力等，而肺系症状较轻。

四季皆有，以冬春季多见。

（二）鉴别诊断

1.外感咳嗽

当感冒出现发热恶寒、咳嗽时，易与外感咳嗽相混，其鉴别应以主症为主，发热恶寒症状突出者，按感冒论治；咳嗽吐痰，甚则喘息症状突出者，辨为外感咳嗽病证。

2.外感头痛

当感冒出现发热恶寒、头痛时，易与外感头痛相混，其鉴别应以主症为主，发热恶寒症状突出者，按感冒论治；头痛明显，以其为主要痛苦者，应辨为外感头痛病证。

3. 风温肺病

感冒与早期风温肺病都有肺卫方面的症状，但感冒一般病情轻微，发热不高或不发热，病势少有传变，服解表药后多能汗出热退，病程较短。而风温肺病病情较重，咳嗽较甚，或咳则胸痛，甚或咳铁锈色痰，必有发热，甚至高热寒战，服解表药后热虽暂减，但旋即又起，多有传变，由卫而气，入营入血，甚则神昏、谵妄、惊厥等。

4. 鼻渊

感冒与鼻渊均可见鼻塞流涕或伴头痛等症。但鼻渊多流浊涕且腥臭，感冒一般多流清涕并无腥臭味；鼻渊眉额骨处胀痛、压痛明显，一般无恶寒发热，感冒寒热表证明显，头痛范围不限于前额或眉骨处；鼻渊病程漫长，反复发作，不易断根，感冒愈后不再遗留鼻塞、流涕等症状。

五、辨证要点与治疗原则

（一）辨证要点

1. 辨风寒感冒与风热感冒

感冒常以风夹寒、夹热而发病，因此临床上应首先分清风寒、风热两证。二者均有恶寒、发热、鼻塞、流涕、头身疼痛等症，但风寒证恶寒重发热轻，无汗，鼻流清涕，口不渴，舌苔薄白，脉浮或浮紧；风热证发热重恶寒轻，有汗，鼻流浊涕，口渴，舌苔薄黄，脉浮数。

2. 辨普通感冒与时行感冒

普通感冒呈散发性发病，肺卫症状明显，但病情较轻，全身症状不重，少有传变；时行感冒呈流行性发病，传染性强，肺系症状较轻而全身症状显著，症状较重，且可以发生传变，入里化热，合并他病。

3. 辨常人感冒与虚人感冒

普通人感冒后，症状较明显，但易康复。平素体虚之人感冒之后，缠绵不已，经久不愈或反复感冒。在临床上还应区分是气虚还是阴虚。气虚感冒者，兼有倦怠乏力，气短懒言，身痛无汗，或恶寒甚，咳嗽无力，脉浮弱。阴虚感冒者，兼有身微热，手足心发热，心烦口干，少汗，干咳少痰，舌红，脉细数。

（二）治疗原则

1. 解表达邪

感冒由外邪客于肌表引起，应遵循《素问·阴阳应象大论》"其在皮者，汗而发之"之意，采用辛散解表的法则，祛除外邪，邪去则正安，感冒亦愈。解表之法应根据所感外邪寒热暑湿的不同，而分别选用辛温、辛凉、清暑解表法。时行感冒的病邪以时行病毒为主，解表达邪又很重视清热解毒。

2. 宣通肺气

感冒的病机之一是肺失宣肃，因此宣通肺气有助于使肺的宣肃功能恢复正常，肺主皮毛，宣肺又能协助解表，宣肺与解表相互联系，又协同发挥作用。

3. 照顾兼证

虚人感冒应扶正祛邪，不可专事发散，以免过汗伤正。病邪累及胃肠者，又应辅以化湿、和胃、理气等法治疗，照顾其兼证。

六、中医调治与养生

（一）方药调治

1. 风寒感冒

症状：恶寒重，发热轻，无汗，头痛，肢节酸疼，鼻塞声重，时流清涕，喉痒，咳嗽，痰吐稀薄色白，舌苔薄白，脉浮或浮紧。

治法：辛温解表，宣肺散寒。

方药：荆防败毒散。

方义分析：本方以荆芥、防风解表散寒；柴胡、薄荷解表疏风；羌活、独活散寒除湿，为治肢体疼痛之要药；川芎活血散风止头痛；枳壳、前胡、桔梗宣肺利气；茯苓、甘草化痰和中。风寒重，恶寒甚者，加麻黄、桂枝，头痛加白芷，项背强痛加葛根；风寒夹湿，身热不扬，身重苔腻，脉濡者，用羌活胜湿汤加减；风寒兼气滞，胸闷呕恶者，用香苏散加减；表寒兼里热，又称"寒包火"，发热恶寒，鼻塞声重，周身酸痛，无汗口渴，咽痛，咳嗽气急，痰黄黏稠，或尿赤便秘，舌苔黄白相兼，脉浮数，解表清里，用双解汤加减。风寒感冒可用成药如午时茶、通宣理肺丸等，轻证亦可用生姜 10 g，红糖适量，煎水服用。

2. 风热感冒

症状：发热，微恶风寒，或有汗，鼻塞喷嚏，流稠涕，头痛，咽喉疼痛，咳嗽痰稠，舌苔薄黄，脉浮数。

治法：辛凉解表，宣肺清热。

方药：银翘散。

方义分析：本方以金银花、连翘辛凉透表，兼以清热解毒；薄荷、荆芥、淡豆豉疏风解表，透热外出；桔梗、牛蒡子、甘草宣肺祛痰，利咽散结；竹叶、芦根甘凉轻清，清热生津止渴。发热甚者，加黄芩、石膏、大青叶清热；头痛重者，加桑叶、菊花、蔓荆子清利头目；咽喉肿痛者，加板蓝根、玄参利咽解毒；咳嗽痰黄者，加黄芩、知母、浙贝母、杏仁、瓜蒌壳清肺化痰；口渴重者，重用芦根，加花粉、知母清热生津。

时行感冒，呈流行性发生，寒战高热，全身酸痛，酸软无力，或有化热传变之势，重在清热解毒，方中加大青叶、板蓝根、蚤休、贯众、石膏等。风热感冒可用成药银翘解毒片（丸）、羚翘解毒片、桑菊感冒冲剂等。时行感冒用板蓝根冲剂等。

3. 暑湿感冒

症状：发生于夏季，面垢身热汗出，但汗出不畅，身热不扬，身重倦怠，头昏重痛，或有鼻塞流涕，咳嗽痰黄，胸闷欲呕，小便短赤，舌苔黄腻，脉濡数。

治法：清暑祛湿解表。

方药：新加香薷饮。

方义分析：本方以香薷发汗解表；金银花、连翘辛凉解表；厚朴、扁豆和中化湿。暑热偏盛，加黄连、青蒿、鲜荷叶、鲜芦根清暑泄热；湿困卫表，身重少汗恶风，加清豆卷、藿香、佩兰芳香化湿宣表；小便短赤，加六一散、赤茯苓清热利湿。暑湿感冒或感冒而兼见中焦诸症者，可用成药藿香正气丸（片、水、软胶囊）等。

4. 体虚感冒

年老或体质素虚，或病后、产后体弱，气虚阴亏，卫外不固，容易反复感冒或感冒后缠绵不愈，其证治与常人感冒不同。

①气虚感冒。

症状：气虚感冒素体气虚者易反复感冒，感冒则恶寒较重，或发热、热势不高，鼻塞流涕，头痛，汗出，倦怠乏力，气短，咳嗽咳痰无力，舌质淡苔薄白，脉浮无力。

治法：益气解表。

方药：参苏饮加减。

方义分析：药物以人参、茯苓、甘草益气以祛邪；苏叶、葛根疏风解表；半夏、陈皮、桔梗、前胡宣肺理气、化痰止咳；木香、枳壳理气调中；姜、枣调和营卫。表虚自汗者，加黄芪、白术、防风益气固表；气虚甚而表证轻者，可用补中益气汤益气解表。凡气虚易于感冒者，可常服玉屏风散，增强固表卫外功能，以防感冒。

②阴虚感冒

症状：阴虚感冒阴虚津亏，感受外邪，津液不能作汗外出，微恶风寒，少汗，身热，手足心热，头昏心烦，口干，干咳少痰，鼻塞流涕，舌红少苔，脉细数。

治法：滋阴解表。

方药：葳蕤汤加减。

方义分析：方中以白薇清热和阴，玉竹滋阴助汗；葱白、薄荷、桔梗、豆豉疏表散风；甘草、大枣甘润和中。阴伤明显，口渴心烦者，加沙参、麦冬、黄连、天花粉清润生津除烦。

（二）经络调治

1. 风寒

辨证：恶寒重，发热轻，无汗，头痛，肢节酸痛，鼻塞声重，时流清涕，喉痒，咳嗽，痰液稀薄色白，口不渴或渴喜热饮，舌苔薄白而润，脉浮或浮紧。若兼见头重体倦，胸闷泛恶，纳呆腹泻，口淡，舌苔白腻，为风寒夹湿；兼见胸闷不舒，甚则胁肋疼痛，脉弦紧者为风寒夹气滞；兼见倦怠无力，气短懒言，汗出涔涔，舌淡苔白，脉浮无力，或反复感冒或病后迁延不愈者，为气虚兼感风寒。

治则：祛风散寒，宣肺解表。

治法：取手阳明、太阴和足太阳经穴为主。针用泻法，并可加灸。

处方：列缺、合谷、风门、风池。

方义分析：寒邪外束，毛窍闭塞，肺气失宣，故取手太阴络穴列缺，宣肺利窍，以治鼻塞、喉痒、咳嗽等症。太阳主表，为一身之藩篱，外感风寒先犯太阳，故取风门以疏调太阳经气祛风散寒，以治恶寒、发热、头痛等症。太阴、阳明相表里，故取手阳明经原穴合谷宣肺解表。更用阳维足少阳之会穴风池，以祛风解表。4穴相配，以达祛风散寒，宣肺解表的功效。

随症选穴：风寒夹湿者加阴陵泉、尺泽；风寒夹气滞者加肝俞、阳陵泉；气虚兼感风寒者加膏肓、足三里；背痛身痛者加肺俞、风门、大杼拔火罐，或用推火罐法，从大椎向下推至腰部，再向上推，最后停留在肺俞部10～20分钟取下。

2. 风热

辨证：发热较著，微恶风，汗泄不畅，头胀痛，咳嗽，痰黏而黄，咽燥，或咽喉乳蛾红肿疼痛，鼻塞，流黄浊涕，口渴欲饮，舌苔薄白微黄、边尖红，脉象浮数。夏令感冒多夹暑湿，症见发热较高，有汗而热不解，身重倦怠，口渴，小便黄赤，舌红苔黄，脉濡数。兼血虚者，则面色少华，唇爪色淡，头晕，心悸，舌苔薄白，脉细；兼阴虚者多夹暑湿，症见发热较高，有汗而热不解，身重倦怠，口渴，小便黄赤，舌红苔黄，脉濡数；兼血虚者，则面色少华，唇爪色淡，头晕，心悸，舌苔薄白，脉细；兼阴虚者则心烦，口渴，咽干，手足心热，舌红，脉细数。

治则：疏散风热，清肃肺气。

治法：取手太阴、阳明、少阳经穴为主。针刺泻法，或用三棱针点刺出血。

处方：鱼际、尺泽、曲池、内庭、大椎、外关。

方义分析：风热灼肺，清肃失司，故取手太阴荥穴鱼际，配合穴尺泽清泄肺热，化痰止咳而利咽喉。热重恶风，阳邪偏盛，阳明为太阴之表，故取阳明经合穴曲池，配荥穴内庭，清热保津，以退热解渴。大椎为诸阳之会，配阳维之会外关，功于解表退热。

随症选穴：咽喉肿痛者加少商，用三棱针点刺出血；夹暑热者加中脘、足三里；血虚者加三阴交；阴虚者加照海。

（三）其他疗法

1.耳针

取穴：肺、气管、内鼻、耳尖、三焦。

方法：每次选2～3穴，取双侧，用强刺激，留针10～20分钟。

2.皮肤针疗法

对发热而汗不出者，项背疼痛者，沿背部督脉、膀胱经用皮肤针叩打，之后再拔以火罐，多能收效。

3.预防与养生

加强体育锻炼，增强机体适应气候变化的调节能力，在气候变化时适时增减衣服，注意防寒保暖，慎接触感冒患者以免时邪入侵等，对感冒的预防有重要作用。尤其是时行感冒的流行季节，预防服药一般可使感冒的发病率大为降低。主要药物有贯众、大青叶、板蓝根、鸭跖草、藿香、佩兰、薄荷、荆芥等。不过随着季节的变化，预防感冒的药物亦有所区别。如冬春季用贯众、紫苏、荆芥；夏季用藿香、佩兰、薄荷；时邪毒盛，流行广泛用板蓝根、大青叶、菊花、金银花等。常用食品如葱、大蒜、食醋亦有预防作用。

感冒患者应适当休息，多饮水，饮食以素食、流质为宜，慎食油腻难消化之物。卧室空气应流通，但不可直接吹风。药物煎煮时间宜短，取其气全以保留芳香挥发有效物质，无汗者宜服药后进热粥或覆被以促汗解表，汗后及时换干燥洁净衣服免再次受邪。

七、预后与转归

风寒感冒，寒热不退，邪气可化热而见口干欲饮、痰转黄稠、咽痛等症状。反复感冒，引起正气耗散，可由实转虚；或在素体亏虚的基础上反复感邪，以致正气愈亏，而成本虚标实之证。感冒未及时控制亦有转化为咳嗽、心悸、水肿等其他疾病者。

一般而言，感冒的预后良好，但对老年、婴幼、体弱患者及时行感冒之重症，可以诱发其他宿疾而使病情恶化甚至出现严重的后果。

八、结语

感冒是感受风邪为代表的六淫、时邪病毒，侵犯肺卫，以恶寒发热、头身疼痛、鼻塞流涕、喷嚏咳嗽、全身不适为临床特征的常见外感病证，四季皆有，以冬春季为多。病机为卫表不和、肺失宣肃，治疗以解表宣肺为原则，但应分清风寒、风热与暑湿及兼夹病邪的不同，而分别采用辛温解表、辛凉解表和解表清暑祛湿等治法祛除表邪，时邪病毒又当以清热解毒为治疗重点。感冒的治疗一般禁用补法，以免敛邪，但若体虚之人，又当在解表剂中佐以益气、养阴等补益之品，以扶正祛邪。正确的煎药、饮食等调护，有助于感冒的迅速康复。

感冒的预防很重要，尤其是对有时行感冒流行趋势的地区、单位，更应尽早采取措施，以免成蔓延之势。

九、临证备要

寒热二证治宜分清。若风寒误用辛凉，汗不易出，病邪难以外达，反致迁延不能速解，甚则发生他变；风热误用辛温，则有助热、燥液、动血之弊，或引起传变。如偏寒偏热俱不明显者，可选辛平轻剂轻清透邪，方选葱豉汤类。

寒热杂见者当温凉合用，并根据寒热的主次及其演变，适当调配辛温与辛凉药，解表清里，宣肺泄热，方如麻杏石甘汤或大青龙汤。此外，若有并发症和夹杂症者应适当兼顾。

对于虚体感冒，不可过于辛散，单纯祛邪，强发其汗，重伤正气。治当扶正达邪，在疏散药中酌加补正之品，根据气虚、阴虚等不同表现，采取相应的措施。

因感冒多属表实证，治宜疏散为顺，故一般均忌用补敛之品，以免留邪。即使虚体感冒也当在解表药中酌加扶正之品以达邪，而不宜一味补养。

十、古籍选录

《素问·玉机真藏论》："是故风者百病之长也，今风寒客于人，使人毫毛毕直，皮肤闭而为热，当是之时，可汗而发也。"

《伤寒论·辨太阳病脉证并治》："太阳中风，阳浮而阴弱。阳浮者，热自发；阴弱者，汗自出，啬啬恶寒，淅淅恶风，翕翕发热，鼻鸣干呕者，桂枝汤主之。"

《丹溪心法·中寒》："伤风属肺者多，宜辛温或辛凉之剂散之。"

《症因脉治·伤寒总论》："外感风寒，从毛窍而入，必从毛窍而出，故伤寒发热症，首重发表解肌。"

《时病论·春伤于风大意》："风为六气之领袖，能统诸气，如当春尚有余寒，则风中遂夹寒气，有感之者是为风寒；其或天气暴热，则风中遂夹热气，有感之者是为风热。"

《类证治裁·伤风》："惟其人卫气有疏密，感冒有浅深，故见症有轻重。……凡体实者，春夏治以辛凉，秋冬治以辛温，解其肌表，风从汗散；体虚者，固其卫气，兼解风邪，恐专行发散，汗多亡阳也。"

《证治汇补·伤风》："如虚人伤风，屡感屡发，形气病气俱虚者，又当补中，而佐以和解，倘专泥发散，恐脾气益虚，腠理益疏，邪乘虚入，病反增剧也。"

《素问·骨空论》："风从外入，令人振寒，汗出头痛，身重恶寒，治在风府，调其阴阳，不足则补，有余则泻。"

《明医指掌·伤风证》："因外感者，以辛凉、辛温之剂发散之。因内受者，火甚生风也，以辛凉、寒苦，兼升散之剂解之，不可执一治也。"

《时病论·伤风》："伤风之病，即仲景书中风伤卫之证也。"

《医学源流论·伤风难治论》："盖伤风之疾，由皮毛以入肺，肺为娇脏，寒热皆所不宜。"

《杂病源流犀烛·感冒源流》："风邪袭人，不论何处感受，必内归于肺。"

《笔花医镜·肺部》："肺有里症，亦有表症，肺主皮毛故也。邪在表，右寸脉必浮，其症为发热，为喷嚏鼻塞，为咳，为嗽，为畏风，为胸满痛，为喉疼，为鼻燥，为伤暑风，为中时疫……肺寒之症，外感居多，脉右寸必迟，其症为清涕，为咳嗽，为恶寒，为面色痿白。"

《医学心悟·论汗法》："汗者散也，风寒初客于人也，头痛发热而恶寒，鼻塞声重而体痛，此皮毛受病，法当汗之。……凡一切阳虚者，皆宜补中发汗；一切阴虚者，皆宜养阴发汗。"

《素问·骨空论》："大风颈项痛，刺风府，风府在上椎。"

《伤寒论》："太阳病，初服桂枝汤，反烦不解者，先刺风池、风府。"

《伤寒论》："太阳病若欲作再经者，针足阳明，使经不传则愈。"

《针灸摘英集》："伤寒在表，发热恶寒，头项痛，腰脊强，无汗，脉浮，刺合谷。"

第二节　咳　嗽

咳嗽是指外感或内伤等因素，导致肺失宣肃，肺气上逆，冲击气道，发出咳声或伴咳痰为临床特征的一种病证。历代将"有声无痰谓之咳，有痰无声谓之嗽"。咳嗽既是独立性的病证，又是肺系多种病证的一个症状。本节是讨论以咳嗽为主要临床表现的一类病证。西医学的上呼吸道感染、支气管炎、支气管扩张、肺炎等以咳嗽为主症者可参考本病证进行辨证论治，其他疾病兼见咳嗽者，可与本病证联系互参。

有声无痰称为咳，有痰无声称为嗽，有痰有声谓之咳嗽。临床上多为痰声并见，很难截然分开，故以咳嗽并称。咳嗽是内科中最为常见的病证之一，发病率甚高。

中医认为"人以天地之气生，四时之法成"，《黄帝内经》有言："壮者之气血盛……老者之气血衰，其肌肉枯，气道涩"，即是说年逾四十，阴气自半，老年人正气本虚，又因基础疾病多，最易感受外邪而病。据统计，慢性咳嗽的发病率为 3%～5%，在老年人中的发病率可达 10%～15%，尤以寒冷地区发病率更高。《黄帝内经》对咳嗽的成因、症状及证候分类、证候转归及治疗等问题已做了较系统的论述，阐述了气候变化、六气影响及肺可以致咳嗽，如《素问·宣明五气》说："五气所病……肺为咳。"《素问·咳论》更是一篇论述咳嗽的专篇，指出"五脏六腑皆令人咳，非独肺也"，强调了肺脏受邪及脏腑功能失调均能导致咳嗽的发生，对咳嗽的症状按脏腑进行分类，分为肺咳、心咳、胃咳、膀胱咳等，并指出了证候转归和治疗原则。汉代张仲景所著《伤寒论》《金匮要略》不仅拟出了不少治疗咳嗽行之有效的方剂，还体现了对咳嗽进行辨证论治的思想。隋代的《诸病源候论·咳嗽候》在《黄帝内经》脏腑咳的基础上，又论述了风咳、寒咳等不同咳嗽的临床证候。唐宋时期，如《千金要方》《外台秘要》《太平惠民和剂局方》等收集了许多治疗咳嗽的方剂。明代《景岳全书》将咳嗽分为外感、内伤两类，《明医杂著》指出咳嗽"治法须分新久虚实"，至此咳嗽的理论渐趋完善，切合临床实际。

一、老年慢性咳嗽的中医病因病机

咳嗽分外感咳嗽与内伤咳嗽，外感咳嗽病因为外感六淫之邪；内伤咳嗽病因为饮食、情志等内伤因素致脏腑功能失调，内生病邪。外感咳嗽与内伤咳嗽，均是病邪引起肺气不清，失于宣肃，迫气上逆而作咳。

（一）外感病因

由于气候突变或调摄失宜，外感六淫从口鼻或皮毛侵入，使肺气被束，肺失肃降。《河间六书·咳嗽论》所谓"寒、暑、湿、燥、风、火六气，皆令人咳嗽"即是此意。由于四时之气不同，因而人体所感受的致病外邪亦有区别。风为六淫之首，其他外邪多随风邪侵袭人体，所以外感咳嗽常以风为先导，或夹寒，或夹热，或夹燥，其中尤以风邪夹寒者居多。正如《景岳全书·咳嗽》所说："外感之嗽，必因风寒。"

（二）内伤病因

内伤病因包括饮食、情志及肺脏自病。饮食不当，嗜烟好酒，内生火热，熏灼肺胃，灼津生痰；或生冷不节，肥甘厚味，损伤脾胃，致痰浊内生，上干于肺，阻塞气道，致肺气上逆而作咳。情志刺激，肝失条达，气郁化火，气火循经上逆犯肺，致肺失肃降而作咳。肺脏自病者，常由肺系疾病日久，迁延不愈，耗气伤阴，肺不能主气，肃降无权而肺气上逆作咳；或肺气虚不能布津而成痰，肺阴虚而虚火灼津为痰，痰浊阻滞，肺气不降而上逆作咳。

西医认为，咳嗽作为一种重要的防御机制，有利于清除咽喉、气道的分泌物及吸入物。中医认为，卫气行于外，抵御外邪，肺合皮毛，邪气犯肺，肺失宣降，痰阻气道，气机上逆而咳。《黄帝内经》曰"五脏六腑皆令人咳，非独肺"，指出咳嗽病位多见于肺而不拘于肺，与目前西医研究的多病因机制如出一辙。金代刘完素提出咳乃肺气伤而不清，嗽是脾湿动而为痰，咳嗽即伤于肺气而动于脾湿也。而慢性咳嗽因其持续时间长、迁延不愈的特点，中医学称之为"久咳""顽咳"等，《黄帝内经·素问》云："五脏之久咳，乃移于六腑。"明代张景岳认为咳嗽无非内外二因，外感由肺及脏，内伤由脏及肺。"咳证之病，无非肺病"，故久咳多归属于"内伤咳嗽"范畴。《太平圣惠方》有言："久咳嗽乃是肺极虚。"《丹溪心法》言"肺胀而咳……此痰挟瘀血碍气"，提出了痰、瘀两种病理因素阻碍气机而成咳嗽。《万病回春》提出久嗽多属肾气亏损，火炎水涸，或津液涌而为痰。《医方集解》言："久嗽……外感久则郁热，内伤久则火炎。"可见，内伤咳嗽病机复杂，终不离本虚标实，虚以肺虚为主，久病及肾，实则见痰、火、瘀等多种病理因素。

咳嗽的病位，主脏在肺，无论外感六淫或内伤所生的病邪，皆侵及于肺而致咳嗽，故《景岳全书·咳嗽》说："咳证虽多，无非肺病。"这是因为肺主气，其位最高，为五脏之华盖，肺又开窍于鼻，外合皮毛，故肺最易受外感、内伤之邪，而肺又为娇脏，不耐邪侵，邪侵则肺气不清，失于肃降，迫气上逆而作咳。正如《医学三字经·咳嗽》所说："肺为五脏之华盖，呼之则虚，吸之则满，只受得本脏之正气，受不得外来之客气，客气干之则呛而咳矣；亦只受得脏腑之清气，受不得脏腑之病气，病气干之，亦呛而咳矣。"《素问·咳论》说"五脏六腑皆令人咳，非独肺也"，说明咳嗽的病变脏腑不限于肺，凡脏腑功能失调影响及肺，皆可为咳嗽病证相关的病变脏腑。但是其他脏腑所致咳嗽皆须通过肺脏，肺为咳嗽的主脏。肺主气，咳嗽的基本病机是内外邪气干肺，肺气不清，肺失宣肃，肺气上逆迫于气道而为咳。《医学心悟·咳嗽》指出"肺体属金，譬若钟然，钟非叩不鸣，风寒暑湿燥火六淫之邪，自外击之则鸣，劳欲情志，饮食炙煿之火自内攻之则亦鸣"，提示咳嗽是肺脏为了祛邪外达所产生的一种病理反应。

外感咳嗽病变性质属实，为外邪犯肺、肺气壅遏不畅所致，其病理因素为风、寒、暑、湿、燥、火，以风寒为多，病变过程中可发生风寒化热、风热化燥或肺热蒸液成痰等病理转化。而内伤咳嗽病变性质为邪实与正虚并见，他脏及肺者，多因邪实导致正虚，肺脏自病者，多因虚致实。其病理因素主要为"痰"与"火"，但痰有寒热之别，火有虚实之分，痰可郁而化火，火能炼液灼津为痰。他脏及肺，如肝火犯肺每见气火耗伤肺津，炼津为痰。痰湿犯肺者，多因脾失健运，水谷不能化为精微上输以养肺，反而聚为痰浊，上贮于肺，肺气壅塞，上逆为咳。若久病，肺脾两虚，气不化津，则痰浊更易滋生，此即"脾为生痰之源，肺为贮痰之器"的道理。久病咳嗽，甚者延及于肾，由咳致喘。如痰湿蕴肺，遇外感引触，转从热化，则可表现为痰热咳嗽；若转从寒化，则表现为寒痰咳嗽。肺脏自病，如肺阴不足每致阴虚火旺，灼津为痰，肺失濡润，气逆作咳，或肺气亏虚，肃降无权，气不化津，津聚成痰，气逆于上，引起咳嗽。

外感咳嗽与内伤咳嗽可相互影响为病，病久则邪实转为正虚。外感咳嗽如迁延失治，邪伤肺气，更易反复感邪而致咳嗽屡作，转为内伤咳嗽；肺脏有病，卫外不固，易受外邪引发或加重，特别在气候变化时尤为明显。久则从实转虚，肺脏虚弱，阴伤气耗。由此可知，咳嗽虽有外感、内伤之分，但有时两者又可互为因果。

二、老年慢性咳嗽的证型分布

《咳嗽中医诊疗专家共识意见（2011 年版）》将咳嗽分为 9 个证型开展辨证论治：①风寒袭肺证，方选三拗汤合止嗽散加减；②风热犯肺证，方选桑菊饮加减；③燥邪伤肺证，方选桑杏汤加减；④风盛挛急证，方选苏黄止咳汤加减；⑤痰湿蕴肺证，方选二陈汤合三子养亲汤加减；⑥痰热郁肺证，方选清金化痰汤加减；⑦胃气上逆证，方选旋覆代赭汤合半夏泻心汤加减；⑧肝火犯肺证，方选黄芩泻白散合黛蛤散加减；⑨肺阴亏虚证，方选沙参麦冬汤加减治疗。这种分型方法在临床上具有较强的指导意义。目前，国内外学者对慢性咳嗽的临床分型意见各一。有学者回顾性分析 660 例慢性咳嗽病例，发现风邪伏肺证比例最高，其后是湿热郁肺证＞肺阳亏虚证＞寒饮伏肺证＞痰湿阻肺证＞肺阴亏虚证＞痰热蕴肺证；并重点提出目前研究较少的是寒饮伏肺证，认为慢性咳嗽好发于"女子七七，男子六八"之时，且慢性咳嗽属于病久迁延，正气本虚，阳气亏虚于内，加之感受外寒而引发，故应治以"寒者热之"，对临床具有一定的指导意义。有研究通过多年的临床及实验研究发现，慢性咳嗽类似于风咳，但并不尽然，认为慢性咳嗽是由"内风""外风"共同致病，以风邪伏肺为主要病机，夹有寒、痰、湿、热、虚等不同病理因素而变化各种证型。有学者通过观察316例慢性咳嗽患者的病因病机及证候学特点，认为风、痰、火、虚是其主要病理因素，按照主证、次证排序是风邪犯肺证＞肺气亏虚证＞痰湿阻肺证＞肺阴亏虚证＞肝火犯肺证。有学者归纳得出营卫不和是咳嗽变异性哮喘的基本病机，认为调和营卫是治疗咳嗽变异性哮喘的重要治法，并阐述了桂枝汤类方在咳嗽变异性哮喘急性期和缓解期的加减运用，思路新颖，具有很高的临床研究价值。有研究认为老年慢性咳嗽病理因素有虚实两端，实证以风寒、痰湿、痰热、肝火为主，虚证以阴虚、气虚为主，研究发现相对于中青年患者，肺气亏虚证及阴虚肺燥证在老年患者中更为常见，这与中医学理论中"中老年人体质论"不谋而合。

三、临床表现

肺气不清，失于宣肃，上逆作声而引起咳嗽为本病证的主要症状。由于感邪的性质、影响的脏腑、痰的寒热、火的虚实等方面的差别，咳嗽有不同的临床表现。按照咳嗽的病程分，有急性咳嗽和慢性咳嗽。按照咳嗽的时间分，有白日咳嗽甚于夜间者，有早晨、睡前咳嗽较甚者，有午后、黄昏、夜间咳嗽较甚者。按照咳嗽的节律分，有时作咳嗽者，有时时咳嗽者，有咳逆阵作、连声不断者。按照咳嗽的性质分，有干性咳嗽、湿性咳嗽。按照咳嗽的声音分，有咳声洪亮有力者，有咳声低怯者，有咳声重浊者，有咳声嘶哑者。从咳痰的色、质、量、味等方面来看也有不同的临床表现：痰色有白色、黄色、灰色甚至铁锈色、粉红色等；痰的质地有稀薄、黏稠等；有痰量少甚至干咳者，有痰量多者；痰有无明显气味者，也有痰带腥臭者。

四、诊断与鉴别诊断

（一）诊断

以咳逆有声或咳吐痰液为主要临床症状。听诊可闻及两肺呼吸音增粗，或伴散在干湿啰音。肺部 X 线检查正常或肺纹理增粗。

（二）鉴别诊断

1. 哮喘

哮病和喘病虽然也会兼见咳嗽，但各以哮、喘为其主要临床表现。哮病主要表现为喉中哮鸣有声，呼吸气促困难，甚则喘息不能平卧，发作与缓解均迅速。喘病主要表现为呼吸困难，甚至张口抬肩，鼻翼煽动，不能平卧。

2. 肺胀

肺胀常伴有咳嗽症状，但肺胀有久患咳、哮、喘等病证的病史，除咳嗽症状外，还有胸部膨满，喘逆上气，烦躁心慌，甚至颜面紫暗、肢体浮肿等症，病情缠绵，经久难愈。

3. 肺痨

咳嗽是肺痨的主要症状之一，但尚有咯血、潮热、盗汗、身体消瘦等主要症状，具有传染性，胸部 X 线检查有助于鉴别诊断。

4. 肺癌

肺癌常以咳嗽或咯血为主要症状，但多发于 40 岁以上吸烟男性，咳嗽多为刺激性呛咳，病情发展迅速，呈恶病质，一般咳嗽病证不具有这些特点，肺部 X 线检查及痰细胞学检查有助于确诊。

五、辨证要点与治疗原则

（一）辨证要点

1. 辨外感内伤

外感咳嗽，多为新病，起病急，病程短，常伴肺卫表证。内伤咳嗽，多为久病，常反复发作，病程长，可伴见他脏见证。

2. 辨证候虚实

外感咳嗽以风寒、风热、风燥为主,均属实,而内伤咳嗽中的痰湿、痰热、肝火多为邪实正虚,阴津亏耗咳嗽则属虚或虚中夹实。另外,咳声响亮者多实,咳声低怯者多虚;脉有力者属实,脉无力者属虚。

(二)治疗原则

咳嗽的治疗应分清邪正虚实。外感咳嗽,为邪气壅肺,多为实证,故以祛邪利肺为治疗原则,根据邪气风寒、风热、风燥的不同,应分别采用疏风、散寒、清热、润燥治疗。内伤咳嗽,多属邪实正虚,故以祛邪扶正、标本兼顾为治疗原则。根据病邪为"痰"与"火",祛邪分别采用祛痰、清火为治,正虚则养阴或益气为宜,又应分清虚实主次处理。

咳嗽的治疗,除直接治肺外,还应从整体出发,注意治脾、治肝、治肾等。外感咳嗽一般均忌敛涩留邪,当因势利导,俟肺气宣畅则咳嗽自止;内伤咳嗽应防宣散伤正,注意调理脏腑,顾护正气。咳嗽是人体祛邪外达的一种病理表现,治疗决不能单纯见咳止咳,必须按照不同的病因分别处理。

六、中医调治与养生

(一)方药调治

1. 风寒袭肺

症状:咳声重浊,气急,喉痒,咳痰稀薄色白,常伴鼻塞、流清涕、头痛、肢体酸楚、恶寒发热、无汗等表证,舌苔薄白,脉浮或浮紧。

治法:疏风散寒,宣肺止咳。

方药:三拗汤合止嗽散。

方义分析:方中用麻黄、荆芥疏风散寒,合杏仁宣肺降气;紫菀、白前、百部、陈皮理肺祛痰;桔梗、甘草利咽止咳。咳嗽较甚者加矮地茶、金沸草祛痰止咳;痒甚者,加牛蒡子、蝉蜕祛风止痒;鼻塞声重加辛夷花、苍耳子宣通鼻窍;夹痰湿,咳而痰黏,胸闷,苔腻者,加半夏、茯苓、厚朴燥湿化痰;若表证较甚,加防风、苏叶疏风解表;表寒未解,里有郁热,热为寒遏，咳嗽音嘎，气急似喘，痰黏稠，口渴心烦，或有身热者加生石膏、桑白皮、黄芩解表清里。

2. 风热犯肺

症状：咳嗽咳痰不爽，痰黄或稠黏，喉燥咽痛，常伴恶风身热、头痛肢楚、鼻流黄涕、口渴等表热证，舌苔薄黄，脉浮数或浮滑。

治法：疏风清热，宣肺止咳。

方药：桑菊饮。

方义分析：方中桑叶、菊花、薄荷疏风清热；桔梗、杏仁、甘草宣降肺气，止咳化痰；连翘、芦根清热生津。咳嗽甚者，加前胡、瓜蒌壳、枇杷叶、浙贝母清宣肺气，化痰止咳；表热甚者，加金银花、荆芥、防风疏风清热；咽喉疼痛，声音嘶哑，加射干、牛蒡子、山豆根、板蓝根清热利咽；痰黄稠，肺热甚者，加黄芩、知母、石膏清肺泄热；风热伤络，见鼻衄或痰中带血丝者，加白茅根、生地凉血止血；热伤肺津，咽燥口干，加沙参、麦冬清热生津；夏令暑湿加六一散、鲜荷叶清解暑热。

3. 风燥伤肺

症状：喉痒干咳，无痰或痰少而粘连成丝，咳痰不爽，或痰中带有血丝，咽喉干痛，唇鼻干燥，口干，常伴鼻塞、头痛、微寒、身热等表证，舌质红干而少津、苔薄白或薄黄，脉浮。

治法：疏风清肺，润燥止咳。

方药：桑杏汤。

方义分析：方中桑叶、豆豉疏风解表，清宣肺热；杏仁、浙贝母化痰止咳；南沙参、梨皮、山栀子清热润燥生津。表证较重者，加薄荷、荆芥疏风解表；津伤较甚者，加麦冬、玉竹滋养肺阴；肺热重者，酌加生石膏、知母清肺泄热；痰中带血丝者，加生地、白茅根清热凉血止血。

另有凉燥伤肺咳嗽，乃风寒与燥邪相兼犯肺所致，表现干咳而少痰或无痰，咽干鼻燥，兼有恶寒发热、头痛无汗、舌苔薄白而干等症。用药当以温而不燥、润而不凉为原则，方取杏苏散加减；药用苏叶、杏仁、前胡辛以宣散；紫菀、款冬花、百部、甘草温润止咳。若恶寒甚、无汗，可配荆芥、防风以解表发汗。

4. 痰湿蕴肺

症状：咳嗽反复发作，尤以晨起咳甚，咳声重浊，痰多，痰黏腻或稠厚成块、色白或带灰色，胸闷气憋，痰出则咳缓、憋闷减轻，常伴体倦，脘痞，腹胀，大便时溏，舌苔白腻，脉濡滑。

治法：燥湿化痰，理气止咳。

方药：二陈汤合三子养亲汤。

方义分析：二陈汤以半夏、茯苓燥湿化痰；陈皮、甘草理气和中；三子养亲汤以白芥子温肺利气、快膈消痰；苏子降气行痰，使气降则痰不逆；莱菔子消食导滞，使气行则痰行。两方合用，则燥湿化痰，理气止咳。临床应用时，可加桔梗、杏仁、枳壳以宣降肺气；胸闷脘痞者，可加苍术、厚朴健脾燥湿化痰；若寒痰较重，痰黏白如泡沫，怯寒背冷，加干姜、细辛以温肺化痰；脾虚证候明显者，加党参、白术以健脾益气；兼有表寒者，加紫苏、荆芥、防风解表散寒。病情平稳后可服六君子汤加减以资调理。

5. 痰热郁肺

症状：咳嗽气息急促，或喉中有痰声，痰多稠黏或为黄痰，咳吐不爽，或痰有腥臭味，或咳吐血痰，胸胁胀满，或咳引胸痛，面赤，或有身热，口干欲饮，舌苔薄黄腻、舌质红，脉滑数。

治法：清热肃肺，化痰止咳。

方药：清金化痰汤。

方义分析：方中用黄芩、知母、山栀、桑白皮清泄肺热；茯苓、贝母、瓜蒌、桔梗、陈皮、甘草化痰止咳；麦冬养阴润肺以宁咳。若痰热郁蒸，痰黄如脓或有腥臭味，加鱼腥草、金荞麦、浙贝母、冬瓜仁等清化痰热；胸满咳逆，痰涌，便秘者，加葶苈子、芒硝泻肺通腑化痰；痰热伤津，咳痰不爽，加北沙参、麦冬、天花粉养阴生津。

6. 肝火犯肺

症状：上气咳逆阵作，咳时面赤，常感痰滞咽喉，咳之难出，量少质黏，或痰如絮状，咳引胸胁胀痛，咽干口苦。症状可随情绪波动而增减，舌红或舌边尖红，舌苔薄黄少津，脉弦数。

治法：清肝泻火，化痰止咳。

方药：黛蛤散合黄芩泻白散。

方义分析：方中青黛、海蛤壳清肝化痰；黄芩、桑白皮、地骨皮清泄肺热；粳米、甘草和中养胃，使泻肺而不伤津。二方相合，使气火下降，肺气得以清肃，咳逆自平。火旺者加山栀、丹皮清肝泻火；胸闷气逆者加葶苈子、瓜蒌、枳壳利气降逆；咳引胁痛者，加郁金、丝瓜络理气和络；痰黏难咳，加海浮石、贝母、冬瓜仁清热豁痰；火热伤津，咽燥口干，咳嗽日久不减，酌加北沙参、百合、麦冬、天花粉、诃子养阴生津敛肺。

7. 肺阴亏耗

症状：干咳，咳声短促，痰少黏白，或痰中带血丝，或声音逐渐嘶哑，口干咽燥，常伴有午后潮热，手足心热，夜寐盗汗，口干，舌质红少苔或舌上少津，脉细数。

治法：滋阴润肺，化痰止咳。

方药：沙参麦冬汤。

方义分析：方中用沙参、麦冬、玉竹、天花粉滋阴润肺以止咳；桑叶轻清宣透，以散燥热；甘草、扁豆补土生金。若久热久咳，可用桑白皮易桑叶，加地骨皮以泻肺清热；咳剧者加川贝母、杏仁、百部润肺止咳；若肺气不敛，咳而气促，加五味子、诃子以敛肺气；咳吐黄痰，加海蛤粉、知母、瓜蒌、竹茹、黄芩清热化痰；若痰中带血，加山栀、丹皮、白茅根、白及、藕节清热凉血止血；低热，潮热骨蒸，酌加功劳叶、银柴胡、青蒿、白薇等以清虚热；盗汗，加糯稻根须、浮小麦等以敛汗。

（二）经络调治

1. 外感咳嗽

辨证：风寒者咳嗽喉痒，痰液稀薄色白，头痛发热，形寒无汗，口不渴，苔薄白，脉浮紧；风热者咳嗽咳痰色黄，身热头痛，脉象浮数，舌苔薄黄。

治则：散风祛邪，宣肺止咳。

治法：取手太阴、阳明经穴为主。针刺泻法。风寒者加灸，风热者可点刺出血。

处方：肺俞、列缺、合谷。

方义分析：肺主皮毛，司一身之表；手太阴与手阳明相表里，故取其络穴列缺、原穴合谷，原络相配，散风祛邪，宣肺解表。更配以肺俞，以助其宣肺止咳之力。

随症选穴：风寒者配风门、大杼（用灸法或拔火罐）；风热者配曲池、大椎；咽喉肿痛者配少商、商阳；燥咳者配尺泽。

2. 内伤咳嗽

（1）痰湿侵肺

辨证：咳嗽痰多，黏稠易咳，胸脘痞闷，胃纳减少，舌苔白腻，脉象濡滑。

治则：健脾化痰，理肺止咳。

治法：取手足太阴、阳明经穴为主。针刺补法为主，或配以灸法。

处方：肺俞、太渊、太白、丰隆、合谷。

方义分析：脾为生痰之源，肺为贮痰之器。原穴乃本脏真气所注，故取肺经原穴太渊与脾经原穴太白，配合肺俞，以运脾土而利肺气。又取足阳明络穴丰隆和手阳明原穴合谷，以运行中焦之气，使气行津布，则痰浊自化，肺脏可安。

（2）肝火灼肺

辨证：咳嗽胸胁引痛，气逆作咳，痰少而稠，面赤咽干，苔黄少津，脉象弦数。

治则：泻肝火，清肺热。

治法：取手太阴、足厥阴经穴为主。针刺泻法，不灸。

处方：肺俞、鱼际、行间、阳陵泉。

方义分析：肺俞是肺的背俞穴，可调肺气以止咳；鱼际是手太阴经荥穴，配五行属火乃木之子，"荥主身热"，泻之，可清肺热泻肝火；行间为足厥阴经荥穴，配五行属木，是清泻肝火之要穴；阳陵泉是足少阳经合穴，其经脉下胸中循胁里，泻之，清肝火止胁痛。

（3）肺肾阴虚

辨证：干咳少痰，或痰中带血，或咯血，舌质红少苔，脉细数。可兼见潮热盗汗，五心烦热，失眠，形消乏力，腰膝酸软。

治则：益阴清热。

治法：取手太阴、足少阴经穴为主。针刺补法。

处方：肺俞、膏肓、尺泽、照海。

方义分析：膏肓位于心隔之间，为膏脂、肓膜之气所输注，考膏生于脾、肓根于肾，故本穴可补气益阴；肺俞配肺经合穴尺泽，补之可益肺阴、清肺热；肺俞配肾经穴照海，可益肾阴清虚热。阴复热清，肺行肃降之职，则咳嗽可愈。

随症选穴：盗汗者配后溪；咯血者配孔最。

（三）其他疗法

1. 耳针

取穴：肺、气管、神门、肝。

方法：针双侧，用中等刺激，留针 10 ~ 20 分钟，隔日 1 次，10 次为 1 个疗程。并可用王不留行压贴耳穴。

2. 皮肤针

取穴：颈背部督脉、膀胱经、喉两侧。

方法：轻度叩刺，每日 1 次，10 次为 1 个疗程。

3. 穴位注射

取穴：肺俞、中府、膻中、足三里、丰隆、定喘。

方法：每次取 2 ~ 3 穴，用鱼腥草注射液 2 mL，每穴注 0.3 ~ 0.5 mL，每日 1 次；或用维生素 B、胎盘组织液等均可。

4. 穴位敷药

取穴：肺俞、定喘、膻中、天突、丰隆、足三里，局部与远端配合应用。

方法：用白附子 16 g，洋金花叶 48 g，川椒 33 g，樟脑 3 g，按上述比例制成粉剂。每次取穴 3 ~ 4 个，将药粉少许置于穴位上，用胶布贴敷，3 ~ 4 日换药 1 次。最好中伏天开始治疗，伏后治疗时，贴药后加用艾条灸，使局部发热充血，以利药物吸收。

（四）预防与养生

咳嗽的预防，重点在于提高机体卫外功能，增强皮毛腠理适应气候变化的能力，遇有感冒及时治疗。若常自汗出者，必要时可予玉屏风散服用。咳嗽时要注意观察痰的变化，咳痰不爽时，可轻拍其背以促其痰液咳出，饮食上慎食肥甘厚腻之品，以免碍脾助湿生痰，若属燥、热、阴虚咳嗽者，忌食辛辣动火食品，各类咳嗽都应戒烟，避免接触烟尘刺激。

七、预后与转归

咳嗽一般预后好，尤其是外感咳嗽，因其病轻浅，及时治疗多能短时间内治愈。但外感夹燥夹湿者，治疗稍难。夹湿者，湿邪困脾，久则脾虚而积湿生痰，转成为内伤之痰湿咳嗽；夹燥者，燥邪伤津，久则肺阴亏耗，转成为内伤之阴虚肺燥咳嗽。内伤咳嗽多呈慢性反复发作过程，其病深，治疗难取速效，但只要精心调治亦多能治愈。咳嗽病证若治疗失当，无论外感咳嗽还是内伤咳嗽，其转归总是由实转虚，虚实兼夹，由肺脏而及脾、肾，正所谓肺不伤不咳，脾不伤不久咳，肾不伤不喘，病久则咳喘并作。部分患者病情逐渐加重，甚至累及于心，最终导致肺、心、脾、肾诸脏皆虚，痰浊、水饮、气滞、瘀血互结而病情缠绵难愈，甚至演变成为肺胀。

八、结语

咳嗽分外感咳嗽与内伤咳嗽。外感咳嗽系外感六淫致肺气壅遏不宣；内伤咳嗽或由肺脏自病，肺气虚、肺阴虚致肺不能主气，肃降无权，或因肝、脾、肾等脏腑功能失调，形成痰火犯肺。无论外感咳嗽还是内伤咳嗽，共同病机是肺失宣肃，肺气上逆。但外感咳嗽属实，内伤咳嗽则虚实兼见。所以，外感咳嗽以祛邪利肺为治疗原则，即祛风寒、散风热、除风燥以宣降肺气。内伤咳嗽以祛邪扶正为治疗原则，分清邪实与正虚的主次，酌用祛痰、清火、清肝、健脾、补肺、益肾等治法，以使肺能主气，宣降有权。要注意外感咳嗽慎用敛肺止咳之法，以免留邪为患；内伤咳嗽慎用宣散之法，以防发散伤正。正确的调护，如预防感冒、戒烟等对巩固疗效、预防复发等有重要意义。

九、临证备要

外邪犯肺发生演变转化者当相应施治。风寒客肺化热，而表寒未解，见外寒内热证者，应解表清里（肺有痰热而外感风寒者，也可用解表清里之法）。风寒化燥者转清，风热化燥者转润而兼清。

内伤咳嗽邪实正虚者须联系处理。火盛咳嗽每易灼伤肺的阴津，应注意配合清养之品，以免久延而致阴津亏耗。痰湿咳嗽常易伤及脾肺之气，应注意配合补益脾气之品，杜绝生痰之源，以免久延而致肺气虚寒或寒饮伏肺。

辨别病的新久、痰的多少进行治疗。治外感忌敛涩留邪，当因势利导，邪去则正安。治内伤忌宣散伤正、耗气伤阴，当调护正气，以免久咳肺损成痨。

注意审证求因，辨证结合辨病治疗，切勿见咳止咳，因咳的轻重虽与病邪的微甚有关，但毕竟是一种祛邪外达的保护性生理反射，必须以求因治疗为主。咳嗽病因复杂，有时不同的病表现共同的证（如肺炎后期、肺结核、支气管肺癌均可表现为肺阴虚证），必须辨证结合辨病治疗（如抗痨、抗癌等）方能进一步提高疗效。有时因正气虚弱不能驱邪外达，咳虽轻微，但病情却十分危重，应予重视。

十、古籍选录

《活法机要·咳嗽》："咳谓无痰而有声，肺气伤而不清也。嗽谓无声而有痰，脾湿动而为痰也。咳嗽是有痰而有声，盖因伤于肺气而咳，动于脾湿因咳而为嗽也。"

《医学三字经·咳嗽》："五脏六腑皆令人咳，非独肺也。然肺为气之主，诸气上逆于肺则呛而咳，是咳嗽不止于肺，而亦不离乎肺也。"

《医学入门·咳嗽》："新咳有痰者外感，随时解散；无痰者便是火热，只宜清之。久咳有痰者燥脾化痰，无痰者清金降火。盖外感久则郁热，内伤久则火炎，俱宜开郁润燥……苟不治本而浪用兜铃、粟壳涩剂，反致缠绵。"

《景岳全书·咳嗽》："外感之邪多有余，若实中有虚，则宜兼补以散之。内伤之病多不足，若虚中挟实，亦当兼清以润之。"

《明医杂著·论咳嗽证治》："治法须分新久虚实。新病风寒则散之，火热则清之，湿热则泻之。久病便属虚、属郁，气虚则补气，血虚则补血，兼郁则开郁，滋之、润之、敛之则治虚之法也。"

《医门法律·咳嗽》："凡邪盛咳频，断不可用劫涩药，咳久势衰，其势不锐，方可涩之。"

《医约·咳嗽》:"咳嗽毋论内外寒热,凡形气病气俱实者,宜散宜清,宜降痰,宜顺气。若形气病气俱虚者,宜补宜调,或补中稍佐发散清火。"

《医贯·咳嗽论》:"盖肺为清虚之府。一物不容,毫毛必咳。又肺为娇脏,畏寒畏热。火刑金故嗽,水冷金寒亦嗽。故咳嗽者必责之肺。"

《红炉点雪·痰火咳嗽》:"外邪致咳,为风则始必鼻塞声重,自汗恶风,法当解之。为寒则始必恶寒无汗,声清气壮,法当散之。若表证重者,但或头痛发热,又当汗之,此外感咳嗽之证治也。若内伤之咳,痰火则甚于清晨,法当清痰降火。火浮于肺,为咳则甚于黄昏,治在清金。土郁食积,为咳则甚于长夜,治在消导理脾。"

《症因脉治》:"伤寒咳嗽之因,时令寒邪,外袭皮毛,内入于肺,不得外伸,郁而发热,则肺内生痰,恶寒无汗,头痛喘咳,而为伤寒咳嗽之症矣。伤暑咳嗽之因,时值夏秋,或气虚身弱,触冒暑湿,或热盛于中,偶感时行,内外夹攻,蒸酿胸胃之间,上熏于肺,则暑湿咳嗽作矣。伤风咳嗽之因,肺家伏热,外冒风邪,束于肌表,肺热不得发泄,则肺风咳嗽之症作矣。伤燥咳嗽之因,天行燥烈,燥从火化,肺被燥伤,则必咳嗽。肺经咳嗽之因,或真阴不足,劳伤火动,或脾肺素燥,不慎辛热炙煿,或恼怒,思虑忧愁动火,三者皆能伤其肺金,乃成肺经咳嗽也。伤热咳嗽之因,湿热行令,热伤肺气,或时令应寒而反温,应凉而反热,皆能令人咳嗽也。"

《读医随笔·论咳嗽》:"前人每以有声无痰、有痰无声细分咳嗽二字,今概不取,无声不得为咳嗽矣,且亦安能无痰?但多少厚薄、难出易出不同耳!"

《针灸图翼》:"寒痰嗽:肺俞、膏肓、灵台(九壮,不可多)、至阳、合谷、列缺;热痰嗽:肺俞、膻中、尺泽、太溪。"

《针灸大成》:"久咳不愈,肺俞、足三里、膻中、乳根、风门、缺盆。"

《针灸资生经》:"久咳宜灸膏肓,次灸肺俞。"

《神应经》:"咳嗽上气,不得卧,取云门。"

第三节 哮 喘

　　哮喘是一种常见的反复发作性疾病，哮与喘在症状表现方面有所不同，哮是指喉中鸣响，喘为呼吸困难。由于两者每多同时并发，其病因病机也大致相似，故合并叙述。导致哮喘的病因较多，概括地说不外邪实与正虚。一般说，实喘每以感受风寒风热之邪或痰浊阻肺、肝气逆肺而成；虚喘则为精气不足、肺肾两虚或脾虚生痰所致。发作期，可由风寒、风热之邪外袭，气郁痰壅、阻塞气道，表现为邪实证；如反复发作，必致肺气耗损，久则累及脾肾，故在缓解期多见虚象。哮喘可包括支气管哮喘、喘息性支气管炎及阻塞性肺气肿等病。

　　长期以来人们一直认为哮喘主要始发于青少年时期，对老年始发的哮喘缺乏足够的重视，然而近年来的研究发现老年哮喘并不少见，只是由于老年人的生理和病理特点决定了老年哮喘与儿童、青少年哮喘有一定的差异。另外，老年性哮喘患者多伴有慢性支气管炎、阻塞性肺气肿、冠心病、左心衰竭等疾病，使老年人哮喘症状更加复杂。老年人哮喘的定义有广义和狭义之分，广义的老年人哮喘是指年龄在 60 岁以上，符合支气管哮喘诊断标准的所有患者（称早发老年人哮喘）。而狭义的老年人哮喘是指 60 岁或 60 岁以后新发生的哮喘（称晚发老年人哮喘），不包括 60 岁以前发病的老年人哮喘。据 WHO 统计，目前全球约有 3 亿哮喘患者，这个数字预计在 2025 年增加到 4 亿，每年死于哮喘的患者达 18 万多，仅 2005 年就有 25.5 万人死于哮喘，给社会造成重大的经济负担。而老年人哮喘病死率也随年龄增长而增加，有研究表明在 55 ~ 59 岁年龄组，其病死率为 2.8/10 万，而在 60 ~ 64 岁年龄组，哮喘病死率升至 4.2/10 万，增长了 50%。目前我国老年性哮喘的发病率为 3% ~ 10%，呈逐年上升的趋势，仅次于儿童哮喘。

　　老年人哮喘患者的病史较长，除喘鸣外主要表现为咳嗽，痰量较多且黏稠，而喘息发作的突然性和可塑性等特征不典型，与普通哮喘相比，老年人哮喘有以下临床特点：①病程长，病情重。②与感染有关，老年哮喘的急性发作或加重多与感染有关。③肺功能减退更显著，有报道老年哮喘 FEV1% 均值为 53%，峰流速占预计值仅为 35%，男性肺功能减退更显著。④伴发病及合并症多，老年哮喘常与冠心病、高血压、慢性支气管炎、COPD、支气管扩张等并存，使症状混淆而不典型。⑤误诊、漏诊率高，高龄患者对轻中度气流阻塞警觉不足，忽视症状或认知障碍、遗漏典型发作史，发作时与肺气肿混淆，症状不典型等均可导致漏诊、误诊。

一、老年哮喘的中医病因病机

中医学认为该病属于"哮证""喘证"等宿疾，哮喘为先天、后天因素相互影响所致。《景岳全书·喘促》说："喘有夙根，遇寒即发者，亦名哮喘。"先天因素多与本病家族史的遗传有关，由于先天禀赋不足加上后天失养，反复外感，导致肺、脾、肾三脏之气不足，肺失宣降，脾失健运，肾失纳摄，痰浊搏击而发。痰浊留伏体内，遇感而发，痰气搏击，阻塞气道，肺管因而狭窄，肺气升降不利，以致呼吸困难，气息喘促，同时气之出入触发停积之痰，遂伴发哮鸣之声。年老肺肾功能减退，肺易被外邪所犯，本身肺气宣肃无力，外邪所犯，更促进肺的肃降无力，气逆作喘。

（一）哮病

哮病的发生，为宿痰内伏于肺，每因外感、饮食、情志、劳倦等诱因而引触，以致痰阻气道，肺失肃降，肺气上逆，痰气搏击而发出痰鸣气喘声。

1. 外邪侵袭

外感风寒或风热之邪，失于表散，邪蕴于肺，壅阻肺气，气不布津，聚液生痰。《临证指南医案·哮》说："宿哮……沉痼之病……寒入背腧，内合肺系，宿邪阻气阻痰"，如吸入风媒花粉、烟尘、异味气体等，影响肺气的宣发，以致津液凝痰，亦为哮病的常见病因。

2. 饮食不当

具有特异体质者常因饮食不当，误食自己不能食的食物，如海、膻等发物，而致脾失健运，饮食不归正化，痰浊内生而病哮，故古有"食哮""鱼腥哮""卤哮""糖哮""醋哮"等名。

3. 体虚及病后

体质不强，有因家族禀赋而病哮者，《临证指南医案·哮》谓之"幼稚天哮"。部分哮病患者因幼年患麻疹、顿咳或反复感冒、咳嗽日久等病，以致肺气亏虚，气不化津，痰饮内生；或病后阴虚火旺，热蒸液聚，痰热胶固而病哮。体质不强多以肾虚为主，而病后所致者多以肺脾虚为主。

上述各种病因，既是引起本病的重要原因，亦为每次发作的诱因，如气候变化、饮食不当、情志失调、劳累过度等俱可诱发，其中尤以气候因素为主。诚如《症因脉治·哮病》所说："哮病之因，痰饮留伏，结成窠臼，潜伏于内，偶有七情之犯，饮食之伤，或外有时令之风寒束其肌表，则哮喘之症作矣。"哮病的病理因素以痰为主。朱丹溪云："哮病专主于痰"，痰的产生，由于上述病因影响及肺、脾、肾，肺不能布散津液，脾不能运化精微，肾不能蒸化水液，以致津液凝聚成痰，伏藏于肺，成为发病的潜在"夙根"，因各种诱因而引发。

哮病发作的基本病理变化为"伏痰"遇感引触，邪气触动停积之痰，痰随气升，气因痰阻，痰气壅塞于气道，气道狭窄挛急，通畅不利，肺气宣降失常而喘促，痰气相互搏击而致痰鸣有声。《证治汇补·哮病》说："因内有壅塞之气，外有非时之感，膈有胶固之痰，三者相合，闭拒气道，搏击有声，发为哮病。"《医学实在易·哮证》也认为哮病为邪气与伏痰"狼狈相因，窒塞关隘，不容呼吸，而呼吸正气，转触其痰，鼾駒有声"。由此可知，哮病发作时的病理环节为痰阻气闭，以邪实为主。由于病因不同，体质差异，又有寒哮、热哮之分。哮因寒诱发，素体阳虚，痰从寒化，属寒痰为患则发为冷哮；若因热邪诱发，素体阳盛，痰从热化，属痰热为患则发为热哮。或由痰热内郁，风寒外束，则为寒包火证。寒痰内郁化热，寒哮亦可转化为热哮。

若哮病反复发作，寒痰伤及脾肾之阳，痰热伤及肺肾之阴，则可从实转虚。于是，肺虚不能主气，气不布津，则痰浊内蕴，并因肺不主皮毛，卫外不固，而更易受外邪的侵袭诱发；脾虚不能转输水津上归于肺，反而积湿生痰；肾虚精气亏乏，摄纳失常，则阳虚水泛为痰，或阴虚虚火灼津生痰，因肺、脾、肾虚所生之痰上贮于肺，影响肺之宣发肃降功能。可见，哮病为本虚标实之病，标实为痰浊，本虚为肺脾肾虚。因痰浊而导致肺、脾、肾虚衰；肺、脾、肾虚衰又促使痰浊生成，使伏痰益固，且正虚降低了机体抗御诱因的能力。本虚与标实互为因果，相互影响，故本病难以速愈和根治。发作时以标实为主，表现为痰鸣气喘；在间歇期以肺、脾、肾等脏器虚弱之候为主，表现为短气、疲乏，常有轻度哮症。若哮病大发作，或发作呈持续状态，邪实与正虚错综并见，肺肾两虚而痰浊又复壅盛，严重者因不能治理调节心血的运行，命门之火不能上济于心，则心阳亦同时受累，甚至发生"喘脱"危候。

（二）喘病

喘病的病因很复杂，外邪侵袭、饮食不当、情志失调、劳欲久病等均可成为喘病的病因，引起肺失宣降、肺气上逆或气无所主、肾失摄纳便成为喘病。

1. 外邪侵袭

外感风寒或风热之邪，未能及时表散，邪蕴于肺，壅阻肺气，肺气不得宣降，因而上逆作喘。

2. 饮食不当

恣食生冷、肥甘或嗜酒伤中，脾失健运，痰浊内生；或急慢性疾病影响于肺，致肺气受阻，气津失布，津凝痰生，痰浊内蕴，上阻肺气，肃降失常，发为喘促。

3. 情志失调

情怀不遂，忧思气结，肝失条达，气失疏泄，肺气痹阻，或郁怒伤肝，肝气上逆于肺，肺气不得肃降，升多降少，气逆而喘。

4. 劳欲久病

肺系久病，咳伤肺气，或久病脾气虚弱，肺失充养，肺之气阴不足，以致气失所主而喘促。若久病迁延，由肺及肾，或劳欲伤肾，精气内夺，肺之气阴亏耗，不能下荫于肾，肾之真元伤损，根本不固，则气失摄纳，上出于肺，出多入少，逆气上奔为喘。若肾阳衰弱，肾不主水，水邪上犯，干肺凌心，肺气上逆，心阳不振，亦可致喘，此属虚中夹实之候。

喘病的病位，主脏在肺和肾，与肝、脾、心有关。因肺为气之主，司呼吸，外合皮毛，内为五脏之华盖，若外邪袭肺，或他脏病气上犯，皆可使肺气壅塞，肺失宣降，呼吸不利而致喘促，或使肺气虚衰，气失所主而喘促。

肾为气之根，与肺同司气之出纳，故肾元不固、摄纳失常则气不归元，阴阳不相接续，亦可气逆于肺而为喘。若脾虚痰浊，饮邪上扰，或肝气逆乘亦能致喘，则为肝脾之病影响于肺。心气喘满，则发生于喘脱之时。

喘病的病理性质有虚实两类。实喘在肺，为外邪、痰浊、肝郁气逆、肺壅邪气而宣降不利；虚喘当责之肺、肾两脏，因精气不足，气阴亏耗而致肺不主气，肾不纳气。故喘病的基本病机是气机的升降出纳失常，"在肺为实，在肾为虚"。病情错杂者，每可下虚上实，虚实夹杂并见。但在病情发展的不同阶段，虚实之间有所侧重，或互相转化。若肺病及脾，子盗母气，则脾气亦虚，脾虚失运，聚湿生痰，上渍于肺，肺气壅塞，气津失布，血行不利，可形成痰浊血瘀，此时病机以邪实为主，或邪实正虚互见。若迁延不愈，累及于肾，其病机则呈现肾失摄纳、痰瘀伏肺之肾虚肺实之候。若阳气虚衰，水无所主，水邪泛溢，又可上凌心肺，病机则为因虚致实，虚实互见。

因心脉上通于肺，肺气治理调节心血的运行，宗气贯心肺，肾脉上络于心，心肾相互既济，又心阳根于命门之火，心脏阳气的盛衰，与先天肾气及后天呼吸之气皆有密切关系。故本病的严重阶段，肺肾虚极，孤阳欲脱，必致心气、心阳亦惫，心不主血脉，血行不畅而瘀滞，面色、唇舌、指甲青紫，甚则出现喘汗致脱、亡阳、亡阴，则病情危笃。

二、临床表现

（一）哮病

痰阻气道，肺失肃降，痰气搏击引起的喉中哮鸣有声，呼吸急促困难，甚则喘息不能平卧等，是哮病的基本证候特征。本病呈发作性，发作突然，缓解迅速，一般以傍晚、夜间或清晨最为常见，多在气候变化，由热转寒，以及深秋、冬春寒冷季节发病率高。发作前或有鼻痒、咽痒、喷嚏、流涕、咳嗽、胸闷等先兆症状；发作时患者突感胸闷窒息、咳嗽，迅即呼吸气促困难，呼气延长，伴有哮鸣，为减轻气喘，患者被迫坐位，双手前撑，张口抬肩，烦躁汗出，甚则面青肢冷。发作可持续数分钟、几小时或更长。由于感受病邪的不同，发作时患者除具上述证候特征外，还可呈现或寒或热的证候。哮病反复发作，正气必虚，故哮病缓解期多表现为肺、脾、肾虚的症状。

（二）喘病

肺气上逆失于宣降，或肾失摄纳所引起的喘病表现，如呼吸困难，甚至张口抬肩、鼻翼煽动、不能平卧等，为喘病的各种证候所共有，是喘病的证候特征。呼吸困难为喘病的特征性证候，临床表现轻重不一。轻者仅见呼吸急迫，呼气吸气深长，一般尚能平卧。重者可见鼻翼煽动，张口抬肩，摇身撷肚，端坐呼吸，面唇发绀。急发者多表现为呼吸深长费力，以呼出为快，胸满闷塞，甚则胸盈仰息，声高气涌，气喘与劳动及体位无关。缓发者多表现为呼吸微弱而浅表无力，以深吸为快，声低息短，动则加重，气喘与劳动及体位明显相关。若病情危笃，喘促持续不已，可见肢冷汗出，体温、血压骤降，心悸心慌，面青唇紫等喘脱危象。

三、诊断与鉴别诊断

（一）哮病

1. 诊断

呈发作性，发无定时，以夜间为多，但有个体差异，发作与缓解均迅速，多为突然而起，或发作前有鼻塞、喷嚏、咳嗽、胸闷等先兆。每因气候变化、饮食不当、情志失调、疲乏等因素而诱发。

发作时喉中哮鸣有声，呼吸困难，甚则张口抬肩，不能平卧，或口唇指甲发绀。哮病的发作常有明显的季节性，一般发于秋初或冬令者居多，其次是春季，至夏季则缓解。但也有常年反复发作者，缓解期可有轻度咳嗽、咳痰、呼吸急迫等症状，但也有毫无症状者；久病患者，缓解期可见咳嗽、咳痰、自汗、短气、疲乏、腰膝酸软等症状。大多起于童稚之时，有反复发作史，有过敏史或家族史。发作时，两肺可闻及哮鸣音，或伴有湿啰音。血嗜酸性粒细胞可增高，痰液涂片可见嗜酸细胞。胸部 X 线检查一般无特殊改变，久病可见肺气肿影像改变，查体可见肺气肿体征。

2. 鉴别诊断

（1）喘病

哮病与喘病都有呼吸急促的表现，哮必兼喘，而喘未必兼哮。喘以气息言，以呼吸急促困难为主要特征；哮以声响言，以发作时喉中哮鸣有声为主要临床特征。哮为一种反复发作的独立性疾病，喘证并发于急慢性疾病过程中。

（2）支饮

支饮虽然也有痰鸣气喘的症状，但多系部分慢性咳嗽经久不愈、逐渐加重而成，病势时轻时重，发作与间歇界限不清，咳和喘重于哮鸣，与哮病间歇发作，突然发病，迅速缓解，哮吼声重而咳轻或不咳，两者有显著的不同。

（二）喘病

1. 诊断

以喘促气逆，呼吸困难，甚至张口抬肩、鼻翼煽动、不能平卧、口唇发绀为特征。多有慢性咳嗽、哮病、肺痨、心悸等病史，每遇外感及劳累而诱发。

两肺可闻及干湿啰音或哮鸣音。实验室检查支持引起呼吸困难、喘促的西医有关疾病的诊断，如肺部感染有血白细胞总数及中性粒细胞升高，或 X 线胸片有肺纹增多或有片状阴影等依据。

2. 鉴别诊断

（1）气短喘病与气短

同为呼吸异常，但喘病以呼吸困难、张口抬肩甚至不能平卧为特征；气短亦即少气，呼吸微弱而浅促，或短气不足以息，似喘而无声，亦不抬肩撷肚，不像喘病呼吸困难之甚。《证治汇补·喘病》："若夫少气不足以息，呼吸不相接续，出多入少，名曰气短。气短者，气微力弱，非若喘症之气粗迫也。"但气短进一步加重，可呈虚喘表现。

（2）哮病

哮指声响言，为喉中有哮鸣音，是一种反复发作的疾病；喘指气息言，为呼吸气促困难，是多种急慢性疾病的一个症状。一般说来，哮必兼喘，喘未必兼哮。

四、辨证要点与治疗原则

（一）辨证要点

1. 哮病

（1）辨虚实

本病属邪实正虚，发作时以邪实为主，未发时以正虚为主，但久病正虚者，发时每多虚实错杂，故当按病程新久及全身症状以辨明虚实主次。虚证当进一步明确虚之阴阳属性和虚之脏腑所在。

（2）分寒热

实证需分清痰之寒热及是否兼有表证的不同。

2. 喘病

（1）辨病位

凡外邪、痰浊、肝郁气逆所致喘病，病位在肺，为邪壅肺气；久病劳欲所致喘病，病位在肺肾，若自汗畏风，易感冒则属肺虚，若伴腰膝酸软、夜尿多则病位在肾。

（2）辨虚实

可从呼吸、声音、脉象、病势等辨虚实。呼吸深长有余，呼出为快，气粗声高，伴有痰鸣咳嗽，脉象有力者为实喘；呼吸短促难续，深吸为快，气怯声低，少有痰鸣咳嗽，脉象微弱者为虚喘。

（二）治疗原则

1. 哮病

《丹溪治法心要·喘》："未发以扶正气为要，已发以攻邪为主。"故发作时治标，平时治本是本病的治疗原则。发作时痰阻气道为主，故治以祛邪治标，豁痰利气，但应分清痰之寒热，寒痰则温化宣肺，热痰则清化肃肺，表证明显者兼以解表。平时正虚为主，故治以扶正固本，但应分清脏腑阴阳，阳气虚者予以温补，阴虚者予以滋养，肺虚者补肺，脾虚者健脾，肾虚者益肾，以冀减轻、减少或控制其发作。至于病深日久，发时虚实兼见者，不可拘泥于祛邪治标，当标本兼顾，攻补兼施，寒热错杂者，当温清并用。《景岳全书·喘促》所言"扶正气者，须辨阴阳，阴虚者补其阴，阳虚者补其阳。

攻邪气者，须分微甚，或散其风，或温其寒，或清其痰火。然发久者，气无不虚……若攻之太过，未有不致日甚而危者"，堪为哮病辨治的要领，临证应用的准则。

2. 喘病

喘病的治疗原则是按虚实论治。实喘治肺，治以祛邪利气。应区别寒、热、痰、气的不同，分别采用温宣、清肃、祛痰、降气等法。虚喘治在肺肾，以肾为主，治以培补摄纳。针对脏腑病机，采用补肺、纳肾、温阳、益气、养阴、固脱等法。虚实夹杂，下虚上实者，当分清主次，权衡标本，适当处理。喘病多由其他疾病发展而来，积极治疗原发病，是阻断病势发展、提高临床疗效的关键。

五、中医调治与养生

（一）方药调治

1. 哮病

（1）寒哮

症状：呼吸急促，喉中哮鸣有声，胸膈满闷如窒，咳不甚，痰少咳吐不爽、白色黏痰，口不渴或渴喜热饮，天冷或遇寒而发，形寒怕冷，或有恶寒、喷嚏、流涕等表寒证，舌苔白滑，脉弦紧或浮紧。

治法：温肺散寒，化痰平喘。

方药：射干麻黄汤。

方义分析：本方用射干、麻黄宣肺平喘，豁痰利咽；细辛、半夏、生姜温肺蠲饮降逆；紫菀、款冬花、甘草化痰止咳；五味子收敛肺气；大枣和中。痰涌喘逆不能平卧者，加葶苈子、苏子、杏仁泻肺降逆平喘。表寒里饮，寒象较甚者，可用小青龙汤解表化痰，温肺平喘。痰稠胶固难出，哮喘持续难平者，加猪牙皂、白芥子豁痰利窍以平喘。哮喘甚剧，恶寒背冷，痰白呈小泡沫，舌苔白而水滑，脉弦紧有力，体无虚象，属典型寒实证者，可服紫金丹。本方由主药砒石配豆豉而成，有劫痰定喘之功，对部分患者奏效较快，每服米粒大 5 ~ 10 粒（< 150 mg），临睡前冷茶送下，连服 5 ~ 7 日；有效需续服者，停药数日后再服。由于砒石大热大毒，热哮、有肝肾疾病、

出血者及孕妇忌用；服药期间忌酒，并须严密观察毒性反应，如见呕吐、腹泻、眩晕等症立即停药；再者本药不可久用，且以寒冬季节使用为宜。病久阳虚，发作频繁，发时喉中痰鸣如鼾，声低，气短不足以息，咳痰清稀，面色苍白，汗出肢冷，舌淡苔白，脉沉细者，当标本同治，温阳补虚，降气化痰，用苏子降气汤，酌配黄芪、山萸肉、紫石英、沉香、诃子之类；阳虚者，伍以附子、补骨脂、钟乳石等温补肾阳。

（2）热哮

症状：气粗息涌，喉中痰鸣如吼，胸高胁胀，张口抬肩，咳呛阵作，咳痰色黄或白，黏浊稠厚，排吐不利，烦闷不安，汗出，面赤，口苦，口渴喜饮，舌质红，苔黄腻，脉弦数或滑数。

治法：清热宣肺，化痰定喘。

方药：定喘汤。

方义分析：方用麻黄、杏仁宣降肺气以平喘；黄芩、桑白皮清肺热而止咳平喘；半夏、款冬花、苏子化痰止咳，降逆平喘；白果敛肺气以定喘，且可防麻黄过于耗散之弊；甘草和中，调和诸药。全方合用，宣、清、降俱备，共奏清热化痰、宣降肺气、平喘定哮之功。若痰稠胶黏，酌加知母、浙贝母、海蛤粉、瓜蒌、胆南星之类以清化热痰。气息喘促，加葶苈子、地龙泻肺清热平喘。内热壅盛，加石膏、银花、鱼腥草以清热，大便秘结，加大黄、芒硝通腑利肺。表寒里热，加桂枝、生姜兼治表寒。若病久热盛伤阴，痰热不净，虚实夹杂，气急难续，咳呛，痰少质黏，口燥咽干，烦热颧红，舌红少苔，脉细数者，又当养阴清热，敛肺化痰，可用麦门冬汤。偏于肺阴不足者，酌加沙参、冬虫夏草、五味子、川贝母；肾虚气逆，酌配地黄、山萸肉、胡桃肉、紫石英、诃子等补肾纳气定喘。哮病发作时寒与热俱不显著，但哮鸣喘咳甚剧，胸高气满，但坐不得卧，痰涎壅盛，喉如拽锯，咳痰黏腻难出，舌苔厚浊，脉滑实者，此为痰阻气壅、痰气壅盛之实证，当涤痰除壅、降气利窍以平喘逆，用三子养亲汤加葶苈子、厚朴、杏仁，另吞皂荚丸以利气涤痰，必要时可加大黄、芒硝以通腑泻实。久病正虚，发作时邪少虚多，肺肾两亏，痰浊壅盛，甚至出现张口抬肩、鼻煽气促、面青、汗出、肢冷、脉浮大无根等喘脱危候者，当参照喘病之喘脱救治。

（3）肺虚

症状：气短声低，动则尤甚，或喉中有轻度哮鸣声，咳痰清稀色白，面色㿠白，常自汗畏风，易感冒，每因劳倦、气候变化等诱发哮病，舌淡苔白，脉细弱或虚大。

治法：补肺固卫。

方药：玉屏风散。

方义分析：方中黄芪益气固表；白术健脾补肺；防风亦名"屏风"，《本草纲目·防风》说："防者，御也……屏风者，防风隐语也。"可见，防风有屏蔽御邪之功效。李东垣说："防风能制黄芪，黄芪得防风，其功愈大，乃相畏而相使者也。"若怕冷畏风明显，加桂枝、白芍、姜、枣调和营卫。阳虚甚者，加附子助黄芪温阳益气。气阴两虚，咳呛，痰少质黏，口咽干，舌质红者，可用生脉散加北沙参、玉竹、黄芪等益气养阴。

（4）脾虚

症状：平素痰多气短，倦怠无力，面色萎黄，食少便溏，或食油腻易于腹泻，每因饮食不当则易诱发哮病，舌质淡，苔薄腻或白滑，脉细弱。

治法：健脾化痰。

方药：六君子汤。

方义分析：方中党参、茯苓、白术、甘草补气健脾；陈皮、半夏理气化痰。形寒肢冷便溏者，可加干姜、桂枝以温脾化饮，甚者加附子以振奋脾阳。脾肺两虚者，可与玉屏风散配合应用。

（5）肾虚

症状：平素短气息促，动则尤甚，吸气不利，或喉中有轻度哮鸣，腰膝酸软，脑转耳鸣，劳累后易诱发哮病。或畏寒肢冷，面色苍白，舌淡苔白，质胖嫩，脉象沉细。或颧红，烦热，汗出黏手，舌红苔少，脉细数。

治法：补肾摄纳。

方药：金匮肾气丸或七味都气丸。

方义分析：前方偏于温肾助阳，后方偏于益肾纳气。阳虚明显者，肾气丸加补骨脂、仙灵脾、鹿角片；阴虚明显者，七味都气丸加麦冬、当归、龟胶。肾虚不能纳气者，胡桃肉、冬虫夏草、紫石英等补肾纳气之品随证加入，喘甚时予人参蛤蚧散。有痰者，酌加苏子、半夏、橘红、贝母等以化痰止咳。若平时无明显症状，可用平补肺肾之剂，如党参、黄芪、五味子、胡桃肉、冬虫夏草、紫河车之类，并可酌配化痰之品。另外，白芥子敷贴法对减少和控制哮病的发作也有一定疗效。其方法是将白芥子、延胡索各20g，甘遂、细辛各10g，共为末，加麝香0.6g，和匀，在夏季三伏中，分3次用姜汁调敷肺俞、膏肓、百劳等穴，1~2小时去之，每10日敷1次。

2. 喘病

（1）风寒闭肺

症状：喘息，呼吸气促，胸部胀闷，咳嗽，痰多稀薄色白，兼有头痛，鼻塞，无汗，恶寒，或伴发热，口不渴，舌苔薄白而滑，脉浮紧。

治法：散寒宣肺。

方药：麻黄汤。

方义分析：方中麻黄、桂枝宣肺散寒解表；杏仁、甘草利气化痰。喘重者，加苏子、前胡降逆平喘。若寒痰阻肺，见痰白清稀、量多、有泡沫，加细辛、生姜、半夏、陈皮温肺化痰，利气平喘。若得汗而喘不平，可用桂枝加厚朴杏仁汤和营卫，利肺气。若素有寒饮内伏，复感客寒而引发，可用小青龙汤发表温里。若寒邪束表，肺有郁热，或表寒未解，内已化热，热郁于肺，而见喘逆上气，息粗鼻煽，咳痰黏稠，并伴形寒身热，烦闷口渴，有汗或无汗，舌质红，苔薄白或黄，脉浮数或滑，用麻杏石甘汤解表清里，宣肺平喘，还可加黄芩、桑白皮、瓜蒌、葶苈子、射干等以助其清热化痰。

（2）痰热遏肺

症状：喘咳气涌，胸部胀痛，痰多黏稠色黄，或夹血色，伴胸中烦热，面红身热，汗出口渴，喜冷饮，咽干，尿赤，或大便秘结，苔黄或腻，脉滑数。

治法：清泄痰热。

方药：桑白皮汤。

方义分析：方中桑白皮、黄芩、黄连、栀子清泄肺热；杏仁、贝母、半夏、苏子降气化痰。若痰多黏稠，加瓜蒌、海蛤粉清化痰热；喘不得卧，痰涌便秘，加葶苈子、大黄涤痰通腑；痰有腥味，配鱼腥草、金荞麦根、蒲公英、冬瓜子等清热解毒，化痰泄浊；身热甚者，加生石膏、知母、银花等以清热。

（3）痰浊阻肺

症状：喘而胸满闷窒，甚则胸盈仰息，咳嗽，痰多黏腻色白，咳吐不利，兼有呕恶纳呆，口黏不渴，苔厚腻色白，脉滑。

治法：化痰降逆。

方药：二陈汤合三子养亲汤。

方义分析：方中用半夏、陈皮、茯苓、甘草燥湿化痰；苏子、白芥子、莱菔子化痰下气平喘。可加苍术、厚朴等燥湿理脾行气，以助化痰降逆。痰浊壅盛，气喘难平者，加皂荚、葶苈子涤痰除壅以平喘。若痰浊夹瘀，见喘促气逆，喉间痰鸣，面唇青紫，舌质紫暗，苔腻浊，可用涤痰汤，加桃仁、红花、赤芍、水蛭等涤痰祛瘀。

（4）饮凌心肺

症状：喘咳气逆，倚息难以平卧，咳痰稀白，心悸，面目肢体浮肿，小便量少，怯寒肢冷，面唇青紫，舌胖暗，苔白滑，脉沉细。

治法：温阳利水，泻肺平喘。

方药：真武汤合葶苈大枣泻肺汤。

方义分析：方中用真武汤温阳利水，葶苈大枣泻肺汤泻肺除壅。喘促甚者可加桑白皮、五加皮行水去壅平喘。心悸者加枣仁养心安神。怯寒肢冷者加桂枝温阳散寒。面唇青紫甚者加泽兰、益母草活血祛瘀。

（5）肝气乘肺

症状：每遇情志刺激而诱发，发病突然，呼吸短促，息粗气憋，胸闷胸痛，咽中如窒，咳嗽痰鸣不著，喘后如常人，或失眠、心悸，平素常多忧思抑郁，苔薄，脉弦。

治法：开郁降气。

方药：五磨饮子。

方义分析：方中以沉香为主药，温而不燥，行而不泄，既可降逆气，又可纳肾气，使气不复上逆；槟榔破气降逆，乌药理气顺降，共助沉香以降逆平喘；木香、枳实疏肝理气，加强开郁之力。本证在于七情伤肝，肝气横逆上犯肺脏，而上气喘息，发病之标在肺与脾胃，发病之本则在肝，属气郁寒证。因而应用本方时，还可在原方基础上加柴胡、郁金、青皮等疏肝理气之品以增强解郁之力。若气滞腹胀，大便秘者又可加用大黄以降气通腑，即六磨汤之意。

伴有心悸、失眠者，加百合、酸枣仁、合欢花等宁心安神。精神恍惚，喜悲伤欲哭，宜配合甘麦大枣汤宁心缓急。本证宜劝慰患者心情开朗，配合治疗。

（6）肺气虚

症状：喘促短气，气怯声低，喉有鼾声，咳声低弱，痰吐稀薄，自汗畏风，极易感冒，舌质淡红，脉软弱。

治法：补肺益气。

方药：补肺汤合玉屏风散。

方义分析：方中人参、黄芪、白术补益肺气；防风助黄芪益气护卫；五味子敛肺平喘；熟地益精以化气；紫菀、桑白皮化痰以利肺气。若寒痰内盛，加钟乳石、苏子、款冬花温肺化痰定喘。若食少便溏，腹中气坠，肺脾同病，可与补中益气汤配合治疗。若伴咳呛，痰少质黏，烦热口干，面色潮红，舌红苔剥，脉细数，为气阴两虚，可用生脉散加沙参、玉竹、百合等益气养阴。痰黏难出，加贝母、瓜蒌润肺化痰。

（7）肾气虚

症状：喘促日久，气息短促，呼多吸少，动则喘甚，气不得续，小便常因咳甚而失禁，或尿后余沥，形瘦神疲，面青肢冷，或有跗肿，舌淡苔薄，脉微细或沉弱。

治法：补肾纳气。

方药：金匮肾气丸合参蛤散。

方义分析：前方温补肾阳，后方纳气归肾。还可酌加仙茅、仙灵脾、紫石英、沉香等温肾纳气平喘。若见喘咳，口咽干燥，颧红唇赤，舌红少津，脉细或细数，此为肾阴虚，可用七味都气丸合生脉散以滋阴纳气。如兼标实，痰浊壅肺，喘咳痰多，气急满闷，苔腻，此为"上实下虚"之候，治宜化痰降逆、温肾纳气，可用苏子降气汤加紫石英、沉香等。肾虚喘促，多兼血瘀，如面、唇、爪甲、舌质暗黑、舌下青筋显露等，可酌加桃仁、红花、川芎等活血化瘀。

（8）喘脱

症状：喘逆甚剧，张口抬肩，鼻翼煽动，端坐不能平卧，稍动则喘剧欲绝，或有痰鸣，咳吐泡沫痰，心慌动悸，烦躁不安，面青唇紫，汗出如珠，肢冷，脉浮大无根，或见歇止，或模糊不清。

治法：扶阳固脱，镇摄肾气。

方药：参附汤合黑锡丹。

方义分析：参附汤益气回阳，黑锡丹镇摄浮阳，纳气定喘。应用时可加龙骨、牡蛎、山萸肉以固脱，还可加服蛤蚧粉以纳气定喘。若呼吸微弱，间断难续，或叹气样呼吸，汗出如洗，烦躁内热，口干颧红，舌红无苔或光绛而紫赤，脉细微而数或散或芤，为气阴两竭之危证，治应益气救阴固脱，可用生脉散加生地、山萸肉、龙骨、牡蛎以益气救阴固脱。若出现阴竭阳脱者，加附子、肉桂急救回阳。

（二）经络调治

1. 实证

辨证：风寒外袭，症见咳嗽喘息，咳吐稀痰，形寒无汗，头痛，口不渴，脉浮紧，苔薄白；如因痰热多见咳喘，痰黏色黄，咳吐不爽，胸中烦闷，咳引胸胁作痛，或见身热口渴，大便秘结，脉滑数，苔黄腻。

治则：宣肺祛邪，化痰平喘。

治法：取手太阴、阳明经穴为主。针刺泻法，风寒者可加用灸法。

处方：定喘、列缺、尺泽、合谷、膻中。

方义分析：列缺为手太阴经络穴，合谷为手阳明经原穴。肺主表，太阴与阳明经相表里，故两穴相配，可宣肺解表，散风祛邪。尺泽为手太阴经合穴，"合主逆气而泄"，功于肺气上逆之实喘。膻中为气之会穴，与经验效穴定喘相配，有理气化痰、降气平喘之效，属近部取穴法。

随症选穴：风寒者配风门、肺俞；风热者配曲池、大椎、商阳；肝郁者配太冲、期门、隐白；痰盛者配中脘、丰隆；胸痛者配中府；喘甚者配天突。

2. 虚证

辨证：病久肺气不足，证见气息短促，语言无力，动则汗出，舌质淡或微红；脉细数或软而无力；如喘促日久，以致肾虚不能纳气，则神疲气不得续，动则喘息，汗出肢冷，脉象沉细。

治则：扶正培本，化痰平喘。

治法：取手太阴经穴及背俞穴为主。针刺补法，并灸。

处方：肺俞、定喘、膏肓、太渊、足三里。

方义分析：针补并灸肺俞、膏肓、定喘补益肺气，使肺能肃降而止喘。太渊为肺之原穴，配五行属土，取"虚则补其母"之意。足三里为足阳明胃经合穴，可调补脾胃，以资生化之源，使水谷精微上归于肺，以资肺气，取土能生金之意。

随症选穴：肺脾气虚者配脾俞、胃俞、太白；肺肾两虚者配肾俞、气海、太溪。另外，发作期取定喘、天突、内关。咳嗽痰多加孔最、丰隆，每次选用 1 ~ 2 个腧穴，用重刺激，留针 30 分钟，每隔 5 ~ 10 分钟捻针 1 次，每日或隔日治疗 1 次，背部可加拔火罐。缓解期取穴大椎、肺俞、足三里。肾虚加肾俞、关元；脾虚加中脘、脾俞。每次选用 2 ~ 3 个腧穴，用较轻刺激，隔日治疗 1 次。在发作前的季节针灸，可作为预防性治疗，有减少发作或减轻症状的效果。

（三）其他疗法

1. 耳针

取穴：平喘、肾上腺、气管、皮质下、交感。

方法：每次取 2 ~ 3 穴，用强刺激，留针 5 ~ 10 分钟，每日 1 次，10 次为 1 个疗程。

2. 灸法

取穴：肺俞、膏肓、脾俞、肾俞。

方法：艾炷如枣核大，隔姜灸，每穴 3 ~ 5 壮，以不发疱、皮肤微红为度。每日 1 次，在三伏天施灸。

3. 皮肤针

取穴：手太阴经循行部位，两侧胸锁乳突肌部。

方法：依顺序轻叩 15 分钟左右，以皮肤微红为度。用于哮喘发作期，有缓解作用。

4. 穴位注射

取穴：夹脊穴胸 1 ~ 12。

方法：用胎盘组织液，每次取穴 1 对，每次注射 0.5 ~ 1 mL，由上而下，逐日更换，常用于哮喘缓解期。

5. 穴位敷药法

取穴：肺俞、定喘、膻中、华盖、膺窗、尺泽、足三里、丰隆。

方法：每次取 3～4 穴，用消喘膏（白芥子 21 g，延胡索 21 g，细辛 15 g，甘遂 12 g，共研细末，用姜汁调成糊状），取少许敷穴上，胶布固定，持续 30～60 分钟后，擦掉药膏，每 10 天治疗 1 次。

（四）预防与养生

1. 哮病

预防方面，注重宿根的形成及诱因的作用，故应注意气候影响，做好防寒保暖，防止外邪诱发。避免接触刺激性气体及易致过敏的灰尘、花粉、食物、药物和其他可疑异物。宜戒烟酒，饮食宜清淡而富营养，忌生冷、肥甘、辛辣、海膻发物等，以免伤脾生痰。防止过度疲劳和情志刺激。鼓励患者根据个人身体情况，选择太极拳、内养功、八段锦、散步或慢跑、呼吸体操等方法长期锻炼，增强体质，预防感冒。在调摄方面，哮病发作时，尚应密切观察哮鸣、喘息、咳嗽、咳痰等病情的变化，哮鸣咳嗽痰多、痰声辘辘或痰黏难咳者，用拍背、雾化吸入等法，助痰排出。对喘息哮鸣、心中悸动者，应限制活动，防止喘脱。

2. 喘病

慎风寒，戒烟酒，饮食宜清淡，忌食辛辣刺激及甜黏肥腻之品。平素宜调畅情志，因情志致喘者，尤须怡情悦志，避免不良刺激。加强体育锻炼，提高机体的抗病能力等有助于预防喘病的发生。喘病发生时，应卧床休息，或取半卧位休息，充分给氧。密切观察病情的变化，保持室内空气新鲜，避免理化因素刺激，做好防寒保暖，饮食应清淡而富营养，消除紧张情绪。

六、预后与转归

哮病经常反复发作，病情顽固，迁延难愈，尤其中老年、体弱久病者，难以根除，可发展为肺胀。部分中老年患者，通过异地生活可以自愈。部分儿童、青少年至成年时，肾气日盛，正气渐充，辅以药物治疗，可以终止发作。若哮喘大发作，持续不解，可能转为喘脱或内闭外脱，预后较差，应及时中西医结合救治。

喘病的转归，视其喘病的性质、治疗等不同而有差异。一般情况是实喘日久，可由实转虚，或虚喘再次感邪而虚实兼夹，上实下虚；痰浊致喘者，因治疗因素而有寒热的转化。喘病日久，因肺气不能调节心脉，肺气不能布散津液，常因喘而致痰瘀阻痹，但痰瘀阻痹又加重喘病。喘病日久可转成肺胀。喘病属危重病，但其预后也不尽相同。一般说来，实喘因邪气壅阻，只要祛邪利气，一般易治愈；但若邪气极甚、高热、喘促不得卧、脉急数者，病情重，预后差。虚喘因根本不固，气衰失其摄纳，补之不能速效，故治疗难；若虚喘再感新邪，且邪气较甚，则预后差；若发展至喘脱、下虚上实、阴阳离决、孤阳浮越之时，病情极险，应积极抢救，或可救危亡于万一。

七、结语

哮病是一种发作性的痰鸣气喘疾病，以喉中哮鸣有声、呼吸急促困难为临床特征。病理因素以痰为主，痰伏于内，因感引发。发作时，痰阻气道，痰气相搏，肺气失于肃降，表现为邪实之证；反复久发，气阴耗损，肺、脾、肾渐虚，则在平时表现为正虚之证，大发作时可见邪实正虚的错杂表现。故辨治原则是根据疾病的新久、已发未发，区别邪正缓急、虚实主次治疗。发时治标，缓则治本。发时以祛邪利肺为主，但要注意证候的寒热，以及寒热相兼、寒热转化、是否虚实错杂等情况，进行治法、方药的调整。未发时以扶正为主，但要注意气阴之异，肺、脾、肾之殊，在抓住重点的基础上，适当兼顾。其中尤以补肾最为重要，因肾为先天之本，五脏之根，精气充足则根本得固。补肺可加强卫外功能，防止外邪入侵。补脾可杜绝生痰之源。因此治本可以减轻、减少或控制哮病发作。哮病的预防，在于增强体质，增强抗邪能力，减少宿痰的产生和避免触发因素对患者的侵袭，以减少发作机会。

喘病是呼吸困难，甚至张口抬肩、鼻翼煽动、不能平卧的一种病证，严重者可致喘脱，为外感六淫、内伤饮食、情志及久病体虚所致。其病位主要与肺、肾有关，亦与肝、脾等脏有关。病理性质有虚实之分。实喘为邪气壅肺，气失宣降，治予祛邪利气。祛邪指祛风寒、清肺热、化痰浊（痰饮）等，利气指宣肺平喘，亦包括降气解郁等法。虚喘为精气不足、肺不主气、肾不纳气所致，治予培补摄纳，但应分阴阳、培肺气、益肺阴、补肾阳、滋肾阴等，并佐摄纳固脱等法。治虚喘很难速效，应持之以恒地调治，方可治愈。正如《医宗必读·喘》所说："治实者攻之即效，无所难也。治虚者补之，未必即效，须悠久成功，其间转折进退，良非易也。"若见"下虚上实"者，又当疏泄其上，补益其下，权衡轻重主次治疗。若见喘脱者，急当扶正固脱，镇摄潜纳，及时救治。

八、临证备要

（一）哮病

1. 注意寒热的转化与兼夹

哮喘的证型虽以寒哮、热哮最为多见，但在其发病过程中，寒热之间并不是一成不变的，也不能截然分开，常表现出寒热错杂为患的情况。如痰热内蕴，复感风寒可致外寒内热，此即徐春甫所谓"有内热而外逢寒则发，脉沉数者，寒包热之候"。治当寒热并用，解表清里并施。寒热在一定的条件下还可发生转化，如寒痰冷哮久郁可以化热，尤其在感受外邪（继发感染）引发时更易如此，热证中一部分小儿患者为阳气偏盛之体，但久延而至成年、老年，阳气渐衰，每可转从寒化，出现寒证。治疗当根据其演变情况分别施治。

2. 久病邪实与正虚每多错杂为患

临证所见，发作之时虽以邪实为多，亦有正虚为主者，缓解期常以正虚为主，但其痰饮留伏的病理因素仍然存在，因此对于哮病的治疗，发时未必全从标治，当治标顾本，平时亦未必全恃扶正，当治本顾标。尤其是大发作有喘脱倾向者，更应重视回阳救脱，急固其本，若拘泥于"发时治标"之说，则错失救治良机。

3. 治本不忘降气祛痰化瘀

对于缓解期的治疗，当重视治本，区别肺、脾、肾的主次，在抓住重点的基础上，适当兼顾。其中尤以补肾为要，因肾为先天之本、五脏之根，肾精充足则根本得固。补肺可加强卫外功能，防止外邪入侵。补脾可杜生痰之源。临床表明，在治本的同时，还当参入降气化痰之品。因哮喘是一种反复发作的疾病，其之所以难以根治，是因为有宿根的存在，而这宿根主要是指宿痰内伏。在缓解期，虽无喘哮，但其"痰饮留伏，结成窠臼，潜伏于内"之病机依然存在，只不过是伏而潜隐，待时再动。喻嘉言亦尝有"岂但窠囊之中，痰不易除，即肺叶之外，膜原之间，顽痰胶结多年，如树之有萝，如屋之有游，如石之有苔，附托相安，仓卒有难于铲伐者"之叹，久则可致痰气瘀阻，故治疗在扶正固本的同时，也应参入降气化痰和血之品，以清除内伏之顽痰，方能减少复发。现代研究亦发现虽然多数缓解期患者没有明显的临床症状，但实验室检查会发现相当一部分人肺功能仍不正常，几乎所有患者依然存在着气道高反应性。有研究表明，气道反应性的高低与哮喘发作频率和程度有关。故在缓解期还应适当兼顾祛邪，改善机体高反应状态，才有可能达到长期缓解的目的。

4. 平喘要药首选麻黄

麻黄为治疗咳喘之要药，古今治哮方中，麻黄的出现率约为58.6%，为哮喘用药之首。哮喘的发生主要责之肺之气机升降出入失其常度，而麻黄既善于宣通肺气，又长于降逆平喘，故为宣肺平喘的首选药物。因其辛温，功用主在宣肺平喘、发散表邪，适用于寒实肺闭之证。《药品化义》记载："元气虚及劳力感寒或表虚者，断不可用"，但通过适当配伍，又可较广泛地用于多种证型。如麻黄配石膏解表清里，用于表寒里热（寒包火）之证；麻黄配黄芩，宣肺清热，用于痰热郁肺而无表证者；麻黄配细辛、干姜、半夏温肺化饮，用于外寒内饮之喘；麻黄配葶苈子，泻肺平喘，用于肺气壅实、水气内停之证；麻黄配大黄，宣上导下，适用于肺胃热盛、腑气不通之喘；麻黄配熟地，滋肾平喘，用于肾不纳气者；麻黄配五味子、白芍，敛肺降气，用于肺虚气逆者；麻黄配附子，温肾降逆，用于肾阳亏虚、摄纳失常之哮喘。因肺为娇脏，喜润恶燥，而麻黄辛散温燥，发越阳气，有耗气伤阴之弊端，故对于哮喘出现心悸、气促、气息微弱等喘脱预兆者，或舌红苔少、脉细数等真阴亏损者当禁用。又因其能升阳，加速心率，故慎用于高血压、肝阳上亢者。

5.重视虫类祛风解痉

部分哮喘患者起病突然，时发时止，反复发作，与风邪"善行数变"之性质相符，辨病属过敏性，辨证属风痰为患，治疗颇为棘手，此时如单用一般草木之品，难以收效，可在辨证治疗的基础上，加用虫类祛风通络止痉药物。虫类药走窜入络，搜剔逐邪，可祛肺经伏邪，增强平喘降逆之功，并擅长祛风解痉、活血化瘀，能够疏通气道壅塞和血脉瘀痹，且大多具有抗过敏、调节免疫功能作用，对缓解支气管痉挛、改善缺氧现象有显著疗效，药如僵蚕、地龙、全蝎、蜈蚣、蝉蜕等。

（二）喘病

1.注意寒热的转化互见

喘证的证候之间，存在着一定的联系。临床辨证除分清实喘、虚喘之外，还应注意寒热的转化。如实喘中的风寒壅肺证，若风寒失于表散，入里化热，可出现表寒肺热；痰浊阻肺证，若痰郁化热，或痰阻气壅，血行瘀滞，又可呈现痰热郁肺或痰瘀阻肺证。

2.掌握虚实的错杂

本病在反复发作过程中，每见邪气尚实而正气已虚，表现为肺实肾虚的"下虚上实"证。治当疏泄其上，补益其下，权衡主次轻重处理。虚喘尤重治肾，补正当辨阴阳。虚喘有补肺、补肾及健脾、养心的不同治法，每多相关，应联系治疗，但肾为气之根，故必须重视治肾，纳气归元，使根本得固。扶正，除辨别脏器所属外，须进一步辨清阴阳。阳虚者温养阳气，阴虚者滋阴填精，阴阳两虚者根据主次酌情兼顾。一般而论，以温阳益气为主。喘脱的危重证候，尤当密切观察，及时采取应急措施。

九、古籍选录

《诸病源候论·气病诸候》："肺病令人上气，兼胸膈喘满，气行壅滞，喘息不调，致咽喉有声，如水鸡之鸣也。"

《医宗必读·喘》："喘者，促促气急，喝喝痰声，张口抬肩，摇身撷肚。短气者，呼吸虽急，而不能接续，似喘而无痰声，亦不能抬肩，但肺壅不能下。哮者与喘相类，但不似喘开口出气之多，而有呀呷之音……三证极当详辨。"

《景岳全书·喘促》："喘有夙根，遇寒即发，或遇劳即发者，亦名哮喘。未发时以扶正气为主，既发时以攻邪气为主，扶正气须辨阴阳，阴虚者补其阴，阳虚者补其阳。攻邪气者……或于温补中宜量加消散。此等证候，当眷眷以元气为念，必使元气渐充，庶可望其渐愈，若攻之太过，未有不致日甚而危者。"

《医学统旨》："大抵哮喘，未发以扶正为主，已发以攻邪气为主。亦有痰气壅盛壮实者，可用吐法。大便秘结，服定喘药不效，而用利导之药而安者。必须使薄滋味，不可纯用凉药，亦不可多服砒毒劫药，倘若受伤，追悔何及。"

《时方妙用·哮证》："哮喘之病，寒邪伏于肺俞，痰窠结于肺膜，内外相应，一遇风寒暑湿燥火六气之伤即发，伤酒伤食亦发，动怒动气亦发，劳役房劳亦发。"

《素问·至真要大论》："诸气膹郁，皆属于肺。"

《灵枢·本神》："肺气虚则鼻塞不利，少气。实则喘喝，胸盈仰息。"

《灵枢·经脉》："肾足少阴之脉，是动则病……喝喝而喘。"

《素问·逆调论》："不得卧，卧则喘者，是水气之客也。"

《济生方·喘》："将理失宜，六淫所伤，七情所感，或因坠堕惊恐，度水跌仆，饱食过伤，动作用力，遂使脏气不和，荣卫失其常度，不能随阴阳出入以成息，促迫于肺，不得宣通而为喘也。"

《丹溪心法·喘》："肺以清阳上升之气，居五脏之上，通荣卫，合阴阳，升降往来，无过不及，六淫七情之所感伤，饱食动作，脏气不和，呼吸之息，不得宣畅而为喘急。亦有脾肾俱虚，体弱之人，皆能发喘。又或调摄失宜，为风寒暑湿邪气相干，则肺气胀满，发而为喘。又因痰气皆能令人发喘。治疗之法，当究其源。如感邪气则驱散之，气郁即调顺之。脾肾虚者，温理之又当于各类而求。"

《医学入门·辨喘》："呼吸急促者谓之喘，喉中有响声者谓之哮，虚者气乏身凉，冷痰如冰，实者气壮胸满，身热便硬。"

《景岳全书·喘促》："实喘者，气长而有余；虚喘者，气短而不续。实喘者胸胀气粗，声高息涌，膨膨然若不能容，惟呼出为快也；虚喘者，慌张气怯，声低息短，惶惶然若气欲断，提之若不能升，吞之若不相及，劳动则甚，则惟急促似喘，但得引长一息为快也。"

《仁斋直指附遗方论·喘嗽》："有肺虚夹寒而喘者，有肺实夹热而喘者，有水气乘肺而喘者……如是等类，皆当审证而主治之。"

《诸证提纲·喘证》："凡喘至于汗出如油，则为肺喘，而汗出发润，则为肺绝……气壅上逆而喘，兼之直视谵语，脉促或伏，手足厥逆乃阴阳相背，为死证。"

第四节　肺　痨

肺痨是一种由于正气虚弱、感染痨虫、侵蚀肺脏导致的，以咳嗽、咯血、潮热、盗汗及身体逐渐消瘦等症为主要临床表现，具有传染性的慢性消耗性疾病。肺痨相当于西医学中的肺结核，是肺病中的常见病。据1985年全国结核病流行病学抽样调查显示，本病患病率为550/10万，平均死亡率在30/10万左右。本节所论述的肺痨，与西医学中的肺结核相类同。若以广义的痨瘵而言，还包括某些肺外结核在内。当这些疾病出现肺痨的临床表现时，可参考本节进行辨证论治。

中医治疗肺痨着眼于从整体上辨证论治，针对患者不同体质和疾病的不同阶段，采取与之相适应的治疗方法，目前临床多结合抗结核西药治疗，可以收到标本兼顾、恢复健康的结果。中医学对肺痨的认识历史悠久且逐渐深化。《黄帝内经》《难经》《金匮要略》等医籍中无肺痨，大多归于"虚损""虚劳"一类病证中，并描述了与肺痨主症相似的临床表现，如《灵枢·玉版》所言"咳，脱形，身热，脉小以疾"。晋代《肘后备急方》进一步认识到本病具有传染性，指出"死后复传之旁人，乃至灭门"，并创立"尸注""鬼注"之名。唐代《备急千金要方》把"尸注"列入肺脏病篇章，明确了本病病位在肺，指出本病病因是"劳热生虫在肺"。《外台秘要》对本病的临床表现观察尤为详细，指出本病有骨蒸、烦躁、食无味、消瘦、盗汗、咳嗽、两颊如胭脂色等症状，还指出本病可见"腹中有块，或脑后近下两边有小结"等兼证。由于本病的传染性和诸多症状，故有很多名称，如尸疰、劳疰、虫痊、传尸、肺痿、劳嗽、骨蒸、伏连、急痨等。直到宋代《三因极一病证方论》始以"痨瘵"定名，并指出与"肺痿"为"各一门类，不可不知"，从发病学上把痨瘵与一般的虚劳进行了界定。病因方面，在唐代关于肺虫说的基础上，创立了"痨虫""瘵虫"之说。在治疗方面，《仁斋直指方》已提出"治瘵疾，杀瘵虫"的重要观点。元代葛可久的《十药神书》为我国现存的第一部治疗肺痨的专著。《丹溪心法·痨瘵》倡"痨瘵主乎阴虚"之说，突出病理重点，确立了滋阴降火的治疗大法。明代《医学入门·痨瘵》指出"潮、汗、咳嗽、见血，或遗精、便浊，或泄泻，轻者六症间作，重者六症兼作"，概要地提示了本病的 6 个主证。《医学正传·劳极》确立了杀虫与补虚的两大治疗原则，迄今仍然对肺痨的治疗具有重要的指导意义。

一、老年肺痨的病证特点

（一）中医证候特点

老年患者随着年龄的增加，身体的功能下降，对疾病的敏感度降低，因此在肺结核感染初期，未予重视或仅作为感冒处理。随着病情的不断加重，严重影响生活质量，或在子女反复劝说下前去就医，因此病程较长，出现气阴两虚的症状较多。而中青年患者由于自身抵抗力较好，起病症状明显，就诊及时，因此病程短，或在体检时发现，辨证为肺阴亏虚者较多，因此两者在阴虚证和气阴两虚证比较时，具有显著性差异（$P < 0.01$）；而在疾病发展过程中出现的阴虚火旺证，两者没有统计学差异（$P > 0.05$）。

（二）痰涂片特点

老年组痰涂片阳性率较中青年组高，这跟老年患者的排菌特点相关。由于老年患者病程较长，病灶范围广泛，空洞形成多，因此老年肺结核患者痰中排菌率高达 43.89%，高于中青年肺结核患者的 32.20%，两者比较差异有统计学意义（$P < 0.05$）。

（三）病灶分布特点

老年肺结核患者肺部病灶分布范围相当广泛，病灶分布 1 个肺野之内的小病灶占 23.3%，76.7% 的患者病灶分布于 2 个肺野以上，空洞形成多占 45%，而中青年肺结核患者病灶分布范围小、空洞形成少，两者比较有显著性差异（$P < 0.01$）。

所以，对肺痨的控制首先要做对老年患者的管理，因为老年患者中存在着治疗顺应性及耐受性差，且农村患者居多，老年患者卫生习惯欠佳，咳嗽时不注意捂口，随地吐痰，加之老年人活动不便，子女不在身边者，就医不方便，化疗督导管理难以规范，从而使得老年肺结核患者无法接受治疗或治疗效果差，不仅危害自身的健康，并且成为重要的传染源。因此针对老年患者的发病特点给予有效的措施，对结核病的防治起到不容忽视的作用。

二、病因病机

肺痨的致病因素主要有两个方面，一为感染痨虫，一为正气虚弱。《古今医统·痨瘵门》指出："凡此诸虫……著于怯弱之人……日久遂成痨瘵之证。"痨虫和正气虚弱两种病因，可以相互为因。痨虫传染是发病不可缺少的外因，正虚是发病的基础，是痨虫入侵和引起发病的主要内因。

（一）感染痨虫

早在晋代，葛洪在《肘后备急方》中已认识到本病属于慢性传染性消耗性疾病，提到此病"积年累月，渐就顿滞，乃至于死"，而且其传染性很强，甚至可以"灭门"。古人根据本病具有传染的情况，创立了"痨虫""瘵虫"之说，如《三因极一病证方论·痨瘵诸证》指出："诸证虽曰不同，其根多有虫"，明确指出瘵虫传染是形成本病不可缺少的因素，因直接接触本病患者，如问病吊丧、看护、骨肉亲属与患者朝夕相处，"痨虫"侵入人体而成病，这种认识直到 1882 年发现结核分枝杆菌才被证实。

（二）正气虚弱

肺痨可发生于各种年龄、体质、经济状况的人。一般说来，往往在正气虚弱时罹患肺痨，凡先天禀赋不强，小儿喂养不当；或病后失养，如麻疹、哮喘等病后或外感咳嗽经久不愈，以及产后失于调养等，皆易致痨虫入侵。

故《外台秘要·灸骨蒸法图》说："婴孺之流，传注更苦。"后天摄身不慎，青年早婚，嗜欲无节，耗伤精血；或情志不遂，忧思过度，或劳倦伤脾，而导致正气虚弱，痨虫入侵而发病。《古今医统·痨瘵门》曰："凡人平素保养元气，爱惜精血，瘵不可得而传，惟夫纵欲多淫，苦不自觉，精血内耗，邪气外乘"，提出气虚血痿，痨瘵"皆能乘虚而染触"。年老体弱，生活贫困，营养不良，也是罹病的重要原因，如《理虚元鉴·虚症有六因》即曾指出"因境遇者……贫贱而窘迫难堪"，易致痨虫侵袭。

痨虫感染和正气虚弱两种病因，可以互为因果。痨虫是发病的原因，正虚是发病的基础。正气旺盛，即使感染痨虫后，也未必发病，正气不足，则感染后易于发病。同时，病情的轻重与内在正气的强弱也有重要关系。痨虫感染是发病的必备条件，痨虫既是耗伤人体气血的直接原因，又是决定发病后病变发展规律、区别于他病的特殊因素。

本病的发病部位，主要在肺。由于肺开窍于鼻，职司呼吸，痨虫自鼻吸入，直趋于肺而蚀肺，故临床多见肺失宣肃之症，如干咳、咽燥、咯血，甚至喉疮声嘶等。由于脏腑间具有相互资生、互相制约的密切关系，因此肺病日久可以进一步影响到其他脏腑，故有"其邪辗转，乘于五脏"之说。其中与脾肾两脏的关系最为密切。脾为肺之母，肺痨日久，子盗母气，则脾气亦虚，可伴见疲乏、食少、便溏等症，其甚者可致肺、脾、肾三脏同病。肾为肺之子，肺虚肾失资生之源，或肾虚相火灼金，上耗母气，则可见肺肾两虚，伴见骨蒸、潮热、男子失精、女子月经不调等肾虚症状；若肺虚不能制肝，肾虚不能养肝，肝火偏旺，则见性情急躁、善怒、胁痛；肺肾阴虚，心火上炎还可伴有虚烦不寐、盗汗等症；如肺虚制节失司，血脉运行不畅，病及于心，可见喘、悸、肿、发绀等症。

本病病理性质的重点，以阴虚火旺为主。因肺喜润恶燥，痨虫蚀肺，肺体受损，首耗肺阴，阴虚则火旺，而见阴虚肺燥之候，故朱丹溪概括痨瘵的病理为"主乎阴虚"。由于阴阳互根，阴虚则火旺，可发展为气阴两虚，甚则阴损及阳。病理的转变，与病情的轻重及病程有关。一般来说，初起病变在肺，肺体受损，肺阴亏耗，肺失滋润，表现为肺阴亏损之候。继则肺肾同病，兼及心肝，而致阴虚火旺，或因肺脾同病，阴伤及气而致气阴两虚，后期肺脾肾三脏交亏，阴损及阳，可趋于阴阳两虚的严重局面。

三、临床表现

痨虫侵蚀肺脏所引起的临床表现，以咳嗽、咯血、潮热、盗汗等为主，这些症状可出现于肺痨的各种类型，各症可以间作，或相继发生，或同时兼见。但早期或病变轻微者常无明显症状，有症状者均为病变活动时或病变较重者。

咳嗽，系肺阴不足所致，因此常表现为干咳，少痰，伴咽燥口干，颧红，唇赤，舌红少津，脉细数；但也有因脾虚生痰、痰湿阻肺导致，故也可以出现咳嗽痰多，痰呈泡沫状，伴身重疲乏、胃纳不振、舌苔白腻等症；更有少数表现为痰热咳嗽，症见痰黄且稠或痰中带血。咯血，多由于热伤肺络，症见血色鲜红，咯血量多；也可夹有瘀血，症见少量咯血，时发时止，血色暗或带紫色血块。发热，为阴虚生内热，多表现为午后发热，一般表现为低热（38.5 ℃以下），或仅自觉五心烦热，好像热从骨髓中蕴蒸而出（故又称骨蒸），面颧红赤，但也有高热者。发热多从午后开始，夜热早凉，发作有时，故称潮热。盗汗，为内热蒸腾，逼津外出，表现为入睡后，汗出遍身，醒后则汗止。唯汗后衣被皆湿，疲乏无力感益加明显。患者亦可表现为气阴两虚，形寒乏力，易汗肢冷，饮食减少，体重减轻，肌肉瘦削，晚期则形销骨立，男性多见遗精，女性多见月经不调或闭经。

四、诊断与鉴别诊断

（一）诊断

初期仅感疲乏无力，干咳，食欲不振，形体逐渐消瘦。病重者可出现咯血、潮热、颧红、形体明显消瘦等症。

有与肺痨患者密切接触史。

病灶部位呼吸音减弱或闻及支气管呼吸音及湿啰音。

痰涂片或培养结核分枝杆菌多呈阳性。

X 线可见肺部结核病灶。

红细胞沉降率增快，结核菌素皮试呈强阳性有助于诊断。

（二）鉴别诊断

1. 虚劳

两病都具有消瘦、疲乏、食欲不振等虚证特征，且有一定联系，肺痨可发展为虚损，故《金匮要略》将之列为"虚劳"范畴，但两者是有区别的。肺痨主要病变在肺，具有传染性，以阴虚火旺为病理特点，以咳嗽、咯血、潮热、盗汗、消瘦为主要临床症状；而虚劳则由多种原因导致，病程较长，病势缠绵，病变为五脏虚损而以脾肾为主，一般不传染，以气、血、阴、阳亏虚为病理特点，是多种慢性虚损病证的总称。

2. 肺痿

肺痨与肺痿两者病位均在肺，但肺痿是多种肺部慢性疾病后期的转归，如肺痈、肺痨、咳嗽日久等，若导致肺叶痿弱不用，俱可成肺痿。肺痨晚期，如出现干咳、咳吐涎沫等症者，即已转属肺痿，故《外台秘要》称肺痨为肺痿疾。

五、辨证要点与治疗原则

（一）辨证要点

1. 辨病性

肺痨病理性质以本虚为主，亦可见标实。本虚为阴虚，病变进程中可发展为气阴两虚，阴阳两虚；标实为火热，痰浊和瘀血。故应辨别虚实的属性，是否相互兼夹及其主次关系。

2. 辨病位

肺痨的主脏在肺，在病变过程中"其邪辗转，乘于五脏"。故应辨别病位是尚限于肺脏，还是已经"辗转"于其他脏，尤其是重点关注肺与脾、肾的关系。

3. 辨主症

肺痨以咳嗽、咯血、潮热、盗汗为四大主证，故应辨别主证间的主次轻重，以便在治本的基础上为对症处理提供依据。

（二）治疗原则

补虚培元、抗痨杀虫为治疗肺痨的基本原则。补虚培元，旨在增强正气，以提高抗病能力，促进疾病的康复。就病理性质而言，补虚以滋阴为主，若合并气虚、阳虚者，则当同时兼顾益气、温阳；就脏腑而言，补虚重在补肺，并注意脏腑整体关系，同时补益脾肾。抗痨杀虫，旨在针对本病的特异病因进行治疗。正如《医学正传·劳极》所说："治之之法，一则杀其虫，以绝其根本；一则补虚，以复其真元。"另外，还应适时结合清火、祛痰、止血等法进行治疗。

六、中医调治与养生

（一）方药调治

1. 肺阴亏虚

症状：干咳，咳声短促，或咳少量黏痰，或痰中带血丝或血点，血色鲜红，胸部隐隐闷痛，午后手足心热，皮肤干灼，口干咽燥，或有轻微盗汗，舌边尖红苔薄，脉细或细数。

治法：滋阴润肺，杀虫止咳。

方药：月华丸。

方义分析：本方是治肺痨的基本方，具有补虚抗痨、滋阴镇咳、化痰止血之功。方中北沙参、麦冬、天冬、生地、熟地滋阴润肺；百部、獭肝、川贝润肺止嗽，兼能杀虫；桑叶、白菊花清肺止咳；阿胶、三七止血和营；茯苓、山药健脾补气，以资生化之源。咳嗽频繁而痰少质黏者，加百合、杏仁、炙枇杷叶以润肺化痰止咳。痰中带血丝较多者，加白及、仙鹤草、白茅根、蛤粉、阿胶等和络止血。潮热骨蒸甚者，酌加银柴胡、地骨皮、功劳叶、青蒿等以清虚热。

2. 阴虚火旺

症状：呛咳气急，痰少质黏，或吐稠黄痰、量多，时时咯血，血色鲜红，午后潮热，骨蒸，五心烦热，颧红，盗汗量多，口渴，心烦，失眠，性情急躁易怒，或胸胁掣痛，男子可见遗精，女子月经不调，形体日渐消瘦，舌红而干，苔薄黄或剥，脉细数。

治法：滋阴降火。

方药：百合固金汤。

方义分析：方中用百合、麦冬、玄参、生地、熟地滋阴润肺生津；当归、芍药柔润养血；桔梗、贝母、甘草清热止咳。另可加鳖甲、知母滋阴清热；百部、白及补肺止血，抗痨杀虫；龟板、阿胶、五味子、冬虫夏草滋养肺肾之阴，培其本元。骨蒸劳热日久不退，可合用清骨散或秦艽鳖甲散。若火旺较甚，热势明显升高，酌加胡黄连、黄芩、黄柏等苦寒泻火坚阴。痰热蕴肺，咳嗽痰黄稠浊，酌加桑白皮、知母、金荞麦根、鱼腥草等清化痰热。咯血较著者去当归之辛窜，加黑山栀、紫珠草、大黄炭、地榆炭等凉血止血；血出紫暗成块，伴胸胁掣痛者，可酌加三七、茜草炭、花蕊石、蒲黄、郁金等化瘀和络正血。盗汗甚者可选加乌梅、煅牡蛎、麻黄根、浮小麦等敛营止汗。声音嘶哑或失音可加诃子、木蝴蝶、凤凰衣、胡桃肉等润肺肾而通声音。

3. 气阴耗伤

症状：咳嗽无力，气短声低，咳痰清稀色白，偶或痰中夹血，或咯血，血色淡红，午后潮热，伴有畏风，怕冷，自汗与盗汗并见，面色㿠白，颧红，纳少神疲，便溏，舌质嫩红或舌淡有齿印、苔薄，脉细弱而数。

治法：益气养阴。

方药：保真汤。

方义分析：方中党参、黄芪、白术、茯苓、甘草补肺益脾，培土生金；天冬、麦冬、生地、熟地、当归、白芍以育阴养营，填补精血；地骨皮、黄柏、知母、柴胡、莲心以滋阴清热；厚朴、陈皮理气运脾。并可加白及、百部以补肺杀虫。咳嗽痰稀，可加紫菀、款冬花、苏子温润止嗽。夹有湿痰症状者，可加半夏、陈皮以燥湿化痰。咯血量多者可酌加花蕊石、蒲黄、仙鹤草、三七配合补气药以止血摄血。纳少腹胀，大便溏薄等脾虚症状明显者，酌加扁豆、薏苡仁、莲子肉、山药等甘淡健脾。慎用地黄、阿胶、麦冬等滋腻之品，以免妨碍脾之健运，必要时可佐陈皮、麦芽等以助脾运。

4. 阴阳两虚

症状：咳逆喘息少气，咳痰色白，或夹血丝，血色暗淡，潮热，自汗、盗汗，声嘶或失音，面浮肢肿，心慌，唇紫，肢冷，形寒，或见五更泄泻，口舌生糜，大肉尽脱，男子滑精、阳痿，女子经少、经闭，舌质淡或光嫩少津，脉微细而数或虚大无力。

治法：滋阴补阳。

方药：补天大造丸。

方义分析：全方肺脾肾兼顾，阴阳双补。方中党参、黄芪、白术、山药、茯苓以补肺脾之气；白芍、地黄、当归、枸杞、龟板培补阴精以滋养阴血；鹿角胶、紫河车助真阳而填精髓；枣仁、远志敛阴止汗，宁心止悸。肾虚气逆喘息者，配胡桃仁、冬虫夏草、蛤蚧、五味子等摄纳肾气以定喘。阳虚血瘀水停者，可用真武汤合五苓散加泽兰、红花、北五加皮温阳化瘀行水。五更泄泻者配用煨肉豆蔻、补骨脂以补火暖土，此时忌投地黄、阿胶、当归等滋腻润肠之品。

此外，各证可结合单方、验方治疗。白及散（南京中医药大学附属医院方）：白及、百部、牡蛎、炮山甲等分研粉，如病情严重，百部加倍，每服3~5 g，每日2~3次。芩部丹（上海中医药大学附属龙华医院方）：黄芩18 g，百部、丹参各9 g，汤剂，每日1剂。葎草合剂（《实用中医内科学》）：葎草1500 g，百部、白及各500 g，夏枯草250 g，白糖2000 g，反复加水蒸馏浓缩至500 mL，每日50 mL，分3次服。

（二）经络调治

1. 常规疗法

辨证：本病以咳嗽、咯血、潮热、盗汗等为主症，一般以阴虚为多见。初起咳嗽不已，精神不振，食欲减退，形体日见消瘦，胸中隐痛，时见痰中带血；继则咳嗽加剧，干咳少痰，午后潮热，两颧发赤，盗汗，甚至大量咯血，心烦失眠，男子失精，女子经闭，舌质红，脉细而数。如出现大肉削脱，声音嘶哑，大便溏薄，面浮肢肿，舌质光绛，脉微细者为重症。

治则：益阴清热，扶正固本。

治法：取手太阴经穴及背俞穴为主。针刺补法。

处方：太渊、肺俞、膏肓、足三里、三阴交、太溪。

方义分析：太渊是手太阴经之原穴，配肺俞培土生金，补肺阴益肺气；膏肓是主治诸虚百损的要穴，配足三里健运中州，扶正祛邪；三阴交助脾气调阴血，太溪补肾阴。数穴同用，共达补虚抗痨的作用。

随症选穴：肺阴亏损者配照海；阴虚火旺者配然谷、行间；气阴两虚者配脾俞、胃俞、气海；潮热者配尺泽、鱼际；盗汗者配阴郄；咯血者配孔最；遗精者配志室；经闭者配血海。

2. 耳针

取穴：肺区敏感点、脾、肾、内分泌、神门。

方法：一般可用毫针轻刺激，留针 15～20 分钟，隔日 1 次，10 次为 1 个疗程。也可用药物耳穴注射，用 0.25% 普鲁卡因 0.1 mL，加链霉素 0.01～0.05 g，或普鲁卡因 0.1 mL 加异烟肼 5～10 mg。按耳穴注射法将药液注入敏感区内，使局部隆起黄豆大药物肿疱，两侧或单侧注射，每日 1 次，2 周为 1 个疗程，休息 1 周，根据病情继续治疗。

3. 穴位注射

取穴：结核、中府、肺俞、大椎、膏肓、曲池、足三里。

方法：选用维生素 B 注射液 100 mL 或链霉素 0.2 g，每次选择 2～3 穴，轮流使用。

4. 穴位敷药

取穴：神阙。

方法：用五倍子 60 g，龙骨 15 g，研细末，温水调药填穴内，外以胶布封固，每晚睡前敷 1 次。此法对盗汗症明显者有较好的疗效。

（三）预防与养生

肺痨是一种传染性疾病，历代医家一贯强调对本病应防重于治，如元代《上清紫庭追痨仙方》主张病者死后火化，防其传染旁人。故肺痨患者应隔离治疗或少到公共场所去，其衣被等应煮沸消毒后清洗，痰液等排泄物应消毒处理。探视患者应戴口罩，气虚、饥饿、劳倦等身体状况欠佳时忌探视患者或吊丧，必要时身佩安息香，或用雄黄擦鼻。青少年的有效预防方法是进行灭活卡介苗预防接种。平素保养元气，爱惜精血，注意营养，加强体育锻炼，可以提高抗御痨虫侵袭的能力。

既病之后，不但要耐心治疗，更应重视摄身，戒酒色，节起居，禁恼怒，息妄想，慎寒温，适当进行体育锻炼。加强食养，可吃甲鱼、团鱼、老鸭、牛羊乳、蜂蜜，或常食猪羊肺以脏补脏，以及白木耳、百合、山药、梨、藕、枇杷之类，以补肺润肺生津。忌食辛辣刺激动火燥液之物，如辣椒、葱、姜等。

七、预后与转归

本病的转归取决于正气强弱及治疗情况，若正气比较旺盛，或得以及时正确的治疗，病情向痊愈方向转归。若邪盛正虚，病情可进行性加重，由肺虚渐损及脾肾心肝，由阴及气及阳，最后形成慢性迁延，向五脏虚损、阴阳俱虚转归，甚至趋向恶化。本病的预后也取决于体质强弱、病情轻重及治疗的早迟等。一般而言，早期发现，早期治疗，预后一般良好；治疗不及时，迁延日久，身体羸弱者，预后较差。如《明医杂著·劳瘵》说："此病治之于早则易，若到肌肉消铄，沉困着床，脉沉伏细数，则难为矣。"

八、结语

肺痨是具有传染性的慢性消耗性疾病，其病因为感染痨虫，但发病与否与正气强弱有很大关系。病位主要在肺，但可损及其他脏腑。病理特点主在阴虚，进而阴虚火旺或气阴两虚，病久阴损及阳，可见阴阳两虚。其治疗原则为补虚培元和抗痨杀虫。补虚之大法以滋阴为主，气虚者伍以补气，若阴阳两虚者，则当滋阴补阳。补虚重点在肺，同时予以补脾和补肾，尤须重视补脾，原因在于脾为肺之母，补脾可畅气血生化之源而养肺金。但应注意补脾不宜壅滞，不宜辛燥，以免壅滞气机，伤阴动血。一般以甘淡补脾法为宜。本病虽以虚为主，但往往可见虚中夹实，如阴虚常夹痰热、肺脾气虚常夹痰浊、咯血者常夹血瘀。故在补虚的同时，要结合应用清化痰热或清化痰浊及化瘀止血等法。阴虚火旺者宜清火，因其为虚火，故用药当以甘寒养阴为主，酌配苦寒降火之品，谨防苦寒太过，注意中病即止，以免伤脾败胃。抗痨杀虫是肺痨的重要治法，在辨证论治的基础上应十分重视配合西药抗痨杀菌药物的使用。根据临床验证和药理实验研究，很多中药也有不同程度的抗痨杀虫作用，如白及、百部、黄连、黄芩、大蒜、冬虫夏草、功劳叶、葎草等，均可在辨证的基础上结合辨病，适当选用。

九、临证备要

（一）重视补脾助肺

因脾为生化之源，功能输水谷之精气以养肺，故当重视补脾助肺、"培土生金"的治疗措施，以畅化源。肺脾同病，气阴两伤，伴见疲乏、食少、便溏等脾虚症状者，治当益气养阴、补肺健脾，忌用地黄、阿胶、麦冬等滋腻药。即使是肺阴亏损之证，亦当在甘寒滋阴的同时，兼伍甘淡实脾之药，帮助脾胃对滋阴药的运化吸收，以免纯阴滋腻碍脾，但用药不宜香燥，以免耗气、劫液、动血。方宗参苓白术散，药如陈皮、谷芽、山药、白术、扁豆、莲子肉、薏苡仁等。

（二）掌握虚中夹实的特殊性

本病虽属慢性虚弱疾病，但因感染"痨虫"致病，属于"外损"范围，故治疗不可拘泥于补虚，要根据补虚不忘治实的要求，同时"杀虫"、抗痨，按照辨证，分别处理。阴虚导致火旺者，当在滋阴的基础上参以降火。阴虚火旺，灼津为痰，痰热内郁，咳嗽咳痰稠黏，色黄量多，舌苔黄腻，口苦，脉弦滑者，当重视清化痰热，配合黄芩、知母、天花粉、海蛤壳、鱼腥草等。气虚夹有痰湿，因肺脾气虚，气不化津，痰浊内生，咳嗽痰多，黏稠色白、纳差、胸闷，舌苔白腻者，当在补益肺脾之气的同时，参以宣化痰湿之品，配合法半夏、橘红、茯苓、杏仁、薏苡仁之类。必要时可暂从标治。咳血而内有蓄瘀，因痰阻肺络、络损不复，以致咳血反复难止，血出鲜紫相杂、夹有暗块，胸胁刺疼或掣痛，舌质紫，脉涩者，当祛瘀止血，药用参三七、血余炭、花蕊石、广郁金、制大黄等品。

（三）忌苦寒太过伤阴败胃

因本病虽具火旺之证，但本质在于阴虚，故当以甘寒养阴为主，适当佐以清火，不宜单独使用，即使肺火标象明显，亦只宜暂予清降，中病即减，不可徒恃苦寒逆折，过量或久用，以免苦燥伤阴、寒凉败胃伤脾。

（四）辨证基础上配合抗痨杀虫药物

根据实验室药理分析和临床验证，很多中草药有不同程度的抗痨杀菌作用，如百部、白及、黄连、大蒜、冬虫夏草、功劳叶、萆草等，均可在辨证的基础上结合辨病，适当选用。此外，本病一般虽属慢性病变，但亦有急性发病，表现为"急痨""百日痨"等特殊情况，或出现"类疟""湿温"等证候者，临证必须予以注意，在辨证的同时结合辨病，以免贻误治疗。

十、古籍选录

《外台秘要·传尸方》："大都此病相克而生，先内传毒气，周遍五脏，渐就羸瘦，以至于死，死讫复易家亲一人，故曰传尸，亦名传注。以其初得半卧半起，号曰殗殜，气急咳者，名曰肺痿，骨髓中热，称为骨蒸，内传五脏，名之伏连，不解疗者，乃至灭门。"

《严氏济生方·痨瘵论治》："夫痨瘵一证，为人之大患，凡受此病者，传变不一，积年染疰，甚至灭门，可胜叹哉！大抵合而言之，曰传尸，别而言之，曰骨蒸、殗殜、复连、尸疰、劳疰、蛊疰、毒疰、热疰、冷疰、食疰、鬼疰是也。"

《明医杂著·痨瘵》："男子二十前后，色欲过度，损伤精血，必生阴虚火动之病，睡中盗汗，午后发热咳嗽，倦怠无力，饮食少进，思其则痰涎带血，咯吐出血，或咳血、吐血、衄血，身热，脉沉数，肌肉消瘦，此名痨瘵。最重难治，轻者必用药数十服，重者期以岁年。然必须病人爱命，坚心定志，绝房室，息妄想，戒恼怒，节饮食，以自培其根，否则虽服良药，亦无用也，此病治之于早则易，若到肌肉消灼，沉困着床，脉沉伏细数，则难为矣。"

《医学入门·痨瘵》："潮、汗、咳嗽、见血，或遗精、便浊，或泄泻，轻者六症间作，重者六症兼作。"

《医镜·虚劳》："虚劳不能服参芪，为不受补者死（阴虚补阳，则阳愈亢而阴愈虚。咳频咽痛，痰红，上焦诸热悉加），劳嗽声瘖者死，一边不能睡者死（皆肺败之证），劳证久泄者死，大肉去者死（皆脾败之证），咳不止而自血出者死（金受火刑，伤极则白沫出，盖血竭于肺，乃血涎血液，涎液虽白，实血所代，一日白血，浅红色，而似肉似肺者）。劳证久而嗽血，咽疼无声，此为下传上；若不咳不疼，久而溺浊脱精，此为上传下，皆死。"

《丹溪心法·痨瘵》："治之之法，滋阴降火，是澄其源也，消痰、和血、取积、追虫是洁其流也。医者，何不以补虚为主，两兼去邪矣乎？"

《针灸大成》："咳嗽红痰，百劳、肺俞、中脘、足三里。"

《医学正传》："骨蒸劳热，元气未脱者，灸崔氏四花穴。"

《灸法秘传》："久咳劳热者，灸肺俞。"

第五节　心　悸

心悸是因外感或内伤，致气血阴阳亏虚，心失所养；或痰饮瘀血阻滞，心脉不畅，引起以心中急剧跳动、惊慌不安，甚则不能自主为主要临床表现的一种病证。心悸因惊恐、劳累而发，时作时止，不发时如常人，病情较轻者为惊悸；终日悸动，稍劳尤甚，全身情况差，病情较重者为怔忡。怔忡多伴惊悸，惊悸日久不愈者亦可转为怔忡。心悸是心脏常见病证，为临床多见，除可由心本身的病变引起外，也可由他脏病变波及于心而致。心悸是临床常见病证之一，也可作为临床多种病证的症状表现之一，如胸痹心痛、失眠、健忘、眩晕、水肿、喘证等出现心悸时，应主要针对原发病进行辨证治疗。根据本病的临床表现，西医学的各种原因引起的心律失常，如心动过速、心动过缓、早搏、心房颤动或扑动、房室传导阻滞、病态窦房结综合征、预激综合征及心功能不全、神经症等，凡以心悸为主要临床表现时，均可参考本节辨证论治。

一旦患者年老体衰，气血化生乏源，血运不足则心气亏虚，无以藏神。老年患者先天禀赋不足，或起居无常，或劳倦过度，气血化生乏源，无以上注于心，损于心脉，心主血脉和心主神明失常，发为心悸。《黄帝内经》虽无心悸或惊悸、怔忡之病名，但有类似症状记载，如《素问·至真要大论》的"心中澹澹大动"，《素问·举痛论》的"惊则心无所倚，神无所归，虑无所定，故气乱矣"，并认为其病因有宗气外泄、心脉不通、突受惊恐、复感外邪等，并对心悸脉象的变化有深刻认识。《素问·三部九候论》说："参伍不调者病"，最早记载脉律不齐是疾病的表现。《素问·平人气象论》说："脉绝不至曰死，乍疏乍数日死"，最早认识到心悸时严重脉律失常与疾病预后的关系。汉代张仲景在《伤寒论》及《金匮要略》中以惊悸、心动悸、心下悸等为病证名，认为其主要病因有惊扰、水饮、虚损及汗后受邪等，记载了心悸时表现的结、代、促脉及其区别，提出了基本治则及炙甘草汤等治疗心悸的常用方剂。宋代《济生方·惊悸怔忡健忘门》率先提出怔忡病名，对惊悸、怔忡的病因病机、变证、治法做了较为详细的记述。《丹溪心法·惊悸怔忡》中提出心悸当"责之虚与痰"的理论。明代《医学正传·惊悸怔忡健忘证》对惊悸、怔忡的区别与联系有详尽的描述。《景岳全书·怔忡惊恐》认为怔忡为阴虚劳损所致，且"虚微动亦微，虚甚动亦甚"，在治疗与护理上主张"速宜节欲节劳，切戒酒色""速宜养气养精，滋培根本"。清代《医林改错》论述了瘀血内阻导致心悸怔忡，记载了用血府逐瘀汤治疗心悸每多获效。

一、病因病机

（一）体虚久病

禀赋不足，素体虚弱，或久病失养，劳欲过度，气血阴阳亏虚，以致心失所养，发为心悸。

（二）饮食劳倦

嗜食膏粱厚味，煎炸炙烤，蕴热化火生痰，或伤脾滋生痰浊，痰火扰心而致心悸。劳倦太过伤脾，或久坐卧伤气，引起生化之源不足，而致心血虚少，心失所养，神不潜藏，而发为心悸。

（三）七情所伤

平素心虚胆怯，突遇惊恐或情怀不适、悲哀过极、忧思不解等七情扰动，忤犯心神，心神动摇，不能自主而心悸。

（四）感受外邪

风寒湿三气杂至，合而为痹，痹证日久，复感外邪，内舍于心，痹阻心脉，心之气血运行受阻，发为心悸；或风寒湿热之邪，由血脉内侵于心，耗伤心之气血阴阳，亦可引起心悸；如温病、疫毒均可灼伤营阴，心失所养而发为心悸；或邪毒内扰心神，心神不安，也可发为心悸，如春温、风温、暑温、白喉、梅毒等病，往往伴见心悸。

（五）药物中毒

药物过量或毒性较剧，损害心气，甚则损伤心质，引起心悸，如附子、乌头，或西药锑剂、洋地黄、奎尼丁、肾上腺素、阿托品等，当用药过量或不当时，均能引发心悸、脉结代一类证候。

心悸的发病，或由惊恐恼怒，动摇心神，致心神不宁而为惊悸；或因久病体虚，劳累过度，耗伤气血，心神失养，若虚极邪盛，无惊自悸，悸动不已，则成为怔忡。

心悸的病位主要在心，由于心神失养、心神动摇而悸动不安。但其发病与脾、肾、肺、肝四脏功能失调相关。如脾不生血，心血不足，心神失养则动悸。脾失健运，痰湿内生，扰动心神，心神不安而发病。肾阴不足，不能上制心火，或肾阳亏虚，心阳失于温煦，均可发为心悸。肺气亏虚，不能助心以主治节，心脉运行不畅则心悸不安。肝气郁滞，气滞血瘀，或气郁化火，致使心脉不畅，心神受扰，都可引发心悸。

心悸的病性主要有虚实两方面。虚者为气血阴阳亏损、心神失养而致。实者多由痰火扰心、水饮凌心及瘀血阻脉而引起。虚实之间可以相互夹杂或转化。如实证日久，耗伤正气，可分别兼见气、血、阴、阳之亏损，虚证也可因虚致实而兼有实证表现，如临床上阴虚生内热者常兼火亢或夹痰热，阳虚不能蒸腾水湿而易夹水饮、痰湿，气血不足、气血运行滞涩而易出现气血瘀滞，瘀血与痰浊又常常互结为患。总之，本病为本虚标实证，其本为气血不足、阴阳亏损，其标是气滞、血瘀、痰浊、水饮，临床表现多为虚实夹杂之证。

二、临床表现

心悸的基本证候特点是发作性心慌不安，心跳剧烈，不能自主，或一过性、阵发性，或持续时间较长，或一日数次发作，或数日一次发作，常兼见胸闷气短、神疲乏力、头晕喘促，甚至不能平卧，以致出现晕厥，其脉象表现或数或迟，或乍疏乍数，并以结脉、代脉、促脉、涩脉为常见。

心悸失治、误治，可以出现变证。心悸兼见浮肿尿少，形寒肢冷，坐卧不安，动则气喘，脉疾数微，此为心悸重症心肾阳虚、水饮凌心的特点。心悸突发，喘促，不得卧，咳吐泡沫痰，或为粉红色痰涎，或夜间阵发咳嗽，尿少肢肿，脉数细微，此为心悸危症水饮凌心射肺之特点。心悸突见面色苍白，大汗淋漓，四肢厥冷，喘促欲脱，神志淡漠，此为心阳欲脱之危症。若心悸脉象散乱，极疾或极迟，面色苍白，口唇发绀，突发意识丧失，肢体抽搐，短暂即恢复正常而无后遗症，或一厥不醒，为心悸危症晕厥之特点。

三、诊断与鉴别诊断

（一）诊断

自觉心慌不安，心跳剧烈，神情紧张，不能自主，心搏或快速，或心跳过重，或忽跳忽止，呈阵发性或持续不止。

伴有胸闷不适，易激动，心烦，少寐多汗，颤动，乏力，头晕。中老年发作频繁者，可伴有心胸疼痛，甚至喘促，肢冷汗出，或见晕厥。

常由情志刺激如惊恐、紧张及劳倦过度、饮酒饱食等原因诱发。

可见有脉象数、疾、促、结、代、沉、迟等变化。

心电图、血压、胸部 X 线等检查有助于明确诊断。

（二）鉴别诊断

胸痹心痛患者也可伴见心悸的症状，如表现为心慌不安，脉结或代，但以胸闷心痛为主证。此外，胸痹心痛中的真心痛，以心前区或胸骨后刺痛，牵及肩胛两背为主证，并常伴较突出的心悸症状，脉或数或迟或脉律不齐，常因劳累、感寒、饱餐、情绪波动等而诱发，多呈短暂发作，但甚者心痛剧烈不止，唇甲发绀或手足青冷至节，呼吸急促，大汗淋漓，脉微欲绝，直到晕厥，病情危笃。因此，在胸痹心痛中心悸应视为胸痹的一系列临床表现中的一个次要症状，而与以心悸为主证的心悸病证有所不同。

四、辨证要点与治疗原则

（一）辨证要点

1. 辨惊悸与怔忡

但凡惊悸发病，多与情绪有关，可由骤遇惊恐、忧思恼怒、悲哀过极或过度紧张而诱发，多为阵发性，病来虽速，病情较轻，实证居多，病势轻浅，可自行缓解，不发时如常人。怔忡多为久病体虚、心脏受损所致，无精神因素亦可发生，常持续心悸，心中惕惕，不能自控，活动后加重，病情较重，每属实证，或虚中夹实，病来虽渐，不发时亦可见脏腑虚损症状。惊悸日久不愈，亦可形成怔忡。

2. 辨虚实

心悸证候特点多为虚实夹杂。虚者指脏腑气血阴阳亏虚，实者多指痰饮、瘀血、火邪之类。辨证时，要注意分清虚实的多寡，以决定治疗原则。

3. 辨脉象

观察脉象变化是心悸辨证中重要的客观内容，常见的异常脉象如结脉、代脉、促脉、涩脉、迟脉，要仔细体会，掌握其临床意义。临床应结合病史、症状，推断脉症从舍。一般认为，阳盛则促，数为阳热。脉虽数、促而沉细、微细，伴有面浮肢肿，动则气短，形寒肢冷，舌淡者，为虚寒之象。阴盛则结，迟而无力为虚，脉象迟、结、代者，一般多属虚寒，其中结脉表示气血凝滞，代脉常为元气虚衰、脏气衰微。凡久病体虚而脉象弦滑搏指者为逆，病情重笃而脉象散乱模糊者为病危之象。

4. 辨病情

对心悸的临床辨证应结合引起心悸原发疾病的诊断，以提高辨证的准确性，如功能性心律失常所引起的心悸，常表现为心率快速型心悸，多属心虚胆怯，心神动摇；冠心病心悸，多为气虚血瘀或痰瘀交阻而致；风心病引起的心悸，以心脉痹阻为主；病毒性心肌炎引起的心悸，多由邪毒外侵，内舍于心，常呈气阴两虚、瘀阻络脉证。

（二）治疗原则

心悸虚证由脏腑气血阴阳亏虚、心神失养而致者，治当补益气血、调理阴阳，以求气血调畅、阴平阳秘，并配合应用养心安神之品，促进脏腑功能的恢复。心悸实证常为痰饮、瘀血等所致，治当化痰、涤饮、活血化瘀，并配合应用重镇安神之品，以求邪去正安，心神得宁。临床上心悸表现为虚实夹杂时，当根据虚实之多少，攻补兼施，或以攻邪为主，或以扶正为主。

五、中医调治与养生

（一）方药调治

1. 心虚胆怯

症状：心悸不宁，善惊易恐，坐卧不安，少寐多梦而易惊醒，食少纳呆，恶闻声响，苔薄白，脉细略数或细弦。

治法：镇惊定志，养心安神。

方药：安神定志丸。

方义分析：方中龙齿、朱砂镇惊宁神；茯苓、茯神、石菖蒲、远志安神定志；人参益气养心。可加琥珀、磁石重镇安神。

2. 心脾两虚

症状：心悸气短，头晕目眩，少寐多梦，健忘，面色无华，神疲乏力，纳呆食少，腹胀便溏，舌淡红，脉细弱。

治法：补血养心，益气安神。

方药：归脾汤。

方义分析：方中当归、龙眼肉补养心血；黄芪、人参、白术、炙甘草益气以生血；茯神、远志、酸枣仁宁心安神；木香行气，令补而不滞。若心悸气短，神疲乏力，心烦失眠，五心烦热，自汗盗汗，胸闷，面色无华，舌淡红少津，苔少或无，脉细数，为气阴两虚，治以益气养阴、养心安神，用炙甘草汤加减。本方益气滋阴，补血复脉。方中炙甘草、人参、大枣益气以补心脾；干地黄、麦冬、阿胶、麻子仁甘润滋阴，养心补血，润肺生津；生姜、桂枝、酒通阳复脉。气虚甚者加黄芪、党参；血虚甚者加当归、熟地；阳虚甚而汗出肢冷，脉结或代者，加附片、肉桂；阴虚甚者，加麦冬、阿胶、玉竹；自汗、盗汗者，加麻黄根、浮小麦。

3. 阴虚火旺

症状：心悸易惊，心烦失眠，五心烦热，口干，盗汗，思虑劳心则症状加重，伴有耳鸣，腰酸，头晕目眩，舌红少津，苔薄黄或少苔，脉细数。

治法：滋阴清火，养心安神。

方药：黄连阿胶汤。

方义分析：方中黄连、黄芩清心火；阿胶、芍药滋阴养血；鸡子黄滋阴清热两相兼顾。常加酸枣仁、珍珠母、生牡蛎等以加强安神定悸之功。肾阴亏虚、虚火妄动、遗精腰酸者，加龟板、熟地、知母、黄柏，或加服知柏地黄丸，滋补肾阴、清泻虚火。阴虚而火热不明显者，可改用天王补心丹滋阴养血、养心安神。心阴亏虚、心火偏旺者，可改服朱砂安神丸养阴清热、镇心安神。阴虚夹有瘀热者，可加丹参、赤芍、丹皮等清热凉血，活血化瘀；夹有痰热者，可加用黄连温胆汤清热化痰。

4. 心阳不振

症状：心悸不安，胸闷气短，动则尤甚，面色苍白，形寒肢冷，舌淡苔白，脉虚弱，或沉细无力。

治法：温补心阳，安神定悸。

方药：桂枝甘草龙骨牡蛎汤。

方义分析：方中桂枝、炙甘草温补心阳；生龙齿、生牡蛎安神定悸。大汗出者，重用人参、黄芪，加煅龙骨、煅牡蛎、山萸肉，或用独参汤煎服；心阳不足、寒象突出者，加黄芪、人参、附子益气温阳；夹有瘀血者，加丹参、赤芍、桃仁、红花等。

5. 水饮凌心

症状：心悸，胸闷痞满，渴不欲饮，下肢浮肿，形寒肢冷，伴有眩晕，恶心呕吐，流涎，小便短少，舌淡苔滑或沉细而滑。

治法：振奋心阳，化气利水。

方药：苓桂术甘汤。

方义分析：方中茯苓淡渗利水；桂枝、炙甘草通阳化气；白术健脾祛湿。兼见恶心呕吐，加半夏、陈皮、生姜皮和胃降逆止呕；尿少肢肿，加泽泻、猪苓、防己、大腹皮、车前子利水渗湿；兼见水湿上凌于肺，肺失宣降，出现咳喘，加杏仁、桔梗以开宣肺气，葶苈子、五加皮、防己以泻肺利水；兼见瘀血者，加当归、川芎、丹参活血化瘀；若肾阳虚衰，不能制水，水气凌心，症见心悸、咳喘、不能平卧、浮肿、小便不利，可用真武汤温阳化气利水，方中附子温肾暖土，茯苓健脾渗湿，白术健脾燥湿，白芍利小便、通血脉，生姜温胃散水。

6. 心血瘀阻

症状：心悸，胸闷不适，心痛时作，痛如针刺，唇甲青紫，舌质紫暗或有瘀斑，脉涩或结或代。

治法：活血化瘀，理气通络。

方药：桃仁红花煎。

方义分析：方中桃仁、红花、丹参、赤芍、川芎活血化瘀；延胡索、香附、青皮理气通脉止痛；生地、当归养血和血。胸部窒闷不适，去生地之滋腻，加沉香、檀香、降香利气宽胸。胸痛甚，加乳香、没药、五灵脂、蒲黄、三七粉等活血化瘀，通络定痛。兼气虚者，去理气之青皮，加黄芪、党参、黄精补中益气。兼血虚者，加何首乌、枸杞子、熟地滋养阴血。兼阴虚者，加麦冬、玉竹、女贞子滋阴。兼阳虚者，加附子、肉桂、淫羊藿温补阳气。兼挟痰浊而见胸满闷痛、苔浊腻者，加瓜蒌、薤白、半夏理气宽胸化痰。心悸为瘀血所致，也可选用丹参饮或血府逐瘀汤。

7. 痰火扰心

症状：心悸时发时止，受惊易作，胸闷烦躁，失眠多梦，口干苦，大便秘结，小便短赤，舌红苔黄腻，脉弦滑。

治法：清热化痰，宁心安神。

方药：黄连温胆汤。

方义分析：方中黄连苦寒泻火，清心除烦；温胆汤清热化痰。全方使痰热去、心神安。可加栀子、黄芩、全瓜蒌，以加强清火化痰之功。可加生龙骨、生牡蛎、珍珠母、石决明镇心安神。大便秘结者，加生大黄泄热通腑。火热伤阴者，加沙参、麦冬、玉竹、天冬、生地滋阴养液。重症心悸时应予心电监护，中西药物综合抢救治疗，常用的中药抢救措施有：①脉率快速型心悸可选用生脉注射液缓慢静脉注射或静脉滴注，也可用强心灵、万年青苷缓慢静脉注射。②脉率缓慢型心悸可选用参附注射液或人参注射液缓慢静脉注射或静脉滴注。

（二）经络调治

1. 常规疗法

辨证：本证自觉心跳、心慌，时作时息，并有坐卧不安、多梦易醒等症。心胆气虚者，兼见悸动不宁，善惊易恐，神倦，气短，静卧休息症状可自动减轻，舌淡苔白，脉细弱；心血不足者，则心悸动，活动后加剧，头晕，倦怠，舌质淡，脉细弱；阴虚火旺者，则心悸不宁，心烦少寐，头晕耳鸣，手足心热，舌质红，脉细数；水饮内停，心阳不振者，兼见胸脘痞满，眩晕吐涎，肢冷，苔白，脉细滑；痰火内动者，则见烦躁不宁，恍惚多梦，苔黄脉数。

治则：宁心安神，定悸止惊。

治法：取手少阴、厥阴经穴为主，佐以背俞穴。针刺平补平泻法，或酌情补泻。

处方：神门、内关、心俞。心胆气虚者加胆俞、阳陵泉、足三里；心血不足者加足三里、三阴交、通里；阴虚火旺者加厥阴俞、肾俞、太溪；水饮内停者加膻中、气海、中脘、足三里；痰火内动者加尺泽、内关、丰隆。

方义分析：惊悸之病位在心，故取心经原穴神门，心之背俞穴以心俞为主，配以心包经络穴内关，调理心经气血，收宁心安神、定悸止惊之效。心胆气虚者加胆俞、阳陵泉、足三里，以益心气、壮胆志，因足阳明经别、足少阳经别均通于心，补之可益心胆；心血不足者，加足三里、三阴交调补脾胃，以益生化之源，加通里可宁心除悸；阴虚火旺者加肾经原穴太溪、背俞穴肾俞，壮水之主以制阳光；加厥阴俞泻火宁心；水饮内停者，加膻中、气海理气化痰以振心阳，加中脘、足三里健脾化痰以通心阳；痰热上扰者加尺泽、丰隆泻肺化痰，加内关理气祛痰，治躁除烦。

2. 其他疗法

（1）耳针

取穴：心、交感、皮质下、小肠。

方法：每次选 2～3 穴，轻刺激，留针 20 分钟，留针期间捻针 2～3 次，每日 1 次，10 次为 1 个疗程。

（2）穴位注射

取穴：心俞、脾俞、肾俞、肝俞、内关、神门、足三里、三阴交。

方法：药用复方当归注射液，或复方丹参注射液，或维生素 B_2，每次选 2～3 穴，每穴注射 0.5～1 mL，隔日注射 1 次。

（三）预防与养生

情志调畅、饮食有节及避免外感六淫邪气、增强体质等是预防本病的关键。积极治疗胸痹心痛、痰饮、肺胀、喘证及痹证等，对预防和治疗心悸发作具有重要意义。老年心悸患者应保持精神乐观，情绪稳定，坚持治疗，坚定信心，应避免惊恐刺激及忧思恼怒等。生活作息要有规律，饮食有节，宜进食营养丰富而易消化吸收的食物，宜低脂、低盐饮食，忌烟酒、浓茶。轻症可从事适当体力活动，以不觉劳累、不加重症状为度，避免剧烈活动；重症心悸应卧床休息，还应及早发现变证、坏病先兆症状，做好急救准备。

六、预后与转归

心悸的预后转归主要取决于本虚标实的程度，治疗是否及时、恰当。心悸仅为偶发、短暂、阵发者，一般易治，或不药而解；反复发作或长时间持续发作者，较为难治。气血阴阳虚损程度较轻，未见瘀血、痰饮之标证，病损脏腑单一，治疗及时得当，脉象变化不显著者，病证多能痊愈；反之，脉象过数、过迟、频繁结代或乍疏乍数者，治疗颇为棘手，兼因失治、误治，预后较差。出现喘促、水肿、胸痹心痛、厥证、脱证等变证、坏病，若不及时抢救治疗，预后极差，甚至猝死。

七、结语

心悸由体虚久病、饮食劳倦、情志所伤、感受外邪、药物中毒等原因，导致脏腑功能失调，以心的气血阴阳不足、心神失养，或气滞、痰浊、血瘀、水饮扰动心神而发病。病位在心，与脾、肾、肝、肺有关。可由心之本脏自病引起，也可是他脏病及于心而成，多为虚实夹杂之证。虚证主要是气、血、阴、阳亏损，心神失养；实证主要有气滞、血瘀、痰浊、水饮扰动心神，心神不宁。虚者治以补气血、调阴阳，并用以养心安神之品，使心神得养则安；实者，或行气化瘀，或化痰逐饮，或清热泻火，并配以重镇安神之品，使邪去正安，心神得宁。主要分为以下七个证型：心虚胆怯，治以镇惊定志、养心安神，方用安神定志丸；心脾两虚，治以补血养心、益气安神，方用归脾汤；阴虚火旺，治以滋阴清火、养心安神，方用黄连阿胶汤；心阳不振，治以温补心阳、安神定悸，方用桂枝甘草龙骨牡蛎汤；水饮凌心，治以振奋心阳、化气利水，方用苓桂术甘汤；心血瘀阻，治以活血化瘀、理气通络，方用桃仁红花煎；痰火扰心，治以清热化痰、宁心安神，方用黄连温胆汤。积极配合治疗，保持情绪稳定乐观，饮食有节，养成良好有规律的生活习惯有助于康复。

八、临证备要

（一）临证当仔细辨证，注意证候之间的转化心悸

各证型各有特点，治疗上各有侧重。大凡心胆虚怯者，多与精神因素有关，故必有善惊易恐、心悸不安、少寐多梦等症。治以镇惊安神为主，稍佐补益宁神之品。凡心脾不足而成者，必见面色少华、健忘头晕、舌淡脉细等症，治以养血宁心为主，佐益气之品，以益气生血。如无热象，尚需少佐肉桂、鹿角片等温药以助血生长。凡阴虚火旺而致心悸者，必有心烦悸惕、舌红少津、脉象细数等阴虚有热之象，治以滋阴养心为主，少佐清泄。凡属心阳不足者，病情较重，多见面色㿠白、形寒肢冷等症，治宜温补心阳为主。尚需注意是否有夹瘀、夹湿、夹饮之象。夹饮多见眩晕呕恶、胸脘痞满，当以温阳化饮为法。夹湿夹痰，多伴胸痹气滞、脘痞苔腻等症，治宜通阳豁痰开结。心悸属心血瘀阻所致者，必兼心痛、脉涩、舌暗等症，治宜化瘀通络为主。痰火扰心，心神不安而致心悸者，以心悸阵作、烦躁胸闷、痰多、噩梦纷纭、苔黄腻为特点，治宜清化痰热、宁心安神，并注意痰热、痰火的程度和是否有伤阴之象。心气不足所致者，较心阳虚者为轻，但较多见心悸怔忡，遇事易发，并伴气虚之征，治宜益气养心为主，少佐温阳养血。气阴两虚所致惊悸，心悸以外，多表现为自汗或盗汗、面颧暗红或红赤、咳痰带血、舌红少苔等症，治宜益气养阴，治疗要注意气虚、阴虚孰者为主，是否

兼见虚火，防止过用甘温伤阴或过用滋腻伤脾。若心悸属药物失当、过量所致，也应以辨证为基础。

（二）久病多虚实错杂为患

心悸在临床上，有时不是单纯表现为一证型，其中虚实错杂、本虚标实最为常见。本虚多为气血阴阳不足，标实为夹痰、夹瘀与夹火。故治疗需根据气、血、阴、阳亏虚之不同，以及痰、火、饮、瘀等标邪之异参治，全面辨证，综合分析，权衡标本缓急轻重用药，才能恰到好处。

（三）诸证均应适当配伍养心安神或重镇安神之品

心悸是患者自觉心慌、惊动不安的一种病证，所以不论哪一证型的心悸，均应适当配伍养心安神或重镇安神之品，但重镇安神药一般不宜久用。

（四）重视病情的预后及转归

本病如属功能改变者，经调理治疗，每易获得好转或痊愈，预后良好。但属器质性改变者，病情较重，脉见结代散涩者，要密切注意病情的变化。

九、古籍选录

《灵枢·口问》："心者，五脏六腑之主，忧愁则心动，心动则五脏六腑皆摇。"

《素问·痹论》："心痹者，脉不通，烦则心下鼓，暴上气而喘，嗌干，善噫，厥气上则恐。"

《素问·平人气象论》："脉绝不至曰死，乍疏乍数曰死。"

《素部·三部九候论》："参伍不调者病。"

《金匮要略·惊悸吐衄下血胸满瘀血病脉证治》："寸口脉动而弱，动则为惊，弱则为悸。"

《丹溪心法·惊悸怔忡》："惊悸者血虚，惊悸有时，以朱砂安神丸。痰迷心膈者，痰药皆可，定志丸加琥珀、郁金。怔忡者血虚，怔忡无时，血少者多。有思虑便动，属虚。时作时止者，痰因火动。瘦人多因是血少，肥人属痰。寻常者多是痰。真觉心跳者是血少，四物、朱砂安神之类。"

《景岳全书·怔忡惊恐》："怔忡之病，心胸筑筑振动，惶惶惕惕，无时得宁者也。……此证惟阴虚劳损之人乃有之，盖阴虚于下，则宗气无根，而气不归源，所以在上则浮撼于胸臆，在下则振动于脐旁，虚微者动亦微，虚甚者动亦甚。凡患此者，速宜节欲，节劳，切忌酒色。"

《证治汇补·惊悸怔忡》："惊悸者，忽然若有所惊，惕惕然心中不宁，其动也有时。怔忡者，心中惕惕然，动摇不静，其作也无时。"

《医林改错·血府逐瘀汤所治之症目》："心跳心慌，用归脾安神等方不效，用此方百发百中。"

《针灸大全》："心中虚惕，神思不安，取内关、乳根、通里、胆俞、心俞。心脏诸虚，怔忡惊悸，取内关、阴郄、心俞、通里。"

第六节　胸痹心痛

胸痹心痛是正气亏虚、饮食、情志、寒邪等所引起的以痰浊、瘀血、气滞、寒凝痹阻心脉，以膻中或左胸部发作性憋闷、疼痛为主要临床表现的一种病证。轻者偶发短暂轻微的胸部沉闷或隐痛，或为发作性膻中或左胸含糊不清的不适感；重者疼痛剧烈，或呈压榨样绞痛。常伴有心悸、气短、呼吸不畅，甚至喘促、惊恐不安、面色苍白、冷汗自出等。多由劳累、饱餐、寒冷及情绪激动而诱发，亦可无明显诱因或安静时发病。胸痹心痛相当于西医的缺血性心脏病心绞痛。胸痹心痛重症即真心痛，相当于西医学的缺血性心脏病之心肌梗死。西医学其他疾病表现为膻中及左胸部发作性憋闷疼痛为主证时，也可参照本节辨证论治。

胸痹心痛是威胁中老年人生命健康的重要心系病证之一，随着现代社会生活方式及饮食结构的改变，发病率有逐渐增高的趋势，因而本病越来越引起人们的重视。由于本病表现为本虚标实，有着复杂的临床表现及病理变化，而中医药治疗从整体出发，具有综合作用的优势，因而受到广泛的关注。人至老年，机体各个脏器的功能逐渐减退而出现气血阴阳的亏损，最为突出的是气的生成与功能活动的退化。根据气血阴阳辨证，越来越多的临床观察证明，气虚证最多，阴虚证次之，再次为阳虚证，单纯血虚证者少见，兼证以气阴两虚为主。老年冠心病从脏器的虚损来看，常以心、肝、肾三脏的亏虚为主。心主血脉，脾肾乃气血生化之源，脾升胃降、纳化正常、气血充沛，则心脉充盈、五脏安和。肾为先天之本，内寓真阴真阳。老年人随着各脏器功能的衰竭，心气亏虚、行血乏力，致瘀阻心脉；或年过半百，肾气渐衰或久病及肾，如肾阳虚则不能鼓舞五脏之阳，可致心气不足或心阳不振；肾阴亏虚，则不能滋养五脏之阴，心失滋荣，可引起心阴内耗，血脉枯涩；心阴亏虚，心阳不振，使气血运行失畅，终至胸痹之疾。同时心之功能正常与否，与脾主运化的水谷精微是分不开的。若脾虚久延，可累及于心而出现心脾两虚的临床证候。

"心痛"病名最早见于马王堆古汉墓出土的《五十二病方》。"胸痹"病名最早见于《黄帝内经》，对本病的病因、一般症状及真心痛的表现均有记载。《素问·藏气法时论》曰："心病者，胸中痛，胁支满，胁下痛，膺背肩胛间痛，两臂内痛。"《灵枢·厥病》曰："真心痛，手足青至节，心痛甚，旦发夕死，夕发旦死。"《金匮要略·胸痹心痛短气病脉证治》认为，心痛是胸痹的表现，"胸痹缓急"即心痛时发时缓的特点，其病机以阳微阴弦为主，以辛温通阳或温补阳气为治疗大法，代表方剂如瓜蒌薤白半夏汤、瓜蒌薤白白酒汤及人参汤等。后世医家丰富了本病的治法，如元代危亦林的《世医得效方》中用苏合香丸芳香温通治卒暴心痛；明代王肯堂的《证治准绳·痛胃脘痛》中明确指出心痛、胸痛、胃脘痛之别，对胸痹心痛的诊断是一大突破，在诸痛门中用失笑散及大剂量红花、桃仁、降香、活血理气止痛，治死血心痛；清代陈念祖的《时方歌括》中用丹参饮活血行气治疗心腹诸痛；清代王清任的《医林改错》中用血府逐瘀汤活血化瘀通络治胸痹心痛等，对本病均有较好疗效。

一、病因病机

（一）年老体虚

本病多发于中老年人，年过半百，肾气渐衰。肾阳虚衰则不能鼓动五脏之阳，引起心气不足或心阳不振，血脉失于阳之温煦、气之鼓动，则气血运行滞涩不畅，发为心痛；肾阴亏虚则不能滋养五脏之阴，阴亏则火旺，灼津为痰，痰热上犯于心，心脉痹阻，则为心痛。

（二）饮食不当

恣食肥甘厚味或经常饱餐过度，日久损伤脾胃，运化失司，酿湿生痰，上犯心胸，清阳不展，气机不畅，心脉痹阻，遂成本病；或痰郁化火，火热又可炼液为痰，灼血为瘀，痰瘀交阻，痹阻心脉而成心痛。

（三）情志失调

忧思伤脾，脾虚气结，运化失司，津液不行输布，聚而为痰，痰阻气机，气血运行不畅，心脉痹阻，发为胸痹心痛。或郁怒伤肝，肝郁气滞，郁久化火，灼津成痰，气滞痰浊痹阻心脉，而成胸痹心痛。沈金鳌的《杂病源流犀烛·心病源流》中认为七情除"喜之气能散外，余皆足令心气郁结而为痛也"。由于肝气通于心气，肝气滞则心气涩，所以七情太过是引发本病的常见原因。

（四）寒邪内侵

素体阳虚，胸阳不振，阴寒之邪乘虚而入，寒凝气滞，胸阳不展，血行不畅，而发本病。《素问·举痛论》曰："寒气入经而稽迟，泣而不行，客于脉外则血少，客于脉中则气不通，故卒然而痛。"《诸病源候论·心腹痛病诸候》曰："心腹痛者，由腑脏虚弱，风寒客于其间故也。"《医门法律·中寒门》云："胸痹心痛，然总因阳虚，故阴得乘之"，阐述了本病由阳虚感寒而发作，故天气变化、骤遇寒凉而诱发胸痹心痛。

胸痹心痛的病机关键在于外感或内伤引起心脉痹阻，其病位在心，但与肝、脾、肾三脏功能的失调有密切的关系。因心主血脉的正常功能，有赖于肝主疏泄、脾主运化、肾藏精主水等功能正常。其病性有虚实两方面，常常为本虚标实，虚实夹杂，虚者多见气虚、阳虚、阴虚、血虚，尤以气虚、阳虚多见；实者不外气滞、寒凝、痰浊、血瘀，并可交互为患，其中又以血瘀、痰浊多见。但虚实两方面均以心脉痹阻不畅、不通则痛为病机关键。发作期以标实表现为主，血瘀、痰浊为突出，缓解期主要有心、脾、肾气血阴阳之亏虚，其中又以心气虚、心阳虚最为常见。以上病因病机可同时并存，交互为患，病情进一步发展，可见：瘀血闭阻心脉，心胸卒然大痛，发为真心痛；心阳阻遏，心气不足，鼓动无力，表现为心动悸，脉结代，甚至脉微欲绝；心肾阳衰，水邪泛滥，凌心射肺而为咳喘、水肿，多为病情深重的表现，要注意结合有关病种相互参照，辨证论治。

二、临床表现

本病以胸闷、心痛、短气为主要证候特征。《金匮要略·胸痹心痛短气病》首次将胸闷、心痛、短气三证同时提出，表明张仲景对本病认识的深化。本病多发于 40 岁以上的中老年人，表现为胸骨后或左胸发作性闷痛、不适，甚至剧痛向左肩背沿手少阴心经循行部位放射，持续时间短暂，常由情志刺激、饮食过饱、感受寒冷、劳倦过度而诱发，亦可在安静时或夜间无明显诱因而发病。多伴有短气乏力、自汗心悸，甚至喘促、脉结代。多数患者休息或除去诱因后症状可以缓解。

胸痹心痛以胸骨后或心前区发作性闷痛为主，亦可表现为灼痛、绞痛、刺痛或隐痛、含糊不清的不适感等，持续时间多为数秒钟至 15 分钟。若疼痛剧烈，持续时间长达 30 分钟以上，休息或服药后仍不能缓解，伴有面色苍白、汗出、肢冷、脉结代，甚至旦发夕死、夕发旦死，为真心痛的证候特征。

本病舌象、脉象表现多种多样，但因临床以气虚、阳虚、血瘀、痰浊的病机为多，故以相应的舌象、脉象多见。

三、诊断与鉴别诊断

（一）诊断

左侧胸膺或膻中处突发憋闷而痛，疼痛性质为灼痛、绞痛、刺痛或隐痛、含糊不清的不适感等，疼痛常可窜及肩背、前臂、咽喉、胃脘部等，甚者可经手少阴、手厥阴经循行部位窜至中指或小指，常兼心悸。

突然发病，时作时止，反复发作。持续时间短暂，一般几秒至数十分钟，经休息或服药后可迅速缓解。

多见于中年以上，常因情志波动、气候变化、多饮暴食、劳累过度等而诱发。亦有无明显诱因或安静时发病者。

心电图应列为必备的常规检查，必要时可做动态心电图、标测心电图和心功能测定、运动试验心电图。休息时心电图明显心肌缺血、心电图运动试验阳性有助于诊断。

若疼痛剧烈，持续时间长，达 30 分钟以上，含化硝酸甘油片后难以缓解，可见汗出肢冷，面色苍白，唇甲青紫，手足青冷至肘膝关节处，甚至旦发夕死、夕发旦死，相当于急性心肌梗死，常合并心律失常、心功能不全及休克，多为真心痛表现，应配合心电图动态观察及血清酶学、白细胞总数、红细胞沉降率等检查，以进一步明确诊断。

（二）鉴别诊断

1. 胃痛

疼痛部位在上腹胃脘部，局部可有压痛，以胀痛、灼痛为主，持续时间较长，常因饮食不当而诱发，并多伴有泛酸、嗳气、恶心、呕吐、纳呆、泄泻等消化系统症状。配合 B 超、胃肠造影、胃镜、淀粉酶等检查可以鉴别。某些心肌梗死亦表现为胃痛，应予警惕。

2. 胸痛

疼痛部位在胸，疼痛随呼吸、运动、转侧而加剧，常合并咳嗽、咳痰、喘息等呼吸系统症状。胸部 X 线检查等可助鉴别。

3. 胁痛

疼痛部位以右胁部为主，可有肋缘下压痛，可合并厌油、黄疸、发热等，常因情志不舒而诱发。胆囊造影、胃镜、肝功能、淀粉酶检查等有助于鉴别。

四、辨证要点与治疗原则

（一）辨证要点

1. 辨疼痛部位

局限于胸膺部位，多为气滞或血瘀；放射至肩背、咽喉、脘腹甚至臂肩、手指者，为痹阻较著；胸痛彻背、背痛彻心者，多为寒凝心脉或阳气暴脱。

2. 辨疼痛性质

辨别胸痹心痛的寒热虚实，在气在血的主要参考，临证时再结合其他症状、脉象而做出准确判断。属寒者，疼痛如绞，遇寒则发，或得冷加剧；属热者，胸闷、灼痛，得热痛甚；属虚者，痛势较缓，其痛绵绵或隐隐作痛，喜揉喜按；属实者，痛势较剧，其痛如刺、如绞；属气滞者，闷重而痛轻；属血瘀者，痛如针刺，痛有定处。

3. 辨疼痛程度

疼痛持续时间短暂，瞬间即逝者多轻，持续不止者多重，若持续数小时甚至数日不休者常为重病或危候。一般疼痛发作次数与病情轻重程度成正比，即偶发者轻，频发者重。但亦有发作次数不多而病情较重的情况，必须结合临床表现，具体分析判断。疼痛遇劳发作，休息或服药后能缓解者为顺证，服药后难以缓解者常为危候。

（二）治疗原则

针对本病本虚标实，虚实夹杂，发作期以标实为主，缓解期以本虚为主的病机特点，其治疗应补其不足，泻其有余。本虚宜补，权衡心之气血阴阳之不足、有无，兼见肝、脾、肾脏之亏虚，调阴阳补气血，调整脏腑之偏衰，尤应重视补心气、温心阳；标实当泻，针对气滞、血瘀、寒凝、痰浊而理气、活血、温通、化痰，尤重活血通络、理气化痰。补虚与祛邪的目的都在于使心脉气血流通，通则不痛，故活血通络法在不同的证型中可视病情随证配合。由于本病多为虚实夹杂，故要做到补虚勿忘邪实，祛实勿忘本虚，权衡标本虚实之多少，确定补泻法度之适宜。同时，在胸痹心痛的治疗中，尤其在真心痛的治疗时，在发病的前三四天内，警惕并预防脱证的发生，对减少死亡率、提高治愈率更为重要。必须辨清证候之顺逆，一旦发现脱证之先兆，如疼痛剧烈，持续不解，四肢厥冷，自汗淋漓，神萎或烦躁，气短喘促，脉或速或迟或结或代或脉微欲绝等，必须尽早使用益气固脱之品，并中西医结合救治。

五、中医调治与养生

（一）方药调治

1.寒凝心脉

症状：猝然心痛如绞，或心痛彻背，背痛彻心，或感寒痛甚，心悸气短，形寒肢冷，冷汗自出，苔薄白，脉沉紧或促，多因气候骤冷或感寒而发病或加重。

治法：温经散寒，活血通痹。

方药：当归四逆汤。

方义分析：方以桂枝、细辛温散寒邪，通阳止痛；当归、芍药养血活血；芍药、甘草缓急止痛；通草通利血脉；大枣健脾益气。全方共奏温经散寒、活血通痹之效。可加瓜蒌、薤白，通阳开痹。疼痛较著者，可加延胡索、郁金活血理气定痛。疼痛剧烈，心痛彻背，背痛彻心，痛无休止，伴有身寒肢冷，气短喘息，脉沉紧或沉微者，为阴寒极盛之胸痹心痛重证，治以温阳逐寒止痛，方用乌头赤石脂丸、苏合香丸或冠心苏合丸，芳香化浊，理气温通开窍，发作时含化可即速止痛。阳虚之人，虚寒内生，同气相召而易感寒邪，而寒邪又可进一步耗伤阳气，故寒凝心脉时临床常伴阳虚之象，宜配合温补阳气之剂，以温阳散寒，不可一味用辛散寒邪之法，以免耗伤阳气。

2.气滞心胸

症状：心胸满闷不适，隐痛阵发，痛无定处，时欲太息，遇情志不遂时容易诱发或加重，或兼有脘腹胀闷，得嗳气或矢气则舒，苔薄或薄腻，脉细弦。

治法：疏调气机，和血舒脉。

方药：柴胡疏肝散。

方义分析：本方由四逆散（枳实改枳壳）加香附、川芎、陈皮组成，四逆散能疏肝理气，其中柴胡与枳壳相配可升降气机，白芍与甘草同用可缓急舒脉止痛，加香附、陈皮以增强理气解郁之功，香附又为气中血药，川芎为血中气药，故可活血且能调畅气机。全方共奏疏调气机、和血舒脉之功效。若兼有脘胀、嗳气、纳少等脾虚气滞的表现，可用逍遥散疏肝行气，理脾和血。气郁日久化热，心烦易怒，口干，便秘，舌红苔黄，脉数者，用丹栀逍遥散疏肝清热。如胸闷心痛明显，为气滞血瘀之象，可合用失笑散，以增强活血行瘀、散结止痛之作用。气滞心胸之胸痹心痛，可根据病情需要，选用木香、沉香、降香、檀香、延胡索、厚朴、枳实等芳香理气及破气之品，但不宜久用，以免耗散正气。如气滞兼见阴虚者可选用佛手、香橼等理气而不伤阴之品。

3. 痰浊闭阻

症状：胸闷重而心痛轻，形体肥胖，痰多气短，遇阴雨天而易发作或加重，伴有倦怠乏力，纳呆便溏，口黏，恶心，咳吐痰涎，苔白腻或白滑，脉滑。

治法：通阳泄浊，豁痰开结。

方药：瓜蒌薤白半夏汤加味。

方义分析：方以瓜蒌、薤白化痰通阳，行气止痛；半夏理气化痰。常加枳实、陈皮行气滞，破痰结；加石菖蒲化浊开窍；加桂枝温阳化气通脉；加干姜、细辛温阳化饮，散寒止痛。全方加味后共奏通阳化饮、泄浊化痰、散结止痛之功效。若患者痰黏稠、色黄，大便干，苔黄腻，脉滑数，为痰浊郁而化热之象，用黄连温胆汤清热化痰，因痰阻气机可引起气滞血瘀。另外，痰热与瘀血往往互结为患，故要考虑到血脉滞涩的可能，常配伍郁金、川芎理气活血，化瘀通脉。若痰浊闭塞心脉，猝然剧痛，可用苏合香丸芳香温通，理气止痛。因痰热闭塞心脉者用猴枣散，清热化痰，开窍镇惊止痛。胸痹心痛，痰浊闭阻，可酌情选用天竺黄、天南星、半夏、瓜蒌、竹茹、苍术、桔梗、莱菔子、浙贝母等化痰散结之品，但由于脾为生痰之源，临床应适当配合健脾化湿之品。

4. 瘀血痹阻

症状：心胸疼痛剧烈，如刺如绞，痛有定处，甚则心痛彻背，背痛彻心，或痛引肩背，伴有胸闷，日久不愈，可因暴怒而加重，舌质暗红或紫暗，有瘀斑、舌下瘀筋，苔薄，脉涩或结、代、促。

治法：活血化瘀，通脉止痛。

方药：血府逐瘀汤。

方义分析：由桃红四物汤合四逆散加牛膝、桔梗组成。以桃仁、红花、川芎、赤芍、牛膝活血祛瘀而通血脉；柴胡、桔梗、枳壳、甘草调气疏肝；

当归、生地补血调肝，活血而不耗血，理气而不伤阴。寒（外感寒邪或阳虚生内寒）则收引、气滞血瘀、气虚血行滞涩等都可引起血瘀，故本型在临床最常见，并在以血瘀为主证的同时出现相应的兼证。兼寒者，可加细辛、桂枝等温通散寒之品；兼气滞者，可加沉香、檀香辛香理气止痛之品；兼气虚者，加黄芪、党参、白术等补中益气之品。瘀血痹阻重证，表现为胸痛剧烈，可加乳香、没药、郁金、延胡索、降香、丹参等加强活血理气止痛的作用。活血化瘀法是胸痹心痛常用的治法，可选用三七、川芎、丹参、当归、红花、苏木、赤芍、泽兰、牛膝、桃仁、鸡血藤、益母草、水蛭、王不留行、丹皮、山楂等活血化瘀药物，但必须在辨证的基础上配伍使用，才能获得良效。另外，使用活血化瘀法时要注意种类、剂量，并注意有无出血倾向或征象，一旦发现，立即停用，并予相应处理。

5. 心气不足

症状：心胸阵阵隐痛，胸闷气短，动则益甚，心中动悸，倦怠乏力，神疲懒言，面色㿠白，或易出汗，舌质淡红，舌体胖且舌边有齿痕，苔薄白，脉细缓或结代。

治法：补养心气，鼓动心脉。

方药：保元汤。

方义分析：方以人参、黄芪大补元气，扶助心气；甘草炙用，甘温益气，通经利脉，行血气；肉桂辛热补阳，温通血脉；或以桂枝易肉桂，有通阳、行瘀之功；生姜温中，可加丹参或当归，生血活血。兼见心悸气短，头昏乏力，胸闷隐痛，口咽干，心烦失眠，舌红或有齿痕者，为气阴两虚，可用养心汤养心宁神。方中当归、生地、熟地、麦冬滋阴补血；人参、五味子、炙甘草补益心气；酸枣仁、柏子仁、茯神养心安神。补心气药常用人参、党参、黄芪、大枣、太子参等，如气虚显著可少佐肉桂，补少火而生气，亦可加用麦冬、玉竹、黄精等益气养阴之品。

6. 心阴亏损

症状：心胸疼痛时作，或灼痛，或隐痛，心悸怔忡，五心烦热，口燥咽干，潮热盗汗，舌红少泽，苔薄或剥，脉细数或结代。

治法：滋阴清热，养心安神。

方药：天王补心丹。

方义分析：本方以生地、玄参、天冬、麦冬、丹参、当归滋阴养血而泻虚火；人参、茯苓、柏子仁、酸枣仁、五味子、远志补心气，养心神；朱砂重镇安神；桔梗载药上行，直达病所为引。阴不敛阳，虚火内扰心神，心烦不寐，舌尖红少津者，可用酸枣仁汤清热除烦安神；如不效者，再予黄连阿胶汤，滋阴清火，宁心安神。阴虚导致阴阳气血失和，心悸怔忡症状明显，脉结代者，用炙甘草汤。方中重用生地，配以阿胶、麦冬、麻仁滋阴补血，以养心阴；人参、大枣补气益胃，资脉之本源；桂枝、生姜以行心阳。诸药同用，使阴血得充，阴阳调和，心脉通畅。若心肾阴虚，兼见头晕，耳鸣，口干，烦热，心悸不宁，腰膝酸软，用左归饮补益肾阴，或河车大造丸滋肾养阴清热。若阴虚阳亢，风阳上扰，加珍珠母、磁石、石决明等重镇潜阳之品，或用羚羊钩藤汤加减。如心肾真阴欲竭，当用大剂量西洋参、鲜生地、石斛、麦冬、山萸肉等急救真阴，并佐用生牡蛎、乌梅肉、五味子、甘草等酸甘化阴且敛其阴。

7. 心阳不振

症状：胸闷或心痛较著，气短，心悸怔忡，自汗，动则更甚，神倦怯寒，面色㿠白，四肢欠温或肿胀，舌质淡胖，苔白腻，脉沉细迟。

治法：补益阳气，温振心阳。

方药：参附汤合桂枝甘草汤。

方义分析：方中人参、附子大补元气，温补真阳；桂枝、甘草温阳化气，振奋心阳，两方共奏补益阳气、温振心阳之功。阳虚寒凝心脉，心痛较剧者，可酌加鹿角片、川椒、吴茱萸、荜茇、高良姜、细辛、川乌、赤石脂。阳虚寒凝而兼气滞血瘀者，可选用薤白、沉香、降香、檀香、焦延胡索、乳香、没药等偏于温性的理气活血药物。若心肾阳虚，可合肾气丸治疗，方以附子、桂枝（或肉桂）补水中之火，用六味地黄丸壮水之主，从阴引阳，合为温补心肾而消阴翳。心肾阳虚兼见水饮凌心射肺，而出现水肿、喘促、心悸，用真武汤温阳化气行水，以附子补肾阳而祛寒邪，与芍药合用，能入阴破结，敛阴和阳，茯苓、白术健脾利水，生姜温散水气。心肾阳虚，虚阳欲脱厥逆者，用四逆加人参汤，温阳益气，回阳救逆。若见大汗淋漓、脉微欲绝等亡阳证，应用参附龙牡汤，并加用大剂量山萸肉，以温阳益气，回阳固脱。

8. 急救

胸痹心痛属内科急症，其发病急、变化快，易恶化为真心痛，在急性发作期应以消除疼痛为首要任务，可选用或合并运用以下措施。病情严重者，应积极配合西医救治。

（1）速效救心丸（川芎、冰片等）：每日 3 次，每次 4 ~ 6 粒含服，急性发作时每次 10 ~ 15 粒。功效活血理气、增加冠脉流量、缓解心绞痛，治疗冠心病胸闷憋气，心前区疼痛。

（2）苏合香丸（《太平惠民和剂局方》）：每服 1 ~ 4 丸，疼痛时用，功效芳香温通、理气止痛，治疗胸痹心痛，寒凝气滞证。

（3）苏冰滴丸（苏合香、冰片）：含服，每次 2 ~ 4 粒，每日 3 次。功效芳香开窍、理气止痛，治疗胸痹心痛，真心痛属寒凝气滞证。

（4）冠心苏合丸（苏合香、冰片、朱砂、木香、檀香）：每服 1 丸，功效芳香止痛，用于胸痹心痛气滞寒凝者，亦可用于真心痛。

（5）寒证心痛气雾剂（肉桂、香附等）：每次舌下喷雾 1 ~ 2 次，功效温经散寒、理气止痛，用于心痛苔白者。

（6）热证心痛气雾剂（丹皮、川芎等）：每次舌下喷雾 1 ~ 2 次，功效凉血清热、活血止痛，用于心痛苔黄者。

（7）麝香保心丸（麝香、蟾酥、人参等）：每次含服或吞服 1 ~ 2 粒，功效芳香温通，益气强心。

（8）活心丸（人参、灵芝、麝香、熊胆等）：每次含服或吞服 1 ~ 2 丸，功效养心活血。

（9）心绞痛宁膏（丹参、红花等）：敷贴心前区，功效活血化瘀，芳香开窍。

（10）配合选用川芎嗪注射液、丹参注射液、生脉注射液静脉滴注。

（二）经络调治

心痛发作时，取内关、间使、神门、心俞、阴郄，灸关元、百会、足三里。

耳针可取心、交感、皮质下，留针。

（三）预防与养生

调情志，慎起居，适寒温，饮食调治是预防与调摄的重点。情志异常可导致脏腑失调、气血紊乱，尤其与心病关系较为密切。《灵枢·口问》曰："悲哀愁忧则心动"，后世进而认为"七情之由作心痛"，故防治本病必须高度重视精神调摄，避免过于激动或喜怒忧思无度，保持心情平静愉快。气候的寒暑晴雨变化对本病的发病亦有明显影响。《诸病源候论·心痛病诸候》曰："心痛者，风凉邪气乘于心也"，故本病慎起居、适寒温，居处必须保持安静、通风。饮食调摄方面，不宜过食肥甘，应戒烟，少饮酒，宜低盐饮食，多吃水果及富含纤维食物，保持大便通畅，饮食宜清淡，食勿过饱。发作期患者应立即卧床休息，缓解期要注意适当休息，坚持力所能及的活动，做到动中有静，保证充足的睡眠。发病时医护人员还应加强巡视，观察舌脉、体温、呼吸、血压及精神情志变化，做好各种抢救设备及药物的准备，必要时给予吸氧、心电监护及保持静脉通道。

六、预后与转归

胸痹心痛虽属内科急症、重症，但只要及时诊断处理，辨证论治正确，患者又能很好配合，一般都能控制或缓解病情。临床失治、误治，或患者不遵医嘱，失于调摄，则病情进一步发展，瘀血闭塞心脉，心胸猝然大痛，持续不解，伴有气短喘促、四肢不温或逆冷青紫等真心痛表现，则预后不佳，但若能及时、正确抢救，也可转危为安。若心阳阻遏，心气不足，鼓动无力，可见心动悸、脉结代，尤其是真心痛伴脉结代，如不及时发现、正确处理，甚至可致晕厥或猝死，必须高度警惕。若心肾阳衰，饮邪内停，水饮凌心射肺，可见浮肿、尿少、心悸、喘促等症，为胸痹心痛的重症合并症，应充分发挥中医药治疗本病具有安全及综合效应的优势，并配合西医抢救手段积极救治，警惕发生猝死。

七、结语

胸痹心痛病位在心，与肝、脾、肾关系密切，病机表现为本虚（气虚、阳虚多见）标实（血瘀、痰浊多见），心脉痹阻是病机关键。其急性发作期以标实表现为主，或寒凝心脉，治以祛寒活血、宣阳通痹，用当归四逆汤加味；或气滞心胸，治以疏调气机、和血舒脉，用柴胡疏肝散加减；或痰浊闭阻，治以通阳泄浊、豁痰开窍，用瓜蒌薤白半夏汤加味；或瘀血痹阻，治以活血化瘀、通脉止痛，用血府逐瘀汤加减。缓解期多表现为本虚，或心气不足，治以补养心气、鼓动心脉，用保元汤加减；或心阴亏损，治以滋阴清热、养心安神，用天王补心丹加减；或心阳不振，治以补益阳气、温振心阳，用参附汤合桂枝甘草汤加减。但胸痹心痛多表现为虚实夹杂，寒凝、气滞、痰浊、瘀血等可相互兼杂或互相转化，心之气、血、阴、阳的亏虚也可相互兼见，并可合并他脏亏虚之证，病程长，病情较重；又可变生瘀血闭阻心脉、水饮凌心射肺、阳虚欲脱等危重证候。因此，临床治疗本病必须严密观察病情，灵活掌握，辨证论治，不可执一方一法而通治本病。

八、临证备要

厥心痛亦称胸痹心痛，为心痛之轻证，虽只因心脉挛急导致，但疼痛发作有时亦很剧烈，必须立即救治，以防厥脱。不论绞、灼、刺、隐痛，在救急时均要立即口服芳香温通药，如冠心苏合丸1丸含服，或速效救心丸5粒含服，一般可以缓解。再按具体病情辨证论治。

真心痛亦称心厥，因心脉闭塞，故属临床心痛之急危重症，治疗是否成功，关键在于是否能够及时诊断、用药。一旦确诊，应做如下救治：①立即吸氧，视病情轻重，可加压面罩给氧或低流量24小时吸氧。②绝对卧床，避免搬动；保持情绪稳定；饮食清淡，以流食为主，不宜过饱；保持大便通畅，不可用力排便；防止褥疮；时刻注意神志、呼吸、汗出、疼痛、脉象的变化，以防厥脱。③救治原则以通为主，兼顾正气，立即舌下含服冠心苏合丸1丸，每日3次，或速效救心丸5粒，每日3次，求其芳香温通以镇痛。

同时静脉滴注参麦注射液 60 mL（兑入 100 mL 5% 葡萄糖注射液或 0.9% 氯化钠注射液中）静脉滴注，接以复方丹参注射液 10 mL（兑入 250 mL 5% 葡萄糖或 0.9% 氯化钠注射液中）静脉滴注。可急煎中药，口服或鼻饲，以通脉、镇痛、稳心为原则。④因心脉闭塞，气滞血瘀，肺宣发肃降受阻，则肺气郁滞，肺与大肠相表里，故常腑气不通；大便干结，浊气上犯，又加重心痛，故要及时通便。通便要采取缓急相当、寒温适宜、刚中有柔、柔中有刚之法，要保护胃气，不可峻泻，以防伤气。如常用大黄 15 g，炒糯米粉 50 g，蜂蜜适量调匀，每服 10 g，每日 3 次，确保大便畅通。大便一通，则病情可明显好转。亦可用其他有效方法通便。⑤因肺气郁滞，可化热灼津生痰，而致痰热蕴肺，引起咳嗽、喘促，加重心痛，治疗上选用清热解毒的清开灵注射液。常用量：清开灵注射液 20 mL（兑入 250 mL 0.9% 氯化钠注射液中）静脉滴注，每日 1 次。经上述处理，病情稳定者，可迅速向愈。病情严重者可迅速恶化，常合并心脱、心衰等危候。

脱证者，心阳虚脱，阴阳将离，患者表现为四肢厥冷，大汗淋漓，呼吸微弱，精神萎靡，脉微欲绝。救急非以大剂量温热之附子与补气之人参配伍以回阳救逆不可。煎剂缓不济急，应迅速静脉推注不加稀释的参附注射液 50 mL，可间隔 15 分钟重复应用，直至四肢转温，血压回升后，再接静脉滴注参附注射液 100ml（兑入 500 mL 10% 葡萄糖注射液中）以维持疗效。同时可口服或鼻饲独参汤以益气固脱，力争达到救治目的。正如清代林珮琴《类证治裁·心痛论治》中"亦死中求活"的道理。如病情进一步加重，或出现急性心衰，或心脏骤停者，则需中西医结合救治。真心痛经救治稳定后，再按具体病情辨证论治。

九、古籍选录

《素问·痹论》："心痹者，脉不通，烦则心下鼓，暴上气而喘。"

《素问·调经论》："寒气积于胸中而不泻，不泻则温气去，寒独留则血凝泣，凝则脉不通。"

《难经·六十难》："其五脏气相干，名厥心痛；其痛甚，但在心，手足青者，即名真心痛。其真心痛者，旦发夕死，夕发旦死。"

《金匮要略·胸痹心痛短气病脉证治》："胸痹，心中痞气，气结在胸，胸满，胁下逆抢心，枳实薤白桂枝汤主之；人参汤亦主之。心痛彻背，背痛彻心，乌头赤石脂丸主之。胸痹之病，喘息咳唾，胸背痛，短气，寸口脉沉而迟，关上紧数，瓜蒌薤白白酒汤主之。胸痹不得卧，心痛彻背者，瓜蒌薤白半夏汤主之。"

《诸病源候论·心病候》："心为诸脏之主，其正经不可伤，伤之而痛者，则朝发夕死，夕发朝死，不暇展治。其久心痛者，是心之支别络，为风邪冷热所乘痛也，故成疹，不死，发作有时，经久不瘥也。"

《类证治裁·胸痹》："胸痹胸中阳微不运，久则阴乘阳位而为痹结也，其症胸满喘息，短气不利，痛引心背，由胸中阳气不舒，浊阴得以上逆，而阻其升降，甚则气结咳唾，胸痛彻背。夫诸阳受气于胸中，必胸次空旷，而后清气转运，布息展舒，胸痹之脉，阳微阴弦，阳微知在上焦，阴弦则为心痛。以《金匮》《千金》均以通阳主治也。"

《灵枢·厥病》："厥心痛，与背相控，善瘛，如从后触其心，伛偻者，肾心痛也……厥心痛，腹胀胸满，心尤痛甚，胃心痛也。厥心痛，痛如以锥针刺其心，心痛甚者，脾心痛也……厥心痛，色苍苍如死状，终日不得太息，肝心痛也……厥心痛，卧若徒居，心痛间，动作痛益甚，色不变，肺心痛也……真心痛，手足清至节，心痛甚，旦发夕死，夕发旦死。"

《难经·六十难》："五脏气相干，名厥心痛其痛甚，但在心，手足青者，即名真心痛。其真心痛者，旦发夕死，夕发旦死。"

《金匮要略·胸痹心痛短气病脉证并治》："夫脉当取太过不及，阳微阴弦，即胸痹而痛。所以然者，责其极虚也。今阳虚知在上焦，所以胸痹、心痛者，以其阴弦故也。心痛彻背，背痛彻心，乌头赤石脂丸主之。"

《杂病源流犀烛·心病源流》："素无心病，卒然大痛无声，咬牙切齿，舌青气冷，汗出不休，手足青过节，冷如冰，是为真心痛。旦发夕死，夕发旦死，内外邪犯心之包络，或他脏之邪犯心之支络，故心亦痛，此厥心痛也。"

《类证治裁·心痛论治》："心为君主，义不受邪，故心痛多属心包络病。若真心痛，《经》言旦发夕死，夕发旦死。由寒邪攻触，猝大痛，无声，面青气冷，手足青至节，急用麻黄、桂枝、附子、干姜之属温散其寒，亦死中求活也。"

第七节　不　寐

　　不寐是由于情志、饮食内伤、病后及年迈、禀赋不足、心虚胆怯等病因，引起心神失养或心神不安，从而导致经常不能获得正常睡眠为特征的一类病证，主要表现为睡眠时间、深度的不足，以及不能消除疲劳、恢复体力与精力，轻者入睡困难，或寐而不酣，时寐时醒，或醒后不能再寐，重则彻夜不寐。不寐是临床常见病证之一，虽不属于危重疾病，但常妨碍人们正常生活、工作、学习和健康，并能加重或诱发心悸、胸痹、眩晕、头痛、中风等病证。顽固性的不寐，给患者带来长期的痛苦，甚至形成对安眠药物的依赖，而长期服用安眠药物又可引起医源性疾病。由于其他疾病而影响睡眠者，不属于本篇讨论范围。西医学神经症、更年期综合征等以失眠为主要临床表现时可参考本节内容辨证论治。中医药通过调整人体脏腑气血阴阳的功能，常能明显改善睡眠状况，且不引起药物依赖及医源性疾病，因而颇受欢迎。

　　老年不寐是特指发生于老年时期的失眠，是老年人的常见疾病，约有50%的中老年人有失眠主诉。随着生活节奏的加快，失眠的发病率呈上升的趋势，中老年人群尤其明显。目前治疗失眠的西药虽起效快，但不良反应较大，存在依赖成瘾性、停药后戒断症状和影响日间功能等诸多不良反应，难以彻底改变其失眠状况，因此应用中医中药辨证治疗老年失眠对提高老年人的生活质量具有重要意义。

　　不寐在《黄帝内经》中称为"目不瞑""不得眠""不得卧"，并认为失眠原因主要有两种：一是其他病证影响，如咳嗽、呕吐、腹满等，使人不得安卧；二是气血阴阳失和，使人不能入寐，如《素问·病能论》曰："人有卧而有所不安者，何也？……脏有所伤及，精有所寄则安，故人不能悬其病也。"《素问·逆调论》还记载有"胃不和则卧不安"，是指"阳明逆不得从其道""逆气不得卧，而息有音者"。后世医家将此理论延伸为凡脾胃不和、痰湿食滞内扰，以致寐寝不安者均属于此。《难经》最早提出"不寐"这一病名，《难经·四十六难》认为老人不寐的病机为"血气衰，肌肉不滑，荣卫之道涩，故昼日不能精，夜不得寐也"。汉代张仲景在《伤寒论》和《金匮要略》中记载了用黄连阿胶汤及酸枣仁汤治疗失眠,至今临床仍有应用价值。《古今医统大全·不得卧》较详细地分析了失眠的病因病机,并对临床表现及其治疗原则做了较为详细的论述。张景岳的《景岳全书·不寐》中较全面地归纳和总结了不寐的病因病机及其辨证施治方法,其曰:"寐本乎阴,神其主也,神安则寐,神不安则不寐。其所以不安者,一由邪气之扰,广由营气之不足耳",还认为"饮浓茶则不寐,心有事亦不寐者,以心气之被伐也"。《景岳全书·不寐·论治》指出:"无邪而不寐者……宜以养营气为主治……即有微痰微火皆不必顾,只宜培养气血,血气复则诸症自退。若兼顾而杂治之,则十曝一寒,病必难愈,渐至元神俱竭而不可救者有矣""有邪而不寐者,去其邪而神自安也"。《医宗必读,不得卧》将失眠原因概括为"一曰气盛,一曰阴虚,一曰痰滞,一日水停,一日胃不和"五个方面。《医效秘传·不得眠》将病后失眠病机分析为:"夜以阴为主,阴气盛则目闭而安卧,若阴虚为阳所胜,则终夜烦扰而不眠也。心藏神,大汗后则阳气虚,故不眠。心主血,大下后则阴气弱,故不眠,热病邪热盛,神不精,故不眠。新瘥后,阴气未复,故不眠。若汗出鼻干而不得眠者,又为邪入表也。"

一、老年不寐病因病机

老年不寐与各脏腑功能失调密切相关。《素问·六节藏象论》曰:"心神不安,则生不寐。"心主神明,神无所主则不寐。《病因脉治·内伤不得卧》曰:"肝火不得卧之因,或因恼怒伤肝,肝气怫郁;或尽力谋虑,肝血所伤,则夜卧不宁矣。"肝主疏泄,主一身气机,调达情志,老年人或因情志内伤致肝气郁结,气血运行不畅;或精血亏虚,肝血不充,魂失所养,不安于舍,血不养心,则发不寐。肺主宣发肃降,肺气盛则营卫和调,化源充足,阴阳交会有时,寤寐有常。《景岳全书·不寐》中提出:"真阴精血不足,阴阳不交,而深有不安其室耳。"肾阴不足,不能涵养相火,相火失其承制,上扰心神而不寐。随着现代生活水平的提高,老年人饮食以肥甘厚味为主,易损伤脾胃,致脾气亏虚,气血生化无源,心失所养则不寐。

老年不寐还与"痰""瘀"等病理产物密切相关。痰瘀互结贯串疾病发展始末,涉及心、脾、肾等多个脏器。老年人脏腑多虚,脾运化功能低下,气血生化无源，《景岳全书》指出："凡人之气血犹源泉也，盛则流畅，少则壅滞。故气血不虚则不滞，虚则无有不滞。"气虚则血液无力推动而致瘀，血虚则脉道空虚，血流不及而发生瘀血内停，瘀血阻窍，心神被扰则寤寐难安。脾阳不振，运化失职，津液不布，化谷无权，致食滞水停，痰浊内生，滞留脉道，血行不畅，神失所养；或痰浊上犯，蒙蔽清空；或痰浊郁久化热，扰动心神而致心神不安，从而导致不寐。

所以，老年失眠与各脏腑间功能减退密切相关，其病机虚实夹杂，脾肾二脏虚损，痰瘀实邪内扰。《灵枢·营卫生会》曰："老者之气血虚，其肌肉枯，气道涩，五脏之气相搏，其营气衰少，而卫气内伐，故昼不精，夜不瞑。"五脏亏虚是老年人不寐的关键病机，然五脏通补往往效不专、力不全，且药味繁杂，往往不能达到很好的疗效。从脾、肾二脏虚损入手，认为肾乃先天之本、脾乃后天之本，是五脏精气神之根本。《黄帝内经》云："八八天癸竭，精少、肾脏衰"，认为老年人脏腑功能减退，肾气衰是根本，而脾气虚是基础。针对老年人五脏俱虚、脾肾为先的特点，通过调治脾肾，使得五脏阴阳调和，心神得充则眠。"痰之本，水也，源于肾"，肾为生痰之根，脾为生痰之源，脾肾参与全身水液代谢，水液代谢失常，转生痰水，痰浊又可妨碍气行，气滞则血瘀，痰瘀互结，扰乱神明则夜寐难安。

（一）情志所伤

或因情志不遂，肝气郁结，肝郁化火，邪火扰动心神，心神不安而不寐。或因五志过极，心火内炽，心神扰动而不寐。或因思虑太过，损伤心脾，心血暗耗，神不守舍，脾虚生化乏源，营血亏虚，不能奉养心神，即《类证治裁·不寐》所言"思虑伤脾，脾血亏损，经年不寐"而不寐。

（二）饮食不节

脾胃受损，宿食停滞，壅遏于中，胃气失和，阳气浮越于外而卧寐不安。《张氏医通·不得卧》云："脉滑数有力不得卧者，中有宿滞痰火，此为胃不和则卧不安也"，或因过食肥甘厚味，酿生痰热，扰动心神而不眠；或因饮食不节，脾胃受伤，脾失健运，气血生化不足，心血不足，心失所养而失眠。

（三）血虚失养

病后、年迈久病血虚，产后失血，年迈血少等，引起心血不足，心失所养，心神不安而不寐。正如《景岳全书·不寐》所说："无邪而不寐者，必营气之不足也，营主血，血虚则无以养心，心虚则神不守舍。"

（四）禀赋不足

心虚胆怯，素体阴盛，兼因房劳过度，肾阴耗伤，不能上奉于心，水火不济，心火独亢；或肝肾阴虚，肝阳偏亢，火盛神动，心肾失交而神志不宁。如《景岳全书·不寐》所说："真阴精血不足，阴阳不交，而神有不安其室耳。"亦有因心虚胆怯、暴受惊恐、神魂不安，以致夜不能寐或寐而不酣，如《杂病源流犀烛·不寐多寐源流》所说："有心胆惧怯，触事易惊，梦多不祥，虚烦不寐者。"

综上所述，不寐的病因虽多，但以情志、饮食或气血亏虚等内伤病因居多，由这些病因引起心、肝、胆、脾、胃、肾的气血失和，阴阳失调，其基本病机以心血虚、胆虚、脾虚、肾阴亏虚进而导致心失所养，以及由心火偏亢、肝郁、痰热、胃失和降进而导致心神不安两方面为主。其病位在心，但与肝、胆、脾、胃、肾关系密切。失眠虚证多为心脾两虚，心虚胆怯，阴虚火旺，引起心神失养所致。失眠实证则多为心火炽盛，肝郁化火，痰热内扰，引起心神不安所致。但失眠久病可表现为虚实兼夹，或为瘀血所致，故清代王清任用血府逐瘀汤治疗。

二、临床表现

不寐以睡眠时间不足、睡眠深度不够及不能消除疲劳、恢复体力与精力为主要证候特征。其中睡眠时间不足者可表现为入睡困难，夜寐易醒，醒后难以再睡，严重者甚至彻夜不寐。睡眠深度不够者常表现为夜间时醒时寐，寐则不酣，或夜寐梦多。由于睡眠时间及深度质量的不够，致使醒后不能消除疲劳，表现为头晕、头痛、神疲乏力、心悸、健忘，甚至心神不宁等。由于个体差异，对睡眠时间和质量的要求亦不相同，故临床判断失眠不仅要根据睡眠的时间和质量，更重要的是以能否消除疲劳、恢复体力与精力为依据。

三、诊断

轻者入睡困难或睡而易醒，醒后不寐，连续 3 周以上，重者彻夜难眠。常伴有头痛头昏、心悸健忘、神疲乏力、心神不宁、多梦等。

经各系统及实验室检查，未发现有妨碍睡眠的其他器质性病变。

四、辨证要点与治疗原则

（一）辨证要点

1. 辨脏腑

不寐的主要病位在心，由于心神失养或不安，神不守舍而失眠，但与肝、胆、脾、胃、肾的阴阳气血失调相关。如急躁易怒而失眠，多为肝火内扰；遇事易惊，多梦易醒，多为心胆气虚；面色少华，肢倦神疲而失眠，多为脾虚不运，心神失养；嗳腐吞酸，脘腹胀满而失眠，多为胃腑宿食，心神被扰；胸闷，头重目眩，多为痰热内扰心神；心烦心悸，头晕健忘而失眠，多为阴虚火旺、心肾不交、心神不安等。

2. 辨虚实

虚证多属阴血不足、心失所养，临床特点为体质瘦弱、面色无华、神疲懒言、心悸健忘，多为脾失运化、肝失藏血、肾失藏精所致。实证为火盛扰心，临床特点为心烦易怒、口苦咽干、便秘溲赤，多为心火亢盛或肝郁化火所致。

（二）治疗原则

在补虚泻实、调整脏腑气血阴阳的基础上，辅以安神定志是本病的基本治疗方法。实证宜泻其有余，如疏肝解郁、降火涤痰、消导和中。虚证宜补其不足，如益气养血、健脾、补肝、益肾。实证日久，气血耗伤，亦可转为虚证，虚实夹杂者，治宜攻补兼施。安神定志法的使用要结合临床，分别选用养血安神、镇惊安神、清心安神等具体治法，并注意配合精神治疗，以消除紧张焦虑，保持精神舒畅。

五、中医调治与养生

（一）方药调治

1. 心火偏亢

症状：心烦不寐，躁扰不宁，怔忡，口干舌燥，小便短赤，口舌生疮，舌尖红，苔薄黄，脉细数。

治法：清心泻火，宁心安神。

方药：朱砂安神丸。

方义分析：方中朱砂性寒可胜热，重镇安神；黄连清心泻火除烦；生地、当归滋阴养血，养阴以配阳。可加黄芩、山栀、连翘，加强本方清心泻火之功。本方宜改丸为汤，朱砂用少量冲服。若胸中懊侬，胸闷泛恶，加豆豉、竹茹，宜通胸中郁火；若便秘溲赤，加大黄、淡竹叶、琥珀，引火下行，以安心神。

2. 肝郁化火

症状：急躁易怒，不寐多梦，甚至彻夜不眠，伴有头晕头胀，目赤耳鸣，口干而苦，便秘溲赤，舌红苔黄，脉弦而数。

治法：清肝泻火，镇心安神。

方药：龙胆泻肝汤。

方义分析：方用龙胆草、黄芩、栀子清肝泻火；木通、车前子利小便而清热；柴胡疏肝解郁；当归、生地养血滋阴柔肝；甘草和中；可加朱茯神、生龙骨、生牡蛎镇心安神。胸闷胁胀，善太息者，加香附、郁金以疏肝解郁。

3. 痰热内扰

症状：不寐，胸闷心烦，泛恶，嗳气，伴有头重目眩，口苦，舌红苔黄腻，脉滑数。

治法：清化痰热，和中安神。

方药：黄连温胆汤。

方义分析：方中半夏、陈皮、竹茹化痰降逆；茯苓健脾化痰；枳实理气和胃降逆；黄连清心泻火。若心悸动甚，惊惕不安，加珍珠母、朱砂以镇惊安神定志。实热顽痰内扰，经久不寐，或彻夜不寐，大便秘结者，可用礞石滚痰丸降火泻热，逐痰安神。

4. 胃气失和

症状：不寐，脘腹胀满，胸闷嗳气，嗳腐吞酸，或见恶心呕吐，大便不爽，舌苔腻，脉滑。

治法：和胃化滞，宁心安神。

方药：保和丸。

方义分析：方中山楂、神曲助消化，消食滞；半夏、陈皮、茯苓降逆和胃；莱菔子消食导滞；连翘散泄食滞所致的郁热。可加远志、柏子仁、夜交藤以宁心安神。

5. 阴虚火旺

症状：心烦不寐，心悸不安，腰酸足软，伴头晕，耳鸣，健忘，遗精，口干津少，五心烦热，舌红少苔，脉细而数。

治法：滋阴降火，清心安神。

方药：六味地黄丸合黄连阿胶汤。

方义分析：六味地黄丸滋补肾阴；黄连、黄芩直折心火；芍药、阿胶、鸡子黄滋养阴血。两方共奏滋阴降火之效。若心烦心悸，梦遗失精，可加肉桂引火归元，与黄连共用即为交泰丸以交通心肾，则心神可安。

6. 心脾两虚

症状：多梦易醒，心悸健忘，神疲食少，头晕目眩，伴有四肢倦怠，面色少华，舌淡苔薄，脉细无力。

治法：补益心脾，养心安神。

方药：归脾汤。

方义分析：方用人参、白术、黄芪、甘草益气健脾；当归补血；远志、酸枣仁、茯神、龙眼肉补心益脾，安神定志；木香行气健脾，使全方补而不滞。若心血不足，加熟地、芍药、阿胶以养心血。失眠较重，加五味子、柏子仁有助养心宁神，或加夜交藤、合欢皮、龙骨、牡蛎以镇静安神。若脘闷、纳呆、苔腻，加半夏、陈皮、茯苓、厚朴以健脾理气化痰。若产后虚烦不寐，形体消瘦，面色㿠白，易疲劳，舌淡，脉细弱，或老人夜寐早醒而无虚烦之证，多属气血不足，治宜养血安神，亦可用归脾汤合酸枣仁汤。

7. 心胆气虚

症状：心烦不寐，多梦易醒，胆怯心悸，触事易惊，伴有气短自汗，倦怠乏力，舌淡，脉弦细。

治法：益气镇惊，安神定志。

方药：安神定志丸合酸枣仁汤。

方义分析：前方重于镇惊安神，后方偏于养血清热除烦，合用则益心胆之气，清心胆之虚热而定惊，安神宁心。方中人参益心胆之气；茯苓、茯神、远志化痰宁心；龙齿、石菖蒲镇惊开窍宁神；酸枣仁养肝、安神、宁心；知母泄热除烦；川芎调血安神。心悸甚，惊惕不安者，加生龙骨、生牡蛎、朱砂。

（二）经络调治

辨证：凡症见夜间不易入寐，寐则多梦易醒，心悸健忘，头晕目眩，肢倦乏力，易汗出，脘痞，便溏，苔薄白、舌质淡，脉细弱者，属心脾两虚；症见虚烦不寐，或稍寐即醒，头晕耳鸣，腰膝酸软，遗精，健忘，五心烦热，舌质红，脉细数者，属阴虚火旺；症见烦躁易怒，难以入睡，头晕头痛，胁肋胀痛，口苦，舌苔薄黄，脉弦数者，属肝火上扰；症见睡眠不实，心中懊恼，脘痞嗳气，嗳腐吞酸，苔厚腻，脉滑腻者，属胃脘不和；症见心悸多梦，善惊多恐，舌质淡，脉弦细者，属心胆虚怯。

治则：宁心安神。

治法：取手少阴和足三阴经穴为主。虚证用补法，实证用泻法。以下午与晚间睡前针治为佳。

处方：四神聪、神门、三阴交。心脾两虚：加心俞、脾俞。阴虚火旺：加心俞、肾俞、照海。肝火上扰：加肝俞、大陵、行间。胃腑失和：加中脘、足三里、内关。心胆气虚：加心俞、胆俞、阳陵泉、丘墟。

方义分析：不寐之病位在心，遵"五脏六腑之有疾者，皆取其原"之旨，故取手少阴经原穴神门为主穴；不寐又与肝、脾、肾密切相关，故取足三阴经交会穴三阴交与神门相配，以益心健脾，柔肝益阴宁心；再配以四神聪镇静安神，可达宁心安神的作用。心脾两虚者加心俞、脾俞，针补并灸，以益气血生化之源；阴虚火旺者加心俞、肾俞、照海，交通心肾，益阴泻火；肝火上扰者取肝俞、行间清泻肝火，取大陵泄热安神；胃腑失和者取中脘、足三里消食导滞，理气安神；心胆气虚者取心俞、胆俞补益心胆之气，取胆之合穴阳陵泉和原穴丘墟，补胆气益气血，因阳陵泉配五行属土，补之，可培补生化之源以益胆。另外，针刺神门、三阴交、心俞、肾俞、照海、涌泉等穴，肝火旺加肝俞、胆俞、太冲。宜在睡前 2 小时行针，效果更好。

（三）其他疗法

1. 耳针

取穴：皮质下、交感、心、脾、肾、内分泌、神门。

方法：每次选 2~3 穴，中强刺激，留针 20 分钟，亦可用耳穴压豆法。

2. 皮肤针

取穴：头背部督脉、太阳经。

方法：用皮肤针轻度叩刺，以皮肤红润为度，每日或隔日 1 次，10 次为 1 个疗程。

3. 穴位注射

取穴：心俞、肝俞、脾俞、肾俞、足三里、三阴交、神门。

方法：每次取 2~3 穴，药用维生素 B_1 和维生素 B_{12} 混合液，每穴注入 0.1~0.5 mL，每日或隔日 1 次，10 次为 1 个疗程。

（四）预防与养生

养成良好的生活习惯，如按时睡觉，睡前不饮浓茶、咖啡和抽烟等，保持心情愉快及加强体质锻炼等对失眠的防治有重要作用。

本病因属心神病变，故尤应注意精神调摄，做到喜恶有节，解除忧思焦虑，保持精神舒畅；养成良好的生活习惯，并改善睡眠环境；劳逸结合等对于提高治疗失眠的效果，改善体质及提高工作、学习效率，均有促进作用。

六、预后与转归

失眠一病除部分病程短、病情单纯者治疗收效较快外，大多属病程较长、病情复杂，治疗难以速效，而且病因不除或治疗失当，易使病情更加复杂。属心脾两虚证者，如饮食不当或过用滋腻之品，易致脾虚加重，化源不足，气血更虚，又食滞内停，往往导致虚实错杂。

七、结语

失眠多为情志所伤、久病体虚、饮食不节、劳逸失度等引起阴阳失调，阳不入阴而发；病位主要在心，涉及肝、胆、脾、胃、肾。病性有虚实之分，且虚多实少。其实证者，多为心火偏亢、肝郁化火、痰热内扰、胃气失和，引起心神不安所致，治当清心泻火、清肝泻火、清化痰热、和中导滞，佐以安神宁心，常用朱砂安神丸、龙胆泻肝汤、黄连温胆汤、保和丸等。其虚证者，多为阴虚火旺、心脾两虚、心胆气虚引起心神失养所致，治当滋阴降火、补益心脾、益气镇惊，佐以养心安神，常用六味地黄丸合黄连阿胶汤、归脾汤、安神定志丸合酸枣仁汤等。

八、临证备要

（一）应以调整脏腑气血阴阳为治疗立足点

不寐的发生在于脏腑阴阳失调、气血不和，临证时，应该首先审清病在何脏何腑及气血阴阳的虚实情况，着重调整所病脏腑及其气血阴阳。酌情选用补益心脾、滋阴降火、交通心肾、益气镇惊、化痰清热、和胃化滞等法，使气血调和，阴阳平衡，脏腑功能恢复正常，不寐自然得以纠正。

（二）在辨证论治的同时，酌情使用安神镇静

不寐的关键在于心神不宁，故安神镇静也为治疗不寐的重要法则。在辨证论治、调整脏腑气血阴阳的同时，酌情选用安神镇静之法，可以加强治疗作用，具体方法有养血安神、清血安神、养阴安神、益气安神、镇肝安神及安神定志等。

（三）应重视"梦"在不寐辨证论治中的作用

多梦往往提示有胆经痰热扰动心神，酌情加用竹茹、枳实，或合用温胆汤，可提高疗效。

（四）注重精神治疗的作用

尤其面对女性患者，有情志不舒或精神紧张者，应耐心倾听，针对疏导，给其以关心、温暖，使其消除顾虑及紧张情绪，树立信心，保持精神舒畅，对不寐的康复意义重大。

九、古籍选录

《灵枢·邪客》："夫邪气之客人也，或令人目不瞑不卧出者，何气使然……今厥气客于五脏六腑，则卫气独卫其外，行于阳，不得入于阴。行于阳则阳气盛，阳气盛则阳跷满，不得入于阴，阴虚，故目不瞑。黄帝曰：善。治之奈何？伯高曰：补其不足，泻其有余，调其虚实，以通其道而去其邪，饮以半夏汤一剂，阴阳已通，其卧立至。"

《金匮要略·血痹虚劳病》："虚劳、虚烦、不得眠，酸枣仁汤主之。"

《诸病源候论·虚劳病诸候》："大病之后，脏腑尚虚，荣卫未和，故生于冷热。阴气虚，卫气独行于阳，不入于阴，故不得眠。若心烦不得眠者，心热也，若但虚烦而不得眠者，胆冷也。"

《证治要诀·不寐》："大抵惊悸、健忘、怔忡、失志、不寐、心风，皆是胆涎沃心，以致心气不足。若用凉心之剂太过，则心火愈微，痰涎愈盛，病愈不减，唯当以理痰气为第一义。"

《景岳全书·杂证谟·不寐》："不寐证，虽病有不一，然惟知邪正二字则尽之矣。盖寐本乎阴，神其主也，神安则寐，神不安则不寐，其所以不安者，一由邪气之扰，一由营气之足耳。有邪者多实证，无邪者皆虚证，凡如伤寒伤风、疟疾之不寐者，此皆外邪深入之扰也。如痰、如火、如寒、如水气、如饮食、忿怒之不寐者，此皆内邪滞逆之扰也。舍此之外，则凡思虑劳倦、惊恐忧疑，及别无所累而常多不寐者，总属真阴精血之不足，阴阳不交而神有不安。其室无邪而不寐者，必营气之不足也，营主血，血虚则无以养心，心虚则神不守舍，故或为惊惕，或为恐畏，或若有所系恋，或无因而偏多妄思，以致终夜不寐，及忽寐忽醒，而为神魂不安等证，皆宜以养营养气为主治。凡人以劳倦思虑太过者，必致血液耗亡，神魂无主，所以不寐，即有微痰微火，皆不必顾，只宜培养气血，血气复则诸证自退，若兼顾而杂治之，则十曝一寒，病必难愈，渐至元神俱竭，而不可救者有矣。有邪而不寐者，去其邪而神自安也。"

《张氏医通·不寐》："不寐有二，有病后虚弱，有年高人血衰不寐，有痰在胆经，神不归舍，亦令人不寐。"

《医学心悟·不得卧》："有胃不和卧不安者，胃中胀闷疼痛，此食积也，保和汤主之。有心血空虚卧不安者，皆由思虑太过，神不藏也，归脾汤主之。有风寒邪热传心，或暑热乘心，以致躁扰不安者，清之而神自定。有寒气在内而神不安者，温之而神自藏。有惊恐不安卧者，其人梦中惊跳怵惕是也，安神定志丸主之。有痰湿壅遏神不安者，其证呕恶气闷，胸胁不利，用二陈汤导去其痰，其卧立至。"

《灵枢·海论》："髓海有余，则轻劲多力，自过其度；髓海不足，则脑转耳鸣，胫酸眩冒，目无所见，懈怠安卧。"

《针灸大成》："烦怨不卧，太渊、公孙、隐白、肺俞、阴陵泉、三阴交。"

《神灸经纶》："怔忡健忘不眠，内关、液门、膏肓、解溪、神门。"

第八节　痴　呆

痴呆，多由七情内伤、久病年老等病因，致髓减脑消、神机失用而引起，是以呆傻愚笨为主要临床表现的一种神志疾病。其轻者可见寡言少语，反应迟钝，善忘等症；重则表现为神情淡漠，终日不语，哭笑无常，分辨不清昼夜，外出不知归途，不欲食，不知饥，二便失禁等，生活不能自理。呆者，痴也，不慧也，不明事理之谓也。本节所讨论的内容以成年人痴呆为主，小儿先天性痴呆不在讨论之列。西医学的痴呆综合征，包括阿尔茨海默病、血管性痴呆、正常压脑积水、脑肿瘤、麻痹性痴呆、中毒性脑病等，但不包括老年抑郁症、老年精神病。当上述疾病出现类似本节的证候者，可参考本节进行辨证论治。

本病在心脑病证中较为常见，可发于各个年龄阶段，但以老年阶段最常见。据国外资料，在 65 岁以上老人中，明显痴呆者占 2%～5%，80 岁以上者增加到 15%～20%，如以轻中度痴呆合并估计，则要超过上述数字 2～3 倍之多。近年来我国人民平均寿命明显延长，老年人在人口构成中所占比例逐渐增高，今后本病的发生率必将增高。本病属疑难病证，中医药治疗具有一定疗效，尤其是近几年来，对本病开展了前瞻性多途径临床研究，疗效有较大提高。

古医籍中有关痴呆的专论较少，与本病有关的症状、病因病机、治疗预后等认识散在于历代医籍的其他篇章中。如《灵枢·天年》："六十岁，心气始衰，苦忧悲，血气懈惰，故好卧。……八十岁，肺气衰，魄离，故言善误"，从年老脏腑功能减退推论本病，与现代老年痴呆相似。明代以前，对痴呆的认识不很明确，至明代《景岳全书·杂证谟》首次立"癫狂痴呆"专论，澄清了过去含混不清的认识，指出了本病由多种病因渐致而成，且临床表现具有"千奇百怪""变易不常"的特点，并指出本病病位在心及肝胆二经，对预后则认为本病"有可愈者，有不可愈者，都在乎胃气元气之强弱"，至今仍对临床有指导意义。清代陈士铎的《辨证录》中亦立有"呆病门"，对呆病症状描述甚详，且分析其成因在于肝气之郁，而最终转为胃气之衰的病理转化过程，其主要病机在于肝郁乘脾，胃衰痰生，积于胸中，弥漫心窍，使神明受累，髓减脑消而病，提出本病以开郁逐痰、健胃通气为主的治法，立有洗心汤、转呆丹、还神至圣汤等，对临床治疗有一定参考价值。

一、中医对老年痴呆的认识

中医古籍对老年痴呆早有论述，《左传》中有"周子有兄而无慧"的记载，东汉时期的《华佗神医秘传》也开始使用"痴呆"一词。《景岳全书》提出："痴呆证，或以郁结，或以不遂，或以惊恐，而渐致。"老年痴呆的病因病机较为复杂，肾精亏虚、髓海失充、脑失所养是其发病的重要基础，其发病过程与脑、心、肝、胆、脾、肾都有密切联系。老年痴呆的最终结果是髓海失充、神机失用，但究其原因还是五脏功能衰弱、气血阴阳失衡、脏腑间的协调平衡关系遭到了破坏，从而影响脑以致蒙蔽清窍，痴呆而生。

现代中医将痴呆分为虚实两大类，虚证主要分为髓海不足、肝肾亏损、脾肾两虚，实证主要分为心肝火盛、痰浊阻窍、气滞血瘀。根据其具体的病位与病机的分析和组合，又可细分为心脾两虚证、肾虚髓减证、脾肾不足证、肝肾阴虚证、气滞血瘀证、痰浊阻滞证、心肝阴虚证、风痰瘀阻窍络证和热结腑实证九个证型。中医在临床上对疾病的辨证论治方法有很多，目前有八种辨证方法得到共识，即脏腑辨证、经络辨证、气血津液辨证、病因辨证、八纲辨证、六经辨证、卫气营血辨证及三焦辨证。临床应用与研究上关于脏腑辨证方法使用的最为广泛。

（一）脑髓空虚

脑为元神之府，神机之源，一身之主。由于年老肾衰、久病不复等，导致脑髓空虚，则神机失用，而使智能、思维活动减退，甚至失常。

（二）气血不足

心为君主之官而主神明。多因年迈久病，耗伤气血，或脾胃虚衰，气血生化乏源，导致心之气血虚衰，神明失养而心神涣散，呆滞善忘。

（三）肾精亏损

肾主骨生髓而通于脑，脑为髓海。年老、久病，致肾精亏损，脑髓失充，神机失控，阴阳失司而呆滞愚钝，动作笨拙。

（四）痰瘀痹阻

七情所伤，肝郁气滞，气机不畅则血涩不行，气滞血瘀，蒙蔽清窍，或肝郁气滞，横逆犯脾，脾胃功能失调，不能转输运化水湿，酿生痰湿，痰蒙清窍；痰郁久化火，扰动心神，均可使神明失用；或瘀血内阻，脑脉不通，脑气不得与脏气相接，或日久生热化火，神明被扰，则性情烦乱，忽哭忽笑，变化无常。

总之，本病的发生，不外乎脏腑病机条件下的虚、痰、瘀阻滞清窍，并且与三者互为影响。虚指气血亏虚，脑脉失养；阴精亏空，髓减脑消。痰指痰浊中阻，蒙蔽清窍；痰火互结，上扰心神。瘀指瘀血阻痹，脑脉不通；瘀血阻滞，蒙蔽清窍。

二、临床表现

临床表现纷繁多样，总以渐进加重的善忘前事、呆傻愚笨及性情改变为共有特征。

善忘往往是最早出现的症状，并渐进加重，初期可见患者对近事遗忘；平时经过的事情，似是而非，记忆不全，常不自觉地进行虚构而被认为"说谎"。进而发展为近事及远事记忆能力均减退，甚至不能记起自己的年龄、出生年份等。

呆傻愚笨表现为对周围事物漠不关心；思维迟钝；注意力集中困难，渐至计算力明显下降；动作笨拙，时常发生错穿衣服、系错纽扣等现象，重者不能自理。

性情改变情绪变化无常，不能自控，不修边幅，自私多疑；或表现抑郁，闭门独处，寡言少语；或表现亢奋，忽哭忽笑，言辞颠倒。重者表现为攻击行为，妄想，幻听幻视等。

三、诊断与鉴别诊断

（一）诊断

智能缺损，其严重程度足以妨碍工作学习和日常生活。轻度：工作学习和社交能力下降，尚保持独立生活能力。中度：除进食、穿衣及大小便可自理外，其余生活靠他人帮助。重度：个人生活完全不能自理。

记忆近事能力减弱，对新近发生的事件常有遗忘。

抽象概括能力明显减退；或判断力明显减退；或失语、失用、失认，计算、构图困难等。

性格改变，孤僻，表情淡漠，语言啰唆重复，自私狭隘，顽固固执，或无理由的欣快，易于激动或暴怒，道德伦理缺乏，不知羞耻等。

起病隐袭，发展缓慢，渐进加重，病程一般较长。但也有少数病例起病较急。

精神检查、颅脑检查等有助于诊断。

（二）鉴别诊断

1. 郁病

痴呆的神志异常需与郁病中的脏躁一证相鉴别。脏躁多发于青中年女性，多在精神因素的刺激下呈间歇性发作，不发作时可如常人，且无智能、人格方面的变化。而痴呆可见于任何年龄，尤多见于中老年人，男女发病无明显差别，且病程迁延，其心神失常症状不能自行缓解，并伴有明显的智力、记忆力、计算力及人格情感的变化。

2. 癫病

癫病以沉默寡言、情感淡漠、语无伦次、静而多喜为特征，俗称"文痴"，以成年人多见。而痴呆则属智能活动障碍，是以神情呆滞、愚笨迟钝为主要临床表现的神志疾病，多发于老年人。另外，痴呆的部分症状可自制，治疗后有不同程度的恢复。重症痴呆患者与癫病在精神症状上有许多相似之处，临床难以区分。精神检查、CR 等有助于两者的鉴别。

3. 健忘

健忘是指记忆力差，遇事善忘的一种病证。而痴呆则以神情呆滞、反应迟钝、动作笨拙为主要表现，其不知前事或问事不知等表现，与健忘之"善忘前事"有根本区别。痴呆根本不知前事，而健忘则晓其事而易忘，且健忘不伴有神志障碍。健忘可以是痴呆的早期临床表现，这时可不予鉴别。由于外伤、药物所致健忘，一般经治疗后可以恢复。精神检查、CT 有助于两者的鉴别。

四、辨证要点与治疗原则

（一）辨证要点

辨明虚实与主病之脏腑。本虚者，辨明是气血亏虚，还是阴精衰少；标实者，辨明是痰浊或痰火为病，还是瘀血为患。本虚标实，虚实夹杂者，应分清主次。并注意结合脏腑辨证，详辨主要受病之脏腑。

（二）治疗原则

虚者补之，实者泻之，因而补虚益损、解郁散结是其治疗大法。同时在用药上应重视血肉有情之品的应用，以填精补髓。此外，移情易性，智力和功能训练与锻炼有助于康复与延缓病情。对脾肾不足、髓海空虚之证，宜培补先天、后天，使脑髓得充，化源得滋。凡痰浊、瘀血阻滞者，当化痰活血，配以开窍通络，使气血流通，窍开神醒。

五、中医调治与养生

（一）方药调治

1. 髓海不足

症状：智能减退，记忆力和计算力明显减退，头晕耳鸣，懒情思卧，齿枯发焦，腰酸骨软，步行艰难，舌瘦色淡，苔薄白，脉沉细弱。

治法：补肾益髓，填精养神。

方药：七福饮。

方义分析：方中重用熟地以滋阴补肾，以补先天之本；人参、白术、炙甘草益气健脾，用以强壮后天之本；当归养血补肝；远志、杏仁宣窍化痰。本方填补脑髓之力尚嫌不足，可选加鹿角胶、龟板胶、阿胶、紫河车等血肉有情之品，以填精补髓。还可以本方制蜜丸或膏滋以图缓治，也可用河车大造丸大补精血。

2. 脾肾两虚

症状：表情呆滞，沉默寡言，记忆减退，失认失算，口齿含糊，词不达意，伴气短懒言，肌肉萎缩，食少纳呆，口涎外溢，腰膝酸软，或四肢不温，腹痛喜按，泄泻，舌质淡白，舌体胖大，苔白，或舌红，苔少或无苔，脉沉细弱。

治法：补肾健脾，益气生精。

方药：还少丹。

方义分析：方中熟地、枸杞子、山萸肉滋阴补肾；肉苁蓉、巴戟天、小茴香温补肾阳；杜仲、怀牛膝、楮实子补益肝肾；人参、茯苓、山药、大枣益气健脾而补后天；远志、五味子、石菖蒲养心安神开窍。如见气短乏力较著，甚至肌肉萎缩，可配伍紫河车、阿胶、川断、杜仲、鸡血藤、何首乌、黄芪等以益气养血。脾肾两虚，偏于阳虚者，出现四肢不温、形寒肢冷、五更泄泻等症，方用金匮肾气丸温补肾阳，再加紫河车、鹿角胶、龟板胶等血肉有情之品，填精补髓。伴有腰膝酸软，颧红盗汗，耳鸣如蝉，舌瘦质红，少苔，脉弦细数者，是为肝肾阴虚，可用知柏地黄丸滋养肝肾。

3. 痰浊蒙窍

症状：表情呆钝，智力衰退，或哭笑无常，喃喃自语，或终日无语，伴不思饮食，脘腹、胀痛，痞满不适，口多涎沫，头重如裹，舌质淡，苔白腻，脉滑。

治法：健脾化浊，豁痰开窍。

方药：洗心汤。

方义分析：方中人参、甘草益气；半夏、陈皮健脾化痰；附子协助参、草以助阳气，俾正气健旺则痰浊可除；茯神、酸枣仁宁心安神；石菖蒲芳香开窍；神曲和胃。脾气亏虚明显者，可加党参、茯苓、黄芪、白术、山药、麦芽、砂仁等健脾益气之品，以截生痰之源。头重如裹、哭笑无常、喃喃自语、口多涎沫者，痰浊壅塞较著，重用陈皮、半夏，配伍胆南星、莱菔子、佩兰、白豆蔻、全瓜蒌、贝母等豁痰理气之品。若痰郁久化火，蒙蔽清窍，扰动心神，症见心烦躁动，言语颠倒，歌笑不休，甚至反喜污秽等，宜用涤痰汤涤痰开窍，并加黄芩、黄连、竹沥以增强清化热痰之力。

4. 瘀血内阻

症状：表情迟钝，言语不利，善忘，易惊恐，或思维异常，行为古怪，伴肌肤甲错，口干不欲饮，双目晦暗，舌质暗或有瘀点瘀斑，脉细涩。

治法：活血化瘀，开窍醒脑。

方药：通窍活血汤。

方义分析：方中麝香芳香开窍，并活血散结通络；桃仁、红花、赤芍、川芎活血化瘀；大枣、葱白、生姜散达升腾，使行血之品能上达巅顶，外彻肌肤。常加石菖蒲、郁金开窍醒脑。如久病气血不足，加党参、黄芪、熟地、当归以补益气血。瘀血日久，瘀血不去，新血不生，血虚明显者，可加当归、鸡血藤、三七以养血活血。瘀血日久，郁而化热，症见头痛、呕恶，舌红苔黄等，加丹参、丹皮、夏枯草、竹茹等清热凉血、清肝和胃之品。

（二）经络调治

1. 体针

取百会、强间、脑户、水沟、神门、通里、三阴交，针刺并留针20分钟。

取神庭、百会、风池、神门、丰隆、太冲、太溪、足三里、三阴交，针刺并留针20分钟。

2. 穴位注射

取哑门、肝俞、肾俞，注射乙酰谷胺，每穴0.5 mL。

取大椎、风池、足三里为主，注射液同上。

两组穴位交替使用，治15次为1个疗程。

（三）预防与养生

本病的重症治疗相当困难，除药治之外，预防和调护显得较为重要。因此，在防护方面，要做到以下几点：①注意调节情志，避免七情内伤。②防止头部跌仆伤、药物和有害气体中毒等。③对于轻症患者，要耐心和蔼，督促患者尽量料理自己的日常生活，平时要加强智能训练。开展各种文体活动，适应环境。重症患者基本上失去生活自理能力，要给予适当照顾，帮助其搞好个人卫生。个别患者，可突然出现兴奋躁动及冲动行为而产生伤人、毁物、自伤等事故。因此，对这类患者要注意进行防护。④饮食调养：除限制脂肪、糖、盐的过分摄入和禁烟酒外，应特别注意补充健脑食物，如脑髓、蛋黄、肝、豆制品、花生、葵花子、南（西）瓜子、核桃、猕猴桃、桂圆、芝麻、大枣等。此外，经常饮绿茶对防治血管性痴呆大有裨益。

总之，精神调摄，智能训练，调节饮食起居，既是预防措施，又是治疗的重要环节。对由其他疾病导致的痴呆，应积极查明病因，及时治疗。良好的环境和有规律的生活习惯及饮食调养等一般处理颇为重要，适当的医护措施可促进其一般健康水平和延缓其精神衰退进程。医护人员应帮助患者正确认识和对待疾病，解除情志因素。对轻症患者应进行耐心细致的智能训练，使之逐渐掌握一定的生活及工作技能；对重症患者则应注意生活照顾，防止因大小便自遗及长期卧床引发褥疮、感染等。另外要防止患者自伤或伤人。

六、预后与转归

本病的虚实之间可以转化，属实证的痰浊、瘀血日久，若耗伤气血，损及心脾肝肾，或脾气不足，生化无源；或心失所养，神明失用；或肝肾不足，阴精匮乏，脑髓失养，转化为虚实夹杂之证。而虚证病久，气血亏乏，脏腑功能受累，气血运行失司，或积湿为痰，或留滞为瘀，也可见虚中夹实之证。故临床以虚实夹杂多见。

痴呆的病程多较长，患者积极接受治疗，部分精神症状可有改善，但不易根治。不及时和治不得法的重症患者，则预后较差。

七、结语

痴呆属老年常见病，其病因以情志所伤、年迈体虚、久病不复为主，病位在脑，与心肝脾肾相关，基本病机为髓减脑消，神机失用，病性则以虚为本，以实为标，临床多见虚实夹杂证。痴呆的辨证要分清虚实，辨明脏腑。治疗原则为虚则补之，以补益气血和补益阴精为主，由于肾与髓密切相关，因而补肾是治疗虚证痴呆不可忽视的一面；实则泻之，以豁痰化瘀为主，又因痰瘀之邪阻滞，脑之神机不用，故应适当配伍开窍通络之法。至于虚实夹杂证，当分清主次，或先祛邪，后扶正；或标本同治，虚实兼顾。主要分为四个证型：髓海不足，治以补肾益精、填精养神，方用七福饮；脾肾两虚，治以补肾健脾、益气生精，方用还少丹；痰浊蒙窍，治以健脾化浊、方用洗心汤；瘀血内阻，治以活血化瘀、开窍醒脑，方用通窍活血汤。此外，在治疗的同时，还应重视精神调摄与智能训练。

八、临证备要

痴呆总属本虚标实之证，临床上以虚实夹杂者多见，本虚为肾精、阴阳、气血亏虚，标实为气滞、痰浊、血瘀内阻于脑。在病情急性发作阶段，往往表现以气、火、痰、瘀等标实之象为主，治当开郁逐痰、活血通窍、平肝泻火等以治其标。但治标之法，谨防太过，中病即止，攻伐之品当慎用，时时注意顾及本虚的一面。

痴呆多见于年迈之人，年高脏腑功能日渐衰退，尤以肾之阴精亏虚为多见。在正常情况下，肾精上奉于脑，化生脑髓而源源不断地发挥脑髓之用。肾虚则精不足，精不足则脑髓空虚，如《灵枢·海论》谓："脑为髓海，髓海不足，则脑转耳鸣，胫酸眩冒，目无所见，懈怠安卧。"通过补肾填精，则脑神可安。清代陈士铎《辨证录·健忘门》的"不去填肾中之精，则血虽骤生而精仍长涸，但能救一时之善忘，而不能冀长年之不忘也"，明确提出益肾填精法的重要地位。因而补肾是治疗虚证痴呆不可忽视的一面，在使用补肾法时要注意配合血肉有情之品以加强滋补功效。

老年人脾胃虚弱，养阴填精补血之品易碍脾胃而化生痰浊，故用药不可滋腻太过，还当辅以健运脾胃之品，或采用补益药与健脾药间隔服用的方法。同时，通过培补后天脾胃，气血生化有源，则脑髓得充，有利于病情的改善。

对痴呆患者用药治疗的同时，又当重视精神调摄和智能训练。

九、古籍选录

《景岳全书·杂证谟·癫狂痴呆》："此证有可愈者，有不可愈者，亦在乎胃气、元气之强弱，待时而复，非可急也。凡此诸症，若以大惊猝恐，一时偶伤心胆而致失神昏乱者，此当以速扶正气为主，宜七福饮或大补元煎主之。"

《石室秘录·呆病》："呆病如痴而默默不言也，如饥而悠悠如失也，意欲癫而不能，心欲狂而不敢，有时睡数日不醒，有时坐数日不眠，有时将己身衣服密密缝完，有时将他人物件深深藏掩，与人言则无语而神游，背人言则低声而泣诉，与人食则厌薄而不吞，不与食则吞炭而若快。此等症虽有祟凭之实，亦胸腹中无非痰气，故治呆无奇法，治痰即治呆也。然而痰势独盛，呆气最深，若以寻常二陈汤治之，安得获效。方用逐呆仙丹、人参、白芥子、菟丝子各一两，白术二两、茯神三两，半夏五钱，附子五分，白薇、丹砂各三钱，研细末，先将各药煎汤，调丹砂末予半碗……此方之妙，妙在大补心脾，以茯神为君，使痰在心者尽祛之而出。其余消痰之药，又得附子引之，无经不入，将遍身上下之痰，尽行祛入膀胱之中而消化矣。白薇、菟丝子皆是安神妙药。而丹砂镇魂定魄，实多奇功，所以用之，而奏效也。"

《素问·五常政大论》："根于中者，命曰神机，神去则机息。"

《灵枢·海论》："髓海不足，则脑转耳鸣，胫酸眩冒，目无所见，懈怠安卧。"

《景岳全书·癫狂痴呆》："痴呆证，凡平素无痰，而或以郁结，或以思虑，或以疑惑，或以惊恐，而渐至痴呆，言辞颠倒，举动不经，或多汗，或善愁，其证则千奇万怪，无所不至，脉必或弦或数，或大或小，变易不常，此其逆气在心或肝胆二经，气有不清而然。"

《辨证录·呆病门》："大约其始也，起于肝气之郁；其终也，由于胃气之衰。肝郁则木克土，而痰不能化，胃衰则土不制水而痰不能消，于是痰积于胸中，盘踞于心外，使神明不清，而成呆病矣。"

第九节　郁　病

郁病是情志不舒、气机郁滞所致，以心情抑郁、情绪不宁、胸部满闷、胁肋胀痛，或易怒易哭，或咽中如有异物梗塞等为主要临床表现的一类病证。郁有积、滞、结等含义。郁病由精神因素引起，以气机郁滞为基本病变，是内科病证中最为常见的一种。据统计，类属郁病的病例，占综合性医院内科门诊人数的 10% 左右。据有的医院抽样统计，内科住院病例中，有肝郁证表现者占 21% 左右。

老年郁病是老年人（60 岁以上）常见的精神障碍性疾病，主要以情绪低落、兴趣减退、注意力分散、记忆力减退为主要临床表现，也兼见沮丧、担心、焦虑、失眠、孤独等负性心理，且常有躯体症状或共患各种躯体疾病。随着老龄化社会进程的加快，我国老年郁病患病率也在不断增加，本病对老年人的身心健康产生了巨大的影响，严重者有自杀的风险，给家庭和社会带来了沉重的负担。根据郁病的临床表现及其以情志内伤为致病原因的特点，主要见于西医学的神经衰弱、癔症及焦虑症等。另外，也见于更年期综合征及反应性精神病。当这些疾病出现郁病的临床表现时，可参考本节辨证论治。中医药疗效良好，尤其是结合精神治疗，更能收到显著的疗效，所以属于郁病范围的病证，求治于中医者甚多。

《金匮要略·妇人杂病脉证并治》记载了属于郁病的脏躁及梅核气两种病证，并观察到这两种病证多发于女性，所提出的治疗方药沿用至今。元代《丹溪心法·六郁》提出了气、血、火、食、湿、痰六郁之说，创立了六郁汤、越鞠丸等相应的治疗方剂。明代《医学正传》首先采用郁证这一病证名称。自明代之后，已逐渐把情志之郁作为郁病的主要内容。如《古今医统大全·郁证门》说："郁为七情不舒，遂成郁结，既郁之久，变病多端。"《景岳全书·郁证》将情志之郁称为因郁而病，着重论述了怒郁、思郁、忧郁三种郁证的证治。《临证指南医案·郁》所载的病例，均属情志之郁，治则涉及疏肝理气、苦辛通降、平肝息风、清心泻火、健脾和胃、活血通络、化痰涤饮、益气养阴等法，用药清新灵活，颇多启发，并且充分注意到精神治疗对郁病具有重要的意义，认为"郁证全在病者能移情易性"。综上可知，郁有广义狭义之分。广义的郁，包括外邪、情志等因素所致的郁在内。狭义的郁，即单指情志不舒为病因的郁。明代以后的医籍中记载的郁病，多单指情志之郁而言。

一、老年郁病的病因病机

中医古籍中未有"老年郁病"病名记载，根据其临床症状表现将其归属于中医学"郁证"的范畴。根据古代古籍的记载及历代医家对郁证的研究总结，认为郁证主要病因是情志内伤，脏气抑郁，与气滞、血瘀、痰浊等病理产物有密切关系，病位主要在肝，涉及心、脾、肾。郁证多为情志病，是由于人体气机闭塞的影响而致，如《黄帝内经》中记载的以木、火、土、金、水组成的五气之郁的"五郁"。朱丹溪在《丹溪心法·六郁》中创立了"六郁"学说，认为郁证的病因病机为肝郁气滞。老年郁病的病机特点，主要与老年人的生理和病理特点密切相关。老年郁病多发生在60岁后，该时期老年人体质虚弱，脏气虚衰，脏腑气血阴阳失调，更容易发生抑郁。研究认为老年抑郁症是基于"水火既济"的理论，结合老年人的生理病理特点，提出老年郁病的病机主要是心肾不交，病位在脑，本在心，源在肾，调在神；围绕"心—肾—脑—神"轴以交通心肾，调节心肾精气、阴阳平衡为治疗法则。有学者根据老年人的生理病理特点，认为肾气虚衰贯串老年抑郁症发病的整个过程，且对该病的发展、转归有着至关重要的决定作用。研究认为老年郁病的病位主要在心、肝、脾、肾，病机为本虚标实，本虚为脏腑虚损，脑窍失养；标实为气、痰、瘀阻滞脑窍，神机失灵。也有学者认为脾虚与老年郁病发病有密切关系，脾为后天之本，气血生化之源，主运化，气机升降之枢；脾失运化，可出现水湿停聚、痰饮内停、气郁、血瘀等病理产物而引发郁病。有学者通过总结自己的临床经验，认为肝脾不和在郁证病机中处于关键地位，肝脾不和、气血紊乱而引发该病，治疗上主要以疏肝解郁、健脾益气、养心安神为治法。还有学者研究发现情志内伤为郁证发病的主要病因，病位在肝，与心、脾密切相关，情志不遂为标，体质禀赋为本，气、痰、火胶着一体。大多数学者普遍的观点是老年郁病的发生与七情、先天禀赋密切相关，七情过极，损伤五脏，致使五脏气机失调而成为致病关键，肝气郁滞是基本病机。

（一）愤懑郁怒，肝气郁结

厌恶憎恨、愤懑恼怒等精神因素，均可使肝失条达，气机不畅，以致肝气郁结而成气郁，这是郁证的主要病机。因气为血帅，气行则血行，气滞则血瘀，气郁日久，影响及血，使血液运行不畅而形成血郁。若气郁日久化火，则发生肝火上炎的病变而形成火郁。津液运行不畅，停聚于脏腑、经络，凝聚成痰则形成痰郁。郁火耗伤阴血，则可导致肝阴不足。

（二）忧愁思虑，脾失健运

由于忧愁思虑，精神紧张，或长期伏案思索，使脾气郁结，或肝气郁结之后横逆侮脾，均可导致脾失健运，使脾的消磨水谷及运化水湿的功能受到影响。若脾不能消磨水谷，以致食积不消，则形成食郁。若不能运化水湿，水湿内停，则形成湿郁。水湿内聚，凝为痰浊，则形成痰郁。火热伤脾，饮食减少，气血生化乏源，则可导致心脾两虚。

（三）情志过极，心失所养

由于所愿不遂、精神紧张、家庭不睦、遭遇不幸、忧愁悲哀等精神因素，损伤心脾，使心失所养而发生一系列病变。若损伤心气，以致心气不足，则心悸、短气、自汗；耗伤心阴以致心阴亏虚，心火亢盛，则心烦、低热、面色潮红、脉细数；心失所养，心神失守，以致精神惑乱，则悲伤哭泣，哭笑无常。心的病变还可进一步影响到其他脏腑。情志内伤是郁病的致病原因，但情志因素是否造成郁病，除与精神刺激的强度及持续时间的长短有关之外，也与机体本身的状况有极为密切的关系。正如《杂病源流犀烛·诸郁源流》说："诸郁，脏气病也，其原本于思虑过深，更兼脏气弱，故六郁之病生焉"，说明机体的"脏气弱"是郁病发病的内在因素。

综上所述，郁病的病因是情志内伤，其病机主要为肝失疏泄，脾失健运，心失所养及脏腑阴阳气血失调。郁病初起，病变以气滞为主，常兼血瘀、化火、痰结、食滞等，多属实证。病久则易由实转虚，随其影响的脏腑及损耗气血阴阳的不同，而形成心、脾、肝、肾亏虚的不同病变。

二、临床表现

绝大多数郁病患者的发病缓慢，发病前均有一个情志不舒或思虑过度的过程。气机郁滞所引起的气郁症状，如精神抑郁、情绪不宁、胸胁胀满疼痛等，为郁病的各种证型所共有，是郁病的证候特征。郁病所表现的胸胁胀满疼痛，范围比较弥散，不易指明确切部位，一般多以胸胁部为主；以满闷发胀为多见，即或有疼痛一般也较轻，胀满的感觉持续存在。郁病表现的各种症状的程度每随情绪的变化而增减。

在气郁的基础上继发其他郁滞，则出现相应的症状，如血郁兼见胸胁胀痛，或呈刺痛，部位固定，舌质有瘀点、瘀斑，或舌紫暗；火郁兼见性情急躁易怒，胸闷胁痛，嘈杂吞酸，口干而苦，便秘，舌质红，苔黄，脉弦数；食郁兼见胃脘胀满，嗳气酸腐，不思饮食；湿郁兼见身重，脘腹胀满，嗳气，口腻，便溏腹泻；痰郁兼见脘腹胀满，咽中如物梗塞，苔腻。

脏躁发作时出现的精神恍惚，悲哀哭泣，哭笑无常，以及梅核气所表现的咽中如有炙脔吞之不下、吐之不出等症，是郁病中具有特征性的证候。郁病日久，则常出现心、脾、肝、肾亏损的虚证症状。

三、诊断与鉴别诊断

（一）诊断

以忧郁不畅，情绪不宁，胸胁胀满疼痛，或易怒易哭，或咽中如有炙脔为主证。多发于青中年女性，独居老人易常见。

病史：患者大多数有忧愁、焦虑、悲哀、恐惧、愤懑等情志内伤的病史。并且郁病病情的反复常与情志因素密切相关。

各系统检查和实验室检查正常，除外器质性疾病。

（二）鉴别诊断

1. 虚火喉痹

郁病中的梅核气应注意和虚火喉痹相鉴别。梅核气多见于青中年女性，因情志抑郁而起病，自觉咽中有物梗塞，但无咽痛及吞咽困难，咽中梗塞的感觉与情绪波动有关，在心情愉快、工作繁忙时，症状可减轻或消失，而当心情抑郁或注意力集中于咽部时，则梗塞感觉加重。虚火喉痹则以青中年男性发病较多，多因感冒、长期烟酒及嗜食辛辣食物而引发，咽部除有异物感外，尚觉咽干、灼热、咽痒。咽部症状与情绪无关，但过度辛劳或感受外邪则易加剧。

2. 噎膈

梅核气应当与噎膈相鉴别。梅核气的诊断要点如上所述，噎膈多见于中老年人，男性居多，梗塞的感觉主要在胸骨后的部位，吞咽困难的程度日渐加重，食管检查常有异常发现。

3. 癫病

郁病中的脏躁一证，需与癫病相鉴别。脏躁多发于青中年女性，在精神因素的刺激下呈间歇性发作，发作时症状轻重常受暗示影响，在不发作时可如常人。而癫病则多发于青壮年，男女发病率无显著差异，病程迁延，心神失常的症状极少自行缓解。

四、辨证要点与治疗原则

（一）辨证要点

1.辨明受病脏腑与六郁的关系

郁病的发生主要为肝失疏泄，脾失健运，心失所养，应依据临床症状，辨明其受病脏腑侧重之差异。郁病以气郁为主要病变，但在治疗时应辨清楚六郁，一般说来，气郁、血郁、火郁主要关系于肝；食郁、湿郁、痰郁主要关系于脾；而虚证证型则与心的关系最为密切。

2.辨别证候虚实

六郁病变，即气郁、血郁、化火、食积、湿滞、痰结均属实，而心、脾、肝的气血或阴精亏虚所导致的证候则属虚。

（二）治疗原则

理气开郁、调畅气机、怡情易性是治疗郁病的基本原则。正如《医方论·越鞠丸》方解中说："凡郁病必先气病，气得疏通，郁之何有？"对于实证，首当理气开郁，并应根据是否兼有血瘀、痰结、湿滞、食积等而分别采用活血、降火、祛痰、化湿、消食等法。虚证则应根据损及的脏腑及气血阴精亏虚的不同情况而补之，或养心安神，或补益心脾，或滋养肝肾。对于虚实夹杂者，则又当视虚实的偏重而虚实兼顾。

郁病一般病程较长，用药不宜峻猛。在实证的治疗中，应注意理气而不耗气，活血而不破血，清热而不败胃，祛痰而不伤正；在虚证的治疗中，应注意补益心脾而不过燥，滋养肝肾而不过腻。正如《临证指南医案·郁》指出，治疗郁证"不重在攻补，而在乎用苦泄热而不损胃，用辛理气而不破气，用滑润濡燥涩而不滋腻气机，用宜通而不揠苗助长"。

除药物治疗外，精神治疗对郁病有极为重要的作用。解除致病原因，使患者正确认识和对待自己的疾病，增强治愈疾病的信心，可以促进郁病好转、痊愈。

五、中医调治与养生

（一）方药调治

1. 肝气郁结

症状：精神抑郁，情绪不宁，胸部满闷，胁肋胀痛，痛无定处，脘闷嗳气，不思饮食，大便不调，苔薄腻，脉弦。

治法：疏肝解郁，理气畅中。

方药：柴胡疏肝散。

方义分析：本方由四逆散加川芎、香附、陈皮而成。方中柴胡、香附、枳壳、陈皮疏肝解郁，理气畅中；川芎、芍药、甘草活血定痛，柔肝缓急。胁肋胀满疼痛较甚者，可加郁金、青皮、佛手疏肝理气。肝气犯胃，胃失和降，见嗳气频作、脘闷不舒者，可加旋覆花、代赭石、苏梗、法半夏和胃降逆。兼有食滞腹胀者，可加神曲、麦芽、山楂、鸡内金消食化滞。肝气乘脾而见腹胀、腹痛、腹泻者，可加苍术、茯苓、乌药、白豆蔻健脾除湿，温经止痛。兼有血瘀而见胸胁刺痛，舌质有瘀点、瘀斑，可加当归、丹参、郁金、红花活血化瘀。

2. 气郁化火

症状：性情急躁易怒，胸胁胀满，口苦而干，或头痛、目赤、耳鸣，或嘈杂吞酸，大便秘结，舌质红，苔黄，脉弦数。

治法：疏肝解郁，清肝泻火。

方药：丹栀逍遥散。

方义分析：该方以逍遥散疏肝调脾，加丹皮、栀子清肝泻火。热势较甚，口苦、大便秘结者，可加龙胆草、大黄泄热通腑。肝火犯胃而见胁肋疼痛、口苦、嘈杂吞酸、嗳气、呕吐者，可加黄连、吴茱萸（左金丸）清肝泻火，降逆止呕。肝火上炎而见头痛、目赤、耳鸣者，加菊花、钩藤、刺蒺藜清热平肝。热盛伤阴，见舌红少苔、脉细数者，可去原方中当归、白术、生姜之温燥，酌加生地、麦冬、山药滋阴健脾。

3. 血行郁滞

症状：精神抑郁，性情急躁，头痛，失眠，健忘，或胸胁疼痛，或身体某部有发冷或发热感，舌质紫暗或有瘀点、瘀斑，脉弦或涩。

治法：活血化瘀，理气解郁。

方药：血府逐瘀汤。

方义分析：本方由四逆散合桃红四物汤加味而成。四逆散疏肝解郁，桃红四物汤活血化瘀而兼有养血作用，配伍桔梗、牛膝理气活血，调和升降。

4. 痰气郁结

症状：精神抑郁，胸部闷塞，胁肋胀满，咽中如有物梗塞，吞之不下，咳之不出，苔白腻，脉弦滑。本证即《金匮要略·妇人杂病脉证并治》所说"妇人咽中如有炙脔，半夏厚朴汤主之"之证。《医宗金鉴·诸气治法》将本证称为"梅核气"。

治法：行气开郁，化痰散结。

方药：半夏厚朴汤。

方义分析：本方用厚朴、紫苏理气宽胸，开郁畅中；半夏、茯苓、生姜化痰散结，和胃降逆，合用有辛香散结、行气开郁、降逆化痰的作用。湿郁气滞而兼胸痞闷、嗳气、苔腻者，加香附、佛手片、苍术理气除湿；痰郁化热而见烦躁、舌红、苔黄者，加竹茹、瓜蒌、黄芩、黄连清化痰热；病久入络而有瘀血征象，胸胁刺痛，舌质紫暗或有瘀点、瘀斑，脉涩者，加郁金、丹参、降香、姜黄活血化瘀。

5. 心神惑乱

症状：精神恍惚，心神不宁，多疑易惊，悲忧善哭，喜怒无常，或时时欠伸，或手舞足蹈，骂詈喊叫，舌质淡，脉弦。多见于女性，常因精神刺激而诱发。临床表现多种多样，但同一患者每次发作多为同样几种症状的重复。《金匮要略·妇人杂病脉证并治》将此种证候称为"脏躁"。

治法：甘润缓急，养心安神。

方药：甘麦大枣汤。

方义分析：方中甘草甘润缓急；小麦味甘微寒，补益心气；大枣益脾养血。血虚生风而见手足蠕动或抽搐者，加当归、生地、珍珠母、钩藤养血息风；躁扰、失眠者，加酸枣仁、柏子仁、茯神、制首乌等养心安神；喘促气逆者，可合五磨饮子开郁散结，理气降逆。心神惑乱可出现多种多样的临床表现。在发作时，可根据具体病情选用适当的穴位进行针刺治疗，并结合语言暗示、诱导，对控制发作、解除症状常能收到良好效果。一般病例可针刺内关、神门、后溪、三阴交等穴位；伴上肢抽动者，配曲池、合谷；伴下肢抽动者，配阳陵泉、昆仑；伴喘促气急者，配膻中。

6. 心脾两虚

症状：多思善疑，头晕神疲，心悸胆怯，失眠，健忘，纳差，面色不华，舌质淡，苔薄白，脉细。

治法：健脾养心，补益气血。

方药：归脾汤。

方义分析：本方用党参、茯苓、白术、甘草、黄芪、当归、龙眼肉等益气健脾生血；酸枣仁、远志、茯苓养心安神；木香理气，使整个处方补而不滞。心胸郁闷，情志不舒者，加郁金、佛手片理气开郁；头痛加川芎、白芷活血祛风而止痛。

7. 心阴亏虚

症状：情绪不宁，心悸，健忘，失眠，多梦，五心烦热，盗汗，口咽干燥，舌红少津，脉细数。

治法：滋阴养血，补心安神。

方药：天王补心丹。

方义分析：方中以地黄、天冬、麦冬、玄参滋补心阴；人参、茯苓、五味子、当归益气养血；柏子仁、酸枣仁、远志、丹参养心安神。心肾不交而见心烦失眠，多梦遗精者，可合交泰丸（黄连、肉桂）交通心肾；遗精较频者，可加芡实、莲须、金樱子补肾固涩。

8. 肝阴亏虚

症状：情绪不宁，急躁易怒，眩晕，耳鸣，目干畏光，视物不明，或头痛且胀，面红目赤，舌干红，脉弦细或数。

治法：滋养阴精，补益肝肾。

方药：滋水清肝饮。

方义分析：本方由六味地黄丸合丹栀逍遥散加减而成，以六味地黄丸补益肝肾之阴，以丹栀逍遥散疏肝解郁，清热泻火。肝阴不足而肝阳偏亢，肝风上扰，以致头痛、眩晕、面时潮红或筋惕肉瞤者，加白蒺藜、草决明、钩藤、石决明平肝潜阳，柔润息风；虚火较甚，低热、手足心热者，可加银柴胡、白薇、麦冬以清虚热；月经不调者，可加香附、泽兰、益母草理气开郁，活血调经。

（二）经络调治

1. 常规治疗

辨证：主要症状为情志异常，如无故喜笑、悲泣、歌唱、呻吟或痴呆、沉默；其次如突然失语、失明、胸闷气逆、吞咽困难甚至突然晕厥；或出现肢体麻木疼痛、瘫痪、振动等。

肝气郁结：精神抑郁，情绪不宁，胸胁胀痛，善太息，脘闷嗳气，腹胀纳呆，大便不畅，女性月经不调，舌苔薄腻，脉弦。

气郁化火：情绪急躁易怒，胸闷胁胀，头痛，口苦咽干，嘈杂吞酸，大便秘结，舌红苔黄，脉弦数。

痰气郁结：咽中作梗，如有梅核梗于咽中，吞之不下，咳之不出，胸中窒闷，脘胀胁痛，苔白腻，脉弦滑。

心脾两虚：心悸，失眠，健忘，头晕，神疲乏力，食欲不振，舌质淡，脉细弱。

治则：疏肝解郁，健脾化痰，宁心安神。

治法：取手足厥阴、足太阴经穴为主。针刺平补平泻法，或针刺补法，并灸。

处方：内关、太冲、三阴交。

方义分析：郁证之病位在心、肝、脾，故取肝经原穴太冲，以疏肝解郁；太冲配五行属土，故又有疏肝和胃、健脾化痰的作用；内关为心包经络穴，与三焦经相联络，三焦主气，故内关既可宁心，又可理气；内关与太冲相配，同名经取穴，可起协同作用；三阴交是足三阴经交会穴，既可健脾化痰，又可调血柔肝。诸穴相配，可达疏肝解郁、健脾化痰、宁心安神的作用。

随症选穴：肝气郁结者加膈俞、肝俞、足三里；气郁化火者加劳宫、阳陵泉、涌泉；痰气郁结者加膻中、丰隆、天突；心脾两虚者加心俞、脾俞、神门；失语者加哑门、通里；吞咽困难者加天突、廉泉；失明者加睛明、光明；瘫痪者加瘫痪部位的相应腧穴。

2. 其他疗法

（1）耳针

取穴：心、皮质下、额、枕、神门、脑干。

方法：每次取 3 ~ 4 穴，中等刺激，每日或隔日 1 次。

（2）电针

取穴：发作时取水沟、合谷、后溪、内关、神门、通里、足三里、太冲、涌泉；不发作期取内关、神门、通里、足三里、三阴交；癔症性瘫痪，加相应的上、下肢腧穴。

方法：选用疏密波或连续波，发作时用强刺激，每次 5 ~ 10 分钟，不发作期间用弱刺激或中等刺激，以患者能耐受为度，每次 10 ~ 20 分钟。每日或隔日 1 次，10 次为 1 个疗程。

（3）皮肤针

取穴：颈项部、背部督脉和膀胱经。

方法：轻度叩刺，以皮肤红润为度，每日或隔日 1 次，10 次为 1 个疗程。

（4）穴位注射

取穴：心俞、肝俞、脾俞、间使、足三里等穴。

方法：用维生素 B_1 和维生素 B_{12} 混合液，每穴注入 0.1 ~ 0.5 mL，隔日治疗 1 次。

（三）预防与养生

正确对待各种事物，避免忧思郁虑，防止情志内伤，是防治郁病的重要措施。医务人员深入了解病史，详细进行检查，用诚恳、关怀、同情、耐心的态度对待患者，取得患者的充分信任，在郁病的治疗及护理中具有重要作用。对郁病患者，应作好精神治疗的工作，使患者能正确认识和对待疾病，增强治愈疾病的信心，并解除情志致病的原因，以促进郁病的完全治愈。鼓励患者积极参加集体活动，适当参加体力劳动和体育活动，增强体质，保持开朗乐观的心情。劝其家人积极与患者交流，定期谈心。患者即使完全治愈也应定期找医师复诊，防止复发。

六、预后与转归

郁病的各种证候之间，存在着一定的联系。属于实证的肝气郁结、血行郁滞、痰气郁结等证候，病久之后，若损伤心脾，气血不足，则可转化为心脾两虚或心阴亏虚；若损及肝肾，阴精亏虚，则转化为肝肾阴虚的证候。实证中的气郁化火一证，由于火热伤阴而多转化为阴虚火旺。郁病中的虚证，可以由实证病久转化而来，也可以由于忧思郁怒、情志过极等精神因素耗伤脏腑的气血阴精，而在发病初期即出现比较明显的虚证。病程较长的患者，亦有虚实互见的情况。一方面正气不足，或表现为气血不足，或表现为阴精亏虚；另一方面又伴有气滞、血瘀、痰结、火郁等病变而成为虚实夹杂之证。

郁病的预后一般良好。针对具体情况，解除情志致病的原因，对本病的预后有重要的作用。而在受到刺激后，病情常有反复或波动，易使病情延长。病程较短，而情志致病的原因又是可以解除的，通常都可以治愈；病程较长，而情志致病的原因未能解除者，往往需要较长时间的治疗，才能收到比较满意的效果。

七、结语

郁病的病因是情志内伤，其病理变化与心、肝、脾有密切关系。初病多实，以六郁见证为主，其中以气郁为病变的基础，病久则由实转虚，引起心、脾、肝气血阴精的亏损而成为虚证类型。临床上虚实互见的类型亦较为多见。郁病的主要临床表现为心情抑郁，情绪不宁，胸胁胀满疼痛，或咽中如有异物梗塞，或时作悲伤哭泣。郁病可分为实证和虚证两类。

实证类型以气机郁滞为基本病变，治疗以疏肝理气解郁为主，气郁化火者，理气解郁配合清肝泻火；气郁夹痰，痰气交阻者，理气解郁配合化痰散结；气病及血，气郁血瘀者，理气解郁配合活血化瘀；兼有湿滞者，配合健脾燥湿或芳香化湿；夹食积者，配合消食和胃。虚证宜补，针对病情分别采用养心安神、补益心脾、滋养肝肾等法。虚实互见者，则当虚实兼顾。郁病的各种证候之间有一定的内在联系，认识证候间的关系，对指导临床具有实际意义。郁病的预后一般良好。结合精神治疗及解除致病原因，对促进痊愈具有重要作用。

八、临证备要

肝气郁结证多见于郁病的初起阶段，总属情志所伤，气机郁结。如延误失治，由气及血，可影响五脏，即可造成痰、火、湿、食、血诸郁，使病情加重，病程延长。因此，早期诊断治疗具有重要意义。

柴胡疏肝散为《景岳全书》所载之方，具有疏肝解郁、理气畅中之功效。肝属木，为藏血之脏，其性刚烈而喜条达，必以水涵之，以土润之，方能发挥其疏泄之能。该方以辛散理气而不伤正，佐以养血培土之品，以顺肝之性，临床使用每获良效。早期用药，使气机疏畅，避免病情加重，提高疗效。

因郁致病无不以理气为先，但理气药多为香燥之品，久病阴血暗耗，自当慎用。而枳壳、青皮、香橼、佛手等，性平和，理气而不伤阴，无论新恙久病，均可选用。

郁病虚证或虚实夹杂之证，变化多端，病情复杂，如气滞阴虚、气虚气滞、寒热错杂等证候，需详加辨证，恰当施治，方能取得满意疗效。

精神治疗与药物治疗相结合是郁病治疗的综合措施，两者相辅相成。现代研究亦证明，精神因素的致病作用，一方面取决于其性质和强度；另一方面则取决于其对个体引起的情感体验。只有重视精神、心理治疗，解除情志致病的原因，才可以获得良效。古代医籍中亦有根据五行相克原理，采用以情胜情的病案报告，常能获效。

九、古籍选录

《古今医统大全·郁证门》："郁为七情不舒，遂成郁结，既郁之久，变病多端。"

《证治汇补·郁症》："郁病虽多，皆因气不周流，法当顺气为先，开提为次，至于降火、化痰、消积，犹当分多少治之。"

《素问·六元正纪大论》："木郁达之，火郁发之，土郁夺之，金郁泄之，水郁折之。"

《灵枢·口问》："悲哀愁忧则心动，心动则五脏六腑皆摇。"

《金匮要略·妇人杂病脉证并治》："妇人脏躁，喜悲伤欲哭，象如神灵所作，数欠伸，甘麦大枣汤主之；妇人咽中如有炙脔，半夏厚朴汤主之。"

《丹溪心法·六郁》："气血冲和，万病不生，一有怫郁，诸病生焉。故人身诸病，多生于郁。"

《景岳全书·郁证》："凡五气之郁，则诸病皆有，此因病而郁也。至若情志之郁，则总由乎心，此因郁而病也……初病而气结为气滞者，宜顺宜开。久病而损及中气者，宜修宜补。然以情病者非情不解。"

《医林改错·血府逐瘀汤所治之症目》："瞀闷，即小事不能开展，即是血瘀。急躁，平素和平，有病急躁，是血瘀。俗言肝气病，无故爱生气，是血府血瘀。"

《类证治裁，郁症》："七情内起之郁，始而伤气，继必及血，终乃成劳。主治宜苦辛凉润宜通。"

《针灸大成》："咽中如梗，间使、三间。"

《神应经》："喜哭，百会、水沟。"

《扁鹊心书·厥证》："形无所知，其状若尸……由忧思惊恐……此症妇人多有之。灸中脘穴五十壮。"

第十节　胃　痛

胃痛是由于胃气阻滞、胃络瘀阻、胃失所养、不通则痛导致的以上腹胃脘部发生疼痛为主证的一种脾胃肠病证。胃痛，又称胃脘痛。本病在脾胃肠病证中最为多见，人群中发病率较高，中药治疗效果颇佳。本病证以胃脘部疼痛为主证，西医学中的急性胃炎、慢性胃炎、消化性溃疡、胃痉挛、胃下垂、胃黏膜脱垂症、胃神经症等疾病，当其以上腹部胃脘疼痛为主要临床表现时，均可参照本节辨证论治。

　　脾乃后天之本，气血生化之源，维持人体气血。年老者先天之本衰竭，各器官养息失宜、脏腑失调，久之引发七情不和、食欲不节等，易损伤脾胃，影响器官运化和受纳，常见腹部膨胀、易呕吐、胃痛等，发作次数随时间增长而愈发频繁。古典医籍中对本病的论述始见于《黄帝内经》。如《素问，六元正纪大论》曰："木郁之发……民病胃脘当心而痛，上支两胁，膈咽不痛，食饮不下"；《素问·至真要大论》曰："厥阴司天，风淫所胜，民病胃脘当心而痛"，说明胃痛与木气偏胜、肝胃失和有关。《素问·举痛论》还阐发了寒邪入侵引起气血壅滞不通而作胃痛的机制。《伤寒论·辨厥阴病脉证并治》曰："厥阴之为病，消渴，气上撞心，心中疼热，饥而不欲食，食则吐蛔，下之，利不止"，其中的"心中疼"，即是胃痛，此为后世辨治寒热错杂胃痛提供了有益的借鉴。后世医家因《黄帝内经》胃脘当心而痛一语，往往将心痛与胃痛混为一谈，如《千金要方·心腹痛》中有九种心痛，九种心痛是虫心痛、注心痛、风心痛、悸心痛、食心痛、饮心痛、冷心痛、热心痛、去来心痛。这里所说的心痛，实际上多指胃痛而言。《济生方·腹痛门》对胃痛的病因做了较全面的论述：九种心痛"名虽不同，而其所致皆因外感，内沮七情，或饮啖生冷果实之类，使邪气搏于正气，邪正交击，气道闭塞，郁于中焦，遂成心痛。"《和剂局方》《太平圣惠方》《圣济总录》等书采集了大量医方，其治胃痛多用辛燥理气之品，如白豆蔻、砂仁、广藿香、木香、檀香、丁香、高良姜、干姜等。金元时期《兰室秘藏》立"胃脘痛"一门，论其病机则多系饮食劳倦而致脾胃之虚，又为寒邪所伤导致；论其治法，大旨不外益气、温中、理气、和胃等。《丹溪心法·心脾痛》谓："大凡心膈之痛，须分新久，若明知身受寒气，口吃冷物而得病者，于初得之时，当与温散或温利之药；若病之稍久则成郁，久郁则蒸热，热久必生火。"胃痛亦有属热之说，至朱丹溪而畅明。胃痛与心痛的混淆引起了明代医家的注意，如明代《证治准绳·心痛胃脘痛》中写道："或问丹溪言心痛即胃脘痛然乎？曰心与胃各一脏，其病形不同，因胃脘痛处在心下，故有当心而痛之名，岂胃脘痛即心痛哉？"《医学正传·胃脘痛》更进一步指出前人以胃痛为心痛之非："古方九种心痛……详其所由，皆在胃脘而实不在心也"，从而对两病进行了较为明确的区分。其后《景岳全书·心腹痛》对胃痛的病因病机、辨证论治进行了较为系统的总结。清代《临证指南医案·胃脘痛》的"久痛入络"之说，《医林改错》《血证论》对瘀血滞于中焦、胀满刺痛者采用血府逐瘀汤治疗，都做出了自己的贡献。

一、老年胃痛的病证特点

老年人常见脾胃疾病有十二指肠溃疡、胃下垂、胃炎等，具有老年性特征。如胃炎与年老者胃酸分泌过少有直接关联，胃黏膜加快萎缩，影响正常受纳等；年老多体虚，气血严重衰竭，脾胃调和作用降低，出现消化不良、脾胃失和、食欲不振等；甚者胃脘部常疼痛、满胀、灼热感明显、口干苦、食之无味，此为脾胃运化能力降低、浊气阴不上承所致；排便时气血虚浮，肠道燥热，大便郁结于肠，易引发多种肠道疾病；另有身热、肢体困乏、腹部胀满等症状。

老年脾胃病与体内各脏腑器官有直接关联，受脾胃不调影响，致体内其他器官受损；反之，脏腑器官病变也可致脾胃失调，不能只治单一脏腑，而应温养各脏腑器官，使各器官功能恢复正常，方能治本。脾主气血盈虚，脾亏气血，则水谷无传输源头。水谷精微亦可影响脾气，胃降脾升则功能失调。肝与胃关系紧密，年老患者多忧虑郁闷，极易郁结肝气，使肝气逆行犯土，兼之土虚，易引发肝胃功能不调等。年老者天癸日少，后天气血日渐亏虚，难以滋养器官，易引发肾脾亏虚病证。脾胃病也能引发生化乏源和脾肾亏虚。肺主肃降失常，气机不调，影响脾胃功能。脾胃失调上涌于肺，土金不生，损于肺。心主火，火生土，脾运化依赖心脏功能、年老者心血亏虚，难以推动全身血气，常碍脾胃功能，抑或难以温煦身体，加重脾胃功能失调症状。若患肺气肿，极易引发冠心病、缺氧及动脉硬化等病证，影响胃黏膜，导致胃部供血不畅，易引发胃溃疡；脑血管出现病证易引发下丘脑、自主神经中枢病变，影发胃溃疡，重者引发胃部大出血，严重者威胁生命安全。气血正常运行有赖于心肺功能，心脏功能紊乱会影响全身各脏腑器官。就脾胃而言，影响脾胃气血生化。卧床时间过长的老人易患骨质疏松等疾病，血钙浮动会刺激胃液分泌，增加胃蛋白酶和胃酸分泌，影响胃黏膜。肾为骨之心，常为肾气亏虚所致。综上，调节身体各脏腑器官功能，使各器官均保持平和中正，活用五行相生治疗理论，为治疗老年脾胃病之本。

二、病因病机

胃痛的病因主要为外感寒邪，饮食所伤，情志不遂，脾胃虚弱等。

（一）寒邪客胃

寒属阴邪，其性凝滞收引。胃脘上部以口与外界相通，气候寒冷，寒邪由口吸入，或脘腹受凉，寒邪直中，内客于胃，或服药苦寒太过，或寒食伤中，致使寒凝气滞，胃气失和，胃气阻滞，不通则痛。正如《素问·举痛论》所说："寒气客于肠胃之间，膜原之下，血不得散，小络急引，故痛。"

（二）饮食伤胃

胃主受纳腐熟水谷，其气以和降为顺，故胃痛的发生与饮食不节关系最为密切。若饮食不节，暴饮暴食，损伤脾胃，饮食停滞，致使胃气失和，胃中气机阻滞，不通则痛；或五味过极，辛辣无度，或恣食肥甘厚味，或饮酒如浆，则伤脾碍胃，蕴湿生热，阻滞气机，以致胃气阻滞，不通则痛，皆可导致胃痛。故《素问·痹论》曰："饮食自倍，肠胃乃伤。"《医学正传·胃脘痛》曰："初致病之由，多因纵恣口腹，喜好辛酸，恣饮热酒煎爆，复餐寒凉生冷，朝伤暮损，日积月深……故胃脘疼痛。"

（三）肝气犯胃

脾胃的受纳运化，中焦气机的升降，有赖于肝之疏泄。《素问·宝命全形论》所说的"土得木而达"即这个意思。所以，病理上就会出现木旺克土或土虚木乘之变。忧思恼怒，情志不遂，肝失疏泄，肝郁气滞，横逆犯胃，以致胃气失和，胃气阻滞，即可发为胃痛。所以《杂病源流犀烛·胃病源流》谓："胃痛，邪干胃脘病也。……唯肝气相乘为尤甚，以木性暴，且正克也。"肝郁日久，又可化火生热，邪热犯胃，导致肝胃郁热而痛。若肝失疏泄，气机不畅，血行瘀滞，又可形成血瘀，兼见瘀血胃痛。胆与肝相表里，皆属木。胆之通降，有助于脾之运化及胃之和降。《灵枢·四时气》曰："邪在胆，逆在胃。"若胆病失于疏泄，胆腑通降失常，胆气不降，逆行犯胃，致胃气失和，肝胆胃气机阻滞，也可发生胃痛。

（四）脾胃虚弱

脾与胃相表里，同居中焦，共奏受纳运化水谷之功。脾气主升，胃气主降，胃之受纳腐熟，赖脾之运化升清，所以胃病常累及于脾，脾病常累及于胃。若素体不足，或劳倦过度，或饮食所伤，或过服寒凉药物，或久病脾胃受损，均可引起脾胃虚弱，中焦虚寒，致使胃失温养，发生胃痛。若是热病伤阴，或胃热火郁，灼伤胃阴，或久服香燥理气之品，耗伤胃阴，胃失濡养，也可引起胃痛。肾为先天之本，阴阳之根，脾胃之阳，全赖肾阳之温煦；脾胃之阴，全赖肾阴之滋养。若肾阳不足，火不暖土，可致脾阳虚，而成脾肾阳虚，胃失温养之胃痛；若肾阴亏虚，肾水不能上济胃阴，可致胃阴虚，而成胃肾阴虚，胃失濡养之胃痛。此外，若气滞日久，血行瘀滞，或久痛入络，胃络受阻，或胃出血后，离经之血未除，以致瘀血内停，胃络阻滞不通，均可引起瘀血胃痛。《临证指南医案·胃脘痛》早已有关于这种病机的论述："胃痛久而屡发，必有凝痰聚瘀。"若脾阳不足，失于健运，湿邪内生，聚湿成痰成饮，蓄留胃脘，又可致痰饮胃痛。

综上所述，初则多为外邪、饮食、情志不遂所致，病因多单一，病机也单纯，常见寒邪客胃、饮食停滞、肝气犯胃、肝胃郁热、脾胃湿热等证候，表现为实证；久则常见由实转虚，如寒邪日久损伤脾阳，热邪日久耗伤胃阴，多见脾胃虚寒、胃阴不足等证候，则属虚证。因实致虚，或因虚致实，皆可形成虚实并见证，如胃热兼有阴虚，脾胃阳虚兼见内寒，以及兼夹瘀、食、气滞、痰饮等。本病的病位在胃，与肝脾关系密切，也与胆肾有关，其基本病机为胃气阻滞，胃络瘀阻，胃失所养，不通则痛。

三、临床表现

胃痛的部位在上腹部胃脘处，俗称心窝部。其疼痛的性质表现为胀痛、隐痛、刺痛、灼痛、闷痛、绞痛等，常因病因病机的不同而异，其中尤以胀痛、隐痛、刺痛常见。可有压痛，按之其痛或增或减，但无反跳痛。其痛有呈持续性者，也有时作时止者。其痛常因寒暖失宜、饮食失节、情志不舒、劳累等诱因而发作或加重。本病常伴有食欲不振、恶心呕吐、吞酸嘈杂等症状。

四、诊断与鉴别诊断

（一）诊断

上腹胃脘部疼痛及压痛。

常伴有食欲不振、胃脘痞闷胀满、恶心呕吐、吞酸嘈杂等胃气失和的症状。

发病常由饮食不节、情志不遂、劳累、受寒等诱因引起。

上消化道 X 线钡餐透视、纤维胃镜及病理组织学等检查，查见胃、十二指肠黏膜炎症、溃疡等病变，有助于诊断。

（二）鉴别诊断

1. 痞满

胃痛与痞满的病位皆在胃脘部，且胃痛常兼胀满，痞满时有隐痛，应加以鉴别。胃痛以疼痛为主，痞满以痞塞满闷为主；胃痛者胃脘部可有压痛，痞满者则无压痛。

2. 心痛

胃处腹中之上部，心居胸中之下部，正如《医学正传·胃脘痛》谓："胃之上口，名曰贲门，贲门与心相连。"《证治准绳·心痛胃脘痛》曰："然胃脘逼近于心，移其邪上攻于心，为心痛者亦多。"心与胃的位置很近，胃痛可影响及心，表现为连胸疼痛，心痛亦常涉及心下，出现胃痛的表现，故应高度警惕，防止胃痛与心痛，尤其是防止胃痛与真心痛之间发生混淆。胃痛的疼痛部位在上腹胃脘部，其位置相对较低，疼痛性质多为胀痛、隐痛，痛势一般不剧，其痛与饮食关系密切，常伴有吞酸、嗳气、恶心呕吐等胃肠病症状，纤维胃镜及病理组织学等胃的检查异常；心痛多在胸膺部或左前胸，其位置相对较高，疼痛性质多为刺痛、绞痛，有时剧痛，且痛引肩背及手少阴循行部位，痛势较急，饮食方面一般只与饮酒饱食关系密切，常伴有心悸、短气、汗出、脉结代等心脏病症状，心电图等心脏检查异常。

3. 胁痛

肝气犯胃所致的胃痛常攻撑连胁而痛，胆病的疼痛有时发生在心窝部附近，胃痛与胁痛有时也易混淆，应予以鉴别。但胃痛部位在中上腹胃脘部，

240

兼有恶心嗳气、吞酸嘈杂等胃失和降的症状，纤维胃镜等检查多有胃的病变；而胁痛部位在上腹两侧胁肋部，常伴恶心、口苦等肝胆病症状，B超等实验室检查多可查见肝胆疾病。

4. 腹痛

胃处腹中，与肠相连，从大范围看腹痛与胃痛均为腹部的疼痛，胃痛常伴腹痛的症状，腹痛亦常伴胃痛的症状，故有心腹痛的提法，因此胃痛需与腹痛相鉴别。胃痛在上腹胃脘部，位置相对较高；腹痛在胃脘以下、耻骨毛际以上的部位，位置相对较低。胃痛常伴脘闷、嗳气、泛酸等胃失和降，胃气上逆之证；而腹痛常伴有腹胀、矢气、大便性状改变等腹疾症状。相关部位的 X 线检查、纤维胃镜或肠镜检查、B 超检查等有助于鉴别诊断。

五、辨证要点与治疗原则

（一）辨证要点

1. 辨寒热

寒证胃痛多见胃脘冷痛，因饮冷受寒而发作或加重，得热则痛减，遇寒则痛增，伴有面色苍白、口干不渴、舌淡、苔白等症；热证胃痛多见胃脘灼热疼痛，进食辛辣燥热食物易于诱发或加重，喜冷恶热，胃脘得凉则舒，伴有口干口渴、大便干结、舌红、苔黄少津、脉数等症。

2. 辨虚实

虚证胃痛多见于久病体虚者，其胃痛隐隐，痛势徐缓而无定处，或摸之莫得其所，时作时止，痛而不胀或胀而时减，饥饿或过劳时易诱发疼痛或致疼痛加重，揉按或得食则疼痛减轻，伴有食少乏力、脉虚等症；实证胃痛多见于新病体壮者，其胃痛兼胀，表现为胀痛、刺痛，痛势急剧而拒按，痛有定处，食后痛甚，伴有大便秘结、脉实等症。

3. 辨气血

初痛在气，久痛在血。胃痛且胀，以胀为主，痛无定处，时痛时止，常由情志不舒引起，伴胸脘痞满，喜叹息，得嗳气或矢气则痛减者，多属气分；胃痛久延不愈，其痛如刺如锥，持续不解，痛有定处，痛而拒按，伴食后痛增，舌质紫暗，舌下脉络紫暗迂曲者，多属血分。

（二）治疗原则

胃痛的治疗，以理气和胃止痛为基本原则。旨在疏通气机，恢复胃腑和顺通降之性，通则不痛，从而达到止痛的目的。胃痛属实者，治以祛邪为主，根据寒凝、食停、气滞、郁热、血瘀、湿热之不同，分别用温胃散寒、消食导滞、疏肝理气、泄热和胃、活血化瘀、清热化湿诸法；属虚者，治以扶正为主，根据虚寒、阴虚之异，分别用温中益气、养阴益胃之法；虚实并见者，则扶正祛邪之法兼而用之。

六、中医调治与养生

（一）方药调治

1. 寒邪客胃

症状：胃痛暴作，甚则拘急作痛，得热痛减，遇寒痛增，口淡不渴，或喜热饮，苔薄白，脉弦紧。

治法：温胃散寒，理气止痛。

方药：良附丸。

方义分析：良附丸是治疗寒邪客胃，寒凝气滞的基础方。方中高良姜温胃散寒，香附行气止痛。寒重，或胃脘突然拘急掣痛拒按，甚则隆起如拳状者，可加吴茱萸、干姜、丁香、桂枝；气滞重者，可加木香、陈皮；郁久化热，寒热错杂者，可用半夏泻心汤，辛开苦降，寒热并调；见寒热身痛等表寒证者，可加紫苏、生姜，或加香苏散疏风散寒，行气止痛；兼见胸脘痞闷不食，嗳气呕吐等寒夹食滞症状者，可加枳壳、神曲、鸡内金、半夏以消食导滞，温胃降逆；胃寒较轻者，可局部温熨，或服生姜红糖汤即可散寒止痛。

2. 饮食停滞

症状：暴饮暴食后，胃脘疼痛，胀满不消，疼痛拒按，得食更甚，嗳腐吞酸，或呕吐不消化食物，其味腐臭，吐后痛减，不思饮食或厌食，大便不爽，得矢气及便后稍舒，舌苔厚腻，脉滑有力。

治法：消食导滞，和胃止痛。

方药：保和丸。

方义分析：本方用山楂、神曲、莱菔子消食导滞，健胃下气；半夏、陈皮、茯苓健脾和胃，化湿理气；连翘散结清热，共奏消食导滞和胃之功。本方为治疗饮食停滞的通用方，均可加入谷芽、麦芽、鸡内金等。脘腹胀甚者，可加枳实、厚朴、槟榔行气消滞；食积化热者，可加黄芩、黄连清热泻火；若大便秘结，可合用小承气汤；胃痛急剧而拒按，大便秘结，苔黄燥者，为食积化热成燥，可合用大承气汤通腑泄热，荡积导滞。

3. 肝气犯胃

症状：胃脘胀满，攻撑作痛，脘痛连胁，胸闷嗳气，喜长叹息，大便不畅，得嗳气、矢气则舒，遇烦恼郁怒则痛作或痛甚，苔薄白，脉弦。

治法：疏肝理气，和胃止痛。

方药：柴胡疏肝散。

方义分析：柴胡疏肝散为疏肝理气之要方。方中柴胡、白芍、川芎、香附疏肝解郁，陈皮、枳壳、甘草理气和中，诸药合用共奏疏肝理气、和胃止痛之效。若胀重可加青皮、郁金、木香助理气解郁之功；痛甚者，可加川楝子、延胡索理气止痛；嗳气频作者，可加半夏、旋覆花，亦可用沉香降气散降气解郁。

4. 肝胃郁热

症状：胃脘灼痛，痛势急迫，喜冷恶热，得凉则舒，心烦易怒，泛酸嘈杂，口干口苦，舌红少苔，脉弦数。

治法：疏肝理气，泄热和中。

方药：丹栀逍遥散合左金丸。

方义分析：方中柴胡、当归、白芍、薄荷解郁柔肝止痛，丹皮、栀子清肝泄热，白术、茯苓、甘草、生姜和中健胃。左金丸中黄连清泻胃火，吴茱萸辛散肝郁，以补原方之未备。若为火邪已伤胃阴，可加麦冬、石斛。肝体阴而用阳，阴常不足，阳常有余，郁久化热，易伤肝阴，此时选药应远刚用柔，慎用过分香燥之品，宜选用白芍、香橼、佛手等理气而不伤阴的解郁止痛药，也可与川楝子、郁金等偏凉性的理气药或白芍、甘草等柔肝之品配合应用。若火热内盛，灼伤胃络，而见吐血，并出现脘腹灼痛痞满，心烦便秘，面赤舌红，脉弦数有力等症，可用《金匮要略》泻心汤，苦寒泄热，直折其火。

5. 瘀血停滞

症状：胃脘疼痛，痛如针刺刀割，痛有定处，按之痛甚，食后加剧，入夜尤甚，或见吐血、黑便，舌质紫暗或有瘀斑，脉涩。

治法：活血化瘀，理气止痛。

方药：失笑散合丹参饮。

方义分析：方中五灵脂、蒲黄、丹参活血化瘀止痛，檀香、砂仁行气和胃。如痛甚可加延胡索、三七粉、三棱、莪术，并可加理气之品，如枳壳、木香、郁金；若血瘀胃痛，伴吐血、黑便时，当辨寒热虚实，参考血证有关内容辨证论治。

6. 脾胃湿热

症状：胃脘灼热疼痛，嘈杂泛酸，口干口苦，渴不欲饮，口甜黏浊，食甜食则冒酸水，纳呆恶心，身重肢倦，小便色黄，大便不畅，舌苔黄腻，脉象滑数。

治法：清热化湿，理气和中。

方药：清中汤。

方义分析：方中黄连、栀子清热化湿，半夏、茯苓、白豆蔻健脾祛湿，陈皮、甘草理气和胃。热盛便秘者，加银花、蒲公英、大黄、枳实；气滞腹胀者，加厚朴、大腹皮；若寒热互结，干噫食臭，心下痞硬，可用半夏泻心汤加减。

7. 胃阴亏虚

症状：胃脘隐隐灼痛，似饥而不欲食，口燥咽干，口渴思饮，消瘦乏力，大便干结，舌红少津或光剥无苔，脉细数。

治法：养阴益胃，和中止痛。

方药：益胃汤合芍药甘草汤。

方义分析：方中沙参、麦冬、生地、玉竹养阴益胃，芍药、甘草和中缓急止痛。胃阴亏损较甚者，可酌加干石斛；若兼饮食停滞，可加神曲、山楂等消食和胃；痛甚者可加香橼、佛手；若脘腹灼痛，嘈杂反酸，可加左金丸；若胃热偏盛，可加生石膏、知母、芦根清胃泄热，或用清胃散；若日久肝肾阴虚，可加山茱萸、玄参滋补肝肾；若日久胃阴虚难复，可加乌梅、山楂肉、木瓜等酸甘化阴。

8.脾胃虚寒

症状：胃痛隐隐，绵绵不休，冷痛不适，喜温喜按，空腹痛甚，得食则缓，劳累或食冷或受凉后疼痛发作或加重，泛吐清水，食少，神疲乏力，手足不温，大便溏薄，舌淡苔白，脉虚弱。

治法：温中健脾，和胃止痛。

方药：黄芪建中汤。

方义分析：方中黄芪补中益气，小建中汤温脾散寒，和中缓急止痛。泛吐清水较重者，可加干姜、吴茱萸、半夏、茯苓等温胃化饮；寒盛者可用附子理中汤或大建中汤温中散寒；脾虚湿盛者，可合二陈汤；兼见腰膝酸软，头晕目眩，形寒肢冷等肾阳虚证者，可加附子、肉桂、巴戟天、仙茅，或合用肾气丸、右归丸之类助肾阳以温脾和胃。

（二）经络调治

1.常规治疗

（1）实证

辨证：寒邪犯胃者，胃脘疼痛暴作，畏寒喜暖，温熨胃脘部可使痛减，口不渴或喜热饮，苔白，脉弦紧。湿热内郁者，胃脘胀满，疼痛，嗳腐吞酸，苔厚腻，脉滑。肝气犯胃者，胃脘胀痛，痛连膺胁，嗳气频作，大便不爽，或兼呕逆泛酸，诸症均受情志影响，苔薄白，脉弦。气滞血瘀，则疼痛固定不移，痛如针刺，甚则吐血、便血，舌有紫点或瘀斑，脉细涩。

治则：温中散寒，解郁泄热，理气活血止痛。

治法：取胃之募穴、合穴、手足厥阴和足太阴经穴，均用泻法；寒证加灸。

处方：中脘、足三里、内关、公孙。

方义分析：中脘是胃的募穴，配胃的合穴足三里，可疏通胃气，导滞止痛；内关、公孙是八脉交会配穴法，能宽胸解郁，善治胸胃疼痛。

随症选穴：痛甚加梁丘；胁痛加阳陵泉；气滞重者加膻中；肝气犯胃加太冲；气滞血瘀加膈俞、肝俞。

（2）虚证

辨证：脾胃虚寒者，胃痛隐隐，泛吐清水，喜暖喜按，纳食减少，神疲乏力，手足欠温，大便溏软，舌质淡，脉软弱。胃阴不足者，胃痛伴有灼热感，口干不欲饮，舌红少苔，脉细或细数。

治则：补脾健胃。阳虚者温中散寒，阴虚者益胃养阴。

治法：取背俞穴及足太阴、任脉经穴为主，毫针刺用补法，脾胃虚寒者加艾灸。

处方：脾俞、胃俞、中脘、章门、足三里、三阴交。

方义分析：本证是由脾胃虚弱引起，故取脾俞、胃俞、中脘、章门俞募相配，健脾和胃。

随症选穴：脾胃虚寒加气海；胃阴不足加照海；胃中有灼热感加内庭；便血加血海；吐血加郄门。

2. 其他疗法

（1）耳针

取穴：脾、胃、肝、交感、神门、皮质下。

方法：每次选用 2～3 穴。疼痛剧烈时用强刺激，疼痛缓解时用轻刺激。隔日 1 次，或每日 1 次，10 次为 1 个疗程。

（2）拔罐法

选用上腹部和背部穴位拔火罐，在针灸后进行。本法适用于虚寒性胃痛。

（3）穴位注射

取穴：胃俞、脾俞、相应夹脊、中脘、内关、足三里。

方法：选用红花注射液、当归注射液、阿托品 0.5 mg 或普鲁卡因 1% 注射液注射于上述穴位，每次 1～3 穴，每穴 1～2 mL。

（三）预防与养生

胃痛发病，多与情志不遂、饮食不节有关，故在预防上要重视精神与饮食的调摄；患者要注意有规律的生活与饮食习惯，忌暴饮暴食、饥饱不匀；胃痛持续不已者，应在一定时期内进流质或半流质饮食，少食多餐，以清淡、易消化的食物为宜；忌粗糙多纤维饮食，尽量避免浓茶、咖啡、烟酒和辛辣等诱发因素，进食宜细嚼慢咽，慎用水杨酸、肾上腺皮质激素等西药。同时保持乐观的情绪，避免过度劳累与紧张也是预防本病复发的关键。

发病时，宜进食易消化之食物，忌食油腻、生冷、粗硬之食物，并以少吃多餐为佳。病情较重当卧床休息，避免精神刺激，并注意保暖，防止受寒着凉。对于合并呕血或便血，应随时注意出血量的多少及其颜色，特别是注意脉搏情况及肢体有无湿冷。

七、预后与转归

病之初多属实证，表现为寒凝、食积、气滞之候；病情发展，寒邪郁久化热，或食积日久，蕴生湿热，或气郁日久化火，气滞而致血瘀，可出现寒热互结等复杂证候；且日久耗伤正气，则可由实转虚，而转为阳虚、阴虚或虚劳之证。某些病例尚可因气滞血瘀，瘀久生痰，痰瘀互结，内生积块；或因血热妄行，久瘀伤络，或脾不统血，引起吐血、便血等，皆属胃痛的常见转归。胃痛预后一般较好，实证治疗较易，邪气去则胃气安；虚实并见者则治疗难度较大，且经常反复发作。若影响进食，化源不足，则正气日衰，形体消瘦。若伴有吐血、便血量大难止，兼见大汗淋漓、四肢不温、脉微欲绝者，为气随血脱的危急之候，如不及时救治，亦可危及生命。

八、结语

胃痛以上腹胃脘部疼痛为主要临床特征，需与痞满、心痛、胁痛等相鉴别。本病常由外感寒邪、饮食伤胃、情志不遂、脾胃虚弱，以及气滞、瘀血、痰饮等病因所致，可一种病因单独致病，也可多种病因共同致病。病变部位主要在胃，与肝脾关系密切，与胆肾也有关。基本病机为胃气阻滞，胃络瘀阻，胃失所养，不通则痛。本病之初病机较单纯，多为寒邪客胃、饮食停滞、肝气犯胃、肝胃郁热、脾胃湿热等，属实证；久则常由实转虚，而见脾胃虚寒、胃阴不足等，属虚证。起病即见脾胃虚寒者，也属虚证。病久因实致虚，或因虚致实，以及多种因素相互影响，可以形成寒热虚实并见的复杂证候。辨证方面，以辨寒、热、虚、实，以及在气、在血为要点，治法上常以理气和胃止痛为基本原则。应遵叶天士"远刚用柔"和"忌刚用柔"之说，理气不可损伤胃阴。本病预后一般较好，转归主要有胃脘积块和便血、吐血等。对胃痛患者，要特别强调饮食和精神方面的调摄，这是治疗及预防不可或缺的措施。

九、临证备要

（一）调肝理气，遣方的通用之法

根据中医肝主疏泄理论，认为肝可调畅脏腑气机，助脾胃运化受纳。肝疏泄功能正常，则脾升胃降，运化健旺。肝疏泄失常，影响脾胃主要有两种情况：①疏泄不及，土失木疏，气壅而滞；②疏泄太过，横逆脾胃，肝脾（胃）不和。一般来说，治疗前者以疏肝为主，后者则以敛肝为主。然而，肝气本身复杂，气郁日久可化之为亢，气旺日久又可耗之成郁，两者可互相转化。所以，从肝论治胃痛不能单纯敛肝，而应调肝之用。临床上常常可以疏肝解郁与抑肝缓急两法先后或同时运用。疏敛并用的组方原则，体现了对肝用病态的双向性调节作用。刚中寓柔，柔中有刚，旨在调肝之用。肝疏泄功能正常，气顺则通，胃自安和，即所谓"治肝可以安胃"。当然，并不是所有胃痛都是肝疏泄异常所引起，素体脾胃虚弱，或饮食劳累损伤脾胃，中焦运化失职，气机壅滞，也会影响肝之疏泄功能，即"土壅木郁"。况且调肝之品多属于辛散理气药，理气药可行气止痛，或降气消胀，最适用于胃病之胃痛脘痞、嗳气恶心者。正所谓"治胃病不理气非其治也"。然而，理气药多辛散，用之不当会损伤气阴。鉴此，对于气阴虚者，一定要配伍益气养阴之品，以防理气药之辛燥耗气伤阴。

（二）活血祛瘀，遣方的要着之法

慢性胃痛的发病主要是情志伤肝，肝失疏泄，木郁土壅，或饮食劳倦，损伤脾胃，土壅木郁，以致胃中气机阻滞。然而，"气为血帅"，气行则血行，气滞则血瘀。故胃病初起在气，气滞日久影响血络通畅，以致血瘀胃络。所以说，慢性胃痛多兼有血瘀，即"久病入络""胃病久发，必有聚瘀"。从证候看，患者胃痛固定、持续、时而刺痛，或有包块，舌质暗红或有瘀斑、瘀点等。但不少患者并无此证候特点，而是通过纤维胃镜可见到胃黏膜的凹凸不平、溃疡、出血点、息肉及胃黏膜活检示胃黏膜不典型增生或肠腺化生，有的还可发展成胃癌。此属于胃络瘀阻所致，同样是血瘀，治疗应重视活血祛瘀药的运用。常用药有郁金、延胡索、田七、莪术、川红花、赤芍等，尤郁金、延胡索两味既活血又行气，气行血活，血脉流畅，通则不痛，确为治胃病良药。田七除活血祛瘀外，尚可活血止血，止血不留瘀，最适用于伴有黑便、吐血者。在运用活血祛瘀法组方时，要根据辨证配合其他治法方药。瘀热者，配用赤芍、茜根等以凉血活血；瘀毒者，配用半枝莲、白花蛇舌草等以解毒祛瘀；气虚者，配用北芪、党参等以益气行血；阴虚者，配用沙参、麦冬等以养阴畅血。

（三）清热祛湿，遣方的变通之法

慢性胃痛以溃疡病和慢性胃炎占绝大多数。但溃疡的"疡"和炎症为"炎"是否一定就属于中医的热证而从痈、从热论治呢？未必尽然。因为慢性胃痛者多为病程迁延日久，或反复发作，致脾胃受损，出现面色萎黄、胃胀纳呆、腹胀便溏、体倦乏力、舌淡脉弱等脾胃气虚症状，即使消化性溃疡或慢性胃炎在活动期，也不一定表现出中医的热象。所以，本病与热并不一定有必然的联系。但是，当患者出现口干口苦、舌苔变黄之时，此不必热象俱悉，亦属郁热。治疗可适当选用清热药，如蒲公英、黄芩、黄连、柴胡等。但不能一概用清热之品，且要适可而止，因为此热多在脾胃虚弱（气虚或阴虚）、气滞血瘀的基础上产生，过用苦寒势必损伤脾胃，弊大于利。对于慢性胃痛的"湿"，多因脾胃虚弱（气虚或阴虚），脾失健运，胃失和降，气机壅滞，水谷精微反变为湿，湿浊内生。患者主要表现为舌苔厚浊或腻。治疗可配合燥化渗湿，如用厚朴、藿香、薏苡仁等。但胃喜润恶燥，若过用祛湿，反损及胃。故用祛湿剂时，要湿除则止。尤其要注意：舌质红，舌苔粗黄干者，即使舌苔厚，此亦为湿郁化热伤阴津，阴伤易生内热，胃络枯涩，营络不畅，易出现热伤血络，出现便血、呕血等变证。此时用清热祛湿剂，宜适当配用石斛、天花粉等非滋腻养阴生津药，以求祛湿而不伤阴。

（四）健脾养胃，遣方的固本之法

慢性胃痛病程长，病情缠绵。从起病原因看，本病多在脾胃虚弱的基础上而发。从虚实辨证看，虚多于实，因实致虚，虚证贯串全过程。所以，治疗本病要补虚以固本。慢性胃痛的虚证主要有脾气虚弱和胃阴不足，前者主证为食后饱胀，口淡乏力，舌淡脉弱，以虚寒象为主；后者主证为胃脘灼痛，口干欲饮，舌红脉细，以虚热象为主。根据《黄帝内经》"虚则补之"原则，常用李东垣的升阳益气法以健脾益气，方用补中益气汤加减，重用黄芪、党参；用叶天士的甘凉润燥法以养阴益胃，方用沙参麦冬汤加减，常用沙参、麦冬、石斛等养阴又不过于滋腻有碍脾胃之品。临床上常常发现患者可同时存在脾气虚弱和胃阴不足，具有气阴两虚之候。治疗上可益气养阴，健脾养胃并举，补气生津，气阴两顾。脾气得升，胃得润降，清升浊降，出入有序，胃则安和。对于虚实夹杂者，健脾养胃法可与行气活血、清热祛湿等同用，这既可防止辛散药的伤津耗气和苦寒药的损气伤阳之弊，又可调整人体阴阳气血，增强抗病能力，对恢复健康和防止其复发均非常有利。

（五）其他治法，遣方的辅助之法

治疗慢性胃痛除上述几种方法之外，还要根据病情需要予以调胃和酸、消食导滞、护膜生肌等治法。对于溃疡者，多为胃中酸度增高，尤伴泛酸者，可用乌贼骨、瓦楞子、浙贝母等以制酸。即使非溃疡病的其他胃痛，伴口泛酸水、胸脘灼热者亦可使用制酸药。对于萎缩性胃炎、胃酸缺乏、食后痞胀者，则加用酸甘敛阴，如乌梅、山楂、五味子等，可开胃进食、增进化源、改善营养。对于稍有进食不慎、胃痞纳差、舌苔厚腻者，加用厚朴、枳实、谷芽、麦芽、鸡内金等消食导滞，食滞得消，则痞除纳进。对于胃、十二指肠球部黏膜糜烂、溃疡者，均可加用藕粉、白及粉、田七末等，以起到护膜生肌、祛瘀生新的作用。治疗慢性胃痛除内服中药之外，还可在胃脘局部外敷中药。平素的饮食起居、精神情志和体育锻炼等对慢性胃痛的影响都较大，要注意合理调节。

十、古籍选录

《灵枢·邪气脏腑病形》："胃病者，腹胀，胃脘当心而痛，上支两胁，膈咽不通，食饮不下，取之三里也。"

《三因极一病证方论·九痛叙论》："夫心痛者……以其痛在中脘，故总而言之曰心痛，其实非心痛也……若十二经络外感六淫，则其气闭塞，郁于中焦，气与邪争，发为疼痛，属外所因；若五脏内动，汩以七情，则其气痞结，聚于中脘，气与血搏，发为疼痛，属内所因；饮食劳逸，触忤非类，使脏气不平，痞隔于中，食饮遁痐，变乱肠胃，发为疼痛，属不内外因。"

《临证指南医案·胃脘痛》："初病在经，久痛入络，以经主气，络主血，则可知其治血之当然也，凡气既久阻，血也因病，循行之脉络自痹，而辛香理气，辛柔和血之法，实为对待必然之理。"

《顾氏医镜·胃脘痛》："须知拒按者为实，可按者为虚；痛而胀闭者多实，不胀不闭者多虚；喜寒者多实，爱热者多虚；饱则甚者多实，饥则甚者多虚；脉实气粗者多实，脉少气虚者多虚；新病年壮者多实，久病年老者多虚；补而不效者多实，攻而愈剧者多虚。必以望、闻、问、切四者详辨，则虚实自明。"

《素问·六元正纪大论》："木郁之发，民病胃脘当心而痛。"

《素问·至真要大论》："厥阴司天，风淫所胜……民病胃脘当心而痛……太阳之胜，凝溧且至……寒厥入胃，则内生心痛。"

《灵枢·小针解》："寒温不适，饮食不节，而病生于胃肠。"

《金匮要略·腹满寒疝宿食病脉证并治》："按之不痛为虚，痛者为实。"

《外台秘要·卒心腹胀满方》："疗心头冷硬，结痛下气，槟榔汤方。"

《三因极一病证方论·九痛叙述》："若十二经络外感六淫，则其气闭塞，郁于中焦，气与邪急，发为疼痛，属外所因；若五脏内动，汩以七情，则其气痞结，聚于中脘，气与血搏，发为疼痛，属内所因；饮食劳逸，触忤非类，使脏气不平，痞隔于中，食饮遁痐，变乱肠胃，发为疼痛，属不内外因。"

《景岳全书·杂证谟·心腹痛》："胃脘痛证，多有因食、因寒、因气不顺者，因虫、因火、因痰、因血者，惟食滞、寒滞、气滞者最多，因虫、因火、因痰、因血者，皆能作痛。大多暴痛者多由前三证，渐痛者多由后四证。因寒者常居八九，因热者十惟一。盖寒则凝滞，凝滞则气逆，气逆则痛胀由生。痛有虚实辨之之法，但当察其可按者为虚，拒按者为实；久痛者多虚，暴痛者多实；得食稍可者为虚，胀满畏食者为实；痛徐而缓莫得其处者多虚，痛剧而坚定不移者为实；痛在肠脏中有物有滞者多实；痛在腔胁经络不干中脏而牵连腰背，无胀无滞者多虚。脉与证参，虚实自辨。"

《丹溪心法》："郁而生热，或素有热，虚热相搏，结郁于胃脘而痛，或有食积痰饮；或气与食相郁不散，停结胃口而痛。"

《医学正传·胃脘痛》："胃脘当心而痛……未有不由痰涎食积郁于中，七情九气触于内之所致焉。所痛之部，有气血阴阳之不同，若概以行气消导为治，漫云通者不痛。夫通者不痛，理也，但通之之法，各有不同。调气以和血，调血以和气，通也；下逆者使之行，中结者使之旁达，亦通也；虚者助之使通，寒者温之使通，无非通之之法也。若必以下泄为通，则妄矣。"

《证治准绳·杂证谟·心痛胃脘痛》："病形不同，因胃脘痛处在心下，故有胃脘当心而痛之名，岂胃脘痛即心痛者哉？"

《证治汇补·心痛》："服寒药过多，致脾胃虚弱，胃脘作痛。"

《临证指南医案·胃脘痛》："夫痛则不通。通字须究气血阴阳，便是看病要旨意。胃痛久而屡发，必有凝痰聚瘀。初病在经，久痛入络，以经主气，络主血，则可知其治气治血之当然也，凡气既久阻，血亦应病，循行之脉络自痹，而辛香理气，辛柔和血之法，实为对待必然之理。"

《素问玄机原病式·六气为病·吐酸》："酸者肝木之味也。由火盛制金，不能平木，则肝木自甚，故为酸也。如饮食热则易于酸矣。或言吐酸为寒者误也。又如酒之味苦而性热……烦渴呕吐，皆热证也；其吐必酸，为热明矣。"

《神灸经纶》："胃脘痛，膈俞、脾俞、胃俞、内关、阳辅、商丘，均灸。"

《针灸大成》："胃痛，太渊、鱼际、三里、肾俞、肺俞、胃俞、两乳下（各一寸，各二十一壮）。"

《针灸大全》："脾胃虚冷，呕吐不已，内关、内庭、中脘、气海、公孙。"

《灵枢·杂病》："心痛，当九节刺之，不已，刺按之，立已；不已，上下求之，得之立已。"

《针灸大全》："中脘停食，疼刺不已：解溪、中脘、三里、公孙。"

第十一节　呕　吐

　　呕吐是胃失和降、胃气上逆所致的以饮食、痰涎等胃内之物从胃中上涌，自口而出为临床特征的一种病证。对呕吐的释名，前人有两说：一说认为有物有声谓之呕，有物无声谓之吐，无物有声谓之干呕；另一说认为呕以声响名，吐以吐物言，有声无物曰呕，有物无声曰吐，有声有物曰呕吐。呕与吐常同时发生，很难截然分开，因此无细分的必要，故近世多并称为呕吐。呕吐是内科常见病证，中医治疗有较好的疗效。

　　《黄帝内经》对呕吐的病因论述颇详，如《素问·举痛论》曰："寒气客于肠胃，厥逆上出，故痛而呕也。"《素问·六元正纪大论》曰："火郁之发……疡痱呕逆。"《素问·至真要大论》曰："燥淫所胜……民病喜呕，呕有苦""厥阴司天，风淫所胜……食则呕""久病而吐者，胃气虚不纳谷也"。若脾阳不振，不能腐熟水谷，以致寒浊内生，气逆而呕；或热病伤阴，或久呕不愈，以致胃阴不足，胃失濡养，不得润降，而成呕吐。《证治汇补·呕吐》曰："阴虚成呕，不独胃家为病，所谓无阴则呕也。"另外，饮食所伤，脾胃运化失常，水谷不能化生精微，反成痰饮，停积胃中，当饮邪随胃气上逆之时，也常发生呕吐。正如《症因脉治·呕吐》所说："痰饮呕吐之因，脾气不足，不能运化水谷，停痰留饮，积于中脘，得热则上炎而呕吐，遇寒则凝塞而呕吐矣。"

　　呕吐的病因是多方面的，且常相互影响，兼杂致病，如外邪可以伤脾，气滞可致食停，脾虚可以成饮等。呕吐的病机无外乎虚实两大类，实者由外邪、饮食、痰饮、气郁等邪气犯胃，致胃失和降，胃气上逆而发；虚者由气虚、阳虚、阴虚等正气不足，使胃失温养、濡润，胃失和降，胃气上逆所致。一般来说，初病多实，日久损伤脾胃，中气不足，可由实转虚；脾胃素虚，复为饮食所伤，或成痰生饮，则因虚致实，出现虚实并见的复杂病机。但无论邪气犯胃还是脾胃虚弱，发生呕吐的基本病机都在于胃失和降，胃气上逆。《济生方·呕吐》："若脾胃无所伤，则无呕吐之患。"《温病条辨·中焦篇》曰："胃阳不伤不吐。"呕吐的病位在胃，与肝脾有密切的关系。

中医 老年保健学

一、病因病机

呕吐病因是多方面的，外感六淫、内伤饮食、情志不调、禀赋不足均可影响于胃，使胃失和降，胃气上逆，发生呕吐。

（一）病因

1. 外邪犯胃

感受风、寒、暑、湿、燥、火六淫之邪或秽浊之气，侵犯胃腑，胃失和降之常，水谷随逆气上出，发生呕吐。由于季节的不同，感受的病邪亦会不同，但一般以受寒者居多。

2. 饮食不节

饮食过量，暴饮暴食，多食生冷、醇酒辛辣、甘肥及不洁之物，皆可伤胃滞脾，每易引起食滞不化，胃气不降，上逆而为呕吐。

3. 情志失调

恼怒伤肝，肝失条达，横逆犯胃，胃气上逆；忧思伤脾，脾失健运，食停难化，胃失和降，均可发生呕吐。亦可因脾胃素虚，运化无力，水谷易于停留，偶因气恼，食随气逆，导致呕吐。

4. 病后体虚

脾胃素虚，或病后伤脾，损耗中气，胃虚不能盛受水谷，脾虚不能化生精微，食滞胃中，上逆成呕，或热病伤阴，胃失濡养，胃不润降而呕。

（二）病机

1. 发病机制总为胃失和降，胃气上逆

《圣济总录·呕吐门》曰："呕吐者，胃气上而不下也。"《类证治裁·呕吐》亦说："呕吐证，胃气失降使然也。"胃主受纳和腐熟水谷，其气以降为顺，若外邪犯胃，饮食伤胃，情志失调，脾胃虚弱，影响了胃之受纳、腐熟功能，均可导致水谷、痰饮内停于胃，胃失和降，胃内之物随气上逆而呕吐。

2. 呕吐的病位在胃，但与肝脾有密切关系

肝气郁结，横逆犯胃，胃气上逆；而脾阳素虚，水谷不归正化，痰饮内

254

生，阻碍胃阳，升降失常，胃气上逆；或患病日久，伤脾失运，致脾气亏虚，纳运无力，均可发生呕吐。

3. 病理性质有虚实之别

其病理表现不外虚实两类，实证因外邪、食滞、痰饮、肝气等邪犯胃，以致胃气痞塞，升降失调，气逆作吐；虚证为脾胃气阴亏虚，运纳失常，不能和降，其中又有阳虚、阴虚之别。一般说来，初病多实。若呕吐日久，损伤脾胃，脾胃虚弱，可由实转虚。亦有脾胃素虚，复因饮食所伤而出现虚实夹杂者。

4. 病机演变及预后

暴病呕吐一般多属邪实，实者治疗较易，预后良好。唯痰饮与肝气犯胃之呕吐，则每易复发。久病呕吐，多属正虚。故虚证或虚实夹杂者，病程较长，且易反复发作，较为难治。如呕吐不止，饮食难进，不但影响病体之康复，且可引起更多的变化，必须随时注意，给予及时的治疗。如久病、大病之中，出现呕吐不止，食不能入，面色㿠白，肢厥不回，或为滑泄，脉细微欲绝，此为阴损及阳，脾胃之气衰败，真元欲脱之危症。故《外台秘要·卷六·呕吐》有"若是积冷，呕逆经久，急须救之，不尔，甚成反胃病"之说。《中藏经·脏腑虚实寒热》亦云："病内外俱虚，卧不得安，身冷，脉细微，呕而不入食者，死。"

二、临床表现

呕吐的临床表现不尽一致，常有恶心之先兆，其作或有声而无物吐出，或吐物而无声，或吐物伴有声音；或食后即吐，或良久复出；或呕而无力，或呕吐如喷；或呕吐新入之食，或呕吐不消化之宿食，或呕吐涎沫，或呕吐黄绿苦水；呕吐之物有多有少。呕吐常有诱因，如饮食不节、情志不遂、寒暖失宜，以及闻及不良气味等因素，皆可诱发呕吐或使呕吐加重。本病常伴有恶心厌食，胸脘痞闷不舒，吞酸嘈杂等症。呕吐多偶然发生，也有反复发作者。

三、诊断与鉴别诊断

（一）诊断

具有饮食、痰涎、水液等胃内之物从胃中上涌，自口而出的临床特征。也有干呕无物者。

常伴有脘腹不适，恶心纳呆，泛酸嘈杂等胃失和降之证。

起病或缓或急，常先有恶心欲吐之感，多由饮食、情志、寒温不适，闻及不良气味等因素而诱发，也有服用化学药物、误食毒物所致者。

上消化道 X 线检查、纤维胃镜检查、呕吐物的实验室检查等，有助于脏腑病变的诊断。

（二）鉴别诊断

1. 反胃

反胃与呕吐同系胃部病变，同系胃失和降、胃气上逆，同有呕吐，故反胃亦可归属呕吐范畴，但反胃又有其特殊的临床表现和病机，因此呕吐应与反胃相区别。反胃病机为胃之下口障碍，幽门不放，多系脾胃虚寒所致，症状特点是食停胃中，经久复出，朝食暮吐，暮食朝吐，宿谷不化，食后或吐前胃脘胀满，吐后转舒，呕吐与进食时间相距较长，吐出量一般较多；呕吐的病机为胃失和降、胃气上逆，症状特点是呕吐与进食无明确的时间关系，吐出物多为当日之食，呕吐量有大有小，食后或吐前胃脘并非一定胀满。

2. 噎膈

噎膈虽有呕吐症状，但其病位在食管、贲门，病机为食管、贲门狭窄，贲门不纳，症状特点是饮食咽下过程中梗塞不顺，初起并无呕吐，后期格拒时出现呕吐，系饮食不下或食入即吐，呕吐与进食时间关系密切，因食停食管，并未入胃，故吐出量较小，多伴胸膈疼痛，噎膈病情较重，病程较长，治疗困难，预后不良；呕吐病位在胃，病机为胃失和降、胃气上逆，症状特点是进食顺利，食已入胃，呕吐与进食无明确的时间关系，呕吐量有大有小，可伴胃脘疼痛。

四、辨证要点与治疗原则

（一）辨证要点

1. 辨虚实

《景岳全书·呕吐》："呕吐一证，最当详辨虚实。实者有邪，去其邪则愈；虚者无邪，则全由胃气之虚也。所谓邪者，或暴伤寒凉，或暴伤饮食，或因胃火上冲，或因肝气内逆，或以痰饮水气聚于胸中，或以表邪传里，聚于少阳、阳明之间，皆有呕证，此皆呕之实邪也。所谓虚者，或其本无内伤，又无外感，而常为呕吐者，此即无邪，必胃虚也。或遇微寒，或遇微劳，或遇饮食少有不调，或肝气微逆，即为呕吐者，总胃虚也。凡呕家虚实，皆以胃气为言。"实证呕吐多为外邪、饮食、情志所伤，起病较急，常突然发生，病程较短，呕吐量多，呕吐如喷，吐物多酸腐臭秽，或伴表证，脉实有力。虚证呕吐，常为脾胃虚寒、胃阴不足所致，起病缓慢，或见于病后，病程较长，吐物不多，呕吐无力，吐物酸臭不甚，常伴有精神萎靡、倦怠乏力等虚弱证候，脉弱无力。

2. 辨呕吐物

吐出物常能直接反映病因、病变的脏腑，以及寒热虚实，所以临证时应仔细询问，亲自观察呕吐物。若呕吐物酸腐难闻，多为食积化热；吐黄水苦水，多为胆热犯胃；吐酸水绿水，多为肝气犯胃；吐痰浊涎沫，多为痰饮停胃；泛吐清水，多为胃中虚寒，或有虫积；只呕吐少量黏沫，多属胃阴不足。

3. 辨应止应吐

临证见呕吐患者，并非都要止呕，应区别不同情况，给予正确处理。一般来说，呕吐一证，多为病理反应，可用降逆止呕之剂，在祛除病因的同时，和胃止呕，而收邪去呕止之效。但若属人体自身祛除有害物质的一种保护性反应，如胃中有食积、痰饮、痈脓而致呕吐者，此时不应止呕，待有害物质排除，再辨证治疗；若属误食毒物所致的呕吐，应按中毒治疗，这类呕吐应予解毒，并使邪有出路，邪去毒解则呕吐自止，止呕则留邪，于机体有害；若属服药不当产生的毒性反应，则应减量或停药，除非呕吐剧烈，否则亦不必止呕。

4. 辨可下与禁下

呕吐之病,一般不宜用下法,呕吐可排除痈脓等有害物质,遇此种呕吐,或可涌吐,而不宜下;兼表邪者,下之则邪陷入里,不宜下;脾胃虚者,下之则伤脾胃,不宜下;若胃中无有形实邪,也不宜下,否则徒伤胃气,故仲景有"病人欲吐者,不可下之"之戒。若确属胃肠实热,大便秘结,腑气不通,而致浊气上逆,气逆作呕者,可用下法,通其便,折其逆,使浊气下降,呕吐自止。《金匮要略·呕吐哕下利病脉证治》曰:"哕而腹满,视其前后,知何部不利,利之即愈""食已即吐者,大黄甘草汤主之",可见呕吐原则上应禁下,但在辨证上有灵活性,应辨证论治。

(二)治疗原则

根据呕吐胃失和降、胃气上逆的基本病机,其治疗原则为和胃降逆止呕。但应分虚实辨证论治,实者重在祛邪,分别施以解表、消食、化痰、理气之法,辅以和胃降逆之品以求邪去胃安呕止之效;虚者重在扶正,分别施以益气、温阳、养阴之法,辅以降逆止呕之药,以求正复胃和呕止之功;虚实并见者,则予攻补兼施。

五、中医调治与养生

(一)方药调治

1. 外邪犯胃

症状:呕吐食物,吐出有力,突然发生,起病较急,常伴有恶寒发热,胸脘满闷,不思饮食,舌苔白,脉濡缓。

治法:疏邪解表,和胃降逆。

方药:藿香正气散。

方义分析:方中藿香、紫苏、白芷芳香化浊,疏邪解表;厚朴、大腹皮理气除满;白术、茯苓、甘草健脾化湿;陈皮、半夏和胃降逆,共奏疏邪解表、和胃降逆止呕之功。若风邪偏重,寒热无汗,可加荆芥、防风以疏风散寒;若见胸闷腹胀嗳腐,为兼食滞,可加鸡内金、神曲、莱菔子以消积化滞;若身痛,腰痛,头身困重,苔厚腻,为兼外湿,可加羌活、独活、苍术以除湿健脾；若暑邪犯胃，身热汗出，可用新加香薷饮以解暑化湿；若秽浊犯胃，呕吐甚剧，可吞服玉枢丹以辟秽止呕；若风热犯胃，头痛身热，可用银翘散去桔梗之升提，加陈皮、竹茹疏风清热，和胃降逆。

2. 饮食停滞

症状：呕吐物酸腐，脘腹胀满拒按，嗳气厌食，得食更甚，吐后反快，大便或溏或结，气味臭秽，苔厚腻，脉滑实。

治法：消食化滞，和胃降逆。

方药：保和丸。

方义分析：方中神曲、山楂、莱菔子消食化滞，陈皮、半夏、茯苓和胃降逆，连翘清散积热。尚可加谷芽、麦芽、鸡内金等消食健胃。若积滞化热，腹胀便秘，可用小承气汤以通腑泄热，使浊气下行，呕吐自止；若食已即吐，口臭干渴，胃中积热上冲，可用竹茹汤清胃降逆；若误食不洁、酸腐食物，而见腹中疼痛，胀满欲吐而不得，可因势利导，用压舌板探吐祛邪。

3. 痰饮内停

症状：呕吐物多为清水痰涎，胸脘满闷，不思饮食，头眩心悸，或呕而肠鸣，苔白腻，脉滑。

治法：温化痰饮，和胃降逆。

方药：小半夏汤合苓桂术甘汤。

方义分析：方中生姜、半夏和胃降逆，茯苓、桂枝、白术、甘草温脾化饮。尚可加吴茱萸、陈皮温脾燥湿以化饮。若气滞腹痛，可加厚朴、枳壳行气除满；若脾气受困，脘闷不食，可加砂仁、白豆蔻、苍术开胃醒脾；若痰浊蒙蔽清阳，头晕目眩，可用半夏白术天麻汤以健脾燥湿，化痰息风；若痰郁化热，烦闷口苦，可用黄连温胆汤以清热化痰，和胃止呕；若胃脘胀满，胃中有振水声，可暂加甘遂细末 0.5 g，装入胶囊，早晨空腹温开水冲服，每日 1 次，连服 2～3 日。

4. 肝气犯胃

症状：呕吐吞酸，嗳气频作，胸胁胀满，烦闷不舒，每因情志不遂而呕吐吞酸更甚，舌边红，苔薄白，脉弦。

治法：疏肝理气，和胃止呕。

方药：四逆散合半夏厚朴汤。

方义分析：方中柴胡、枳壳、白芍疏肝理气，厚朴、紫苏行气开郁，半夏、茯苓、生姜、甘草和胃降逆止呕。尚可加橘皮、旋覆花、竹茹、炙枇杷叶等以增强和胃降逆之力。若气郁化火，心烦咽干，口苦吞酸，可合左金丸以清热止呕；若兼腑气不通，大便秘结，可用大柴胡汤清热通腑；若气滞血瘀，胁肋刺痛，可加丹参、郁金、当归、延胡索等活血化瘀止痛。

5. 脾胃虚弱

症状：饮食稍有不慎，或稍有劳倦，即易呕吐，时作时止，胃纳不佳，脘腹痞闷，口淡不渴，面白少华，倦怠乏力，舌质淡，苔薄白，脉濡弱。

治法：益气健脾，和胃降逆。

方药：香砂六君子汤。

方义分析：方中人参、茯苓、白术、甘草健脾益气，砂仁、木香理气和中，陈皮、半夏和胃降逆。尚可加丁香、吴茱萸以和胃降逆。若脾阳不振，畏寒肢冷，可加干姜、附子，或用附子理中丸温中健脾；若胃虚气逆，心下痞硬，干噫，可用旋覆代赭汤降逆止呕；若中气大亏，少气乏力，可用补中益气汤补中益气；若病久及肾，肾阳不足，腰膝酸软，肢冷汗出，可用附子理中汤加肉桂、吴茱萸等温补脾肾。

6. 胃阴不足

症状：呕吐反复发作，但呕吐量不多，或仅吐唾涎沫，时作干呕，口燥咽干，胃中嘈杂，似饥而不欲食，舌红少津，脉细数。

治法：滋养胃阴，和胃降逆。

方药：麦门冬汤。

方义分析：方中人参、麦冬、粳米、甘草滋养胃阴，半夏降逆止呕，大枣补脾和胃生津。若阴虚甚，五心烦热，可加石斛、花粉、知母养阴清热；若呕吐较甚，可加橘皮、竹茹、枇杷叶以降逆止呕；若阴虚便秘，可加火麻仁、瓜蒌仁、白蜜润肠通便。

（二）经络调治

1. 常规治疗

辨证：寒客胃脘，呕吐暴急，时吐清水或稀涎，喜暖畏寒，或大便溏薄；或兼风寒表证，苔白脉紧；热邪内蕴，则呕吐频繁，食入即吐，吐出酸苦胆汁，口渴欲得冷饮，或兼风热表证，苔黄脉数；宿食不消，呕吐多为未消化的食物，脘腹胀满或疼痛，食后尤甚，吐后轻快，嗳气食臭，便秘矢气，苔厚腻，脉滑实；痰饮停蓄多见胸痞眩晕，呕吐痰涎，吐后喜得热饮，饮后肠鸣有声，或见心悸，苔白脉滑；肝气横逆者，症发多与情志有关，恶心、干呕、吐酸，平素性情多烦善怒，胁肋胀痛，脉弦舌苔薄白；胃气虚弱，则呕吐时作，食不甘味，纳少便溏，神疲肢软，脉弱无力；偏阴虚者，干呕，舌质红，脉细数。

治则：和胃降逆止呕。

治法：取胃之募穴和下合穴为主。实证用泻法，虚证用补法。

处方：中脘、内关、足三里。

方义分析：中脘是胃之募穴，位于胃脘部；足三里是胃之下合穴，又属循经远端取穴，二穴募合相配，具有疏理气机、和胃降逆的作用。内关是手厥阴心包经的络穴，和三焦经相联系，具有理气降逆的作用，是治疗呕吐之效穴。

随症选穴：感受风寒者配合谷、外关；感受风热者配大椎、曲池、金津、玉液；饮食所伤者配下脘、里内庭；痰饮停蓄者配丰隆、膻中、公孙；肝气犯胃者配上脘、太冲、阳陵泉；脾胃虚弱者配脾俞、胃俞、章门、公孙；胃阴不足者配三阴交、内庭。

2. 其他疗法

（1）耳针

取穴：胃、神门、枕、交感、皮质下、食道。

方法：每次取 2 ~ 3 穴，强刺激，每日 1 次，留针 30 分钟，也可用耳穴埋针法、压豆法。

（2）穴位注射

取穴：胃俞、胃仓、上脘、足三里、阳性反应物。

方法：每次选 2 ~ 3 穴，每穴注入 0.5 mL，每日 1 次。

（3）穴位敷药法

寒性呕吐取涌泉穴，以吴茱萸研细末，用醋或开水调成膏状，敷穴上。一般敷药后 1 ~ 4 小时见效。

（三）预防与养生

起居有常，生活有节，避免风寒暑湿秽浊之邪的入侵。保持心情舒畅，避免精神刺激，对肝气犯胃的呕吐患者，尤当注意。饮食方面，对于脾胃素虚患者，饮食不宜过多，同时勿食生冷瓜果等物及勿服寒凉之药。若胃中有热者，忌食肥甘厚腻、辛辣、香燥、烟酒等物及温燥之药。

对虚证呕吐，特别是呕吐不止的患者，当安静卧床休息时，密切观察病情变化。在选药方面，凡是具有腥恶气味者，均非治呕所宜，否则随服随吐，重伤胃气，病情加重。服药方法，应少量频服为佳，以减少胃之负担，使之逐渐得到药力。并可根据病情及患者之喜怒，或热饮或冷饮，以免格拒难下，逆而复出。

六、预后与转归

一般来说，实证呕吐，病程短，病情轻，易治愈；虚证及虚实并见者，则病程长，病情重，反复发作，时作时止，较为难治。若失治误治，由轻转重，久病久吐，脾胃衰败，化源不足，易生变证。所以，呕吐应及时诊治，防止后天之本受损。

七、结语

呕吐的病因有外邪、饮食、情志、脏腑虚弱。呕吐的病位在胃。病机分虚实两类，实者为邪气犯胃，虚者为脾胃虚弱，也多虚实并见者，基本病机为胃失和降，胃气上逆。在临床上应注意与反胃、噎膈相鉴别。辨证要点以辨虚实和呕吐物为主。其治疗原则为和胃降逆止呕。但应分虚实辨证论治，实者重在祛邪，分别施以解表、消食、化痰、理气之品；虚者重在扶正，分别施以益气、温阳、养阴之法，均辅以和胃降逆之品。

八、临证备要

（一）半夏为止呕之主药

《金匮要略》治呕吐有大、小半夏汤。朱良春认为："半夏生用止呕之功始著。"因半夏传统的加工方法，即先用清水浸泡十数日，先后加白矾、石灰、甘草再泡，不唯费时费功，而且久经浸泡，其镇吐之有效成分大量散失，药效大减。而半夏生用久煮，则生者变熟，所以生半夏入汤剂需注意单味先煎30分钟，至口尝无辣味麻感后，再下余药。若与生姜同捣，然后入药煎效果更好。所以张仲景书中，半夏只注一"洗"字，洗者洗去沙泥，故张仲景所用半夏，皆生半夏（详见《金匮发微》）。且呕吐患者食入白矾加工过的半夏更吐。同时可配合山药做粥，借其稠黏留滞之力，药存胃腑。因山药在上能补肺生津，与半夏相伍，不虑其燥，在下能补肾敛冲，则冲气得养，自安其位，故用于呕吐剧烈者尤宜也。

（二）大黄、甘草愈呕吐

食入即吐一症，以常法治之多不愈。《金匮要略·呕吐哕下利病脉证治》云："食入即吐者，大黄甘草汤主之。"原文只12字，药仅大黄9 g，甘草6 g两味，每能收到很好的疗效。临床应用根据"食入即吐"为主，不必拘于热象有无。因大黄气味苦寒，能推陈致新，通利水谷，调中化食，安和五脏，故以为君；臣以甘草缓其中，使清升浊降，胃气顺而不逆，不治吐而吐自止。临证此方用于尿毒症所致呕吐，可立见其效。

（三）针灸止呕效果佳

治疗呕吐配合针灸及穴位封闭，可以取得更好的效果。体针多选用具有止呕作用的内关、足三里、中脘、公孙。耳针用穴配选胃、肝、交感、皮质下、神门。每日取2~3穴，强刺激，留针30分钟，每日或隔日1次，用于神经性呕吐。

（四）注意原发病因，不可见吐止吐

由于呕吐可涉及西医学之多种疾病，故临床上在辨证施治的同时，应结

合辨病治疗。同时，由于呕吐既是病态，又是祛除胃中病邪的一种反应，如遇伤食、停饮积痰或误吞毒物时，当因势利导，给予探吐，以祛除病邪，故对这些原因所致的欲吐不能或吐而未净者，不能一味止吐。

（五）呕吐日久变证多

顽固性呕吐日久，多伤津损液耗气，引起气随津脱等变证。结合临床实际，可予补充液体或静脉推注射液、口服淡盐水等治疗。

九、古籍选录

《素问·脉解》："太阳所谓病胀者……食则呕者，物盛满而上溢，故呕也。"

《灵枢·四时气》："邪在胆，逆在胃，胆液泄，则口苦，胃气逆，则呕苦，故曰呕胆。"

《伤寒论·辨太阳病脉证并治中》："太阳病，过经十余日，反二三下之，后四五日，柴胡证仍在者，先与小柴胡汤；呕不止，心下急，郁郁微烦者，为未解也，与大柴胡汤下之则愈。"

《金匮要略·呕吐哕下利病脉证治》："呕而胸满者，茱萸汤主之。呕而肠鸣，心下痞者，半夏泻心汤主之。诸呕吐，谷不得下者，小半夏汤主之。食已即吐者，大黄甘草汤主之。"

《诸病源候论·呕哕候》："呕吐者，皆由脾胃虚弱，受于风邪所为也。"

《三因极一病证方论·呕吐叙论》："呕吐虽本于胃，然所因亦多端，故有饮食寒热气血之不同，皆使人呕吐。"

《医学正传·呕吐》："外有伤寒，阳明实热太甚而吐逆者；有内伤饮食，填塞太阴，以致胃气不得宣通而吐者；有胃热而吐者；有胃寒而吐者；有久病气虚，胃气衰甚，闻谷气则呕哕者；有脾湿太甚，不能运化精微，致清痰留饮郁滞上中二焦，时时恶心吐清水者，宜各以类推而治之，不可执一见也。"

《症因脉治·呕吐论》："呕以声响名，吐以吐物言。有声无物曰呕，有物无声曰吐，有声有物曰呕吐，皆阳明胃家所主。"

《医宗必读·呕吐哕》："吐有诸药不效，必假镇重以坠之，灵砂丹、养正丹。"

《证治汇补·呕吐》："有内伤饮食，填塞太阴，新谷入胃，气不宣通而吐者；有久病气虚，胃气衰微，闻食则呕者；有胃中有热，食入即吐者；有胃中有寒，食久方吐者；有风邪在胃，翻翻不定，郁成酸水，全不入食者；有暑邪犯胃，心烦口渴，腹痛泄泻而呕者；有胃中有脓，腥臊熏臭而呕者；有胃中有虫，作痛吐水，得食暂止者；有胃中停水，心下怔忡，口渴欲饮，水入即吐者；有胃中有痰，恶心头眩，中脘躁扰，食入即吐者。"

《针灸大全》："呕吐痰涎，眩晕不已：取公孙、丰隆、中魁、膻中。胃脘停痰，口吐清水：取公孙、巨阙、厉兑、中脘。"

《神应经》："腹中雷鸣，食不化，逆气而吐，取章门、下脘、足三里、灸中脘。"

《针灸大成》："翻胃吐食，中脘、脾俞、中魁、三里。"

第十二节　腹　痛

腹痛是指胃脘以下、耻骨毛际以上部位发生疼痛为主要表现的一种脾胃肠病证。多种原因导致脏腑气机不利，经脉气血阻滞，脏腑经络失养，皆可引起腹痛。文献中的"脐腹痛""小腹痛""少腹痛""环脐而痛""绕脐痛"等，均属本病范畴。腹痛为临床常见的病证，各地皆有，四季皆可发生，可见于西医学的许多疾病当中，如急慢性胰腺炎、胃肠痉挛、不完全性肠梗阻、结核性腹膜炎、腹型过敏性紫癜、肠易激综合征、消化不良性腹痛等，当这些疾病以腹痛为主要表现，并能排除外科、妇科疾病时，均可参考本节辨证论治。

《黄帝内经》已提出寒邪、热邪客于肠胃可引起腹痛，如《素问·举痛论》曰："寒气客于肠胃之间，膜原之下，血不得散，小络引急，故痛……热气留于小肠，肠中痛，瘅热焦渴，则坚干不得出，故痛而闭不通矣"，提出腹痛的发生与脾胃、大小肠等脏腑有关。《金匮要略·腹满寒疝宿食病脉证治》对腹痛的病因病机和症状论述颇详，提出了虚证和实证的辨证要点，其曰"病者腹满，按之不痛为虚，痛者为实，可下之。舌黄未下者，下之黄自去""腹满时减，复如故，此为寒，当与温药"，明确指出了攻下后"黄苔"消退与否是验证肠胃积滞是否清除的标志，还创立了许多行之有效的治法方剂，如治疗"腹中寒气，雷鸣切痛，胸胁逆满，呕吐"的附子粳米汤，治疗"心胸中大寒痛，呕不能食，腹中寒，上冲皮起，出见有头足，上下痛而不可触近"的大建中汤等。《诸病源候论·腹痛病诸候》首次将腹痛作为单独证候进行论述，并有急慢腹痛之论。《医学发明·泻可去闭葶苈大黄之属》明确提出了"痛则不通"的病理学说，并在治疗上确立了"痛随利减，当通其经络，则疼痛去矣"的治疗大法，对后世产生很大影响。

一、病因病机

腹内有肝、胆、脾、肾、大肠、小肠、膀胱等诸多脏腑，并是足三阴、足少阳、手阳明、足阳明、冲、任、带等诸多经脉循行之处，因此腹痛的病因病机也比较复杂。凡外邪入侵、饮食所伤、情志失调、跌仆损伤，以及气血不足、阳气虚弱等原因，引起腹部脏腑气机不利、经脉气血阻滞、脏腑经络失养，均可发生腹痛。

（一）外邪入侵

《素问·举痛论》曰："寒气客于肠胃，厥逆上出，故痛而呕也。寒气客于小肠，小肠不得成聚，故后泄腹痛矣。"六淫外邪，侵入腹中，可引起腹痛。伤于风寒，则寒凝气滞，导致脏腑经脉气机阻滞，不通则痛。因寒性收引，故寒邪外袭，最易引起腹痛。若伤于暑热，外感湿热，或寒邪不解，郁久化热，热结于肠，腑气不通，气机阻滞，也可发为腹痛。

（二）饮食所伤

《素问·痹论》曰："饮食自倍，肠胃乃伤。"饮食不节，暴饮暴食，损伤脾胃，饮食停滞；恣食肥甘厚腻辛辣，酿生湿热，蕴蓄肠胃；误食馊腐，饮食不洁，或过食生冷，致寒湿内停等，均可损伤脾胃，腑气通降不利，气机阻滞，发生腹痛。

（三）情志失调

《证治汇补·腹痛》谓："暴触怒气，则两胁先痛而后入腹。"抑郁恼怒，肝失条达，气机不畅；或忧思伤脾，或肝郁克脾，肝脾不和，气机不利，均可引起脏腑经络气血郁滞，引起腹痛。若气滞日久，还可致血行不畅，形成气滞血瘀腹痛。

（四）瘀血内阻

《血证论·瘀血》云："瘀血在中焦，则腹痛胁痛；瘀血在下焦，则季胁、少腹胀满刺痛，大便色黑。"跌仆损伤，络脉瘀阻，或腹部手术，血络受损，或气滞日久，血行不畅，或腹部脏腑经络疾病迁延不愈，久病入络，皆可导致瘀血内阻，而成腹痛。

（五）阳气虚弱

《诸病源候论·久腹痛》所说："久腹痛者，脏腑虚而有寒，客于腹内，连滞不歇，发作有时。发则肠鸣而腹绞痛，谓之寒中。"素体脾阳不足，或过服寒凉，损伤脾阳，内寒自生，渐至脾阳虚衰，气血不足，或肾阳素虚，或久病伤及肾阳，而致肾阳虚衰，均可致脏腑经络失养，阴寒内生，寒阻气滞而生腹痛。

综上所述，腹痛的病因病机不外寒、热、虚、实、气滞、血瘀六个方面，但其间常常相互联系，相互影响，相因为病，或相兼为病，病变复杂。如寒邪客久，郁而化热，可致热邪内结腹痛；气滞日久，可成血瘀腹痛等。腹痛的部位在腹部，脏腑病位或在脾，或在肠，或在气在血，或在经脉，需视具体病情而定，所在不一。形成本病的基本病机是脏腑气机不利，经脉气血阻滞，脏腑经络失养，不通则痛。

二、临床表现

腹痛部位在胃脘以下，耻骨毛际以上，疼痛范围可以较广，也可局限在大腹、胁腹、少腹或小腹。疼痛性质可表现为隐痛、胀痛、冷痛、灼痛、绞痛、刺痛等，腹部外无胀大之形，腹壁按之柔软，可有压痛，但无反跳痛，其痛可呈持续性，亦可时缓时急、时作时止或反复发作。疼痛的发作和加重，常与饮食、情志、受凉、劳累等诱因有关。起病或缓或急，病程有长有短，常伴有腹胀、嗳气、矢气，以及饮食、大便异常等脾胃症状。

三、诊断与鉴别诊断

（一）诊断

以胃脘以下、耻骨毛际以上部位的疼痛为主要表现，腹壁按之柔软，可有压痛，但无肌紧张及反跳痛。

常伴有腹胀、矢气，以及饮食、大便的异常等脾胃症状。

起病多缓慢，腹痛的发作和加重，常与饮食、情志、受凉、劳累等诱因有关。

腹部 X 线、B 超、结肠镜、大便常规等有关实验室检查有腹部相关脏腑的异常。能排除外科、妇科腹痛，以及其他内科病证中出现的腹痛症状。

（二）鉴别诊断

1. 胃痛

胃处腹中，与肠相连，腹痛与胃痛从大范围看均为腹部的疼痛，腹痛常伴胃痛的症状，胃痛亦时伴腹痛的表现，故有心腹痛的提法，因此二者需要相鉴别。胃痛在上腹胃脘部，位置相对较高；腹痛在胃脘以下、耻骨毛际以上的部位，位置相对较低。胃痛常伴脘闷、嗳气、泛酸等胃失和降、胃气上逆之证；而腹痛常伴有腹胀、矢气、大便性状改变等腹疾症状。相关部位的 X 线检查、纤维胃镜检查或肠镜检查、B 超检查等有助于鉴别诊断。

2. 与内科其他疾病中的腹痛相鉴别

许多内科疾病中出现的腹痛为该病的一个症状，其临床表现均以该病的特征为主。如痢疾虽有腹痛，但以里急后重、下痢赤白脓血为特征；积聚虽有腹痛，但以腹中有包块为特征，而腹痛则以腹痛为特征，鉴别不难。但若这些内科疾病以腹痛为首发症状时，仍应注意鉴别，必要时应做有关检查。

3. 与外科腹痛相鉴别

外科腹痛多在腹痛过程中出现发热，即先腹痛后发热，其热势逐渐加重，疼痛剧烈，痛处固定，压痛明显，伴有腹肌紧张和反跳痛，血常规常明显升高，经内科正确治疗，病情不能缓解，甚至逐渐加重者，多为外科腹痛。而内科腹痛常先发热后腹痛，疼痛不剧，压痛不明显，痛无定处，腹部柔软，血常规多无明显升高，经内科正确治疗，病情可逐渐得到控制。

另外，若为女性患者，还应与妇科腹痛相鉴别。妇科腹痛多在小腹，与经、带、胎、产有关，伴有诸如痛经、流产、异位妊娠、输卵管破裂等经、带、胎、产的异常。若疑为妇科腹痛，应及时进行妇科检查，以明确鉴别诊断。

四、辨证要点与治疗原则

（一）辨证要点

1. 辨寒热虚实

腹痛拘急冷痛，疼痛暴作，痛无间断，腹部胀满，肠鸣切痛，遇冷痛剧，得热则痛减者，为寒痛；腹痛灼热，时轻时重，腹胀便秘，得凉痛减者，为热痛；痛势绵绵，喜揉喜按，时缓时急，痛而无形，饥则痛增，得食痛减者，为虚痛；痛势急剧，痛时拒按，痛而有形，疼痛持续不减，得食则甚者，为实痛。

2. 辨在气在血

腹痛胀满，时轻时重，痛处不定，攻撑作痛，得嗳气矢气则胀痛减轻者，为气滞痛；腹部刺痛，痛无休止，痛处不移，痛处拒按，入夜尤甚者，为血瘀痛。

3. 辨急缓

突然发病，腹痛较剧，伴随症状明显，因外邪入侵、饮食所伤而致者，属急性腹痛；发病缓慢，病程迁延，腹痛绵绵，痛势不甚，多为内伤情志、脏腑虚弱、气血不足所致者，属慢性腹痛。

4. 辨部位

诊断腹痛，辨其发生在哪一位置往往不难，辨证时主要应明确与脏腑的关系。大腹疼痛，多为脾胃、大小肠受病；胁腹、少腹疼痛，多为厥阴肝经及大肠受病；小腹疼痛，多为肾、膀胱病变；绕脐疼痛，多属虫病。

（二）治疗原则

《景岳全书·心腹痛》曰："凡治心腹痛证，古云痛随利减，又曰通则不痛，此以闭结坚实者为言。若腹无坚满，痛无结聚，则此说不可用也。其有因虚而作痛者，则此说更如冰炭。"《医学真传·腹痛》曰："夫通则不痛，理也。但通之之法，各有不同，调气以和血，调血以和气通也；下逆者使之上行，中结者使之旁达，亦通也；虚者助之使通，寒者温之使通，无非通之之法也。若必以下泄为通，则妄矣。"腹痛的治疗以"通"为大法，进行辨证论治：实则泻之，虚则补之，热者寒之，寒者热之，滞者通之，瘀者散之。腹痛以"通"为治疗大法，系据腹痛痛则不通、通则不痛的病理生理而制定的。肠腑以通为顺，以降为和，肠腑病变而用通利，因势利导，使邪有出路，腑气得通，腹痛自止。但通常所说的治疗腹痛的通法，属广义的"通"，并非单指攻下通利，而是在辨明寒热虚实和辨证用药的基础上适当辅以理气、活血、通阳等疏导之法，标本兼治。

五、中医调治与养生

（一）方药调治

1. 寒邪内阻

症状：腹痛急起，剧烈拘急，得温痛减，遇寒尤甚，恶寒身蜷，手足不温，口淡不渴，小便清长，大便自可，苔薄白，脉沉紧。

治法：温里散寒，理气止痛。

方药：良附丸合正气天香散。

方义分析：方中高良姜、干姜、紫苏温中散寒，乌药、香附、陈皮理气止痛。若腹中雷鸣切痛，胸胁逆满，呕吐，为寒气上逆者，用附子粳米汤温中降逆；若腹中冷痛，周身疼痛，内外皆寒者，用乌头桂枝汤温里散寒；若少腹拘急冷痛，寒滞肝脉，用暖肝煎暖肝散寒；若腹痛拘急，大便不通，寒实积聚，用大黄附子汤以泻寒积；若脐中痛不可忍，喜温喜按，为肾阳不足，寒邪内侵，用通脉四逆汤温通肾阳。

2. 湿热积滞

症状：腹部胀痛，痞满拒按，得热痛增，遇冷则减，胸闷不舒，烦渴喜冷饮，大便秘结，或溏滞不爽，身热自汗，小便短赤，苔黄燥或黄腻，脉滑数。

治法：通腑泄热，行气导滞。

方药：大承气汤。

方义分析：方中大黄苦寒泄热，攻下燥屎；芒硝咸寒润燥，软坚散结；厚朴、枳实破气导滞，消痞除满，四味相合，有峻下热结之功。本方适宜热结肠中，或热偏盛者。若燥结不甚，大便溏滞不爽，苔黄腻，湿象较显，可去芒硝，加栀子、黄芩、黄柏苦寒清热燥湿；若少阳阳明合病，两胁胀痛，大便秘结，可用大柴胡汤；若兼食积，可加莱菔子、山楂以消食导滞；病程迁延者，可加桃仁、赤芍以活血化瘀。

3. 饮食停滞

症状：脘腹胀痛，疼痛拒按，嗳腐吞酸，厌食，痛而欲泻，泻后痛减，粪便奇臭，或大便秘结，舌苔厚腻，脉滑。多有伤食史。

治法：消食导滞。

方药：枳实导滞丸。

方义分析：方中大黄、枳实、神曲消食导滞，黄芩、黄连、泽泻清热化湿，白术、茯苓健脾和胃。尚可加木香、莱菔子、槟榔以助消食理气之力。若食滞较轻，脘腹胀闷，可用保和丸消食化滞；若食积较重，也可用枳实导滞丸合保和丸化裁。

4. 气机郁滞

症状：脘腹疼痛，胀满不舒，痛引两胁，时聚时散，攻窜不定，得嗳气矢气则舒，遇忧思恼怒则剧，苔薄白，脉弦。

治法：疏肝解郁，理气止痛。

方药：柴胡疏肝散。

方义分析：方中柴胡、枳壳、香附、陈皮疏肝理气，芍药、甘草缓急止痛，川芎行气活血。若气滞较重，胁肋胀痛，加川楝子、郁金以助疏肝理气止痛之功；若痛引少腹睾丸，加橘核、川楝子以理气散结止痛；若腹痛肠鸣，气滞腹泻，可用痛泻要方以疏肝调脾，理气止痛；若少腹绞痛，阴囊寒疝，可用天台乌药散以暖肝温经，理气止痛；肠胃气滞，腹胀肠鸣较著，矢气即减者，可用四逆散合五磨饮子疏肝理气降气，调中止痛。

5. 瘀血阻滞

症状：腹痛如锥如刺，痛势较剧，腹内或有结块，痛处固定而拒按，经久不愈，舌质紫暗或有瘀斑，脉细涩。

治法：活血化瘀，理气止痛。

方药：少腹逐瘀汤。

方义分析：方中当归、川芎、赤芍等养血活血，蒲黄、五灵脂、没药、延胡索化瘀止痛，小茴香、肉桂、干姜温经止痛。若瘀热互结，可去肉桂、干姜，加丹参、赤芍、丹皮等化瘀清热；若腹痛气滞明显，加香附、柴胡以行气解郁；若腹部术后作痛，可加泽兰、红花、三棱、莪术，并合用四逆散以增破气化瘀之力；若跌仆损伤作痛，可加丹参、王不留行，或吞服三七粉、云南白药以活血化瘀；若少腹胀满刺痛，大便色黑，属下焦蓄血，可用桃核承气汤活血化瘀，通腑泄热。

6. 中虚脏寒

症状：腹痛绵绵，时作时止，痛时喜按，喜热恶冷，得温则舒，饥饿劳累后加重，得食或休息后减轻，神疲乏力，气短懒言，形寒肢冷，胃纳不佳，大便溏薄，面色不华，舌质淡，苔薄白，脉沉细。

治法：温中补虚，缓急止痛。

方药：小建中汤。

方义分析：方中桂枝、饴糖、生姜、大枣温中补虚，芍药、甘草缓急止痛。尚可加黄芪、茯苓、人参、白术等助益气健脾之力，加吴茱萸、干姜、川椒、乌药等助散寒理气之功。失血后，证见血虚者，可加当归养血止痛；食少，饭后腹胀者，可加谷麦芽、鸡内金健胃消食；大便溏薄者，可加芡实、山药健脾止泻；寒偏重，症见形寒肢冷，肠鸣便稀，手足不温者，则用附子理中汤温中散寒止痛；腰酸膝软，夜尿增多者，加补骨脂、肉桂温补肾阳；腹中大寒痛，呕吐肢冷者可用大建中汤温中散寒。

（二）经络调治

1. 常规治疗

（1）寒邪内积

辨证：痛势急迫，腹部喜温怕冷，腹中肠鸣，口不渴，四肢欠温，大便溏薄，小便清白，舌苔白润，脉沉紧。

治则：散寒理气止痛。

治法：取任脉和足太阴、手足阳明经穴。针用泻法，加灸。

处方：中脘、足三里、大横、公孙、合谷。

方义分析：本方用中脘、足三里温中理气，健运脾胃，大横、公孙健脾导滞，佐以手阳明经的原穴合谷，既可发汗解表，又可调整传导功能，针灸兼施，可收散寒止痛之效。

随症选穴：泄泻、肢冷加神阙隔盐艾炷灸。

（2）饮食停滞

辨证：脘腹胀满，痛处拒按，痛则欲泻，泻后痛减，恶食，嗳腐吞酸，苔腻，脉滑。

治则：消食导滞。

治法：取任脉、足阳明经穴。针用泻法。

处方分析：下脘、天枢、气海、足三里、内庭。

方义分析：下脘位于胃之下口，可降逆导滞，气海功于理气导滞，2穴相配善治脘腹胀痛；天枢与足三里相配，可通调胃肠功能；内庭为治疗伤食的经验效穴。数穴合用，可使消化、传导功能恢复。

随症选穴：吞酸加阳陵泉。

（3）肝郁气滞

辨证：脘腹胀痛，连及胁肋，痛无定处，遇恼怒则疼痛发作或加剧，得嗳气或矢气后痛减，舌苔薄白，脉弦。

治则：疏肝理气。

治法：取手足厥阴、阳明经穴为主。针刺平补平泻法。

处方：膻中、内关、气海、阳陵泉、足三里、太冲。

方义分析：膻中为气之会穴，功于理气；气海是气之源，肓乃胃肠之间的膜，为三焦通行之道路，功于调气止痛；阳陵泉与足三里相配，疏理肝胆、调和中气；内关与太冲同属厥阴经，2 穴相配，可疏肝解郁、调畅情志，则腹痛可以缓解。

随症选穴：胁痛加期门；上腹痛加中脘；脐腹痛加下脘。

（4）阳虚腹痛

辨证：腹痛隐隐，时作时止，痛时腹部喜按，大便溏泄，面色少华，精神疲乏，舌质淡胖，边有齿痕，苔白，脉沉细而迟。

治则：温补脾胃。

治法：取俞募及任脉经穴为主，针刺补法，并灸。

处方：脾俞、胃俞、中脘、章门、气海、足三里。

方义分析：本方属俞募配穴法。脾俞与章门，胃俞与中脘，补脾胃以益生化之源；气海与足三里相配可补益中气，温中散寒，二者相合，可达温补脾胃、濡养脉络的作用。

2. 其他疗法

（1）耳针

取穴：大肠、小肠、胃、脾、神门、交感。

方法：中等刺激，每次取 2～3 穴，留针 10～20 分钟，每日或隔日 1 次，10 次为 1 个疗程。

（2）穴位敷药法

取穴：神阙或阿是穴。

方法：药用大葱、食盐，或大葱、生姜、小茴香，切碎捣烂，炒热，贴于穴上，外加热敷。

（3）拔罐法

采用大口径火罐，选取上述处方中腹部穴和背俞穴拔罐，每次 3～4 穴，每日 1～2 次。本法适用于寒邪内积和饮食停滞引起的腹痛。

（三）预防与养生

平素宜饮食有节，忌暴饮暴食，忌食生冷、不洁之食物，少食过于辛辣、油腻之品。进食易消化、富有营养的饮食。虚寒者宜进热食；热证者宜进温食；食积腹痛者宜暂禁食或少食。要养成良好的饮食习惯，饭前洗手，细嚼慢咽，饭后不宜立即参加体育运动。宜解除思想顾虑，疼痛剧烈者应卧床休息。医师需密切注意患者的面色、腹痛部位、性质、程度、时间、腹诊情况、二便及其伴随症状，并需观察腹痛与情绪、饮食寒温等因素的关系。如见患者有腹痛剧烈、拒按、冷汗淋漓、四肢不温、呕吐不止等症状，须警惕出现厥脱证，须立即处理，以免贻误病情。

六、预后与转归

腹痛的转归及预后取决于其所属疾病的性质和患者的体质。一般来说体质好，病程短，正气尚足者预后良好；体质较差，病程较长，正气不足者预后较差；身体日渐消瘦，正气日衰者难治。若腹痛急暴，伴大汗淋漓、四肢厥冷、脉微欲绝者为虚脱之象，如不及时抢救则危殆立至。

七、结语

腹痛可由多种病因引起，且相互兼杂，互为因果，共同致病，以寒热虚实、在气在血为辨证纲领，以脏腑气机不利、经脉气血阻滞、脏腑经络失养、不通则痛为基本病机。腹痛病位在腹，诊断时应注意与胃痛，尤其是外科腹痛、妇科腹痛等相鉴别。腹痛有大腹、胁腹、少腹、小腹之分，病变涉及脾、大小肠、肝胆、肾、膀胱等多脏腑，并涉及多经脉，在辨证时应综合考虑。腹痛的治疗以"通"为大法，进行辨证论治。实则泻之，虚则补之，热者寒之，寒者热之，滞者通之，瘀者散之，不得认为"通"即是单纯攻下。

八、临证备要

（一）灵活运用温通之法治疗腹痛

温通法是以辛温或辛热药为主体，配合其他药物，借能动能通之力，以收通则不痛之效的治疗方法。辛温辛热药的主要作用在于温运脏腑、祛除里寒、促进气血流畅、燥湿通络，单纯用辛热之品如四逆汤，仅有回阳救逆之功，而无温通止痛之效。因此，温通法每需与他药使用。一是与理气药为伍，如良附丸中高良姜与香附同用，温中与理气相辅相成，用于寒凝而致气滞引起的腹痛十分相宜。二是与养阴补血药相合，刚柔相济，也可发挥温通止痛作用，如当归四逆汤中桂枝、细辛与当归、白芍同用，小建中汤中桂枝与白芍同用，均属此类配伍方法。三是与活血祛瘀药配用，如少腹逐瘀汤，在活血化瘀的同时使用小茴香、干姜、肉桂等辛香温热之品，来化解滞留于少腹的瘀血。四是与补气药相配，温阳与补气相得益彰，如附子理中汤，既用党参、白术，又用附子、干姜，对中虚脏寒的腹痛切中病机。五是与甘缓药同用，常用甘草、大枣、饴糖等味甘之品，一方面制约辛燥药温热太过，使其温通而不燥烈；另一方面甘药在温热药的推动下，缓急止痛而不碍邪，这也是刚柔相济的配伍方法。

（二）运用清热通腑法治疗急性热证腹痛

清热通腑法是以清热解毒药（如金银花、黄连、黄芩等）与通腑药（如大黄、虎杖、枳实、芒硝等）为主体，借以通则不痛的方法，现代用来治疗急慢性胰腺炎取得良好成效。清热解毒药可苦寒泄热解毒，通腑药可泄热通便，荡涤肠胃，共奏清热散结、积滞外泄、其痛自消之功。对于不完全性肠梗阻患者，可予调胃承气汤加减，加用木香、槟榔等理气之品，收理气通腑之效。本法应用，中病即止，不可过用，以免伤阴太过。对虚证腹痛不可妄用清热通腑法，以免损耗正气，使虚者更虚。

（三）区别不同虫证引起的腹痛

蛔虫、绦虫、钩虫等肠道寄生虫均能引起腹痛。若属蛔虫寄生于人体肠道，导致脾胃健运失常，气机郁滞，出现脐腹阵痛，腹部虫瘕，泛吐清涎，面部白斑等。《灵枢·厥病》曰："肠中有虫瘕及蛟蛕……往来上下行，痛有休止，腹热喜渴，涎出者，是蛟蛕也。"蛔虫性动好窜，善钻孔窍，喜温喜暖，畏寒怕热，同时闻甘即起，闻酸即止，见苦、辛而定；蛔虫病发作之时，不宜马上驱虫，宜先安蛔，再行驱虫；驱虫之后，仍腹痛者，属余虫未尽，须再安蛔，不宜连续驱虫。蛔虫病久者，气血皆亏，脾胃虚弱，症见面黄肌瘦，唇甲淡白，毛发枯槁，腹痛绵绵，舌淡苔薄，脉虚。宜先扶正，后祛邪，给予补益脾胃之品，待正气恢复，再予驱虫。驱虫可选化虫丸、乌梅丸等辨证加减。出现蛔厥者，可予乌梅丸和四逆散、金铃子散加减，前者温脏安蛔，后二者疏肝理气，缓急止痛。绦虫属古籍所载的寸白虫病。寸白虫寄生于肠道，吸食水谷精微，扰乱脾胃运化，引起大便排出白色节片、肛痒、腹痛或腹胀、乏力、食欲亢进等症。治疗以杀虫驱虫为主，同时佐以泻下药促进虫体排出。驱虫可予槟榔、南瓜子、仙鹤草等，驱虫后，可适当予党参、茯苓、白术等调理脾胃以善后，经 3 ~ 4 个月后未再排出节片者，可视为治愈，反之，再有节片排出，当重复驱虫治疗。

九、古籍选录

《灵枢·邪气脏腑病形》："大肠病者，肠中切痛而鸣濯濯，冬日重感于寒即泄，当脐而痛……小肠病者，小腹痛，腰脊控睾而痛，时窘其后。"

《金匮要略·血痹虚劳病脉证并治》："虚劳里急，悸，衄，腹中痛，梦失精，四肢酸疼，手足烦热，咽干口燥，小建中汤主之。"

《金匮要略·腹满寒疝宿食病脉证治》："寒疝绕脐痛，若发则白汗出，手足厥冷，其脉沉紧者，大乌头煎主之。寒疝腹中痛，及胁痛里急者，当归生姜羊肉汤主之。"

《伤寒论·辨太阴病脉证并治》："太阴之为病，腹满而吐，食不下，自利益甚，时腹自痛。若下之，必胸下结硬。本太阳病，医反下之，因而腹满时痛者，属太阴也，桂枝加芍药汤主之；大实痛者，桂枝加大黄汤主之。"

《寿世保元·腹痛》："治之皆当辨其寒热虚实，随其所得之证施治。若外邪者散之，内积者逐之，寒者温之，热者清之，虚者补之，实者泻之，泄则调之，闭则通之，血则消之，气则顺之，虫则迫之，积则消之，加以健理脾胃，调养气血，斯治之要也。"

《景岳全书·心腹痛》："痛有虚实，凡三焦痛证，惟食滞、寒滞、气滞者最多，其有因虫，因火，因痰，因血者，皆能作痛。大都暴痛者，多有前三证；渐痛者，多由后四证。……可按者为虚，拒按者为实；久痛者多虚，暴痛者多实；得食稍可者为虚，胀满畏食者为实；痛徐而缓，莫得其处者多虚，痛剧而坚，一定不移者为实。"

《素问·举痛论》："寒气客于经脉之中，与热气相搏则脉满，满则痛不可按也。寒气稽留，热气从上，则脉充大而气血乱，故痛甚不可按也。"

《金匮要略·腹满寒疝宿食病脉证治》："瘦人，绕脐痛，必有风冷，谷气不行，而反下之，其气必冲，不冲者，心下为痞。"

《医宗必读·心腹诸痛》："须知痛而胀闭者多实，不胀不闭者多虚；拒按者多实，可按者为虚，喜寒者多实，喜热者多虚；饱则甚者多实，饥则甚者多虚；脉实气粗者多实，脉虚气少者多虚；新病年壮者多实，久病年衰者多虚；补而不效者多实，攻而愈剧者多虚。"

《医学正传》："浊气在上者涌之，清气在下者提之，寒者温之，热者清之，虚者培之，实者泻之，结者散之，留者行之，此治法之大要也。"

《医学入门》："大腹痛多食积外邪，脐腹痛多积热痰火，小腹痛多瘀血及痰与溺涩，脐下卒大痛，人中黑者，中恶客忤不治。"

《临证指南医案·腹痛》："腹处乎中，痛因非一，须知其无形及有形之为患，而主治之机宜，已得其要矣。所谓无形为患者，如寒凝火郁，气阻营虚，及夏秋暑湿痧秽之类是也。所谓有形而为患者，如蓄血、食滞、癥瘕、蛔蛲、内疝，及平素偏好成积之类是也。"

《医学真传》："夫通者不痛，理也。但通之之法，各有不同。调气以和血，调血以和气，通也；下逆者使之上行，中结者使之旁达，亦通也；虚者助之以通，寒者温之以通，无非通之之法也。"

第十三节　胁　痛

胁痛是以胁肋部疼痛为主要表现的一种肝胆病证。胁，指侧胸部，为腋以下至第十二肋骨部位的统称。《医宗金鉴·卷八十九》明确指出："其两侧自腋而下，至肋骨之尽处，统名曰胁。"《医方考·胁痛门》又谓："胁者，肝胆之区也。"肝胆经脉布于两胁，故"胁"在现代又指两侧下胸肋及肋缘部，肝胆胰所居之处。胁痛是肝胆疾病中常见之证，临床有许多病证都是依据胁痛来判断其为肝胆病或系与肝胆有关的疾病。胁痛病证，可与西医多种疾病相联系，如急性肝炎、慢性肝炎、肝硬化、肝寄生虫病、肝癌、急性胆囊炎、慢性胆囊炎、胆石症、慢性胰腺炎、胁肋外伤以及肋间神经痛等。以上疾病若以胁痛为主要症状时皆可参考本节辨证论治。

本病证早在《黄帝内经》就有记载，明确指出胁痛的发生主要是肝胆的病变。《素问·热论》曰："三日少阳受之，少阳主胆，其脉循胁络于耳，故胸胁痛而耳聋。"《素问·刺热论》谓："肝热病者，小便先黄……胁满痛。"《灵枢·五邪》说："邪在肝，则两胁中痛。"其后，历代医家对胁痛病因的认识，在《黄帝内经》的基础上逐步有了发展。《景岳全书·胁痛》将胁痛病因分为外感与内伤两大类并提出以内伤为多见。《临证指南医案·胁痛》对胁痛之属久病入络者，善用辛香通络、甘缓补虚、辛泄祛瘀等法，立方遣药，颇为实用，对后世医家影响较大。《类证治裁·胁痛》在叶氏的基础上将胁痛分为肝郁、肝瘀、痰饮、食积、肝虚诸类，对胁痛的分类与辨证论治做出了一定的贡献。

一、病因病机

胁痛主要责之于肝胆。因为肝位居于胁下，其经脉循行两胁，胆附于肝，与肝呈表里关系，其脉亦循于两胁。肝为刚脏，主疏泄，性喜条达；主藏血，体阴而用阳。情志不舒、饮食不节、久病耗伤、劳倦过度或外感湿热等累及于肝胆，导致气滞、血瘀、湿热蕴结，肝胆疏泄不利或肝阴不足，络脉失养，即可引起胁痛。其具体病因病机分述如下。

（一）肝气郁结

《金匮翼·胁痛统论》曰："肝郁胁痛者，悲哀恼怒，郁伤肝气。"《杂病源流犀烛·肝病源流》曰："气郁，由大怒气逆，或谋虑不决，皆令肝火动甚，以致胁肋痛。"若情志不舒，或抑郁，或暴怒气逆，均可导致肝脉不畅，肝气郁结，气机阻滞，不通则痛，发为胁痛。肝气郁结胁痛，日久有化火、伤阴、血瘀之变。

（二）瘀血阻络

《临证指南医案·胁痛》曰："久病在络，气血皆窒。"《类证治裁·胁痛》曰："血瘀者，跌仆闪挫，恶血停留，按之痛甚。"气行则血行，气滞则血瘀。

肝郁气滞可以及血，久则引起血行不畅而瘀血停留，或跌仆闪挫，恶血不化，均可致瘀血阻滞胁络，不通则痛，而成胁痛。

（三）湿热蕴结

《素问·刺热论》曰："肝热病者……胁满痛。"《证治汇补·胁痛》曰："至于湿热郁火，劳役房色而病者，间亦有之。"外感湿热之邪，侵袭肝胆，或嗜食肥甘醇酒辛辣，损伤脾胃，脾失健运，生湿蕴热，内外之湿热，均可蕴结于肝胆，导致肝胆疏泄不利，气机阻滞，不通则痛，而成胁痛。

（四）肝阴不足

《金匮翼·胁痛统论》曰："肝虚者，肝阴虚也，阴虚则脉细急，肝之脉贯膈布胁肋，阴虚血燥则经脉失养而痛。"素体肾虚，或久病耗伤，或劳欲过度，均可使精血亏损，导致水不涵木，肝阴不足，络脉失养，不荣则痛，而成胁痛。

总之，胁痛主要责之于肝胆，且与脾、胃、肾相关。病机转化较为复杂，既可由实转虚，又可由虚转实，而成虚实并见之证；既可气滞及血，又可血瘀阻气，以致气血同病。胁痛的基本病机为气滞、血瘀、湿热蕴结致肝胆疏泄不利，不通则痛，或肝阴不足，络脉失养，不荣则痛。

二、临床表现

本病以胁肋部疼痛为主要特征。其痛或发于一侧，或同时发于两胁。疼痛性质可表现为胀痛、窜痛、刺痛、隐痛，多为拒按，间有喜按者。常反复发作，一般初起疼痛较重，久之则胁肋部隐痛时发。

三、诊断与鉴别诊断

（一）诊断

以胁肋部疼痛为主要特征。

疼痛性质可表现为胀痛、窜痛、刺痛、隐痛，多为拒按，间有喜按者。

有反复发作的病史。

血常规、肝功能、胆囊造影、B 超等实验室检查，有助于诊断。

（二）鉴别诊断

1. 胸痛

胸痛与胁痛均可表现为胸部的疼痛，故二者需鉴别。不过胁痛部位在胁肋部，常伴恶心、口苦等肝胆病症状，实验室检查多可查见肝胆疾病；而胸痛部位则在整个胸部，常伴有胸闷不舒、心悸短气、咳嗽喘息、痰多等心肺病证候，心电图、胸部 X 线透视等检查多可查见心肺疾病的证据。

2. 胃痛

肝气犯胃所致的胃痛常攻撑连胁而痛，胆病的疼痛有时发生在心窝部附近，胃痛与胁痛有时也易混淆，应予以鉴别。但胃痛部位在上腹中部胃脘处，兼有恶心嗳气、吞酸嘈杂等胃失和降的症状，如有胃痛连胁也是以胃痛为主，纤维胃镜等检查多有胃的病变；而胁痛部位在上腹两侧胁肋部，常伴恶心、口苦等肝胆病症状，B 超等实验室检查多可查见肝胆疾病。

四、辨证要点与治疗原则

（一）辨证要点

1. 辨外感、内伤

外感胁痛是由湿热外邪侵袭肝胆，肝胆失于疏泄条达而致，伴有寒热表证，且起病急骤，同时可出现恶心呕吐、目睛发黄、苔黄腻等肝胆湿热症状。内伤胁痛则由肝郁气滞、瘀血内阻或肝阴不足引起，不伴恶寒、发热等表证，且起病缓慢，病程较长。

2. 辨在气在血

一般说来，气滞以胀痛为主，且游走不定，时轻时重，症状的轻重每与情绪变化有关；血瘀以刺痛为主，且痛处固定不移，疼痛持续不已，局部拒按，入夜尤甚，或胁下有积块。

3. 辨虚实

实证为肝郁气滞、瘀血阻络、外感湿热之邪所致，起病急，病程短，疼痛剧烈而拒按，脉实有力；虚证为肝阴不足、络脉失养所引起，常因劳累而诱发，起病缓，病程长，疼痛隐隐，悠悠不休而喜按，脉虚无力。

（二）治疗原则

胁痛的治疗着眼于肝胆，分虚实而治。实证宜理气、活血通络、清热祛湿；虚证宜滋阴养血柔肝。临床上还应据"痛则不通""通则不痛"的理论，以及肝胆疏泄不利的基本病机，在各证中适当配伍疏肝理气、利胆通络之品。

五、中医调治与养生

（一）方药调治

1. 肝气郁结

症状：胁肋胀痛，走窜不定，甚则连及胸肩背，且情志不舒则痛增，胸闷，善太息，得嗳气则舒，饮食减少，脘腹胀满，舌苔薄白，脉弦。

治法：疏肝理气。

方药：柴胡疏肝散。

方义分析：方中柴胡疏肝解郁，香附、枳壳、陈皮理气除胀，川芎活血行气通络，白芍、甘草缓急止痛，全方共奏疏肝理气止痛之功。若气滞及血，胁痛重，酌加郁金、川楝子、延胡索、青皮以增强理气活血止痛之功；若兼见心烦急躁、口干口苦、尿黄便干、舌红苔黄、脉弦数等气郁化火之象，酌加栀子、黄芩、胆草等清肝之品；若伴胁痛、肠鸣、腹泻，为肝气横逆、脾失健运之证，酌加白术、茯苓、泽泻、薏苡仁以健脾止泻；若伴有恶心呕吐，是为肝胃不和，胃失和降，酌加半夏、陈皮、藿香、生姜等以和胃降逆止呕。

2. 瘀血阻络

症状：胁肋刺痛，痛处固定而拒按，疼痛持续不已，入夜尤甚，或胁下有积块，或面色晦暗，舌质紫暗，脉沉弦。

治法：活血化瘀，理气通络。

方药：血府逐瘀汤。

方义分析：方用桃仁、红花、当归、生地黄、川芎、赤芍活血化瘀而养血，柴胡行气疏肝，桔梗开肺气，枳壳行气宽中，牛膝通利血脉，引血下行。若瘀血严重，有明显外伤史，应以逐瘀为主，方选复元活血汤。方以大黄、桃仁、红花、穿山甲活血祛瘀，散结止痛，当归养血祛瘀，柴胡疏肝理气，天花粉消肿化痰，甘草缓急止痛，调和诸药。还可加三七粉另服，以助祛瘀生新之效。

3. 湿热蕴结

症状：胁肋胀痛，触痛明显而拒按，或引及肩背，伴有脘闷纳呆，恶心呕吐，厌食油腻，口干口苦，腹胀尿少，或有黄疸，舌苔黄腻，脉弦滑。

治法：清热利湿，理气通络。

方药：龙胆泻肝汤。

方义分析：方中龙胆草、栀子、黄芩清肝泻火，柴胡疏肝理气，木通、泽泻、车前子清热利湿，生地、当归养血清热益肝。可酌加郁金、半夏、青皮、川楝子以疏肝和胃，理气止痛。便秘，腹胀满者为热重于湿，肠中津液耗伤，可加大黄、芒硝以泄热通便存阴。白睛发黄，尿黄，发热口渴者，可加茵陈、黄柏、金钱草以清热除湿，利胆退黄。久延不愈者，可加三棱、莪术、丹参、当归尾等活血化瘀。对于湿热蕴结的胁痛，祛邪务必要早，除邪务尽，以防湿热胶固，酿成热毒，导致治疗的困难。

4. 肝阴不足

症状：胁肋隐痛，绵绵不已，遇劳加重，口干咽燥，两目干涩，心中烦热，头晕目眩，舌红少苔，脉弦细数。

治法：养阴柔肝，佐以理气通络。

方药：一贯煎。

方义分析：本方为柔肝的著名方剂。组方原则宗叶氏"肝为刚脏，非柔润不能调和"之意，在滋阴补血以养肝的基础上少佐疏调气机、通络止痛之品，宜于肝阴不足、络脉不荣的胁肋作痛。方中生地、枸杞滋养肝肾，沙参、麦冬、当归滋阴养血柔肝，川楝子疏肝理气止痛。若两目干涩，视物昏花，可加草决明、女贞子；头晕目眩甚者，可加钩藤、天麻、菊花；心中烦热，口苦甚者，可加栀子、丹参。肝阴不足所致胁痛，除久病体虚、失血等原因外，尚有因使用香燥理气之品太过而致者。一般说来，气滞作胀作痛，病者苦于疼痛胀急，但求一时之快，医者不察病起于虚，急于获效，以致香燥理气太过而伤肝阴，应引以为戒。

（二）经络调治

1. 常规治疗

（1）肝气郁结

辨证：胁肋胀痛，走窜不定，每因恼怒抑郁而加重，兼见胸闷不舒，饮食减少，嗳气频频，苔白，脉弦。

治则：舒肝解郁，理气止痛。

治法：取手足厥阴经穴为主。针刺平补平泻。

处方：期门、内关、太冲、阳陵泉。

方义分析：太冲是肝经原穴，内关是心包经络穴，与三焦经相联络，其经脉布胸胁；二穴相配，属同名经配穴法，既可舒肝解郁，又可宽胸理气，是本方之主穴。同时配以肝募期门和胆之下合穴阳陵泉，疏理肝胆，调理气血，共奏理气解郁之功。

随症选穴：胸闷者配膻中，食欲不振者配足三里、中脘。

（2）瘀血停滞

辨证：胁肋刺痛，痛处不移，入夜更甚，舌质紫暗，脉沉涩。

治则：活血通络，行气止痛。

治法：取足厥阴、手少阳经穴为主。针刺泻法。

处方：大包、支沟、太冲、膈俞、三阴交。

方义分析：膈俞为血之会穴，配三阴交以活血祛瘀；大包是脾之大络，可通络止痛；太冲是肝经原穴，支沟是三焦经穴，二穴相配，可疏肝行气，气行则血行，血行则络通，络通则瘀血去而痛止。

随症选穴：有明显痛点者可取阿是穴。

（3）湿热蕴结

辨证：胁肋灼痛如刺，多见于右侧，兼见恶寒发热，口苦，恶心呕吐，畏进油腻食物，舌苔厚腻或黄腻，脉弦数。

治则：清化湿热，疏利肝胆。

治法：取手足少阳、足太阴经穴为主。针刺泻法。

处方：期门、日月、支沟、阳陵泉、阴陵泉。

方义分析：期门、日月是肝、胆之募穴，泻之可疏利肝胆，调理气血；

支沟、阳陵泉同属少阳，是治疗胁痛的主穴，刺之既能和解少阳，又能清热化湿、行气止痛；阴陵泉是脾经之合穴，"合主逆气而泄"，有健脾利湿、和胃止呕的作用。

随症选穴：热重者配大椎；恶心呕吐者配中脘、足三里。

（4）肝血不足

辨证：胁肋隐痛，绵绵不休，兼见头晕目眩，面色无华，舌淡红少苔，脉细数。

治则：养血柔肝，和络止痛。

治法：取背俞及足太阴经穴为主。针刺补法。

处方：肝俞、肾俞、期门、三阴交、足三里。

方义分析：肝藏血，肾主精血，故补肝俞、肾俞，可充益精血以柔肝；取肝之募穴期门以和络止痛；配足三里、三阴交，扶助脾胃，以资生化之源。精血充实，濡养肝络，则胁痛可止。

2. 其他疗法

（1）耳针

取穴：肝、胆、神门、胸、脑。

方法：取患侧穴，实证用强刺激，虚证用弱刺激，留针30分钟。也可用皮内针法或耳穴压豆法。

（2）皮肤针

取穴：阿是穴、背俞穴、夹脊穴。

方法：用皮肤针轻度叩击，以皮肤红润为度，瘀血性胁痛，也可用刺络拔罐法。

（3）穴位注射

取穴：相应节段的夹脊穴。

方法：用10%葡萄糖液10 mL，或维生素B_{12}注射液1 mL，注射于夹脊穴，直刺达肋间神经根部附近，待有明显针感后，将针稍向上提再注射药液。本法适用于肋间神经痛。

（4）头针法

取穴：对侧胸腔区、躯干感觉区。

方法：沿皮刺入，强刺激，或用电针法。

（三）预防与养生

胁痛皆与肝的疏泄功能失常有关。所以，注意生活规律，做到起居有节，清心寡欲，保持心情舒畅，尽量减少不良的精神刺激，气机条达，对预防与治疗有着重要的作用。胁痛属于肝阴不足者，应注意休息，劳逸结合，多食蔬菜、水果、瘦肉等清淡而富有营养的食物。胁痛属于湿热蕴结者，尤应饮食有节，以清淡之品为宜，应避免过量摄入油腻及刺激性食物，还应注意勿食生冷不洁、不易消化之物。劳逸结合，以安静休息为主，活动锻炼为辅，提高机体的抗病能力。

六、预后与转归

肝郁胁痛如久延不愈，或治疗不当，日久气滞血瘀，可转化为瘀血胁痛；湿热蕴结胁痛日久不愈，热邪伤阴，可转化为肝阴不足胁痛；邪伤正气，久病致虚，各实证胁痛皆可转化为虚实并见之证；而虚证胁痛若情志失调，或重感湿热之邪，也可转化为阴虚气滞或阴虚湿热之虚实并见证。若失治误治，久延不愈，个别患者也可演变为积聚，甚者转为鼓胀重证。无论外感或内伤胁痛，只要调治得法，一般预后良好。若治疗不当，转为积聚、鼓胀者，治疗较为困难。

七、结语

胁痛为临床常见病，主要证型有肝气郁结、瘀血阻络、湿热蕴结、肝阴不足等，病位在肝胆，基本病机为气滞、血瘀、湿热蕴结，肝胆疏泄不利，不通则痛，或肝阴不足，络脉失养，不荣则痛。以辨外感、内伤，在气、在血和辨虚、实为辨证要点。胁痛的治疗着眼于肝胆，分虚实而治。实证宜理气、活血通络、清热祛湿；虚证宜滋阴养血柔肝。临床上还应据"痛则不通""通则不痛"的理论，以及肝胆疏泄不利的基本病机，在各证中适当配伍疏肝利胆、理气通络之品。但应注意，对于香燥理气之品，不宜过量服用。

八、临证备要

胁痛主要与肝胆病变有关，多由肝气郁结、瘀血、湿热等引起，病机主要为气滞血瘀、络脉失养，辨证重在气血虚实。在临证中，应详询疼痛性质，如走窜疼痛多为肝郁阻络，重着疼痛多为湿热结于肝胆，隐性疼痛多为肝阴不足或血不养肝，针刺疼痛多为瘀血阻滞。

根据胁痛的病因、疼痛性质及结合脉象、舌诊等，对虚实不难辨别，但既有湿热又有阴虚，或兼瘀血停着之虚实夹杂者亦不乏见。此外，各证型之间可以相互转化。如肝郁胁痛久延未治或治疗不当，可致气滞血瘀而转化为瘀血胁痛，久之致虚，又可出现肝阴不足而虚实互见。故临床辨证时，应着眼于肝胆，除胁痛主证外，还应结合其他兼证而明辨之，根据"痛则不通"的理论，攻实补虚，统筹兼顾，方能取得满意疗效。

胁痛可见于现代医学的各种疾病，如（急、慢性）肝炎、肝硬化、肝寄生虫病、肝脓肿、肝癌、（急、慢性）胆囊炎、胆结石、胆道蛔虫病、肋间神经痛等，故应结合理化检查进行论治。

九、古籍选录

《素问·脏气法时论》："肝病者，两胁下痛引少腹，令人善怒。"

《灵枢·经脉》："胆足少阳之脉……是动则病口苦，善太息，心胁痛，不能转侧。"

《金匮要略·痰饮咳嗽病脉证并治》："水在肝，胁下支满，嚏而痛。"

《丹溪心法·胁痛》："胁痛，肝火盛，木气实，有死血，有痰流注。"

《景岳全书·胁痛》："胁痛之病，本属肝胆二经，以二经之脉皆循胁肋故也。胁痛有内伤、外感之辨，凡寒邪在少阳经，乃病为胁痛，耳聋而呕，然必有寒热表证者，方是外感；如无表证，悉属内伤。但内伤胁痛者十居八九，外感胁痛则间有之耳。"

《症因脉治·胁痛》："内伤胁痛之因，或痰饮、悬饮，凝结两胁，或死血停滞胁肋，或恼怒郁结，肝火攻冲，或肾水不足……皆成胁肋之痛矣。"

《金匮要略·五脏风寒积聚病脉证并治第十一》："肝中风者，头目眴，两胁痛，行常伛，令人嗜甘。"

《诸病源候论·左胁痛如刀刺候》："左胁偏痛者，由经络偏虚邪故也。人之经络，循环于身，左右表里皆周遍。若气血调和，不生虚邪，邪不能伤。偏虚者，偏受风邪，今此左胁痛者，左边偏受病也。但风邪在于经络。与血气相乘，交争冲击，故痛发如刀刺。"

《外台秘要·卷七》："风邪在其经。邪气迫于心络，心气不得宣畅，故烦满，乍上攻于胸或下引于胁，故烦满而又胸胁痛也。若经久邪气留连，搏于脏则成积，搏于腑则成聚也。"

《儒门事亲》："是动则病口苦，善太息，心胁痛，不能转侧，甚则面微有尘，体无膏泽，足外反热，是为阳厥。"

《丹溪心法·胁痛》："有气郁而胸胁痛者，看其脉沉涩，当作郁治。痛而不得伸舒者蜜丸龙荟丸最快。胁下有食积一条扛起。用吴茱萸、炒黄连，控涎丹。一身气痛及胁痛。痰挟死血，加桃仁泥，丸服。"

《医学正传·胁痛》："外有伤寒发寒热而胁痛者，足少阳胆、足厥阴肝二经病也，治以小柴胡汤，无有不效者。或有清痰食积，流注胁下而为痛者。或有登高坠仆，死血阻滞而为痛者。又有饮食失节，劳役过度，以致脾土虚乏，肝木得以乘其土位，而为胃脘当心而痛、上支两胁痛、膈噎不通、食饮不下之证。医者宜于各类推而治之，毋认假以为真也。"

《古今医鉴·胁痛》："脉双弦者，肝气有余，两胁作痛，病夫胁痛者，厥阴肝经为病也，其病自两胁下痛引小腹，亦当视内外所感之邪而治之。"

《医宗必读·心腹诸痛》："胁痛，左痛多留血，右痛多痰气。左为肝邪，右为肝移邪于肺。死血日轻夜重或午后热，脉涩或芤。"

《张氏医通·胁痛》："肝主阴血而属于左胁，脾主阳气而隶于右胁，左胁多怒伤或留血作痛，右胁多痰积或气郁作痛。其间七情六郁之犯，饮食劳动之伤，皆足以致痰凝气聚，血蓄成积。虽然痰气亦有流于左胁者，然必与血相持而痛，血积亦有伤于右胁者，然必因脾气衰而致。"

《临证指南医案·胁痛》："胁痛一证，多属少阳厥阴。伤寒胁痛，皆在少阳胆经……杂证胁痛，皆属厥阴肝经。"

《素问·藏气法时论》："肝病者，两胁下痛引少腹，令人善怒。虚则目䀮䀮无所见，无所闻，善恐，如人将捕之，取其经，厥阴与少阳。"

《灵枢·五邪》："邪在肝，则病两胁中痛，寒中，恶血在内，行善掣节，时脚肿。取之行间，以引胁下，补三里以温胃中，取血脉以散恶血，取耳间青脉，以去其掣。"

《类经图翼》："胁肋胀痛，膈俞、章门七壮，阳陵泉、丘墟三壮。"

《针灸大成》："胸胁痛，天井、支沟、间使、大陵、三里、太白、丘墟、阳辅。胁痛，阳谷、腕骨、支沟、膈俞、申脉。胁肋疼痛，支沟、章门、外关，复刺，行间（泻肝经，治怒气）、中封、期门（治伤寒后胁痛）、阳陵泉。"

第十四节　黄　疸

黄疸是由于感受湿热疫毒等外邪，导致湿浊阻滞，脾胃肝胆功能失调，胆液不循常道，随血泛溢引起的以目黄、身黄、尿黄为主要临床表现的一种肝胆病证。黄疸为临床常见病证之一，男女老少皆可患病。现代医学认为黄疸是因为血中胆红素增高，皮肤、黏膜及其他组织和体液出现黄染的现象，依其病因可分为肝细胞性黄疸、溶血性黄疸、淤胆性黄疸、先天性非溶血性黄疸及多因性黄疸，常见于病毒性肝炎、肝硬化、肝癌等主要肝胆病的过程中，有时可发生于钩端螺旋体、疟疾等感染性疾病过程中，以黄疸为主要表现者，均可参照本节辨证论治。尽管中医对黄疸的认识历史久远，已经形成了完整的理论体系及治疗经验，但因其病因病机和临床表现及分类的复杂性，临床上对其辨证分型并未形成统一的认识。

《黄帝内经》首载"黄疸"病名，对其病因、病机、症状等都有了初步的认识，如《素问·平人气象论》曰："溺黄赤，安卧者，黄疸……目黄者，曰黄疸。"《伤寒杂病论》把黄疸分为黄疸、谷疸、酒疸、女劳疸、黑疸五种，还提出了阳明发黄和太阴发黄，说明当时已认识到黄疸可由外感、饮食和正虚引起，病机有湿热、瘀热在里、寒湿在里，相关的脏腑有脾胃肾等，并较详细地记载了黄疸的临床表现，创制了茵陈蒿汤、茵陈五苓散等多首方剂，体现了泻下、解表、清化、温化、逐瘀、利尿等多种退黄之法，这些治法和方剂仍为今天所喜用，表明汉代对黄疸的辨证论治已有了较高的水平。《诸病源候论·黄病诸候》提出了一种猝然发黄，命在顷刻的"急黄"。《外台秘要·温病及黄疸》引《必效方》曰："每夜小便中浸白帛片，取色退为验"，最早用实验检测的比色法来判断治疗后黄疸病情的进退。宋代《伤寒微旨论》除论述了黄疸的"阳证"外，还特设"阴黄"篇，并首创用温热药治疗阴黄。元代《卫生宝鉴·发黄》总结了前人的经验，进一步明确湿从热化为阳黄，湿从寒化为阴黄，将阳黄和阴黄的辨证论治系统化，执简驭繁，对临床实践指导意义较大，至今仍被采用。《景岳全书·黄疸》中载有"疸黄证"，认为其发病与"胆液泄"有关，提示了黄疸与胆液的关系。《杂病源流犀烛·诸疸源流》："又有天行疫疠，以致发黄者，俗谓之瘟黄，杀人最急"，认识到了黄疸的传染性及其严重性。

一、病因病机

黄疸的病因主要有外感时邪、饮食所伤、脾胃虚弱及肝胆结石、积块瘀阻等，其发病往往是内外因相因为患。

（一）外感时邪

外感湿浊、湿热、疫毒等时邪自口而入，蕴结于中焦，脾胃运化失常，湿热熏蒸于脾胃，累及肝胆，以致肝失疏泄，胆液不循常道，随血泛溢，外溢肌肤，上注眼目，下流膀胱，使身目小便俱黄，而成黄疸。疫毒较重者，则可伤及营血，内陷心包，发为急黄。

（二）饮食所伤

《金匮要略·黄疸病脉证并治》曰："谷气不消，胃中苦浊，浊气下流，小便不通……身体尽黄，名曰谷疸。"饥饱失常或嗜酒过度，皆能损伤脾胃，以致运化功能失职，湿浊内生，随脾胃阴阳盛衰或从热化或从寒化，熏蒸或阻滞于脾胃肝胆，致肝失疏泄，胆液不循常道，随血泛溢，浸淫肌肤而发黄。

（三）脾胃虚弱

素体脾胃虚弱，或劳倦过度，脾伤失运，气血亏虚，久之肝失所养，疏泄失职，而致胆液不循常道，随血泛溢，浸淫肌肤，发为黄疸。若素体脾阳不足，病后脾阳受伤，湿由内生而从寒化，寒湿阻滞中焦，胆液受阻，致胆液不循常道，随血泛溢，浸淫肌肤，也可发为黄疸。此外，肝胆结石、积块瘀阻胆道，胆液不循常道，随血泛溢，也可引起黄疸。

黄疸的发病，从病邪来说，主要是湿浊之邪，故《金匮要略·黄疸病脉证并治》有"黄家所得，从湿得之"的论断；从脏腑病位来看，不外脾胃肝胆，而且多是由脾胃累及肝胆。黄疸的发病是由于内外之湿阻滞于脾胃肝胆，导致脾胃运化功能失常，肝失疏泄，或结石、积块瘀阻胆道，胆液不循常道，随血泛溢而成。病理属性与脾胃阳气盛衰有关，中阳偏盛，湿从热化，则致湿热为患，发为阳黄；中阳不足，湿从寒化，则致寒湿为患，发为阴黄。至于急黄则为湿热夹时邪疫毒所致，也与脾胃阳气盛衰相关。不过，正如《丹溪心法·疸》所言："疸不用分其五，同是湿热。"临床以湿从热化的阳黄居多。阳黄和阴黄之间在一定条件下也可相互转化，阳黄日久，热泄湿留，或过用寒凉之剂，损伤脾阳，则湿从寒化而转为阴黄；阴黄重感湿热之邪，又可发为阳黄。

二、临床表现

本病的证候特征是目黄、身黄、小便黄，其中以目黄为主要特征。患病初起，目黄、身黄不一定出现，而以恶寒发热、食欲不振、恶心呕吐、腹胀肠鸣、肢体困重等类似感冒的症状为主，三五日后才逐渐出现目黄，随之出现尿黄与身黄。亦有先出现胁肋剧痛，然后发黄者。病程或长或短。发黄程度或浅或深，其色或鲜明或晦暗。急黄者，其色甚则如金，还可出现壮热神昏、衄血吐血等症。常有饮食不节、与肝炎患者接触或服用损害肝脏的药物等病史。

三、诊断与鉴别诊断

（一）诊断

（1）以目黄、身黄、小便黄为主证，其中目黄为必具的症状。

（2）常伴脘腹胀满、纳呆呕恶、胁痛、肢体困重等症。

（3）常有饮食不节、与肝炎患者接触或服用损害肝脏的药物等病史，以及过度疲劳等诱因。

（4）血清总胆红素、直接胆红素、尿胆红素、尿胆原、血清丙氨酸转氨酶、天冬氨酸转氨酶，以及 B 超、CT、胆囊造影等检查，有助于诊断与鉴别诊断。

（二）鉴别诊断

1. 萎黄

黄疸与萎黄均有身黄，故需鉴别。黄疸的病因为感受时邪，饮食所伤，脾胃虚弱，砂石、积块瘀阻等；萎黄的病因为大失血、久病脾虚等。黄疸的病机是湿浊阻滞，脾胃肝胆功能失调，胆液不循常道，随血泛溢；萎黄的病机是脾虚不能化生气血或失血过多，致气血亏虚，肌肤失养。黄疸以目黄、身黄、小便黄为特征；萎黄以身面发黄且干萎无泽为特征，双目和小便不黄，伴有明显的气血亏虚证候，如眩晕耳鸣、心悸少寐等。二者的鉴别以目黄的有无为要点。

2. 黄胖

黄胖多与虫证有关，诸虫尤其是钩虫居于肠内，久之耗伤气血，脾虚生湿，致肌肤失养、水湿渐停而引起面部肿胖色黄，身黄带白，但眼目不黄。《杂病源流犀烛·诸疸源流·黄胖》对此论述颇详："黄胖宿病也，与黄疸暴病不同。盖黄疸眼目皆黄，无肿状；黄胖多肿，色黄中带白，眼目如故，或洋洋少神。虽病根都发于脾，然黄疸则由脾经湿热郁蒸而成；黄胖则湿热未甚，多虫与食积所致，必吐黄水，毛发皆直，或好食生米茶叶土炭之类。"二者的鉴别也以目黄的有无为要点。

四、辨证要点与治疗原则

（一）辨证要点

1. 辨阳黄与阴黄

阳黄为湿热所致，起病急，病程短，黄色鲜明如橘色，伴有湿热证候；阴黄为寒湿所致，起病缓，病程长，黄色晦暗如烟熏，伴有寒湿诸候。

2. 辨阳黄中湿热的偏重

阳黄属湿热为患，由于感受湿与热邪程度的不同、机体反应的差异，故临床有湿热孰轻孰重之分。区别湿邪与热邪的孰轻孰重，目的是同中求异，使治疗分清层次，各有重点。辨证要点：热重于湿的病机为湿热而热偏盛，病位在脾胃肝胆而偏重于胃；湿重于热的病机是湿热而湿偏盛，病位在脾胃肝胆而偏重于脾。相对来说，热重于湿者以黄色鲜明、身热口渴、口苦便秘、舌苔黄腻、脉弦数为特点；湿重于热者则以黄色不如热重者鲜明、口不渴、头身困重、纳呆便溏、舌苔厚腻微黄、脉濡缓为特征。

3. 辨急黄

急黄为湿热夹时邪疫毒，热入营血，内陷心包所致。在证候上，急黄与一般阳黄不同，急黄起病急骤，黄疸迅速加深，其色如金，并现壮热神昏、吐血衄血等危重证候，预后较差。

（二）治疗原则

根据本病湿浊阻滞、脾胃肝胆功能失调、胆液不循常道、随血外溢的病机，其治疗大法为祛湿、利小便、健脾、疏肝利胆。故《金匮要略》有"诸病黄家，但利其小便"之训。并应依湿从、热化、寒化的不同，分别施以清热利湿和温中化湿之法；急黄则在清热利湿基础上，合用解毒凉血开窍之法；黄疸久病应注意扶助正气，如滋补脾肾、健脾益气等。

五、中医调治与养生

（一）方药调治

1. 湿热兼表

症状：黄疸初起，目白睛微黄或不明显，小便黄，脘腹满闷，不思饮食，伴有恶寒发热，头身重痛，乏力，舌苔黄腻，脉浮弦或弦数。

治法：清热化湿，佐以解表。

方药：麻黄连翘赤小豆汤合甘露消毒丹。

方义分析：本方意在解除表邪，芳香化湿，清热解毒。二方中麻黄、薄荷辛散外邪，使邪从外解；连翘、黄芩清热解毒；藿香、白蔻仁、石菖蒲芳香化湿；赤小豆、梓白皮、滑石、木通渗利小便；杏仁宣肺化湿；茵陈清热化湿，利胆退黄；生姜、大枣、甘草调和脾胃；川贝母、射干可去而不用。表证轻者，麻黄、薄荷用量宜轻，取其微汗之意；目白睛黄甚者，茵陈用量宜大；热重者酌加金银花、栀子、板蓝根清热解毒，并可加郁金、丹参以疏肝调血。

2. 热重于湿

症状：初起目白睛发黄，迅速至全身发黄、色泽鲜明，右胁疼痛而拒按，壮热口渴，口干口苦，恶心呕吐，脘腹胀满，大便秘结，小便赤黄、短少，舌红、苔黄腻或黄糙，脉弦滑或滑数。

治法：清热利湿，通腑化瘀。

方药：茵陈蒿汤。

方义分析：方中茵陈味苦微寒，入肝、脾、膀胱经，为清热利湿、疏肝利胆退黄的要药；栀子清泄三焦湿热，利胆退黄；大黄通腑化瘀，泄热解毒，利胆退黄；茵陈配栀子，使湿热从小便而去；茵陈配大黄，使瘀热从大便而解。三药合用，共奏清热利湿、通腑化瘀、利胆退黄和解毒之功。本方可酌加升麻、连翘、大青叶、虎杖、田基黄、板蓝根等清热解毒；郁金、金钱草、丹参以疏肝利胆化瘀；车前子、猪苓、泽泻等以渗利湿邪，使湿热分消，从二便而去。

3. 湿重于热

症状：身目发黄如橘，无发热或身热不扬，右胁疼痛，脘闷腹胀，头重身困，嗜卧乏力，纳呆便溏，厌食油腻，恶心呕吐，口黏不渴，小便不利，舌苔厚腻微黄，脉濡缓或弦滑。

治法：健脾利湿，清热利胆。

方药：茵陈四苓汤。

方义分析：方用茵陈清热利湿，利胆退黄，用猪苓、茯苓、泽泻淡渗利湿，炒白术健脾燥湿。若右胁疼痛较甚，可加郁金、川楝子、佛手以疏肝理气止痛。若脘闷腹胀，纳呆厌油，可加陈皮、藿香、佩兰、厚朴、枳壳等以芳香化湿理气。茵陈四苓汤适用于湿邪偏重较明显者，若湿热相当，尚可选用甘露消毒丹。该方用茵陈、滑石、木通清热利湿，利胆退黄，引湿热之邪从小便而出；黄芩、连翘清热燥湿解毒；石菖蒲、白蔻仁、藿香、薄荷芳香化湿，行气悦脾。原方中贝母、射干的主要作用是清咽散结，可去之。本方诸药配合，不仅利湿清热、芳香化湿、利胆退黄，而且调和气机、清热透邪，使壅遏之湿热毒邪消退。若湿困脾胃，便溏尿少，口中甜，可加厚朴、苍术；纳呆或无食欲者，再加炒麦芽、鸡内金以醒脾消食。

4. 胆腑郁热

症状：身目发黄鲜明，右胁剧痛且放射至肩背，壮热或寒热往来，伴有口苦咽干，恶心呕吐，便秘，尿黄，舌红苔黄而干，脉弦滑数。

治法：清热化湿，疏肝利胆。

方药：大柴胡汤。

方义分析：方中柴胡、黄芩、半夏、生姜和解少阳，和胃降逆；大黄、枳实通腑泄热，利胆退黄；白芍和脾敛阴，柔肝利胆；大枣养胃。胁痛重者，可加郁金、枳壳、木香；黄疸重者，可加金钱草、厚朴、茵陈、栀子；壮热者，可加金银花、蒲公英、虎杖；呃逆恶心者，加炒莱菔子。

5. 疫毒发黄

症状：起病急骤，黄疸迅速加深，身目呈深黄色，胁痛，脘腹胀满，疼痛拒按，壮热烦渴，呕吐频作，尿少便结，烦躁不安，或神昏谵语，或衄血尿血，皮下紫斑，或有腹水，继之嗜睡昏迷，舌质红绛、苔黄褐干燥，脉弦大或洪大。本证又称急黄。

治法：清热解毒，凉血开窍。

方药：千金犀角散。

方义分析：本方主药犀角（以水牛角代之）是清热解毒凉血之要药，配以黄连、栀子、升麻则清热解毒之力更大；茵陈清热利湿，利胆退黄。可加生地黄、玄参、石斛、丹皮清热解毒，养阴凉血；若热毒炽盛，乘其未陷入昏迷之际，急以通涤胃肠热毒为要务，不可犹豫，宜加大清热解毒药剂量，如金银花、连翘、土茯苓、蒲公英、大青叶、黄柏、生大黄，或用五味消毒饮，重加大黄。如已出现躁扰不宁，或伴出血倾向，需加清营凉血解毒药，如神犀丹之类，以防内陷心包，出现昏迷。如热入营血，心神昏乱，肝风内动，治宜清热凉血、开窍息风，急用温病"三宝"：躁扰不宁，肝风内动者用紫雪丹；热邪内陷心包，谵语或昏愦不语者用至宝丹；热毒炽盛，湿热蒙蔽心神，神志时清时昧者，急用安宫牛黄丸。本证可用清开灵注射液60～80 mL，兑入5%葡萄糖溶液中静脉滴注，每日1次，连续2～3周。

6. 寒湿阻遏

症状：身目俱黄，黄色晦暗不泽或如烟熏，右胁疼痛，痞满食少，神疲畏寒。腹胀便溏，口淡不渴，舌淡苔白腻，脉濡缓或沉迟。

治法：温中化湿，健脾利胆。

方药：茵陈术附汤。

方义分析：方中茵陈除湿利胆退黄，附子、干姜温中散寒，佐以白术、甘草健脾和胃。胁痛或胁下积块者，可加柴胡、丹参、泽兰、郁金、赤芍以疏肝利胆，活血化瘀。便溏者加茯苓、泽泻、车前子。黄疸日久，身倦乏力者加党参、黄芪。

7. 脾虚湿郁

症状：多见于黄疸久郁者。症见身目俱黄，黄色较淡而不鲜明，胁肋隐痛，食欲不振，肢体倦怠乏力，心悸气短，食少腹胀，大便溏薄，舌淡苔薄白，脉濡细。

治法：健脾益气，祛湿利胆。

方药：六君子汤加茵陈、柴胡。

方义分析：方中人参、茯苓、白术、甘草健脾益气，陈皮、半夏健脾燥湿，茵陈、柴胡利湿疏肝利胆，诸药合用，共奏健脾益气、疏肝利胆、祛湿退黄之功。血虚者可加当归、地黄养血。湿重苔腻者可少加猪苓、泽泻。

8. 脾虚血亏

主症：面目及肌肤发黄，黄色较淡，面色不华，脸白唇淡，心悸气短，倦怠乏力，头晕目眩，舌淡苔白，脉细弱。

治法：补养气血，健脾退黄。

方药：小建中汤。

方义分析：方中桂枝配生姜、大枣辛甘生阳，白芍配甘草酸甘化阴，饴糖缓中健脾。并酌加茯苓、泽泻以利湿退黄，黄芪、党参以补气，白术以健脾，当归、阿胶以养血。

（二）经络调治

1. 常规治疗

（1）阳黄

辨证：黄色鲜明如橘，发热、口渴，腹部胀满，胸中懊恼，小便短黄，大便秘结，舌苔黄腻，脉象弦数。若热毒内陷，可见神昏、发斑、出血等重症。若湿重于热，则黄疸略欠鲜明，发热较轻，脘痞，便溏，口渴不甚，苔腻微黄，脉象濡数。

治则：疏肝利胆，清热利湿。

治法：取足少阳、太阴经穴为主。针刺泻法。

处方：胆俞、阳陵泉、太冲、阴陵泉、至阳。

方义：至阳为督脉经穴，泻之可清热；胆俞为胆之背俞穴，阳陵泉为胆之下合穴，太冲为肝之原穴，泻之以疏肝利胆；阴陵泉为脾经合穴，泻之可清利湿热，使热退湿除，肝疏胆利，胆汁循于常道，则黄疸可退。

随症选穴：热重者加大椎、曲池；湿重者加三阴交、足三里；便秘者加支沟。

（2）阴黄

辨证：黄色晦暗如烟熏，神疲乏力，食少便溏，畏寒肢冷，口淡不渴，脘痞腹胀，舌淡苔腻，脉濡缓或沉迟。若胁下癥积胀痛，腹胀形瘦，饮食锐减。舌质微紫或有瘀斑，舌苔剥蚀，脉象细涩，多为瘀血证候或有恶性病变可能。

治则：健脾利胆，温化寒湿。

治法：取足阳明、太阴经穴及背俞穴为主。针刺补法，并灸。

处方：脾俞、胆俞、足三里、三阴交、阳陵泉。

方义：阴黄的病机偏于寒湿，多为脾胃虚寒所致，灸脾俞、足三里、三阴交以温补脾胃运化寒湿；针取胆俞和阳陵泉，俞合相配，以利胆退黄，诸穴相配共奏健脾利胆退黄之功。

随症选穴：神疲肢倦者加关元、命门；脘腹胀满者加气海；胁肋胀痛，瘀积痞块者加气海行气活血，这是补中寓泻的治法；大便溏薄加天枢。

2. 其他疗法

（1）穴位刺激

取穴：胆、肝、脾、胃、膈、耳迷根。

方法：每次取 2～3 穴，中等刺激。每日 1 次，10 次为 1 个疗程。

（2）穴位注射

取穴：肝俞、胆俞、期门、日月、中都。药物：板蓝根注射液、维生素B 注射液。

方法：每次选 2～3 穴，每穴注入药液 0.5～1 mL，每日 1 次，10 次为 1 个疗程。

（三）预防与养生

本病病程相对较长，除药物治疗以外，精神状态、生活起居、休息营养等，对本病有着重要的辅助治疗意义。具体内容包括以下几点：

1. 精神调摄

由于本病易于迁延、反复甚至恶化，因此患病后一般思想顾虑较重，多虑善怒，致使病情加重。所以，医患结合，讲清道理，使患者从自身疾病的束缚中解脱出来，而不要为某些症状的显没而惶惶不安，忧虑不宁。

2. 饮食有节

患病后食欲减退、恶心呕吐、腹胀等症明显，所以调节饮食为主要的辅助疗法。既往强调高糖、高蛋白、高热量、低脂肪饮食，以保证营养供应，但应注意要适度，不可过偏。阳黄患者适合软食或半流饮食，以起到补脾缓肝的作用；禁食酒、辛热及油腻之品。阴黄患者也应进食富于营养而易消化的饮食，禁食生冷、油腻、辛辣之品，不吃油炸、坚硬的食物，避免损伤血络。黄疸恢复期，更忌暴饮暴食，以防重伤脾胃，使病情加重。

3. 起居有常

病后机体功能紊乱，往往容易疲劳，故在急性期或慢性活动期应适当卧床休息，有利整体功能的恢复；急性期后，根据患者体力情况，适当参加体育锻炼，如练太极拳、气功之类，十分必要。对于急黄患者，由于发病急骤，传变迅速，病死率高，所以调摄护理更为重要。患者应绝对卧床休息，流质饮食，如恶心呕吐频发，可暂时禁食，予以补液。禁辛热、油腻、坚硬的食物，以防助热、生湿、伤络。密切观察病情变化，黄疸加深或皮肤出现紫斑为病情恶化之兆；若烦躁不安，神志恍惚，脉象变为微弱欲绝或散乱无根，为欲脱之征象，应及时抢救。

六、预后与转归

本病的转归与黄疸的性质、体质强弱、治疗护理等因素有关。阳黄、阴黄、急黄虽性质不同，轻重有别，但在一定条件下可互相转化。阳黄若患者体质差，病邪重，黄疸日益加深，迅速出现热毒炽盛症状可转为急黄；阳黄也可因损伤脾阳，湿从寒化，转为阴黄；阴黄重感湿热之邪，又可发为阳黄；急黄若热毒炽盛，内陷心包，或大量出血，可出现肝肾阳气衰竭之候；阴黄久治不愈，可转为积聚、鼓胀。

一般来说，阳黄预后良好，唯急黄邪入心营，耗血动血，预后多不良。至于阴黄，若阳气渐复，黄疸渐退，则预后较好；若阴黄久治不愈，化热伤阴动血，黄疸加深，转变为鼓胀重症则预后不良；急黄病死率高，若出现肝肾阳气衰竭之候，预后极差。

七、结语

黄疸是以目黄、身黄、尿黄为主要特征的一种肝胆病证，其病因主要有外感时邪、湿热疫毒、饮食所伤、脾胃虚弱及肝胆结石、积块瘀阻等，其发病往往是内外因相因为患。其中主要责之于湿邪，病位在脾胃肝胆，而且多是由脾胃累及肝胆。黄疸的基本病机是湿浊阻滞、脾胃肝胆功能失常或结石、积块瘀阻胆道，致胆液不循常道，随血泛溢而成。病理属性与脾胃阳气盛衰有关。中阳偏盛，湿从热化，则致湿热为患，发为阳黄；中阳不足，湿从寒化，则致寒湿为患，发为阴黄。至于急黄则为湿热夹时邪疫毒所致。阳黄和阴黄之间在一定条件下可以相互转化。辨证要点主要是辨阳黄与阴黄、阳黄湿热的偏重及急黄。治疗大法为祛湿利小便，健脾疏肝利胆。应依湿从热化、寒化的不同，分别施以清热利湿和温中化湿之法；急黄则应在清热利湿的基础上，合用解毒凉血开窍之法；黄疸久病应注意扶助正气，如滋补脾肾、健脾益气等。各证均可适当配伍化瘀之品。同时要注意清热应护阳，不可过用苦寒；温补应护阴，不可过用辛燥；黄疸消退之后，有时并不意味着病已痊愈，仍需善后治疗，做到除邪务尽。

八、临证备要

黄疸之证与时邪、饮食不节、脾胃虚弱和内伤不足有关，但主要是湿邪为患，且多侵犯脾胃肝胆诸脏腑。临证应首辨阳黄与阴黄。阳黄当清热解毒，同时分清湿重或热重，而配以除湿或通腑之法；阴黄当温化，同时要辨明血瘀或血虚，而配以活血或补血之法；急黄为阳黄重证，当清热解毒、凉血开窍。在临证时还应注意病程的阶段性，以区别邪毒之浅深，湿与热之消长，阳黄、阴黄之间的转化，而相应辨治。

关于退黄药物的临床应用：茵陈蒿适用于各种类型的黄疸，一般用量为30～50 g，其他如金钱草、虎杖、败酱草、鸡骨草、车前草等均有利湿退黄的作用，可酌情选用。临床验证，对于阳黄，以茵陈蒿汤原方辨证加味较单用茵陈蒿辨证加味效果理想，且应注意活血、解毒、化痰药物的应用，可使黄疸尽早退却消散。

治疗黄疸常用清热解毒、利湿化痰、活血化瘀、健脾开胃、益气养血五个法则。这五个法则相辅相成，清热祛湿是其常法，活血、化瘀、解毒、是其要领，且活血、解毒、化痰应在清热祛湿的基础上使用。在黄去大半或黄已消退后，当及时应用益气养血、健脾调中之品，以求扶正培本，巩固疗效。

在辨证准确的情况下，用于治疗黄疸的药物不宜过于偏颇，如清热不可太寒，祛湿不可太燥，疏泄不可太过，祛瘀不可太破，补脾不可太壅，养阴不可太腻。

临床多种疾病均可出现黄疸，除辨别阴阳属性外，临床还应结合现代医学的理化检查，区分溶血性、阻塞性或肝细胞性等不同病因，明确病毒性肝炎、肝硬化、胆囊炎、胆结石、某些消化道肿瘤等疾病的诊断，以便采取针对性的治疗措施。

九、古籍选录

《素问·平人气象论》：“溺黄赤，安卧者，黄疸；……目黄者，曰黄疸。”

《灵枢·论疾诊尺》：“身痛而色微黄，齿垢黄，爪甲上黄，黄疸也。安卧，小便黄赤，脉小而涩者，不嗜食。”

《伤寒论·辨阳明病脉证并治》：“阳明病，发热，汗出者，此为热越，不能发黄也。但头汗出，身无汗，齐颈而还，小便不利，渴引水浆者，此为瘀热在里，身必发黄，茵陈蒿汤主之。伤寒发汗已，身目为黄，所以然者，以寒湿在里不解故也。以为不可下也，于寒湿中求之。伤寒七八日，身黄如橘子色，小便不利，腹微满者，茵陈蒿汤主之。”

《金匮要略·黄疸病脉证并治》：“黄家所得，从湿得之。”

《诸病源候论·黄病诸候》：“脾胃有热，谷气郁蒸，因为热毒所加，故卒然发黄，心满气喘，命在顷刻，故云急黄也。有得病即身体面目发黄者，有初不知是黄，死后乃身面黄者，其候得病但发热心战者，是急黄也。”

《景岳全书·黄疸》：“阳黄证多以脾湿不流，郁热所致，必须清火邪，利小水，火清则溺自清，溺清则黄自退。”

《金匮要略》：“病黄疸发热，烦喘胸满口燥者，以病发时，火劫其汗，两热所得。然黄家所得，从湿得之。一身尽发热面黄，肚热、热在里，当下之。黄疸之病，当以十八日为期，治之十日以上瘥，反剧为难治。”

《丹溪治法心要·疸》：“用茵陈之药过剂，乃成阴证，身目俱黄，皮肤冷，心下疼，眼涩不开，自利，茵陈附子干姜汤主之。”

《景岳全书·杂证谟·黄疸》：“阳黄证多以脾湿不流，郁热所致，必须清火邪，利小水，火清则溺自清，溺清则黄自退。古有五疸之辨，曰黄汗、曰黄疸、曰谷疸、曰酒疸、曰女痨疸。总之汗出染衣如柏汁者，曰黄汗；身面眼目黄如金色，小便黄而无汗者，曰黄疸；因饮食伤脾而得者，曰谷疸；因酒后伤湿而得者，曰酒疸；因色欲伤阴而得者，曰女痨疸。虽其名曰如此，然总不出阴阳二证，大多阳证多实，阴证多虚，虚实弗失，得其要矣。”

《临证指南医案·疸》蒋式玉按：“阳黄之作，湿从火化，瘀热在里，胆热液泄，与胃之浊气共并，上不得越，下不得泄，熏蒸遏郁，浸于肺则身目俱黄，热流膀胱，溺色为之变赤，黄如橘子色，阳主明，治在胃。阴黄之作，湿从寒化，脾阳不能化热，胆液为湿所阻，渍于脾，浸淫肌肉，溢于皮肤，色如熏黄，阴主晦，治在脾。"

《神灸经纶》："黄疸：公孙、至阳、脾俞、胃俞。"

《针灸逢源》："脾疸口干病，取脾俞、阴陵泉。急黄，灸巨阙五七壮。瘟疫六七日不解，以致热入血室，发黄身如烟熏，目如金色，口燥而热结，砭刺曲池出恶血，刺曲泽出血。"

《针灸大成》："黄疸发虚浮：腕骨、百劳、三里、涌泉（治浑身黄）、中脘、膏肓、丹田（治色黄）、阴陵泉（治酒黄）。"

《针灸大全》："黄疸四肢俱肿，汗出染衣，取公孙、至阳、百劳、腕骨、中脘、三里。"

第十五节　中　风

中风是由于正气亏虚，饮食、情志、劳倦内伤等引起气血逆乱，产生风、火、痰、瘀，导致脑脉痹阻或血溢脑脉之外为基本病机，以突然昏仆、半身不遂、口舌歪斜、言语謇涩或不语、偏身麻木为主要临床表现的病证。根据脑髓神机受损程度的不同，有中经络、中脏腑之分，有相应的临床表现。本病多见于中老年人。四季皆可发病，但以冬春两季最为多见。中风严重危害着人类健康，死亡率高，致残率高。中风是一个独立的疾病。其临床表现与西医所称的脑血管病相似。脑血管病主要包括缺血性和出血性两大类型。不论是出血性还是缺血性脑血管病均可参考本节辨证论治。

在本病的预防、治疗和康复方面，中医药具有较为显著的疗效和优势。《黄帝内经》虽没有明确提出中风病名，但所记述的"大厥""薄厥""仆击""偏枯""风痱"等病证，与中风在卒中昏迷期和后遗症期的一些临床表现相似。对本病的病因病机也有一定认识，如《灵枢·刺节真邪》曰："虚邪偏客于身半，其入深，内居营卫，营卫稍衰，则真气去，邪气独留，发为偏枯。"此外，还认识到本病的发生与个人的体质、饮食、精神刺激等有关，如《素问·通评虚实论》明确指出："仆击、偏枯……肥贵人则膏粱之疾也。"还明确指出中风的病变部位在头部，是气血逆而不降所致，如《素问·调经论》曰："血之与气，并走于上，则为大厥，厥则暴死。"

对中风的病因病机及其治法，历代医家论述颇多。从病因学的发展来看，大体分为两个阶段。唐宋以前多以"内虚邪中"立论，治疗上一般多采用疏风祛邪、补益正气的方药。如《金匮要略》正式把本病命名为中风。认为中风之病因为络脉空虚，风邪入中，其创立的分证方法对中风的诊断、治疗、判断病情轻重和估计预后很有帮助。唐宋以后，特别是金元时代，许多医家以"内风"立论，可谓中风病因学说上的一大转折。其中刘河间力主"肾水不足，心火暴甚"；李东垣认为"形盛气衰，本气自病"；朱丹溪主张"湿痰化热生风"；元代王履从病因学角度将中风分为"真中""类中"。明代张景岳提出"非风"之说，提出"内伤积损"是导致本病的根本原因；明代李中梓又将中风明确分为闭、脱二证，仍为现在临床所应用。清代医家叶天士、沈金鳌、尤在泾、王清任等丰富了中风的治法和方药，形成了比较完整的中风治疗法则。晚清及近代医家张伯龙、张山雷、张锡纯进一步认识到本病的发生主要是阴阳失调、气血逆乱、直冲犯脑，至此对中风病因病机的认识及其治疗日臻完善。近年来在中风的预防、诊断、治疗、康复、护理等方面逐步形成了较为统一的标准和规范，治疗方法多样化，疗效也有了较大提高。

一、病因病机

（一）积损正衰

《素问·阴阳应象大论》曰："年四十而阴气自半，起居衰矣"，《景岳全书·非风》云："卒倒多由昏愦，本皆内伤积损颓败而然"，年老体弱，或久病气血亏损，脑脉失养；气虚则运血无力，血流不畅，而致脑脉瘀滞不通；阴血亏虚则阴不制阳，内风动越，携痰浊、瘀血上扰清窍，突发本病。

（二）劳倦内伤

烦劳过度，伤耗阴精，阴虚而火旺，或阴不制阳，易使阳气乖张，引动风阳，内风旋动，则气火俱浮，或兼夹痰浊、瘀血上壅清窍脉络。

（三）脾失健运

过食肥甘醇酒，致使脾胃受伤，脾失运化，痰浊内生，郁久化热，痰热互结，壅滞经脉，上蒙清窍；或素体肝旺，气机郁结，克伐脾土，痰浊内生；或肝郁化火，烁津成痰，痰郁互结，携风阳之邪，窜扰经脉，发为本病。此即《丹溪心法·中风》所谓"湿土生痰，痰生热，热生风也"。饮食不节，脾失健运，气血生化无源，气血精微衰少，脑脉失养，再加之情志过极、劳倦过度等诱因，使气血逆乱，脑之神明不用，而发为中风。

（四）情志过极

七情所伤，肝失条达，气机郁滞，血行不畅，瘀结脑脉；暴怒伤肝，则肝阳暴张，或心火暴盛，风火相煽，血随气逆，上冲犯脑。凡此种种，均易引起气血逆乱，上扰脑窍而发为中风，尤以暴怒引发本病者最为多见。

综观本病，由于患者脏腑功能失调，气血素虚或痰浊、瘀血内生，加之劳倦内伤、忧思恼怒、饮酒饱食、用力过度、气候骤变等诱因，而致瘀血阻滞、痰热内蕴，或阳化风动、血随气逆，导致脑脉痹阻或血溢脉外，引起昏仆不遂，发为中风，其病位在脑，与心、肾、肝、脾密切相关，其病机有虚（阴虚、气虚）、火（肝火、心火）、风（肝风）、痰（风痰、湿痰）、气（气逆）、血（血瘀）六端，此六端多在一定条件下相互影响，相互作用。病性多为本虚标实，上盛下虚。在本为肝肾阴虚，气血衰少；在标为风火相煽，痰湿壅盛，瘀血阻滞，气血逆乱；而其基本病机为气血逆乱，上犯于脑，脑之神明失用。

二、临床表现

脑脉痹阻或血溢脑脉之外所引起的脑髓神机受损是中风的证候特征。其主证为神昏、半身不遂、言语謇涩或不语、口舌歪斜、偏身麻木；兼证见头痛、眩晕、呕吐、二便失禁或不通、烦躁、抽搐、痰多、呃逆；舌象可表现为舌强、舌歪、舌卷，舌质暗红或红绛，舌有瘀点、瘀斑，苔薄白、白腻、黄或黄腻；脉象多弦，或弦滑、弦细，或结或代等。

（一）神昏

初起即可见。轻者神思恍惚，迷蒙，嗜睡。重者昏迷或昏愦。有的患者起病时神清，数日后渐见神昏，多数神昏患者常伴有谵妄、躁扰不宁等症状。

（二）半身不遂

轻者仅见偏身肢体力弱或活动不利，重者则完全瘫痪。有单个肢体力弱或瘫痪者，也有一侧肢体瘫痪不遂者；患者起病可仅为偏身力弱，而进行性加重，直至瘫痪不遂，或起病即见偏身瘫痪。急性期，患者半身不遂多见患肢松懈瘫软。少数为肢体强痉拘急。后遗症期，多遗有患肢强痉挛缩，尤以手指关节僵硬、屈伸不利最为严重。

（三）口舌歪斜

多与半身不遂共见，伸舌时多歪向瘫痪侧肢体，常伴流涎。

（四）言语不利

言语謇涩或不语轻者，仅见言语迟缓不利，吐字不清，患者自觉舌体发僵；重者不语。部分患者在病发之前，常伴有一时性的言语不利，旋即恢复正常。

本病发病前常有先兆症状。如素有眩晕、头痛、耳鸣，突然出现一过性言语不利或肢体麻木，视物昏花，甚则晕厥，一日内发作数次，或几日内多次复发。骤然内风旋动，痰火交织发病者，于急性期可出现呕血、便血、壮热、喘促、顽固性呃逆，甚至厥而不复，瞳孔或大或小，病情危笃，多难救治。

三、诊断与鉴别诊断

（一）诊断

（1）以神志恍惚、迷蒙，甚至昏迷或昏愦，半身不遂，口舌歪斜，舌强言謇或不语，偏身麻木为主证。

（2）多急性起病。

（3）病发多有诱因，病前常有头晕、头痛、肢体麻木、力弱等先兆症。

（4）好发年龄为40岁以上。

（5）血压、脑脊液检查、眼底检查、颅脑CT等检查，有助于诊断。

（6）诊断时，在中风病名的诊断基础上，还要根据有无神识昏蒙诊断为中经络与中脏腑两大中风病类。中风的急性期是指发病后2周以内，中脏腑类最长可至1个月；恢复期是发病2周或1个月至半年以内；后遗症期系发病半年以上者。

（二）鉴别诊断

1. 口僻

俗称吊线风，主要症状是口眼歪斜，多伴有耳后疼痛，因口眼歪斜有时伴流涎、言语不清，多为正气不足、风邪入中脉络、气血痹阻所致，不同年龄均可罹患。中风口舌歪斜者多伴有肢体瘫痪或偏身麻木，病由气血逆乱、血随气逆、上扰脑窍而致脑髓神机受损，且以中老年人为多。

2. 痫病

痫病与中风中脏腑均有猝然昏仆的见症。而痫病为发作性疾病，昏迷时四肢抽搐，口吐涎沫，双目上视，或作异常叫声，醒后一如常人，且肢体活动多正常，发病以青少年居多。

3. 厥证

厥证神昏常伴有四肢逆冷，一般移时苏醒，醒后无半身不遂、口舌歪斜、言语不利等症。

4. 痉病

痉病以四肢抽搐、项背强直，甚至角弓反张为主证。病发亦可伴神昏，但无半身不遂、口舌歪斜、言语不利等症状。

5. 痿证

痿证以手足软弱无力、筋脉弛缓不收、肌肉萎缩为主证，起病缓慢，起病时无突然昏倒不省人事、口舌歪斜、言语不利。以双下肢或四肢为多见，或见有患肢肌肉萎缩，或见筋惕肉瞤。中风亦有见肢体肌肉萎缩者，多见于后遗症期由半身不遂而废用导致。

四、辨证要点与治疗原则

（一）辨证要点

1. 了解病史及先兆

中老年人，平素体质虚衰或素有形肥体丰，而常表现有眩晕、头痛或一过性肢麻、口舌歪斜、言语謇涩。多有气候骤变，烦劳过度，情志相激，跌仆努力等诱因。若急性起病，以半身不遂、口舌歪斜、言语謇涩为首发症状者一般诊断不难。但若起病即见神志障碍者，则需深入了解病史和体检。

2. 辨中经络与中脏腑

临床按脑髓神机受损的程度与有无神识昏蒙分为中经络与中脏腑两大类型。两者根本区别在于中经络一般无神志改变，表现为不经昏仆而突然发生口眼歪斜、言语不利、半身不遂；中脏腑以出现突然昏仆、不省人事、半身不遂、口舌歪斜、舌强言謇或不语、偏身麻木、神识恍惚或迷蒙为主证，并常遗留后遗症，中经络者，病位较浅，病情较轻；而中脏腑者，病位较深，病情较重。

3. 明辨病性

中风病性为本虚标实，急性期多以标实证候为主，根据临床表现注意辨别病性属火、风、痰、血的不同。平素性情急躁易怒，面红目赤，口干口苦，发病后甚或项背身热、躁扰不宁、大便秘结、小便黄赤、舌红苔黄，则多属火热为患；若素有头痛、眩晕等症，突然出现半身不遂，甚或神昏、抽搐、肢体痉强拘急，属内风动越；素来形肥体丰，病后咳痰较多或神昏、喉中痰鸣、舌苔白腻，属痰浊壅盛为患；若素有头痛，痛势较剧，舌质紫暗，多属瘀血为患。恢复期及后遗症期，多表现为气阴不足，阳气虚衰；如肢体瘫痪，手足肿胀，口角流涎，气短自汗，多属气虚；若兼有畏寒肢冷，为阳气虚衰的表现；若兼有心烦少寐，口干咽干，手足心热，舌红少苔，多属阴虚内热。

4. 辨闭证、脱证

闭者，邪气内闭清窍，症见神昏、牙关紧闭、口噤不开、肢体痉强，属实证，根据有无热象，又有阳闭、阴闭之分。阳闭为痰热闭阻清窍，症见面赤身热，气粗口臭，躁扰不宁，舌苔黄腻，脉象弦滑而数；阴闭为湿痰内闭清窍，症见面白唇暗，静卧不烦，四肢不温，痰涎壅盛，舌苔白腻，脉象沉滑或缓。阳闭和阴闭可相互转化，当依据临床表现、舌象、脉象的变化综合判断。脱证是五脏真阳散脱于外，症见昏愦无知，目合口开，四肢松懈瘫软，手撒肢冷汗多，二便自遗，鼻息低微，为中风危候。另外，临床上尚有内闭清窍未开而外脱虚象已露，即所谓"内闭外脱"者，此时往往是疾病安危演变的关键时机，应引起高度重视。

5. 辨病势顺逆

临床注意辨察患者之"神"，尤其是神志和瞳孔的变化。中脏腑者，起病即现昏愦无知，多为实邪闭窍，病位深，病情重。如患者渐至神昏，瞳孔变化，甚至呕吐、头痛、项强者，说明正气渐衰，邪气日盛，病情加重。先中脏腑，如神志逐渐转清，半身不遂未再加重或有恢复者，病由重转轻，病势为顺，预后多好。若目不能视，或瞳孔大不等，或突见呃逆频频，或突然昏愦、四肢抽搐不已，或背腹骤然灼热而四肢发凉及至手足厥逆，或见戴阳及呕血症，均属病势逆转，难以挽救。

（二）治疗原则

中风急性期标实症状突出，急则治其标，治疗当以祛邪为主，常用平肝息风、清化痰热、化痰通腑、活血通络、醒神开窍等治疗方法。闭、脱二证当分别治以祛邪开窍醒神和扶正固脱、救阴回阳。内闭外脱则醒神开窍与扶正固本可以兼用。在恢复期及后遗症期，多为虚实夹杂、邪实未清而正虚已现，治宜扶正祛邪，常用育阴息风、益气活血等法。

五、中医调治与养生

（一）方药调治

1. 风痰瘀血，痹阻脉络

症状：半身不遂，口舌歪斜，舌强言謇或不语，偏身麻木，头晕目眩，舌质暗淡，舌苔薄白或白腻，脉弦滑。

治法：活血化瘀，化痰通络。

方药：桃红四物汤合涤痰汤。

方义分析：方中桃红四物汤活血化瘀通络；涤痰汤涤痰开窍。瘀血症状突出，舌质紫暗或有瘀斑，可加重桃仁、红花等药物剂量，以增强活血化瘀之力。舌苔黄腻，烦躁不安等有热象者，加黄芩、山栀以清热泻火。头晕、头痛加菊花、夏枯草以平肝息风。若大便不通，可加大黄通腑泄热凉血，大黄用量宜轻，以涤除痰热积滞为度，不可过量。本型也可选用现代经验方化痰通络汤，方中半夏、茯苓、白术健脾化湿；胆南星、天竺黄清化痰热；天麻平肝息风；香附疏肝理气，调畅气机，助脾运化；配丹参活血化瘀；大黄通腑泄热凉血。

2. 肝阳暴亢，风火上扰

症状：半身不遂，偏身麻木，舌强言謇或不语，或口舌歪斜，眩晕头痛，面红目赤，口苦咽干，心烦易怒，尿赤便干，舌质红或红绛，脉弦有力。

治法：平肝息风，清热活血，补益肝肾。

方药：天麻钩藤饮。

方义分析：方中天麻、钩藤平肝息风；生石决明镇肝潜阳；黄芩、栀子清热泻火；川牛膝引血下行；益母草活血利水；杜仲、桑寄生补益肝肾；夜交藤、茯神安神定志。伴头晕、头痛加菊花、桑叶，疏风清热；心烦易怒加丹皮、郁金，凉血开郁；便干便秘加生大黄。若症见神识恍惚，迷蒙者，为风火上扰清窍，由中经络向中脏腑转化，可配合灌服牛黄清心丸或安宫牛黄丸以开窍醒神。

3. 痰热腑实，风痰上扰

症状：半身不遂，口舌歪斜，言语謇涩或不语，偏身麻木，腹胀便干便秘，头晕目眩，咳痰或痰多，舌质暗红或暗淡，苔黄或黄腻，脉弦滑或偏瘫侧脉弦滑而大。

治法：通腑化痰。

方药：大承气汤加味。

方义分析：方中生大黄荡涤肠胃，通腑泄热；芒硝咸寒软坚；枳实泄痞；厚朴宽满。可加瓜蒌、胆南星清热化痰；加丹参活血通络。热象明显者，加山栀、黄芩；年老体弱津亏者，加生地、麦冬、玄参。本型也可选用现代经验方星蒌承气汤，方中大黄、芒硝荡涤肠胃，通腑泄热；瓜蒌、胆南星清热化痰。大便多日未解，痰热积滞较甚而出现躁扰不宁，时清时寐，谵妄者，此为浊气不降，携气血上逆，犯于脑窍而为中脏腑证，按中脏腑的痰热内闭清窍论治。针对本证腑气不通而采用化痰通腑法：一可通畅腑气，祛瘀达络，敷布气血，使半身不遂等症进一步好转；二可清除阻滞于胃肠的痰热积滞，使浊邪不得上扰神明，气血逆乱得以纠正，达到防闭防脱之目的；三可急下存阴，以防阴劫于内，阳脱于外。

4. 气虚血瘀

症状：半身不遂，口舌歪斜，口角流涎，言语謇涩或不语，偏身麻木，面色㿠白，气短乏力，心悸，自汗，便溏，手足肿胀，舌质暗淡，舌苔薄白或白腻，脉沉细、细缓或细弦。

治法：益气活血，扶正祛邪。

方药：补阳还五汤。

方义分析：本方重用黄芪补气，配当归养血，合赤芍、川芎、桃仁、红花、地龙以活血化瘀通络。中风恢复期和后遗症期多以气虚血瘀为基本病机，故此方亦常用于恢复期和后遗症期的治疗。气虚明显者，加党参、太子参以益气通络；言语不利，加远志、石菖蒲、郁金以祛痰利窍；心悸、喘息，加桂枝、炙甘草以温经通阳；肢体麻木加木瓜、伸筋草、防己以舒筋活络；上肢偏废者，加桂枝以通络；下肢瘫软无力者，加川断、桑寄生、杜仲、牛膝以强壮筋骨；小便失禁加桑螵蛸、益智仁以温肾固涩；血瘀重者，加莪术、水蛭、鬼箭羽、鸡血藤等破血通络之品。

5. 肝阳上亢

症状：半身不遂，口舌歪斜，舌强言謇或不语，偏身麻木，烦躁失眠，眩晕耳鸣，手足心热，舌质红绛或暗红，少苔或无苔，脉细弦或细弦数。

治法：滋养肝肾，潜阳息风。

方药：镇肝熄风汤。

方义分析：方中怀牛膝补肝肾，并引血下行；龙骨、牡蛎、代赭石镇肝潜阳；龟板、白芍、玄参、天冬滋养阴液，以制亢阳；茵陈、麦芽、川楝子清泄肝阳，调达肝气；甘草、麦芽和胃调中。并可配以钩藤、菊花息风清热。夹有痰热者，加天竺黄、竹沥、川贝母以清化痰热；心烦失眠者，加黄芩、栀子以清心除烦，加夜交藤、珍珠母以镇心安神；头痛重者，加生石决明、夏枯草以清肝息风。

6. 痰热内闭清窍（阳闭）

症状：起病骤急，神昏或昏愦，半身不遂，鼻鼾痰鸣，肢体强痉拘急，项背身热，躁扰不宁，甚则手足厥冷，频繁抽搐，偶见呕血，舌质红绛，舌苔黄腻或干腻，脉弦滑数。

治法：清热化痰，醒神开窍。

方药：羚角钩藤汤配合灌服或鼻饲安宫牛黄丸。

方义分析：羚羊角为清肝息风主药；桑叶疏风清热；钩藤、菊花平肝息风；生地清热凉血；白芍柔肝养血；川贝母、竹茹清热化痰；茯神养心安神；甘草调和诸药。安宫牛黄丸可辛凉透窍。若痰热内盛，喉间有痰声，可加服竹沥水 20～30 g，以豁痰镇痉。肝火旺盛，面红目赤，脉弦有力者，可加龙胆草、栀子以清肝泻火；腑实热结，腹胀便秘，苔黄厚者，予生大黄、枳实、芒硝以通腑导滞。

7. 痰湿蒙塞心神（阴闭）

症状：素体阳虚，突发神昏，半身不遂，肢体松懈，瘫软不温，甚则四肢逆冷，面白唇暗，痰涎壅盛，舌质暗淡，舌苔白腻，脉沉滑或沉缓。

治法：温阳化痰，醒神开窍。

方药：涤痰汤配合灌服或鼻饲苏合香丸。

方义分析：方中半夏、陈皮、茯苓健脾燥湿化痰；胆南星、竹茹清化痰热；石菖蒲化痰开窍；人参扶助正气。苏合香丸芳香化浊，开窍醒神。寒象明显，加桂枝温阳化饮；兼有风象者，加天麻、钩藤平肝息风。

8. 元气败脱，神明散乱（脱证）

症状：突然神昏或昏愦，肢体瘫软，手撒肢冷汗多，重则周身湿冷，二便失禁，舌痿，舌质紫暗，苔白腻，脉沉缓、沉微。

治法：益气回阳固脱。

方药：参附汤。

方义分析：方中人参大补元气，附子温肾壮阳，二药合用以奏益气回阳固脱之功。汗出不止加山萸肉、黄芪、龙骨、牡蛎以敛汗固脱；兼有瘀象者，加丹参。此证即为辨证要点中所提之脱证。中风属内科急症，其发病急，变化快，急性发作期尤其是中脏腑的闭证与脱证，要以开闭、固脱为要，可配合以下治法，病情严重者应积极配合西医救治。后遗症期可配合下列外治法，以促进康复。阳闭可用清开灵注射液 40 mL 加入 5% 葡萄糖注射液 250 ~ 500 mL 静脉滴注，每日 2 次。可配合灌服牛黄清心丸，每次 1 ~ 2 丸，每日 3 ~ 4 次。痰多化热者用穿琥宁静脉滴注治疗。缺血性中风可辨证选用脉络宁注射液、川芎嗪注射液、丹参注射液治疗。脱证可用生脉注射液、参附注射液滴注。治半身不遂外敷药方：穿山甲、大川乌头、红海蛤各 100 g，捣为末，每周用 15 ~ 20 g，另将葱白捣汁和上药成饼，直径 5 cm，外敷左右脚心，再令其坐于密室，两脚置于热水盆中，使其出汗，见下肢发麻停用，每周 2 次。治手足挛缩外洗方：槐枝、柳枝、楮枝、茄枝、白艾各 50 g，煎水 3 桶，浸泡手足至腕踝以上，每次 15 ~ 20 分钟，每日 1 次。

（二）经络调治

1. 常规治疗

中脏腑乃危急重症，其中又有闭证、脱证之分，闭证以实邪内闭为主，其证属实；脱证以阳气暴脱为主，其证属虚。

（1）中脏腑 – 闭证

辨证：突然昏仆，不省人事，颜面潮红，呼吸气粗，牙关紧闭，喉中痰鸣，两手握固，二便闭塞，舌红、苔黄腻，脉弦滑而数。

治则：平肝息风，清心豁痰，启闭开窍。

治法：取督脉和十二经井穴为主，辅以手足厥阴、阳明经穴。毫针刺泻法，或三棱针点刺出血。

处方：水沟、十二井穴、太冲、劳宫、丰隆。

方义分析：闭证乃肝阳化火生风，心火暴盛，痰浊血液随气而升，壅闭经隧，蒙蔽神明所致。取十二经井穴点刺出血，接通十二经气，协调阴阳，以泄热决壅启闭。督脉总督诸阳，入络于脑；水沟是督脉经要穴，泻之可收清热启闭醒脑开窍之效。足厥阴肝经上达巅顶，泻其原穴太冲，以潜阳降逆，平肝息风。"荥主身热"，泻手厥阴经荥穴劳宫，一可清心安神，二可清泻肝火，宗"实则泻其子"之意。脾胃为生痰之源，痰浊壅遏，气失运化，取足阳明经络穴丰隆，以宣通脾胃二经气机，蠲化浊痰。

（2）中脏腑 – 脱证

辨证：突然昏仆，不省人事，目合口开，鼻鼾息微，手撒肢冷，汗多不止，二便自遗。见两颧淡红，汗出如油，脉微欲绝者，为真阳外越之危候。

治则：回阳固脱。

治法：取任脉经穴为主。用大艾炷重灸之。

处方：关元、神阙（隔盐灸）。

方义分析：任脉为阴脉之海，根据阴阳互根的原理，如元阳外脱，治应从阴以救阳。关元为任脉和足三阴经的交会穴，为三焦元气所出，系命门真阳，为阴中有阳的穴位。神阙位于脐中，属任脉，为生命之根蒂、真气所系，故用大艾炷同时重灸二穴，以回阳固脱。

随症选穴：汗出不止加阴郄、足三里；虚阳浮越加肾俞、涌泉。

（3）中经络

辨证：半身不遂，肌肤不仁，手足麻木，口角歪斜，语言不利，或兼见头痛眩晕，筋脉瞤动，烦躁，脉弦滑，苔腻。

治则：疏通经络，调和气血。

治法：取手足阳明经穴为主，辅以太阳、少阳经穴。初期可单刺患侧，病久则刺灸双侧，初期宜泻，病久宜补。

处方：肩髃、曲池、合谷、外关、环跳、阳陵泉、足三里、冲阳、昆仑。

方义分析：风属阳邪，风病多侵犯阳经，故治疗本证以手足阳经腧穴为主。阳明为多气多血之经，又有调节脾胃的功能，阳明气血通畅，正气旺盛，有利于疾病的恢复，故治疗时以三阳经中的阳明经穴为主，配以其他阳经腧穴，以加强调和气血、疏通经络的作用。

随症选穴：上肢还可选取、阳池、后溪等穴；下肢还可选取风市、阴市、悬钟等穴；肘部拘挛加尺泽；腕部拘挛加大陵；膝部拘挛加曲泉、阴谷；踝部拘挛加太溪、照海；手指拘挛加八邪、后溪透劳宫；足趾拘挛加八风、涌泉；语言謇涩加廉泉、通里；头痛头晕加风池、太冲；烦躁加内关、大陵；口角歪斜加地仓、颊车等。

2.其他疗法

（1）耳针

取穴：皮质下、神门、肾、脾、肝、脑点、坐骨、瘫痪肢体相应部位、降压沟。

刺法：每次取 3 ~ 5 穴，中等刺激。后遗症隔日 1 次，10 次为 1 个疗程。

（2）头针

取穴：感觉区、运动区、舞蹈震颤控制区、足运感区、语言区。

刺法：选用瘫痪肢体对侧穴位，沿皮刺入 10 ~ 15 寸，频频捻针，同时让患者做患肢运动，奏效较快。本法适用于中风半身不遂和失语症。

（3）电针

取穴：肩髃、曲池、手三里、内关、合谷、环跳、风市、阳陵泉、足三里、悬钟、三阴交、太冲（单侧或双侧）。

方法：每次选取 2 ~ 3 对腧穴，进针后行提插捻转法，使针感向远端扩散，然后接通电疗机，逐渐加大电流量，使有关肌群出现节律性收缩。每次通电 20 分钟，隔日 1 次，10 次为 1 个疗程。

（4）皮肤针

取穴：华佗夹脊穴、手足阳明、少阳经循行部位。语言謇涩加哑门、廉泉、通里；头痛头晕加百会、四神聪、风池、风府；肢体拘急加尺泽、曲泽、内关、大陵、曲泉、血海、三阴交、照海。

方法：中等度叩刺，每日 1 次，10 次为 1 个疗程。

（5）穴位注射

取穴：肩髃、曲池、内关、风市、足三里、阳陵泉、悬钟等。

方法：每次选 2 ~ 3 穴，用 5% 当归注射液，每穴注入 0.3 ~ 0.5 mL，隔日 1 次，10 次为 1 个疗程。

（三）预防与养生

中风既大且重，尤其中脏腑，死亡率较高；虽幸回苏，亦多留后遗症状，往往迁延日久，不易恢复；如不谨慎，又有复中可能。《丹台玉案》曰："苟不守禁忌必复中，而中必在于脏。中一次则虚一次，虚一次则重一次。"因此，本病的预防十分重要。《证治汇补中风》指出："平人手指麻木，不时眩晕，乃中风先兆，须预防之，宜慎起居，节饮食、远房帏，调情志。"《沈氏尊生书·中风源流》曰："若风病既愈，而根株未能悉拔，隔一二年或数年必再发，发则必加重，或至丧命。故平时宜预防之，第一防房劳，暴怒郁结，调气血，养精神，又常服药以维持之，庶乎可安。"故对凡有中风先兆症者，须注意以下几点。

1. 慎起居劳累

日常生活要有规律，对气候的急骤变化要注意调摄，防止过热过冷的刺激，避免房事劳累及其他过重的劳动，严防跌仆。

2. 节制饮食

饮食不宜过量，对膏粱厚味，肥甘生痰动火及烟酒酸辣刺激性食物，要加以限制，最好禁食；身体肥硕之人更要控制食量；饮食宜清淡，应多食瓜果蔬菜，保持大便通畅。

3. 避免精神刺激

经常保持乐观愉快的情绪，恬愉无妄，清静内守，对大喜、大悲等过度精神刺激，要能够自持，泰然处之。

4. 服药调整机体阴阳气血

中风患者，发病前多有脏腑失调，阴阳偏胜、气血逆乱之先兆，可根据患者临床出现的证候，及时服用药物进行预防治疗，以减少中风的发生。

另外，对中经络患者要积极治疗，严密观察，以防转成中脏腑。对猝倒昏仆患者，应头取高位，以遏其气血上逆之势，并保持病室安静，时刻注意脉搏、汗出及病情的变化。饮食宜营养丰富，但须清淡，避免肥甘油腻及刺激性食物，多饮水，多食水果，防止便秘。半身不遂或瘫痪患者，应注意经常变换体位，并按摩患侧肢体，阻止气血瘀滞。还应加强患肢护理，注意局部保暖，采取舒适的功能位置。同时鼓励患者自己多活动，以促进瘫痪肢体的恢复，防止肌肉萎缩，关节变形。失语患者必须早期进行语言训练，从日常生活用语开始，由简入繁。

中风的预防，在于慎起居、节饮食、远房帏、调情志。慎起居，是生活要有规律，注意劳逸适度，重视进行适宜的体育锻炼。节饮食是指避免过食肥甘厚味、烟酒及辛辣刺激食品。远房帏是指节制性生活。调情志是指经常保持心情舒畅，稳定情绪，避免七情伤害。

重视先兆症的观察，并积极进行治疗是预防中风发生的关键。加强护理是提高临床治愈率、减少合并症、降低死亡率和病残率的重要环节。急性期患者宜卧床休息，尤其是中脏腑患者要密切观察病情，重点注意神志、瞳神、气息、脉象等情况，以了解闭、脱的转化。保持呼吸道和肠道的通畅。防止肺部、口腔、皮肤、会阴等部位感染。语言不利者，宜加强语言训练，循序渐进。病情稳定后，可配合推拿及功能训练，并指导患者自我锻炼，促进患肢功能的恢复。

六、预后与转归

中风的病死率与病残率均高，其转归预后与体质的强弱、正气的盛衰、邪气的浅深、病情的轻重及治疗的正确及时与否、调养是否得当等关系密切。中经络无神志障碍，而以半身不遂为主，病情轻者，3～5日即可稳定并进入恢复期，半个月左右可望痊愈；病情重者，如调治得当，约于2周后进入恢复期，预后较好。在做好一般护理的基础上，要根据各证候的病机特点重视辨证施护。但有少数中经络重症，可在3～7天恶化，不仅偏瘫加重，甚至出现神志不清而成中脏腑之证。中脏腑者神志一直昏迷，一般预后不佳。中脏腑之闭证，经抢救治疗而神志转清，预后较好。如由闭证转为脱证，是病情恶化之象，尤其在出现呃逆、抽搐、戴阳、呕血、便血、四肢厥逆等变证时，预后更为恶劣。中风后遗症多属本虚标实，往往恢复较慢且难于完全恢复。若偏瘫肢体由松弛转为拘挛，伴舌强语謇，或时时抽搐，甚或神志失常，多属正气虚乏，邪气日盛，病势转重。若时有头痛、眩晕、肢体麻木，则有复中的危险，应注意预防。

七、结语

中风属危急重病，临床极为常见。其病因以积损正衰为主，病位在脑，常涉及心、肝、肾、脾，其病机多由气血逆乱导致脑脉痹阻或血溢脑脉之外。临床按脑髓神机受损的程度与有无神识昏蒙分为中经络与中脏腑两大类。论其病性，多为本虚标实，在本为肝肾阴虚，气血衰少；在标为风火相煽，痰湿壅盛，瘀血阻滞，气血逆乱。治疗方面，结合病类（中经络、中脏腑的不同）、病期（急性期、恢复期、后遗症期的不同）及证候特点，而采用活血化瘀、化痰通络、平肝息风、清化痰热、通腑化痰、益气活血、育阴息风、醒神开窍、回阳固脱等法。中风的治疗，宜采用综合疗法，注意康复训练。本病在未发之前，如有中风先兆，必须积极防治。

八、临证备要

中风属急危重症，起病急骤，病性复杂，变化迅速，其发生在本为肝肾阴虚气血衰少，在标为风火相煽，痰浊壅塞，瘀血内阻，形成本虚标实、上盛下虚之候。其辨证要点是辨内风与外风，辨中经络与中脏腑，辨闭证与脱证，辨阳闭与阴闭，辨病势之顺逆。在治疗上，其初期多为痰火炽盛、上蒙清窍，故应注重醒神开窍、清热涤痰、平肝息风、活血通络，具有腑实证或邪热搏结，见腹满、便秘等症者，宜及时配用通腑泄热法，使邪从下泄，可缓解危急，但忌用于脱证或正虚明显者。

运用现代医学疗法，及时进行颅脑CT、MRI、脑脊液等检查，明确诊断，并中西医结合全力救治，密切观察神志、瞳神、气息、血压、脉象等情况，警惕抽搐、呃逆、呕吐、呕血及虚脱等变证的发生，保持呼吸道通畅，防止感染。

中风恢复期多为风痰阻络、气滞血瘀、经隧不通、气血失荣，治宜益气养血、息风化痰、活血通络。对于出血性中风注意活血而不破血，同时结合针灸、推拿、功能锻炼等综合疗法，注意康复训练，促其恢复。

九、古籍选录

《灵枢·刺节真邪》："虚邪偏客于身半，其入深，内居营卫，营卫稍衰，则真气去，邪气独留，发为偏枯。"

《金匮要略·中风历节病脉证并治》："邪在于络，肌肤不仁；邪在于经，即重不胜；邪入于腑，即不识人；邪入于脏，舌即难言，口吐涎。"

《医经溯洄集·中风辨》："三子之论，河间主乎火，东垣主乎气，彦修主乎湿……以予观之，昔人三子之论，皆不可偏废。但三子以相类中风之病，视为中风而立论，故使后人狐疑而不能决。殊不知因于风者，真中风也！因于火、因于气、因于湿者，类中风而非中风也！"

《景岳全书·非风》："非风一证，即时人所谓中风证也。此证多见卒倒，卒倒多由昏愦，本皆内伤积损颓败而然，原非外感风寒所致。"

《证治汇补·中风》："平人手指麻木，不时眩晕，乃中风先兆，须预防之，宜慎起居，节饮食，远房帏，调情志。"

《医学衷中参西录·治内外中风方》："内中风之证，曾见于《内经》。而《内经》初不名为内中风，亦不名为脑充血，而实名之为煎厥、大厥、薄厥……盖肝为将军之官，不治则易怒，因怒生热，煎耗肝血，遂致肝中所寄之相火，掀然暴发，挟气血而上冲脑部，以致昏厥。"

《素问·阴阳别论》："三阴三阳发病，为偏枯痿易，四肢不举。"

《素问·生气通天论》："汗出偏沮，使人偏枯。"

《灵枢·热病》："偏枯，身偏不用而痛，言不变，志不乱，病在分腠之间益其不足，损其有余，乃可复也。"

《灵枢·九宫八风》："其有三虚而偏中于邪风，则为击仆、偏枯矣。"

《金匮要略·中风历节病脉证并治》："夫风之为病，当半身不遂，或但臂不遂者，此为痹。"

《诸病源候论·风病诸候》："风偏枯者，由血气偏虚，则腠理开，受于风湿。"

《中藏经》："风之厥，皆由中于四时不从之气，故为病……有偏枯者，有失音……皆起于风也。风寒暑湿之邪入中……或伴身不遂，或口眼偏邪，或手足欹侧，或能行步而不能言语，或能言语而不能行步，或左偏枯，或右壅滞。"

《备急千金要方·论杂风状第一》："中风大法有四：一曰偏枯，二曰风痱，三曰风懿，四曰风痹。夫诸急卒病多是偏枯者，半身不遂，肌肉偏不用而痛，言不变，智不乱，病在分腠之间。风痱者，身无痛，四肢不收，智乱不甚，言微可知，则可治；甚则不能言，不可治。风懿者，奄忽不知人，咽中塞窒，窒然，舌强不能言，病在脏腑。"

《济生方·中风论治》："真气先虚，荣卫失度，腠理空疏，邪气乘虚而入。及其感也，为半不遂，肌肉疼痛；为痰涎壅盛，口眼㖞斜，偏废不仁，神智昏乱……治疗之法，当推其所自。若因七情而得之者，法当调气，不当治风；外因六淫而得之者，亦当先调气，然后依所感六气，随证治之，此良法也。但发直吐沫，摇头上窜，面赤如妆，或头面青黑，汗缀如珠，眼闭口开，声如鼾睡，遗尿不知人者，皆不可治。"

《素问病机气宜保命集·中风论》："中风者，俱有先兆之证。凡人如觉大拇指及次指麻木不仁，或手足不用，或肌肉蠕动者，三年内必有大风之至。"

《医学发明·中风有三》："中血脉，则口眼㖞斜中腑，则肢节废；中脏，则性命危急。此三者，治各不同。如中血脉，外有六经之形证，则从小续命汤加减及疏风汤治之。如中腑，内有便溺之阻隔，宜三化汤或《局方》中麻仁丸通利之；外无六经之形证，内无便溺之阻隔，宜养血通气，大秦艽汤、羌活愈风汤治之。中脏痰涎昏冒，当至宝丹之类镇坠，若中血脉、中腑之后，初不宜用龙、麝、牛黄；为麝香入脾治肉，牛黄入肝治筋，龙脑入肾治骨，恐引风深入骨髓，如油入面，莫之能出。"

《丹溪心法·中风》："肥人中者，以其气盛于外而欠于内也。"

《医学纲目·论中风》："中风皆因脉道不利，血气闭塞也。"

《景岳全书·杂证谟·诸风》："凡治风之法，宜察浅深虚实及中经、中脏之辨。盖中经者，邪在三阳，其病犹浅。中脏者，邪入三阴，其病则甚。若在浅不治，则渐入于深。在经不治，则渐入于脏。此浅深之谓也。又若正胜邪者，乃可直攻其邪。正不胜邪者，则必先顾其本。此虚实之谓也。倘不知此，则未有不致败者。"

《景岳全书·杂证谟·厥逆》："气血并走于上，则阴虚于下，而神气无根，是即阴阳相离之候，故致厥脱而暴死，复反者轻，不反者甚，此正时人所谓卒倒暴仆之中风，亦即痰火上壅之中风。而不知实由于下虚也，然上实者，假实也，其有甚者，亦宜稍为清理；下虚者，真虚也，若无实邪可据，则速当峻补其下。"

《医学准绳六要》："病之生也，其机甚微，其变甚速，达士知机思患而预防之，庶不至于膏肓。即中风证，必有先兆，中年人但觉大拇指时作麻木或不仁，或手足少力，或肌肉微掣，三年内必有暴病。急摒除一切膏粱厚味，鹅肉面酒，肥甘生痰动火之物，即以搜风顺气丸或滚痰丸、防风通圣散时服之，因时培养，及审气血孰虚，更远色戒性，清虚静摄，乃得有备无患之妙。肥人更宜加意慎口绝欲，人参汤加竹沥煎膏。"

《金匮翼·中风统论》："中风之病，昔人有真、类之分：盖以贼风邪气所中者为真，痰火食气所发者为类也。以愚观为，人之为病，有外感之风，亦有内生之风；而天人之气，恒相感召；真邪之动，往往相因。故无论贼风邪气从外来者，必先有肝风为之内应；痰火食气从内发者，亦必有肝风为之始基。设无肝风，亦只为他病已耳，宁有卒倒、偏枯、歪僻牵引等症哉。"

《杂病源流犀烛·中风源流》："虚固为中风之根也。唯中风之病由于虚，故腑虚则中腑，脏虚则中脏，血脉虚则中血脉，而其症各别。脱绝者何？经曰：口开者心绝，手撒者脾绝，眼合者肝绝，遗尿者肾绝，声如鼾者肺绝。皆由虚极而阳脱也。若五症不全现者，急用大剂参、芪、术、附进之，或可救十中之一。若误服苏合香丸、牛黄丸、至宝丹、活命金丹之类，即不可救。"

《医学衷中参西录·治内外中风方》："内中风之证，曾见于《内经》。而《内经》初不名为内中风，亦不名为脑充血，而实名之为煎厥、大厥、薄厥。盖肝为将军之官，不治则易怒；因怒生热，煎耗肝血，遂致肝中所寄之相火，掀然暴发，挟气血而上冲脑部，以致昏厥。盖肝为木脏，木火炽盛，亦自有风。此因肝木失和，风自肝起，又加以肺气不降，肾气不摄，冲气胃气又复上逆，于斯，脏腑之气化皆上升太过，而血之上注于脑者，亦因之太过，致充塞其血管而累及神经。其甚者，致令神经失其所司，至昏厥不省人事。"

《医学衷中参西录·论脑充血证可预防及其证误名中风之由》："脑充血证，其征兆之发现实较他证为尤显著。且有在数月之前，或数年之前，而其征兆即发露者。今试将其发现之征兆详列于下：其脉必弦硬而长，或寸盛尺虚，或大于常脉数倍，而毫无缓和之意。其头目时常眩晕，或觉脑中昏愦，多健忘，或常觉疼，或耳聋目胀。胃中时觉有气上冲，阻塞饮食不能下行；或有气起自下焦，上行作呃逆。心中常觉烦躁不宁，或心中时发热，或睡梦中神魂飘荡。或舌胀、言语不利，或口眼歪斜，或半身似有麻木不遂，或行动脚踏不稳、时欲眩仆，或自觉头重足轻，脚底如踏棉絮。上所列之证，偶有一、二发现，再参以脉象之呈露，即可断为脑充血之征兆也。"

《针灸聚英》："半身不遂患偏风，肩髃曲池列缺同，阳陵泉兮手三里，合谷绝骨丘墟中，环跳昆仑照海穴，风市三里委中攻。"

《针灸大成》："未中风时，一两月前，或三四个月前，不时足胫上发酸重麻，良久方解，此将中风之候也，便宜急灸三里、绝骨四处，各三壮。阳证中风不语，手足瘫痪者，合谷、肩髃、手三里、百会、肩井、风市、环跳、足三里、委中、阳陵泉（先针无病手足，后针有病手足）。阴证中风，半身不遂，拘急，手足拘挛，此是阴证也。亦依治之，但先补后泻。凡初中风跌倒，卒暴昏沉，痰涎壅滞，不省人事，牙关紧闭，药水不下，急以三棱针、刺十指十二井穴，当去恶血。"

《证治准绳》："卒中暴脱，若口开手撒，遗尿者，虚极而阳暴脱也，脐下大艾灸之。"

《济生方》："中风痰涌，六脉沉伏，昏不知人，声如牵锯，宜于关元、丹田多灸之。"

《针灸摘英集》："中风口噤，牙关不开，刺水沟、颊车。"

《类经图翼》："中风，……灸天突、灵道、阴谷、复溜、丰隆、然谷。"

《玉龙经》："中风半身不遂，先于无病手足针，宜补不宜泻，次针其有病手足，宜泻不宜补，合谷、手三里、曲池、肩井、环跳、血海、阴陵泉、阳陵泉、足三里、绝骨、昆仑。"

第十六节　眩　晕

眩晕是由情志、饮食内伤、体虚久病、失血劳倦及外伤、手术等病因，引起风、火、痰、瘀上扰清空或精亏血少，清窍失养为基本病机，以头晕、眼花为主要临床表现的一类病证。眩即眼花，晕是头晕，两者常同时并见，故统称为"眩晕"，其轻者闭目可止，重者如坐车船，旋转不定，不能站立，或伴有恶心、呕吐、汗出、面色苍白等症状。眩晕为临床常见病证，多见于中老年人，亦可发于青年人。本病可反复发作，妨碍正常工作及生活，严重者可发展为中风、厥证或脱证而危及生命。本节主要讨论由内伤引起的眩晕，外感眩晕不在本节讨论范围。西医学中的高血压、低血压、低血糖、贫血、梅尼埃病、脑动脉硬化、椎－基底动脉供血不足、神经衰弱等病，临床表现以眩晕为主要症状者，可参照本节辨证论治。

在历代中医著作中，对眩晕的称谓甚多，有称"眩冒"者，有称"头眩"者，有称"风头眩"者，不一而足。然究其源头，在中医学经典著作中，眩晕最早见于《黄帝内经》，称之为"眩冒"。《素问·至真要大论》云："诸风掉眩，皆属于肝。"掉，摇也，指肢体动摇震颤之类的病证；眩，即眩晕。此条经文指出肢体抽搐、震颤，头目眩晕的病证，皆由肝所主。肝属风木，肝主风，风性主动摇，故谓肢体抽搐、震颤、眩晕皆由肝所主。《黄帝内经》有"风为百病之长"之论，眩晕发病，风居其首，中医学之"无风不作眩"的经典论断当源于此，正如《素问·六元正纪大论》云："木郁之发，太虚埃昏……甚则耳鸣目眩，目不识人。"张志聪注："耳鸣旋转目不识人，风气之为病也。"《灵枢·海论》指出："脑为髓之海，其输上在于其盖，下在风府……髓海有余，则轻劲多力……髓海不足，则脑转耳鸣，胫酸眩冒，目无所见，懈怠安卧。"周学海评论说："此与《本神》《决气》，皆述内伤症也，而此篇摹绘尤妙。"由此可见，肾精不足、髓海空虚为眩晕又一重要内伤发病原因。《灵枢·卫气》云："上虚则眩，上盛则热痛"，提出上虚致眩晕的观点。以上为《黄帝内经》中论述眩晕病因病机的最具有代表性的观点。

《伤寒论》与《金匮要略》中亦有许多关于眩晕的记载。《伤寒论》67条："伤寒若吐、若下后……气上冲胸，起则头眩……茯苓桂枝白术甘草汤主之。"头眩，即眩晕。刘渡舟认为此处头眩为心脾两虚、水气上冲所致，其在《伤寒论校注》中云："本条论心脾两虚之水气上冲证治。临证观察，水气上冲之见证甚多，可见胸满、心悸……眩晕、咽喉不利等。"《伤寒论》82条："太阳病发汗，汗出不解……头眩，身𥄣动，振振欲擗地者，真武汤主之。"此处眩晕的病机为少阴阳虚、水气泛滥。《伤寒论》160条："伤寒，吐下后，发汗……气上冲咽喉，眩冒……久而成痿。"清朝末年著名伤寒学家郑钦安认为，此眩冒，乃吐下后复发汗，大伤元气，气血阴阳俱虚，寒水弥漫，阴逆上冲所致。可见，气血阴阳亏虚、寒水阴邪上逆为眩晕又一重要病机。除此之外，《伤寒论》与《金匮要略》中尚有许多论述未列出，如有少阳胆热循经上扰致眩者，有湿热熏蒸、上干清窍致眩等。

晋唐时期，医家在继承前贤的基础上做了诸多努力。巢元方《诸病源候论》有"风头眩候"的论述，其论实源于《灵枢·大惑论》，论曰："风头眩者，由血气虚，风邪入脑……逢身之虚，则为风邪所伤，入脑则脑转而目系急，故成眩也"。可见，巢元方之论在《灵枢·大惑论》的基础上有所发挥，认为眩晕是由气血亏虚，风邪乘虚而入，入于脑所致，并提出其脉候特点，认为脉洪大而长者，为风眩，又得阳维浮者，暂起目眩也。《备急千金要方》论肝脏中说："病先发于肝者，头目眩，胁痛支满"，此亦说明眩晕与肝的关系密切。除此之外，《备急千金要方》论心脏中说："邪在心，则心痛善悲，时眩仆，视有余不足而调之其俞""治虚损羸乏……耳鸣，面黧暗，骨间热，小便黄赤，心悸目眩，诸虚乏，肾沥汤方"，说明除肝外，心、肾等其他脏腑的病变均可导致眩晕，眩晕非独肝主。

宋金元时代，名医辈出，北宋时期称"眩晕"为"头面风"。及至南宋，陈无择所著的医学典籍《三因极一病证方论》有专论眩晕证治的章节，"眩晕"的病名正式见于此书。其论曰：方书所谓头面风者（指前人书中的眩晕），即眩晕也。然眩晕既涉三因（内所因、外所因、不内外因），不可专为头面风。可见，陈无择已经认识到眩晕病因复杂，不单纯为头面风。宋代医家窦材在其《扁鹊心书》中论头晕时说："此证因冷痰聚于脑，又感风寒，故积而不散，令人头旋眼晕，呕吐痰涎。老年人宜服附子半夏汤，少壮人宜服半夏生姜汤。若用凉剂则临时有效，痰愈凝而愈固，难以速效矣"，强调头晕为冷痰聚于脑、复外感风寒所致。朱丹溪在《丹溪心法·头眩》中提出痰水致眩学说，强调"无痰不作眩"。其论指出：头目眩晕者，往往痰浊为患，兼有气虚，兼夹火邪，治疗上以祛痰为主，但又不单单只治痰，需兼用补气降火法。该理论的提出，对后世影响甚深，为后世医家辨治老年眩晕及其他内科疑难杂病提供了一个新的参考思路。

明清时期医家对眩晕的论述，首推明朝医学大家张景岳。其在《景岳全书·眩晕》中指出："眩晕一证，虚者居其八九，而兼火兼痰者，不过十中一二耳"，认为眩晕一证主要属虚证，虚者居其八九，而兼夹火邪与痰浊者甚少，不过十中一二耳，主张"无虚不作眩"。其理论与刘完素主张"风火立论"、朱丹溪主张"无痰不作眩"大相径庭，张景岳本人也在其著述中公开质疑刘完素、朱丹溪的理论。"无虚不能作眩"的理论也由此正式被提出，闻名于后世医林。清朝名医叶天士在《临证指南医案》中记载有十六个眩晕医案，分辨记载了风、痰、火、瘀等不同因素导致的眩晕证治。总之，历代医家对眩晕的论述相当丰富，正可谓百花齐放、百家争鸣，其中既有对前贤研究成果的继承，也有基于自己在临床实践基础上的发展。

近年来，许多中医大家、学者纷纷提出对眩晕病因病机的认识，其中不乏真知灼见者。国医大师邓铁涛运用中医治疗眩晕积累了丰富的临床经验，其认为眩晕的病因病机，除"三无不作眩"，即除《黄帝内经》的"无风不作眩"（包括内风、外风）、朱丹溪的"无痰不作眩"、张景岳的"无虚不作眩"等经典理论外，应加上虞抟倡导的"血瘀致眩"及陈修园强调的"相火"比较全面。国医大师任继学教授研究大量古人关于眩晕的著作，并结合自身临床心得认为，眩晕病位在肾、肝、心、脑，水精代谢失常为成病之源。病性为先实后虚，亦有先虚而后实者，终则以虚实夹杂为主；并认为本病为先天禀赋不足，或肝气亢逆，或久食肥甘之味，或久饮酒类浆液之品，或先天命火不足，或后天受内外二因伤损命火所致。蔡东红等认为老年眩晕的病因病机主要为脏腑亏虚、气虚不足、清窍失养所致。李广庆等则强调老年眩晕多虚多痰，虚实夹杂。李岩主张老年眩晕发病主要与风、火、痰有关。也有学者认为老年眩晕主要由于老年人气血亏虚、脑失所养、肾精亏耗、髓海不足引起。谢蓉、林丹等认为老年眩晕的病机为多虚、多瘀，以虚为本、虚实夹杂。张诗唯、陈民认为：老年眩晕患者基础疾病多，体质虚弱，脾肾亏虚是眩晕的主要原因。董少龙认为本病主要因肝阴不足、阴不制阳、阴虚阳亢、肝风内动而发，或肾精不足、髓海失养而发为眩晕。基本病机为肝肾阴虚。岳良明认为本病主要由年老肾虚、痰瘀阻络引起。洪善贻提出"血瘀生风"理论，除继承传统的理论外，认为老年性眩晕病机尚有因虚致瘀，因瘀生风。刘永年认为眩晕的发生与气机升降失衡密切相关，并将其病势概括为气机"升太过"和"升不足"两端。

由上述讨论可见，老年眩晕的病因病机可简单归纳为风、火、痰、虚、瘀五个方面，其病位主要在肝、心、脾、肾，病性属本虚标实、虚实夹杂。

一、病因病机

（一）情志内伤

素体阳盛，加之恼怒过度，肝阳上亢，阳升风动，发为眩晕；或因长期忧郁恼怒，气郁化火，使肝阴暗耗，肝阳上亢，阳升风动，上扰清空，发为眩晕。

（二）饮食损伤

饮食不节，损伤脾胃，脾胃虚弱，气血生化无源，清窍失养而作眩晕；或嗜酒肥甘，饥饱劳倦，伤于脾胃，健运失司，以致水谷不化精微，聚湿生痰，痰湿中阻，浊阴不降，引起眩晕。

（三）颅脑外伤

外伤、手术头部外伤或手术后，气滞血瘀，痹阻清窍，发为眩晕。

（四）体虚、久病、失血、劳倦过度

肾为先天之本，藏精生髓，若先天不足，肾精不充，或年老肾亏，或久病伤肾，或房劳过度，导致肾精亏虚，不能生髓，而脑为髓之海，髓海不足，上下俱虚，而发生眩晕。或肾阴素亏，肝失所养，以致肝阴不足，阴不制阳，肝阳上亢，发为眩晕。大病久病或失血之后，虚而不复，或劳倦过度，气血衰少，气血两虚，气虚则清阳不展，血虚则脑失所养，皆能发生眩晕。

本病病位在清窍，由气血亏虚、肾精不足致脑髓空虚，清窍失养，或肝阳上亢、痰火上逆、瘀血阻窍而扰动清窍发生眩晕，与肝、脾、肾三脏关系密切。眩晕的病性以虚者居多，故张景岳谓"虚者居其八九"，如肝肾阴虚、肝风内动，气血亏虚、清窍失养，肾精亏虚、脑髓失充。眩晕实证多由痰浊阻遏，升降失常，痰火气逆，上犯清窍，瘀血停着，痹阻清窍而成。眩晕的发病过程中，各种病因病机可以相互影响，相互转化，形成虚实夹杂；或阴损及阳，阴阳两虚。肝风、痰火上扰清窍，进一步发展可上蒙清窍、阻滞经络而形成中风；或突发气机逆乱、清窍暂闭或失养而引起晕厥。

二、临床表现

本病的临床表现特征是头晕与目眩，轻者仅眼花，头重脚轻，或摇晃浮沉感，闭目即止；重则如坐车船，视物旋转，甚则欲仆；或兼目涩耳鸣，少寐健忘，腰膝酸软；或恶心呕吐，面色苍白，汗出肢冷等。发作间歇期长短不一，可为数月发作一次，亦有一月数次。常可有情志不舒的诱因，但也可突然起病，并可逐渐加重。眩晕兼头胀而痛，心烦易怒，肢麻震颤者，应警惕发生中风。正如清代李用粹《证治汇补·卷一·中风》所说："平人手指麻木，不时眩晕，乃中风先兆，须预防之。"

三、诊断与鉴别诊断

（一）诊断

（1）头晕目眩，视物旋转，轻者闭目即止，重者如坐车船，甚则仆倒。

（2）可伴有恶心呕吐，眼球震颤，耳鸣耳聋，汗出，面色苍白等。

（3）多慢性起病，反复发作，逐渐加重。也可见急性起病者。

（4）查血红蛋白、红细胞计数、测血压、作心电图、颈椎 X 线、头部 CT、MRI 等检查，有助于明确诊断。

（5）应注意排除颅内肿瘤、血液病等。

（二）鉴别诊断

1. 中风

中风以猝然昏仆，不省人事，伴有口舌歪斜，半身不遂，失语；或不经昏仆，仅以歪斜不遂为特征。中风昏仆与眩晕之仆倒相似，且眩晕可为中风先兆，但眩晕患者无半身不遂、口舌歪斜及舌强语謇等表现。

2. 厥证

厥证以突然昏仆、不省人事或伴有四肢厥冷为特点，发作后一般在短时间内逐渐苏醒，醒后无偏瘫、失语、口舌歪斜等后遗症。严重者也可一厥不醒而死亡。眩晕发作严重者也可有眩晕欲倒的表现，但一般无昏迷不省人事的表现。

3. 痫病

痫病以突然仆倒，昏不知人，口吐涎沫，两目上视，四肢抽搐，或口中如作猪羊叫声，移时苏醒，醒后如常人为特点。痫病昏仆与眩晕甚者之仆倒相似，且其发前多有眩晕、乏力、胸闷等先兆，发作日久常有神疲乏力、眩晕时作等症状表现，故应与眩晕鉴别，其鉴别要点为痫病昏仆必有昏迷不省人事，且伴口吐涎沫、两目上视、抽搐、猪羊叫声等症状。

四、辨证要点与治疗原则

（一）辨证要点

1. 辨脏腑

眩晕病位虽在清窍，但与肝、脾、肾三脏功能失常关系密切。肝阴不足，肝郁化火，均可导致肝阳上亢，其眩晕兼见头胀痛、面潮红等症状。脾虚气血生化乏源，眩晕兼有纳呆、乏力、面色㿠白等；脾失健运，痰湿中阻，眩晕兼见纳呆、呕恶、头重、耳鸣等；肾精不足之眩晕，多兼腰酸腿软、耳鸣如蝉等。

2. 辨虚实

眩晕以虚证居多，夹痰夹火亦兼有之；一般新病多实，久病多虚，体壮者多实，体弱者多虚，呕恶、面赤、头胀痛者多实，体倦乏力、耳鸣如蝉者多虚；发作期多实，缓解期多虚；病久常虚中夹实，虚实夹杂。

3. 辨体质

面白而肥多为气虚多痰，面黑而瘦多为血虚有火。

4. 辨标本

眩晕以肝肾阴虚、气血不足为本，风、火、痰、瘀为标。其中阴虚多见咽干口燥，五心烦热，潮热盗汗，舌红少苔，脉弦细数；气血不足则见神疲倦怠，面色不华，爪甲不荣，纳差食少，舌淡嫩，脉细弱。标实又有风性主动，火性上炎，痰性黏滞，瘀性留着之不同，要注意辨别。

（二）治疗原则

眩晕的治疗原则主要是补虚而泻实，调整阴阳。虚证以肾精亏虚、气血衰少居多，精虚者填精生髓，滋补肝肾；气血虚者宜益气养血，调补脾肾。实证则以潜阳、泻火、化痰、逐瘀为主要治法。

五、中医调治与养生

（一）方药调治

1. 肝阳上亢

症状：眩晕耳鸣，头痛且胀，遇劳、恼怒加重，肢麻震颤，失眠多梦，急躁易怒，舌红苔黄，脉弦。

治法：平肝潜阳，滋养肝肾。

方药：天麻钩藤饮。

方义分析：方中天麻、钩藤、石决明平肝息风；黄芩、栀子清肝泻火；益母草活血利水；牛膝引血下行，配合杜仲、桑寄生补益肝肾；茯神、夜交藤养血安神定志。全方共奏平肝潜阳、滋补肝肾之功。见阴虚较盛，舌红少苔，脉弦细数较为明显者，可选生地、麦冬、玄参、何首乌、生白芍等滋补肝肾之阴。若肝阳化火，肝火亢盛，表现为眩晕、头痛较甚，耳鸣、耳聋暴作，目赤，口苦，舌红苔黄燥，脉弦数，可选用龙胆草、丹皮、菊花、夏枯草等清肝泻火。便秘者可选加大黄、芒硝或当归龙荟丸以通腑泄热。眩晕剧烈，呕恶，手足麻木或肌肉困动者，有肝阳化风之势，尤其对中年以上者要注意是否有引发中风的可能，应及时治疗，可加珍珠母、生龙骨、生牡蛎等镇肝息风，必要时可加羚羊角以增强清热息风之力。

2. 肝火上炎

症状：头晕且痛，其势较剧，目赤口苦，胸胁胀痛，烦躁易怒，寐少多梦，小便黄，大便干结，舌红苔黄，脉弦数。

治法：清肝泻火，清利湿热。

方药：龙胆泻肝汤。

方义分析：方用龙胆草、栀子、黄芩清肝泻火；柴胡、甘草疏肝清热调中；木通、泽泻、车前子清利湿热；生地、当归滋阴养血。全方清肝泻火利湿，清中有养，泻中有补。肝火扰动心神，失眠、烦躁者，加磁石、龙齿、珍珠母、琥珀，清肝热且安神。肝火化风，肝风内动，肢体麻木，颤证，欲发中风病者，加全蝎、蜈蚣、地龙、僵蚕，平肝息风，清热止痉。

3. 痰浊上蒙

症状：眩晕，头重如蒙，视物旋转，胸闷作恶，呕吐痰涎，食少多寐，苔白腻，脉弦滑。

治法：燥湿祛痰，健脾和胃。

方药：半夏白术天麻汤。

方义分析：方中二陈汤理气调中，燥湿祛痰；配白术补脾除湿，天麻养肝息风；甘草、生姜、大枣健脾和胃，调和诸药。头晕头胀，多寐，苔腻者，加藿香、佩兰、石菖蒲等醒脾化湿开窍；呕吐频繁，加代赭石、竹茹和胃降逆止呕；脘闷、纳呆、腹胀者，加厚朴、白蔻仁、砂仁等理气化湿健脾；耳鸣、重听者，加葱白、郁金、石菖蒲等通阳开窍。痰浊郁而化热，痰火上犯清窍，表现为眩晕，头目胀痛，心烦口苦，渴不欲饮，苔黄腻，脉弦滑，用黄连温胆汤清化痰热。素体阳虚，痰从寒化，痰饮内停，上犯清窍者，用苓桂术甘汤合泽泻汤温化痰饮。

4. 瘀血阻窍

症状：眩晕头痛，兼见健忘，失眠，心悸，精神不振，耳鸣耳聋，面唇紫暗，舌瘀点或瘀斑，脉弦涩或细涩。

治法：活血化瘀，通窍活络。

方药：通窍活血汤。

方义分析：方中用赤芍、川芎、桃仁、红花活血化瘀通络；麝香芳香走窜，开窍散结止痛，老葱散结通阳，二者共呈开窍通阳之功；黄酒辛窜，以助血行；大枣甘温益气，缓和药性，配合活血化瘀、通阳散结开窍之品，以防耗伤气血。全方共呈活血化瘀、通窍活络之功。见神疲乏力，少气自汗等气虚证者，重用黄芪，以补气固表，益气行血；兼有畏寒肢冷，感寒加重者，加附子、桂枝温经活血；若因天气变化加重或当风而发，可重用川芎，加防风、白芷、荆芥穗、天麻等理气祛风之品。

5. 气血亏虚

症状：头晕目眩，动则加剧，遇劳则发，面色㿠白，爪甲不荣，神疲乏力，心悸少寐，纳差食少，便溏，舌淡苔薄白，脉细弱。

治法：补养气血，健运脾胃。

方药：归脾汤。

方义分析：方中黄芪、人参、白术、当归健脾益气生血；龙眼肉、茯神、远志、酸枣仁养心安神；木香理气醒脾，使其补而不滞；甘草调和诸药。全方有补养气血、健运脾胃、养心安神之功效。若气虚卫阳不固，自汗时出，易于感冒，重用黄芪，加防风、浮小麦益气固表敛汗；脾虚湿盛，泄泻或便溏者，加薏苡仁、泽泻、炒扁豆、当归炒用健脾利水；气损及阳，兼见畏寒肢冷、腹中冷痛等阳虚症状，加桂枝、干姜温中散寒；血虚较甚，面色㿠白无华，加熟地、阿胶、紫河车粉（冲服）等养血补血，并重用参芪以补气生血。若中气不足，清阳不升，表现为时时眩晕、气短乏力、纳差神疲、便溏下坠、脉象无力者，用补中益气汤补中益气，升清降浊。

6. 肝肾阴虚

症状：眩晕久发不已，视力减退，两目干涩，少寐健忘，心烦口干，耳鸣，神疲乏力，腰酸膝软，遗精，舌红苔薄，脉弦细。

治法：滋养肝肾，养阴填精。

方药：左归丸。

方义分析：方中熟地、山萸肉、山药滋阴补肾；枸杞子、菟丝子补益肝肾，鹿角霜助肾气，三者生精补髓，牛膝强肾益精，引药入肾；龟板胶滋阴降火，补肾壮骨。全方共呈滋补肝肾、养阴填精之功效。阴虚内热、咽干口燥、五心烦热、潮热盗汗、舌红、脉弦细数者，可加炙鳖甲、知母、青蒿等滋阴清热；心肾不交，失眠、多梦、健忘者，加阿胶、鸡子黄、酸枣仁、柏子仁等交通心肾，养心安神；水不涵木，肝阳上亢者，可加清肝、平肝、镇肝之品，如龙胆草、柴胡、天麻等。

（二）经络调治

1. 常规治疗

根据发病原因及临床所见，可分为肝阳上亢、痰湿中阻、气血亏虚、肾精不足4个类型，其中以肝阳上亢、气血亏虚较为多见。

（1）肝阳上亢

辨证：眩晕耳鸣，头痛且胀，每因烦劳或恼怒而头痛头晕加剧，兼见面部潮红、急躁易怒、少寐多梦、口苦等症，舌红苔黄，脉弦。

治则：平肝潜阳，补益肝肾。

治法：取足厥阴、少阳、少阴经穴为主。毫针刺补泻兼施。

处方：风池、太冲、侠溪、太溪、三阴交。

方义：足厥阴之脉，连目系，上出额，与督脉会于巅。若肝阳上亢，循经上扰，则头目眩晕，故取其原穴太冲泻之，以平肝潜阳；取足少阳胆经穴风池、侠溪，以清泄肝胆上亢之阳，止晕明目；肝阳上亢往往因于肾水不足，故取足少阴肾经原穴太溪和足三阴经交会穴三阴交，针刺补法，补益肝肾，滋水涵木。

随症选穴：耳鸣者加翳风、悬钟；头胀痛者加太阳、合谷；急躁者加内关；口苦者加阳陵泉；少寐多梦者加神门、四神聪。

（2）痰湿中阻

辨证：眩晕而头重如蒙，兼见胸闷恶心，食少多寐，舌苔白腻，脉象濡滑。

治则：化湿祛痰，调和脾胃。

治法：取阳明经穴为主。针刺平补平泻法。

处方：头维、中脘、合谷、丰隆、解溪。

方义：痰之所成，多因脾胃失于健运、水湿停滞、蕴而化热而成，故取足阳明经络穴丰隆，和胃以清热，健脾以化湿，为祛痰之主穴。配手阳明经原穴合谷，以理气化痰。痰湿中阻，清阳不升，浊阴不降，故取胃之募穴中脘，配解溪、头维，和胃降逆、升清降浊以止眩晕。

随症选穴：胸闷者加膻中；恶心呕吐者加内关；食少多寐者加足三里。

（3）气血亏虚

辨证：眩晕时常发作，动则加剧，劳累即发，兼见面色㿠白，唇甲不华，气短懒言，神疲纳减，心悸失眠，舌质淡，脉细弱。

治则：调补脾胃，补益气血。

治法：取足太阴、阳明经穴和背俞穴为主。针刺补法，并灸。

处方：百会、足三里、三阴交、心俞、脾俞、胃俞。

方义：本证因气血不足脑失所养而发病，脾胃为生化之源，故治当调补脾胃。方中取足太阴经穴三阴交、足阳明经穴足三里及其背俞穴胃俞、脾俞以健运脾胃，运化水谷，化生精血，以资化源。心俞为心之背俞穴，可调心以益血。百会位于巅顶，属督脉，有"三阳五会"之称，补之可升提气血，充益髓海，脑髓得以濡养则眩晕自止。

随症选穴：心悸失眠者加神门；纳呆者加中脘。

（4）肾精不足

辨证：眩晕而见精神萎靡，少寐多梦，健忘，腰膝酸软，遗精耳鸣。偏于阴虚者五心烦热，舌质红，脉细数；偏于阳虚者形寒肢冷，舌质淡，脉沉细无力。

治则：补肾益精。

治法：取足少阴、督脉及背俞穴为主。针刺补法，阳虚者并用灸法。

处方：百会、风府、肾俞、悬钟、太溪。

方义：肾俞为肾之背俞穴，太溪为足少阴肾经原穴，俞原相配，补肾益精，以填补髓海，为治本之法。悬钟又名绝骨，乃髓之会穴，有补益精髓、益脑止晕的作用。百会和风府属督脉入络于脑，有调理经脉而止眩晕的作用。

随症选穴：偏于阴虚者加照海、涌泉、神门；偏于阳虚者加命门、关元。

2. 其他疗法

（1）耳针

取穴：肾、神门、内耳、脑、枕。

方法：每次取 2～3 穴，中等刺激，留针 20～30 分钟，间歇捻针。每日或隔日 1 次，10 次为 1 个疗程。也可用耳穴压豆法。

（2）头针

取穴：双侧晕听区、双侧感觉区。

方法：沿皮刺入，间断捻针，每日 1 次，5～10 次为 1 个疗程。

（3）穴位注射

取穴：合谷、风池、天柱、太冲、内关、三阴交。

方法：每次选 2～3 穴，每次注射 5% 或 10% 葡萄糖液 3～5 mL，或维生素 B_{12} 注射液 0.5 mL，隔日 1 次，5～7 次为 1 个疗程。

（4）皮肤针

取穴：脊柱两侧（颈、胸、腰、骶）、乳突部、气管两侧、内关、足三里、三阴交。

方法：一般采用轻度或中等度叩刺，不宜过重刺激，10 次为 1 个疗程，疗程间休息 3～5 日。

（5）穴位磁疗

取穴：神门、心；肝阳、肾、降压沟（耳穴）。

方法：采用耳穴磁珠贴敷治疗，适用于高血压引起的眩晕。治疗时取直径 3 mm，表面磁场强度 400 Gs 左右的磁珠，用胶布固定在穴位上。一般第 1 周贴敷第 1 组耳穴，以后每周轮换 1 次，3 组耳穴循环贴敷，直到血压降至正常或恢复到一定程度时，再继续贴敷 1 个月以巩固疗效。治疗 9 周后，血压仍未降至有效标准者停止磁疗。

（三）预防与养生

保持心情开朗愉悦，避免精神刺激，饮食有节，戒除烟酒等不良嗜好，节制房事，避免过劳，注意养生保护阴精，有助于预防本病。

患者的病室应保持安静、舒适，避免噪声，光线柔和。保证充足的睡眠，注意劳逸结合。保持心情愉快，增强战胜疾病的信心。饮食以清淡易消化为宜，多吃蔬菜、水果，忌烟酒、油腻、辛辣之品，少食海腥发物，虚证眩晕者可配合食疗，加强营养。眩晕发作时应卧床休息，闭目养神，少做或不做旋转、弯腰等动作，以免诱发或加重病情。重症患者要密切注意血压、呼吸、神志、脉搏等情况，以便及时处理。在发作期间，应密切注意有无神志方面的症状。如有，则应考虑有发生中风的可能。对肝阳上亢及痰浊中阻型眩晕患者，应定期检查血压，以利于早发现、早治疗，防止中风。气血虚及肾精不足型眩晕患者，宜食营养丰富而易于消化的食物，如蛋、豆、乳等。痰浊中阻型眩晕患者少食肥腻之品。

六、预后与转归

本病以肝肾阴虚、气血亏虚的虚证多见，由于阴虚无以制阳或气虚则生痰酿湿等，可因虚致实而转为本虚标实之证；肝阳、肝火、痰浊、瘀血等实证日久，也可伤阴耗气而转为虚实夹杂之证。中年以上眩晕因肝阳上扰、肝火上炎、瘀血阻窍而眩晕者，由于肾气渐衰，若肝肾之阴渐亏，则阳亢之势日甚，阴亏阳亢，阳化风动，血随气逆，夹痰夹火，上蒙清窍，横窜经络，可形成中风，轻则致残，重则致命。眩晕病情轻者，治疗护理得当，预后多属良好；病重经久不愈，发作频繁，持续时间较长，严重影响工作和生活者，则难以根治。

七、结语

本病多为情志、饮食所伤，以及失血、外伤、劳倦过度所致。其病位在清窍，由脑髓空虚、清窍失养及痰火、瘀血上犯清窍导致，与肝、脾、肾三脏功能失调有关，其发病以虚证居多。临床上实证多见于眩晕发作期，以肝阳上亢、肝火上炎、痰浊上蒙、瘀血阻窍四型多见，分别以天麻钩藤汤平肝潜阳，滋养肝肾；以龙胆泻肝汤清肝泻火，清利湿热；以半夏白术天麻汤燥湿祛痰，健脾和胃；以通窍活血汤活血化瘀，通窍活络。虚证多见于缓解期，以气血亏虚、肝肾阴虚两型多见，分别以归脾汤补养气血，健运脾胃；以左归丸滋养肝肾，养阴填精。由于眩晕在病理上表现为虚证与实证的相互转化，或虚实夹杂，故一般急者多偏实，可选用息风潜阳、清火化痰、活血化瘀等法以治其标为主；缓者多偏虚，当用补养气血、益肾、养肝、健脾等法以治其本为主。

八、临证备要

阴阳气血亏虚是眩晕发病的关键，且与肝、脾、肾，尤与肝之功能失调密切相关。实者多为风、火、痰、瘀。眩晕病位在清窍，以辨脏腑、辨虚实、辨标本为辨证要点，主要治疗原则是补虚泻实、调整阴阳。

对于眩晕常见之肝阳上亢者，宜清、镇、潜、降，兼痰浊则祛痰，兼气郁则疏理，兼血瘀则通络，此系急则治标之法。由于眩晕多系本虚标实之证，所以常须标本兼顾，或在表证缓解之后即须治本，如滋养肝肾合平肝潜阳，健脾益气合化痰降逆，益气养阴合活血化瘀。

对于眩晕的治疗应考虑原发病：如失血所致，应重点补血益气；脾胃不健、中气虚弱者应重在健脾益气。一般原发病得愈，眩晕亦随之而愈，切不可忽略辨证施治原则，去追求一方一药的疗效。

在临床中对于眩晕，还应结合现代医学辨病审因施治。如耳源性眩晕，常见有梅尼埃病，多为痰湿中阻，故常施以燥湿化痰法；脑源性眩晕，常见有高血压、脑动脉粥样硬化，多为肝阳偏亢，故常施以滋阴潜阳、平肝滋阴法；颅内占位性病变与脑血栓形成，多为血瘀气滞，故常施以活血化瘀、软坚散结法；药源性眩晕，常见有链霉素等内耳药物中毒，多为肝胆实火，故常施以清泻肝胆开窍法。

肝阳上亢若进一步发展，导致风升火动、两阳相搏、上干清空，症见眩晕头胀、头痛面赤、烦躁、肢麻震颤，甚则昏仆，此时亟须注意中风的发生，应及时检测血压、观察神志等，快速采取必要的治疗措施，以防病情的进一步发展、变化。

九、古籍选录

《灵枢·海论》："脑为髓之海，其输上在于其盖，下在风府。……髓海有余，则轻劲多力，自过其度；髓海不足，则脑转耳鸣，胫酸眩冒，目无所见，懈怠安卧。"

《素问玄机原病式·诸风掉眩皆属肝木》："风气甚而头目眩晕者，由风木旺，必是金衰，不能制木，而木复生火，风火皆属阳，多为兼化，阳主乎动，两动相搏，则为之旋转。"

《丹溪心法·头眩》："头眩，痰挟气虚并火，治痰为主，挟补气药及降火药。无痰则不作眩，痰因火动。"

《景岳全书·眩晕》："故在丹溪则曰：无痰不能作眩。当以治痰为主，而兼用它药。余则曰：无虚不能作眩。当以治虚为主，而酌兼其标。孰是孰非，余不能必，姑引经义，以表其大意如此。"

《证治汇补·眩晕》："以肝上连目系而应于风，故眩为肝风，然亦有因火，因痰，因虚，因暑，因湿者。"

《河间六书》："诸风掉眩，皆属肝木。风气甚而头目眩晕者，由风木旺，必是金衰不能制木，而木复生火，风火皆阳，阳多兼化，阳主乎动，两动相搏，则为之旋转。"

《医学从众录》："以为风者非外来之风，指厥阴风木而言，与少阳相火同居，厥阴气逆，于是风升火动，故河间以风火立论也。风生必夹木势而克土，土病则聚液而成痰，故仲景以痰立论，丹溪以痰火立论也。肾为肝之母，而主藏精，精虚则脑海空虚而头重，故《内经》以肾虚及髓海不足立论也。其言虚者，言其病根；实者，言其病象，理本一贯。"

《临证指南医案》华岫云按："经云诸风掉眩，皆属于肝。头为六阳之首，耳目口鼻皆系清空之窍，所患眩晕者，非外来之邪，乃肝胆之风上冒耳，甚则有昏厥跌仆之虞。其症有类痰、类火、中虚、下虚、治胆、治胃、治肝之分。火盛者，先生用羚羊、山栀、连翘、花粉、玄参、鲜生地、丹皮、桑叶，以清泄上焦窍络之热，此先以胆治也。痰多者必理阳明，消痰如竹沥、姜汁、菖蒲、橘红、二陈汤之类。中虚则兼用人参，外台茯苓饮是也。下虚者，必从肝治，补肾滋肝，育阴潜阳，镇摄之治是也。至于天麻、钩藤、菊花之属，皆系息风之品，可随证加入。此症之原，本之肝风，当与肝风、中风、头风门合而参之。"

《针灸聚英》："头眩，痰挟气，虚火动其痰，针上星、风池、天柱。"

《针灸大全》："痰厥头晕及头目昏沉，外关、大敦、肝俞、百会。"

《针灸大成》："头风眩晕：合谷、丰隆、解溪、风池，垂手着两腿，灸虎口内；头旋：目窗、百会、申脉、至阴、络却；头风目眩：解溪、丰隆。"

《针灸大成》："头风目眩，解溪丰隆，此症刺效复发，何也？此乃房事过多，醉饱不避风寒而卧，贼风窜入经络，令症再发，复针后穴：风池、上星、三里。"

《针灸图翼》："目眩：通里、解溪。"

第十七节 头 痛

头痛是指外感与内伤，致使脉络拘急或失养、清窍不利所引起的以头部疼痛为主要临床特征的疾病。头痛既是一种常见病证，也是一个常见症状，可以发生于多种急慢性疾病过程中，有时亦是某些相关疾病加重或恶化的先兆。本病近年来发病率呈上升趋势。随着人口老龄化的增加，老年人群健康问题受到更多的关注。头痛是老年人中最常见的主诉之一，随着年龄的增加，继发性头痛比例增加，但是原发性头痛仍然是主要的头痛类型。有研究显示在老年人群中，原发性头痛患病率比继发性头痛高 52%～81%。西医学中的偏头痛，还有国际上新分类的周期性偏头痛、紧张性头痛、丛集性头痛及慢性阵发性偏头痛等，凡符合头痛证候特征者均可参考本节辨证论治。

我国对头痛的认识很早，在殷商甲骨文中就有"疾首"的记载，《黄帝内经》称本病为"脑风""首风"。《素问·风论》认为其病因乃外在风邪寒气犯于头脑所致。《素问·五脏生成》还提出"是以头痛巅疾，下虚上实"的病机。汉代《伤寒论》在太阳病、阳明病、少阳病、厥阴病篇章中较详细地论述了外感头痛的辨证论治。隋代《诸病源候论》已认识到"风痰相结，上冲于头"可致头痛。宋代《三因极一病证方论》对内伤头痛已有较充分的认识，认为"有气血食厥而疼者，有五脏气郁厥而疼者"。金元以后，对头痛的认识日臻完善。《东垣十书》指出外感与内伤均可引起头痛，据病因和症状不同而有伤寒头痛、湿热头痛、偏头痛、真头痛、气虚头痛、血虚头痛、气血俱虚头痛、厥逆头痛等，还补充了太阴头痛和少阴头痛，从而为头痛分经用药创造了条件。《丹溪心法》认为头痛多因痰与火。《普济方》认为："气血俱虚，风邪伤于阳经，入于脑中，则令人头痛。"明代《古今医统大全·头痛大法分内外之因》对头痛进行总结说："头痛自内而致者，气血痰饮、五脏气郁之病，东垣论气虚、血虚、痰厥头痛之类是也；自外而致者，风寒暑湿之病，仲景伤寒、东垣六经之类是也。"另外，文献有头风之名，实际仍属头痛。正如《证治准绳·头痛》所说："医书多分头痛、头风为二门，然一病也，但有新久去留之分耳。浅而近者名头痛，其痛卒然而至，易于解散速安也；深而远者为头风，其痛作止不常，愈后遇触复发也。皆当验其邪所从来而治之。"

一、老年人头痛的临床特点

头痛是临床中最常见的疾病或症状之一。流行病学研究显示在全球范围内，头痛总的患病率约为46%。我国18～65岁人群中进行的基于人群的流行病学调查显示，头痛年患病率为28.5%，其中原发性头痛的年患病率为23.8%。几乎所有的流行病学研究均显示原发性头痛的发病率是与年龄相关的，其发病高峰在30～40岁，随着年龄的增加总体上呈下降的趋势。而继发性头痛的发病率随着年龄的增加呈上升的趋势，在70岁时可上升至所有头痛中的 1/3 左右。尽管有这种趋势的变化，基于人群的研究显示原发性头痛在老年人群中仍是主要类型的头痛。

其实老年人群原发性头痛的患病率因地域、文化等的不同存在较大差异。据报道显示，老年人群中偏头痛的患病率为 3.0% ~ 20.4%，紧张性头痛的患病率为 25.6% ~ 51.8%，其中来自我国台湾地区的研究显示中国的偏头痛患病率明显低于欧洲和美国。老年新发的头痛中仍以紧张性头痛为主，而新发偏头痛不到 1%。另外，不同研究方法结果显示，各种头痛类型分布也不同。来自意大利的基于神经内科门诊的研究显示偏头痛是最常见的头痛类型，其次为慢性紧张性头痛；而来自马来西亚的基于医院的研究显示最常见的头痛为紧张性头痛，其次为不能归类的头痛。因此，在世界不同地区进行研究，才有利于全面认识头痛的特点，才能为头痛的防治提供更全面和科学的临床依据。而中国大陆地区老年人群头痛是否与其他地区的患病率及头痛类型分布存在差异，目前还缺少相关报道的数据。

不仅头痛的患病率因地域、文化、研究方法等不同而存在差异，头痛的临床特点在不同的人群中也存在差异性。因此，有必要在不同的人群中对头痛的临床特点进行观察和分析总结，为头痛的研究提供最全面的临床信息。老年人群是一个特殊的人群，系统疾病的增加及其治疗药物的使用可能使原有的头痛的特征发生变化，甚至掩盖原有的头痛，使得头痛的诊断和鉴别变得更加困难。且在临床工作中老年人中的头痛常被认为是一种小问题而被忽视。临床研究中，老年人也常被排除在外，使得对老年人群头痛的研究与青年人相比少很多。在我国老年头痛的研究较多的是集中在继发性头痛中的研究和观察，对原发性头痛的关注较少。另外目前无针对老年人群的头痛诊断和治疗指南，老年人群头痛的诊断和治疗方面相对较混乱。人们对老年人群头痛的认识不足，不恰当的诊断和治疗可能使患者反复就医，甚至造成药物过度使用，使头痛变得更加复杂。头痛反复发作一方面给患者造成身体、心理上的伤害；另一方面也给患者及其家庭造成了严重的负担。

二、病因病机

（一）感受外邪

多因起居不慎，坐卧当风，感受风寒湿热等外邪上犯于头，清阳之气受阻，气血不畅，阻遏络道而发为头痛。"伤于风者，上先受之""巅高之上，唯风可到"，因风为阳邪，故外邪中以风邪为主。但风为"百病之长"、六淫之首，故常夹寒、湿、热邪上袭。若风夹寒，寒为阴邪伤阳，清阳受阻，寒凝血滞，络脉绌急而痛；若夹热邪，风热上炎，侵扰清空，气血逆乱而痛；若挟湿邪，湿性黏滞，湿蒙清阳，头为"清阳之府"，清阳不布，气血不畅而疼痛。外邪所致头痛，其病机如《医碥·头痛》所说："六淫外邪，惟风寒湿三者最能郁遏阳气，火暑燥三者皆属热，受其热则汗泄，非有风寒湿袭之，不为害也。然热甚亦气壅脉满，而为痛矣。"

（二）情志郁怒

长期精神紧张忧郁，肝气郁结，肝失疏泄，络脉失于条达，拘急而头痛；或平素性情暴逆，恼怒太过，气郁化火，日久肝阴被耗，肝阳失敛而上亢，气壅脉满，清阳受扰而头痛。

（三）饮食不节

朱丹溪言"头痛多主于痰"。素嗜肥甘厚味，暴饮暴食，或劳伤脾胃，以致脾阳不振，脾不能运化转输水津，聚而痰湿内生，以致清阳不升，浊阴下降，清窍为痰湿所蒙；或痰阻脑脉，痰瘀痹阻，气血不畅，均可致脑失清阳、精血之充，脉络失养而痛。饮食伤脾，气血化生不足，气血不足以充盈脑海，亦为头痛之病因病机。

（四）内伤不足

先天禀赋不足，或劳欲伤肾，阴精耗损，或年老气血衰败，或久病不愈，产后、失血之后，营血亏损，气血不能上营于脑，髓海不充则可致头痛。此外，外伤跌仆或久病入络则络行不畅，血瘀气滞，脉络失养而易致头痛。头为神明之府、"诸阳之会"，"脑为髓海"，五脏精华之血、六腑清阳之气皆能上注于头，即头与五脏六腑之阴精、阳气密切相关，凡能影响脏腑之精血、阳气的因素皆可成为头痛的病因，归纳起来不外乎外感与内伤两类。病位虽在头，但与肝脾肾密切相关。风、火、痰、瘀、虚为致病之主要因素。邪阻脉络、清窍不利，精血不足、脑失所养，为头痛之基本病机。

三、临床表现

患者自觉头部包括前额、额颞、顶枕等部位疼痛，为本病的证候特征。按部位中医有在太阳、阳明、少阳，或在太阴、厥阴、少阴，或痛及全头的不同，但以偏头痛者居多。按头痛的性质有掣痛、跳痛、灼痛、胀痛、重痛、头痛如裂或空痛、隐痛、昏痛等。按头痛的发病方式，有突然发作，有缓慢而病。疼痛时间有持续疼痛，痛无休止，有痛势绵绵，时作时止。根据病因，还有相应的伴发症状。

四、诊断与鉴别诊断

（一）诊断

以头痛为主证，表现为前额、额颞、巅顶、顶枕部甚至全头部疼痛。头痛性质或为跳痛、刺痛、胀痛、昏痛、隐痛、空痛。可以突然发作，也可以反复发作。疼痛持续时间可以数分钟、数小时、数天或数周不等。

有外感、内伤引起头痛的因素，或有反复发作的病史。

检查血常规、测血压，必要时做脑脊液、脑血流图、脑电图检查，有条件时做经颅多普勒、颅脑 CT 和 MRI 检查，有助于排除器质性疾病，明确诊断。

（二）鉴别诊断

1. 类中风

类中风多见于 45 岁以上，眩晕反复发作，头痛突然加重时，常兼半身肢体活动不灵或舌謇语涩。

2. 真头痛

真头痛多呈突然剧烈头痛，常表现为持续痛而阵发加重，甚至伴喷射样呕吐、肢厥、抽搐等。

五、辨证要点与治疗原则

（一）辨证要点

1. 辨外感内伤

可根据起病方式、病程长短、疼痛性质等特点进行辨证。外感头痛，一般发病较急，病势较剧，多表现为掣痛、跳痛、胀痛、重痛、痛无休止，每因外邪导致。内伤头痛，一般起病缓慢，痛势较缓，多表现为隐痛、空痛、昏痛、痛势悠悠，遇劳则剧，时作时止。

2. 辨疼痛性质

辨疼痛性质有助于分析病因。掣痛、跳痛多为阳亢、火热所致；重痛多为痰湿；冷感而刺痛，为寒厥；刺痛固定，常为瘀血；痛而胀者，多为阳亢；隐痛绵绵或空痛者，多精血亏虚；痛而昏晕者，多气血不足。

3. 辨疼痛部位

辨疼痛部位有助于分析病因及脏腑经络。一般气血、肝肾阴虚者，多以全头作痛；阳亢者痛在枕部，多连颈肌；寒厥者痛在巅顶；肝火者痛在两颞。就经络而言，前部为阳明经，后部为太阳经，两侧为少阳经，巅顶为厥阴经。

4. 辨诱发因素

因劳倦而发，多为内伤，气血阴精不足；因气候变化而发，常为寒湿所致；因情志波动而加重，与肝火有关；因饮酒或暴食而加重，多为阳亢；外伤之后而痛，应属瘀血。

（二）治疗原则

头痛的治疗"须分内外虚实"。外感所致属实，治疗当以祛邪活络为主，视其邪气性质之不同，分别采用祛风、散寒、化湿、清热等法，外感以风为主，故强调风药的使用。内伤所致多虚，治疗以补虚为要，视其所虚，分别采用益气升清、滋阴养血、益肾填精之法，若风阳上亢则治以息风潜阳，痰瘀阻络又当以化痰活血为法。虚实夹杂，扶正祛邪并举。

六、中医调治与养生

（一）方药调治

1. 风寒证

症状：头痛起病较急，其痛如破，痛连项背，恶风畏寒，口不渴，苔薄白，脉多浮紧。

治法：疏风散寒。

方药：川芎茶调散。

方义分析：方中川芎、羌活、白芷、细辛发散风寒，通络止痛，其中川芎可行血中之气，祛血中之风，上行头目，为外感头痛要药；薄荷、荆芥、防风上行升散，助芎、羌、芷辛疏风止痛；茶水调服，取其苦寒之性，协调诸风药温燥之性，共成疏风散寒、通络止痛之功。若鼻塞流清涕，加苍耳、辛夷散寒通窍。项背强痛，加葛根疏风解肌。呕恶苔腻，加藿香、半夏和胃降逆。巅顶痛加藁本祛风止痛，若巅顶痛甚，干呕，吐涎，甚则四肢厥冷，苔白，脉弦，为寒犯厥阴，治当温散厥阴寒邪，方用吴茱萸汤加半夏、藁本、川芎之类，以吴茱萸暖肝温胃，人参、姜、枣助阳补土，使阴寒不得上头，全方协同以收温散降逆之功。

2. 风热证

症状：起病急，头呈胀痛，甚则头痛如裂，发热或恶风，口渴欲饮，面红目赤，便秘溲黄，舌红苔黄，脉浮数。

治法：疏风清热。

方药：芎芷石膏汤。

方义分析：方中以川芎、白芷、菊花、石膏为主药，以疏风清热；川芎、白芷、羌活、藁本善止头痛，但偏于辛温，故伍以菊花、石膏校正其温性，变辛温为辛凉，疏风清热而止头痛。应用时若风热较甚，可去羌活、藁本，改用黄芩、山栀、薄荷辛凉清解。发热甚，加银花、连翘清热解毒。若热盛津伤，症见舌红少津，可加知母、石斛、天花粉清热生津。

若大便秘结，口鼻生疮，腑气不通，可合用黄连上清丸，苦寒降火，通腑泄热。

3. 风湿证

症状：头痛如裹，肢体困重，胸闷纳呆，小便不利，大便或溏，苔白腻，脉濡。

治法：祛风胜湿。

方药：羌活胜湿汤。

方义分析：该方治湿气在表，真头痛头重证。因湿邪在表，故以羌活、独活、防风、川芎、藁本、蔓荆子等祛风以胜湿，湿去表解，清阳之气得布，则头痛身困可解；甘草助诸药辛甘发散，并调和诸药。若湿浊中阻，症见胸闷纳呆、便溏，可加苍术、厚朴、陈皮等燥湿宽中。若恶心呕吐，可加生姜、半夏、藿香等芳香化浊，降逆止呕。若见身热汗出不畅，胸闷口渴，为暑湿所致，宜清暑化湿，用黄连香薷饮加藿香、佩兰等。

4. 肝阳证

症状：头胀痛而眩，心烦易怒，面赤口苦，或兼耳鸣胁痛，夜眠不宁，舌红苔薄黄，脉弦有力。

治法：平肝潜阳。

方药：天麻钩藤饮。

方义分析：本方重在平肝潜阳息风，对肝阳上亢，甚至肝风内动所致的头痛均可获效。方用天麻、钩藤、石决明以平肝潜阳；黄芩、山栀清肝火；牛膝、杜仲、桑寄生补肝肾；夜交藤、茯神养心安神。临床应用时可再加龙骨、牡蛎以增强重镇潜阳之力。若肝肾阴虚，症见朝轻暮重，或遇劳加重，脉弦细，舌红苔薄少津，酌加生地、何首乌、女贞子、枸杞子、旱莲草等滋养肝肾。若头痛甚，口苦、胁痛，肝火偏旺，加郁金、龙胆草、夏枯草以清肝泻火，火热较甚，亦可用龙胆泻肝汤清降肝火。

5. 肾虚证

症状：头痛而空，每兼眩晕耳鸣，腰膝酸软，遗精，带下，少寐健忘，舌红少苔，脉沉细无力。

治法：滋阴补肾。

方药：大补元煎。

方义分析：本方重在滋补肾阴，以熟地、山茱萸、山药、枸杞子滋补肝肾之阴；人参、当归气血双补；杜仲益肾强腰。腰膝酸软，可加续断、怀牛膝以壮腰膝。遗精、带下，加莲须、芡实、金樱子收敛固涩。待病情好转，可常服杞菊地黄丸或六味地黄丸补肾阴、潜肝阳以巩固疗效。若头痛畏寒，面白，四肢不温，舌淡，脉沉细而缓，证属肾阳不足，可用右归丸温补肾阳，填精补髓。若兼见外感寒邪，可投麻黄附子细辛汤散寒温里，表里兼治。

6. 气血虚证

症状：头痛而晕，遇劳加重，面色少华，心悸不宁，自汗，气短，畏风，神疲乏力，舌淡苔薄白，脉沉细而弱。

治法：气血双补。

方药：八珍汤。

方义分析：方中以四君健脾补中而益气，又以四物补肾而养血。当加菊花、蔓荆子入肝经，清头明目以治标，标本俱治，可提高疗效。

7. 痰浊证

症状：头痛昏蒙，胸脘满闷，呕恶痰涎，苔白腻，或舌胖大有齿痕，脉滑或弦滑。

治法：健脾化痰，降逆止痛。

方药：半夏白术天麻汤。

方义分析：本方具有健脾化痰、降逆止呕、平肝息风之功。以半夏、生白术、茯苓、陈皮、生姜健脾化痰、降逆止呕，令痰浊去则清阳升而头痛减；天麻平肝息风，为治头痛、眩晕之要药。并可加厚朴、蔓荆子、白蒺藜运脾燥湿，祛风止痛。若痰郁化热显著，可加竹茹、枳实、黄芩清热燥湿。

8. 瘀血证

症状：头痛经久不愈，其痛如刺，入夜尤甚，固定不移，或头部有外伤史，舌紫或有瘀斑、瘀点，苔薄白，脉沉细或细涩。

治法：活血通窍止痛。

方药：通窍活血汤。

方义分析：方用麝香、生姜、葱白温通窍络；桃仁、红花、川芎、赤芍活血化瘀；大枣一味甘缓扶正，防化瘀伤正。可酌加郁金、菖蒲、细辛、白芷以理气宣窍，温经通络。头痛甚者，可加全蝎、蜈蚣、地鳖虫等虫类药物以收逐风邪，活络止痛。久病气血不足，可加黄芪、当归以助活络化瘀之力。

治疗上述各证，均可根据经络循行在相应的方药中加入引经药，能显著地提高疗效。一般太阳头痛选加羌活、防风；阳明头痛选加白芷、葛根；少阳头痛选用川芎、柴胡；太阴头痛选用苍术；少阴头痛选用细辛；厥阴头痛选用吴茱萸、藁本等。

此外，临床可见头痛如雷鸣，头面起核或憎寒壮热，名曰"雷头风"，多为湿热毒邪上冲、扰乱清窍所致，可用清震汤加薄荷、黄芩、黄连、板蓝根、僵蚕等以清宣升散、除湿解毒治之。还有偏头风，又称偏头痛，其病暴发，痛势甚剧，或左或右，或连及眼、齿，痛止如常人，不定期地反复发作，此多肝经风火所致，治以平肝息风为主，可用天麻钩藤饮或羚角钩藤汤治之。

（二）经络调治

1. 常规治疗

头痛的辨证，除根据各种症状表现的不同审证求因外，尤应注意头痛之久暂、疼痛的性质、特点及头痛的部位。

（1）外感头痛

辨证：头痛连及项背，遇风寒加重，兼见恶风畏寒，口不渴，苔薄白，脉浮者，为风寒头痛；头痛而胀，甚则头痛如裂，兼见面目红赤，发热，口渴欲饮，便秘溲黄，舌苔黄，脉浮数者，为风热头痛；头痛如裹，肢体困重，纳呆胸闷，小便不利，大便溏，舌苔白腻，脉濡者，为风湿头痛。

治则：祛风散寒，化湿通络。

治法：取三阳经穴为主。针刺泻法。

处方：风池、百会、太阳、合谷、列缺、后溪。

方义分析：本方旨在祛风通络，散寒利湿。"伤于风者，上先受之""巅顶之上，惟风可到"，风邪又有百病之长之称，故外感头痛，多以风邪为主。风池为足少阳、阳维脉的交会穴，功于祛风；百会位于巅顶，为"三阳五会"，二穴相配散风通络，配经验效穴太阳，可加强其通络止痛的功效。合谷属手阳明经，其经脉上循于头，列缺为手太阴经络穴，太阴主表，二穴原络相配，可祛风通络，是治疗头痛的主穴，素有"头项寻列缺"之称。后溪属太阳经输穴，"输主体重节痛"，配五行属木，木主风，故本穴主于祛风通络，散寒利湿。

随症选穴：前头痛加上星、阳白、解溪；偏头痛加率谷、外关；后头痛加天柱、玉枕、束骨；头顶痛加四神聪、太冲；风热者加大椎、曲池；风湿者加阴陵泉、丰隆、头维；风寒者加用灸法。

（2）内伤头痛——肝阳上亢

辨证：头痛而眩，心烦易怒，夜寐不宁，或兼胁痛，面红口苦，苔薄黄，脉弦有力。

治则：平肝潜阳，滋水涵木。

治法：取足厥阴、少阳经穴为主。针刺泻法。

处方：风池、颔厌、太冲、侠溪、三阴交。

方义分析：《素问·至真要大论》曰："诸风掉眩，皆属于肝"，肝失条达，肝阳偏亢，循经上扰清窍，发为头痛目眩，故取足厥阴肝经原穴太冲，平肝潜阳。肝阳上亢，多夹少阳风热循经上扰，故取少阳经穴风池、颔厌、侠溪以息风清热，通络止痛。取足三阴经交会穴三阴交，育阴潜阳。诸穴相配共收育阴潜阳、平肝息风之效。

随症选穴：胁痛口苦者加阳陵泉；睡眠不宁者加内关。

（3）内伤头痛——肾精亏损

辨证：头痛且空，每兼眩晕，腰痛酸软，神疲乏力，遗精带下，耳鸣少寐，舌红少苔，脉细无力。

治则：补益精髓。

治法：取督脉、背俞穴、足少阴经穴为主。针刺补法。

处方：百会、脑空、肾俞、悬钟、太溪。

方义：脑为髓之海，肾虚则髓海空虚，头脑空痛，眩晕耳鸣，故治宜补益精髓。本方取督脉经穴百会，少阳经穴脑空，因督脉总督诸阳之气，少阳主骨所生病，二经又皆入络于脑，故二穴有调气血、荣脑髓的作用。肾俞为肾之背俞穴，太溪为肾经原穴，俞原相配，可调肾脏补益精髓。悬钟又名绝骨，乃髓之会穴，补之，有益髓健脑的作用。

随症选穴：腰痛酸软者加腰眼；遗精带下者加关元、三阴交；少寐者加神门、心俞。

（4）内伤头痛——气血亏虚

辨证：头痛绵绵，遇劳则甚，兼见心悸怔忡，神疲乏力，面色不华，食欲不振，舌淡苔白，脉细无力。

治则：益气养血，和络止痛。

治法：取督脉、足阳明、太阴经穴及背俞为主。针刺补法并灸。

处方：百会、心俞、脾俞、足三里、三阴交。

方义分析：督脉、太阳经、少阳经和足厥阴经均入络于脑，故取"三阳五会"之百会穴，调补经气，和络止痛。心主血，脾统血，又为生化之源，故取心和脾的背俞穴及足太阴、阳明经穴，以补益心血，补脾健胃，益气养血，使气血充沛，脑髓得以濡养，则头痛可止。

随症选穴：心悸怔忡者加神门、大陵；食欲不振者加中脘。

（5）内伤头痛——痰浊头痛

辨证：头痛昏蒙，胸脘满闷，呕恶痰涎，舌苔白腻，脉滑或弦滑。

治则：涤痰降逆，通络止痛。

治法：取任脉、足阳明经穴为主。针刺泻法。

处方：头维、太阳、中脘、合谷、丰隆。

方义分析：本证是痰浊阻塞经络、经气不通所致，故取头维、太阳通络止痛。取中脘、丰隆调理中气，降逆化痰。合谷是阳明经原穴，善于调气、行气，与中脘、丰隆相配，可理气化痰，通络止痛。

随症选穴：胸闷者加膻中；呕恶者加内关。

（6）内伤头痛——瘀血头痛

辨证：头痛经久不愈，痛处固定不移，痛如锥刺，或有头部外伤史，舌质紫，苔薄白脉细或细涩。

治则：活血化瘀，行气止痛。

治法：取手阳明、足太阴经穴和阿是穴为主。补泻兼施。

处方：头部阿是穴、膈俞、合谷、三阴交。

方义：瘀血头痛是外伤或久痛不愈脉络瘀阻所致，根据"以痛为腧"和"血实者决之"的治疗原则，取阿是穴泻之，并在刺后出血，以泻瘀通络。补手阳明经原穴合谷以行气，泻三阴交、膈俞以活血。诸穴相配可达活血化瘀、行气定痛的作用。

随症选穴：眉棱骨痛加攒竹；偏头痛加太阳透率谷；后头痛加天柱、玉枕；头顶痛加四神聪。

2. 其他疗法

（1）耳针

取穴：枕、额、颞、脑、神门、肝。

方法：每次取 3～4 穴，强刺激，留针 20～30 分钟，间隔 5 分钟捻转 1 次，或用埋针法、埋豆法。顽固性头痛，可取耳背静脉放血。

（2）皮肤针

取穴：太阳、印堂、阿是穴。

方法：叩刺出血，加拔火罐。本法适用于外感头痛、肝阳头痛及瘀血头痛。

（3）温针灸

取穴：风府、哑门、风池、天柱等。

方法：每次选针 1～2 穴，温针灸 3～5 壮，隔 1～2 日 1 次。本法适用于风寒性头痛。

（4）穴位注射

取穴：太阳、印堂、风池、天柱。

方法：用 0.25～1 mL。或用 0.25% 普鲁卡因 35 mL，加咖啡因 0.5 mL，每穴注入 0.5～1 mL，每日或隔日 1 次。

（5）磁珠法

取穴：头维、太阳、风池、安眠、阿是穴。

方法：每次取 2～4 穴，交替应用。选用直径 1 mL，表面磁场强度 800 Gs 以上的磁珠，用胶布固定在穴位上，2 日轮换 1 次。

（6）电针

取穴：太阳、阳白、率谷、合谷、外关、足三里。

方法：每次取局部穴位 1～2 个，四肢穴 1 个。进针得气后，接通电针仪，用弱刺激 5～10 分钟。每日或隔日 1 次。10 次为 1 个疗程。

（7）腧穴敷药法

取穴：太阳。

348

方法：用川芎 3 g，白芷 3 g，大葱 5 g，将前 2 味研为细末，和大葱共捣如泥，敷太阳穴。本法适用于风寒头痛。或采用大葱、细辛各等分，研为细末，吸入鼻中，或贴太阳穴，适用于风热头痛。

（三）预防与养生

头痛的预防在于针对病因，如避免感受外邪，勿情志过激，慎劳倦、过食肥甘等以免引发头痛。应注意生活规律，进行体育锻炼，提高机体的抗病能力，避免外邪侵袭。饮食有节，特别是老年人，要吃素食，避免动物油过多摄入。清心寡欲，避免过度的紧张、劳累，禁用烟酒，注意室内通风。在春季易发病季节，可用贯众 10 g，泡水当茶服，或用野菊花 9～15 g，桑叶 10 g，混合泡茶。或用食醋熏蒸法：用食醋 5～10 mL/m²，以 1～2 倍水稀释后加热，每次熏蒸 2 小时，每日或隔日熏 1 次，可用于空气消毒，预防传染。

头痛的急性发作期，应适当休息，不宜食用炸烤辛辣的厚味食品，以防生热助火，有碍治疗，同时限制烟酒。若患者精神紧张，情绪波动，可疏导劝慰以稳定情绪，适当保证环境安静，有助于缓解头痛。对于长期忧虑、紧张或过度疲劳引起的头痛，可以对项部肌肉进行按摩、热敷以行气活血。对于高热头痛，可用酒精擦浴，以降低体温。忌食荤腥油腻、坚硬难消化食物。若属虚属寒者，宜慎风寒、忌食生冷瓜果。

七、预后与转归

转归有证候间的转归和疾病间的转归。证候间的转归，如外感头痛未及时根治，日久耗伤正气可转为内伤头痛；内伤头痛之人再次感邪，也可并发外感头痛。风寒证或风湿证，邪气郁遏化热，也可成为风热证；肾虚证水不涵木，可转化肝阳证；肝阳证化火伤阴可转化为肾虚证；痰浊证因痰阻血脉，可转化为痰瘀阻痹证。疾病间的转归，如肝阳头痛日久，可转归或并发为眩晕、目盲、中风等病。

头痛的预后有较大差异，外感头痛，治疗较易，预后良好。内伤头痛，虚实夹杂，治疗较难，只要辨证准确，精心治疗，也可以使病情得到缓解，甚至治愈。若并发中风、心痛、呕吐等则预后较差。

八、结语

头痛的病因虽多，总不外外感与内伤两类。外感以风邪为主，夹寒、夹热、夹湿，其证属实。内伤头痛有虚有实，肾虚、气虚、血虚头痛属虚，肝阳、痰浊、瘀血头痛属实，或虚实兼夹。故头痛应辨内外虚实，治疗亦相应采用补虚泻实。外感头痛以祛邪活络为主，分辨兼夹之邪而分别祛风、散寒、化湿、清热治之。内伤头痛补虚为要，视其虚实性质，分别治以补肾、益气、养血、化痰、祛瘀为治。在辨证基础上，根据病变的脏腑经络，选加引经药效果较好，除服药外还可配合针灸及外治法等，常可提高疗效。

九、临证备要

头痛的辨证关键在于首当分清外感、内伤，明辨虚实。辨证要点是辨疼痛轻重、性质、部位及其影响因素。一般说来，外感头痛多为风邪所致，但须分清夹寒、夹热、夹湿之不同；内伤头痛以血虚、肾虚、肝阳、痰浊、瘀血致病为多见。然临床见症往往错综复杂，如血虚夹肝阳、肝阳夹痰浊、气虚夹瘀阻、内伤夹外感等，必须注意审证求因，分清主次。若见痛止痛，殊失治病求本之旨，则难愈病。

头痛的治疗总以缓急止痛为基本原则，在辨证处方时，还应根据头痛部位，注意选择引经药的应用。如太阳头痛选用川芎、防风，阳明头痛选用白芷、葛根，少阳头痛选用川芎、柴胡，太阴头痛选用苍术，少阴头痛选用细辛，厥阴头痛选用吴茱萸、藁本等，使药物直达病所，以提高疗效。对于较重或经久难愈的慢性头痛，在辨治基础上，选用蜈蚣、全蝎、地龙、僵蚕等虫类药物入煎剂或研粉冲服，以解痉止痛，颇具疗效。

临床还应借鉴现代医学的理化检查，如血压、脑电图、脑脊液检查，必要时做经颅多普勒、颅脑 CT 或 MRI 检查。对于突然剧烈头痛、持续或阵发性加重，甚至呕吐呈喷射状等所谓真头痛，常见于蛛网膜下隙出血、高血压危象等，更应及时迅速地做出明确诊断，采用综合方法积极救治。

十、古籍选录

《素问·五脏生成》："头痛巅疾，下虚上实，过在足少阴、巨阳，甚则入肾。"

《素问·风论》："风气循风府而上，则为脑风。新沐中风，则为首风。"

《素问·方盛衰论》："气上不下，头痛巅疾。"

《伤寒论·厥阴病》："干呕，吐涎沫，头痛者，吴茱萸汤主之。"

《济生方·头痛论治》："夫头者上配于天，诸阳脉之所聚。凡头痛者，气血俱虚，风寒暑湿之邪，伤于阳经，伏留不去者，名曰厥头痛。盖厥者逆也，逆壅而冲于头也。痛引脑巅，甚而手足冷者，名曰真头痛，非药之能愈。又有风热痰厥，气虚肾厥，新沐之后，露卧当风，皆令人头痛，治法当推其所由而调之，无不切中者矣。"

《丹溪心法·头痛》："头痛多主于痰，痛甚者火多，有可吐者，可下者。头痛须用川芎，如不愈各加引经药。太阳川芎，阳明白芷，少阳柴胡，太阴苍术，少阴细辛，厥阴吴茱萸。如肥人头痛，是湿痰，宜半夏、苍术。如瘦人，是热，宜酒制黄芩、防风。"

《景岳全书·头痛》；"凡诊头痛者，当先审久暂，次辨表里。盖暂痛者，必因邪气，久病者，必兼元气。以暂病言之，则有表邪者，此风寒外袭于经也，治宜疏散，最忌清降；有里邪者，此三阳之火炽于内也，治宜清降，最忌升散，此治邪之法也。其有久病者，则或发或愈，或以表虚者，微感则发。……所以暂病者，当重邪气，久病者，当重元气，此固其大纲也。然亦有暂病而虚者，久病而实者，又当因脉因证而详辨之，不可执也。"

《冷庐医话·头痛》："头痛属太阳者，自脑后上至巅顶，其痛连项；属阳明者，上连目珠，痛在额前；属少阳者，上至两角，痛在头角。以太阳经行身之后，阳明经行身之前，少阳经行身之侧。厥阴之脉，会于巅顶，故头痛在巅顶；太阴少阴二经，虽不上头，然痰与气逆壅于膈，头上气不得畅而亦痛。"

《临证指南医案·头痛》："如阳虚浊邪阻塞，气血瘀痹而为头痛者，用虫蚁搜逐血络，宣通阳气为主。如火风变动，与暑风邪气上郁而为头痛者，用鲜荷叶、苦丁茶、蔓荆子、山栀等辛散轻清为主；如阴虚阳越而为头痛者，有仲景复脉汤、甘麦大枣法，加胶芍牡蛎镇摄益虚，和阴息风为主。如厥阴风木上触，兼内风而为头痛者，有首乌、柏仁、橹豆、甘菊、生芍、杞子辈息肝风滋肾液为主。"

《素问·方盛衰论》："气上不下，头痛巅疾。"

《素问·金匮真言论》："春气者病在头。"

《素问·平人气象论》："寸口之脉中手短者，曰头痛。"

《灵枢·经脉》："膀胱足太阳之是动则冲头痛，目似脱，项如拔。"

《金匮要略·腹满寒疝宿食病脉证》："脉紧头痛风寒，腹中有宿食不化也。"

《中藏经·头痛》："肝气逆，则头痛耳聋颊赤，其脉沉而急。"

《济生方·头病论治》："夫头诸阳脉皆上至头耳，则知头面皆属阳部也。且平居之人，阳顺于上而不逆，则无头痛之患，阳逆于上而不顺，冲壅于头，故头痛也。"

《本事方·头痛》："脑逆故令头痛，齿亦痛，乃厥逆头痛也。邪气逆上阳经而痛，甚则发厥，头痛齿亦痛。宜白附子散。"

《儒门事亲·头痛》："夫病赤目经年不愈者，是头风所加之令人头痛。可用独圣散八正散之类。三阳热郁，头痛不敢见日光，置冰顶上，宜汗吐下。"

《世医得效方·头痛》："痰厥头痛，宜上清白附子丸、定风饼子、芎辛导痰汤。真头痛，其痛上窜风府，陷入泥丸宫，不可以药愈。朝发夕死，夕发朝死，盖头中人之根，根气先绝也。"

《医学纲目·头重痛》："脉动作，头重痛，热气潮者，属胃。宜调胃承气汤下之即愈。"

《古今医鉴·头痛诸诊》："头痛阳强，浮风紧寒，风热洪数，湿细而坚。气虚头痛，虽弦必涩。痰厥头痛，肾厥坚实。……寸口紧急，或短或浮或弦，皆主头痛。"

《奇效良方·头痛头风大头风》："太阳头痛恶风，脉浮紧，川芎羌活独活麻黄之类为多。少阳头痛，脉弦缓，往来寒热，柴胡为多。阳明头痛，自汗发热恶寒，脉浮缓长实者，升麻葛根石膏白芷为多。太阳头痛，必有痰，体重腹疼为痰，其脉沉缓，苍术半夏南星为多。少阴头痛，三阳三阴经不流行，而足寒气逆为寒厥，其脉沉细，麻黄附子细辛为多。厥阴头顶痛，或吐涎沫厥冷，其脉浮缓，吴茱萸汤主之。诸血虚头痛，当归川芎为多。诸气虚头痛，人参黄芪为多。

《血证论·晕痛》："伤寒杂病，头晕痛者，风寒也。血家晕痛，则多是痰火，误用发散药，鲜不增剧。痰气上攻，头目沉重昏花，兀兀欲吐，首如裹物，右手脉实，阴雨增痛，是痰候也。二陈汤加防风、川芎、黄芩、薄荷、细辛、石膏治之。病重者，消化丹治之。火逆晕痛，烦渴引饮，见火增剧，掉头更痛，口苦嗌干，溺赤便闭，左手脉数，是火症也，大柴胡汤治之，当归芦荟丸亦治之；轻者小柴胡汤加菊花。又曰，头晕痛虽是两病，失血之人，往往兼见二证。由于血虚，则风动而弦，火动而晕。吾谓不分晕痛，亦不分治肝、治肾，总以四物汤加元参、枸杞、肉苁蓉、玉竹、天麻、细辛、知母、黄柏、山茱萸、牛膝。"

《谦斋医学讲稿·头痛》：内伤头痛可分虚和实两类：虚证发作缓，实证发作急；虚证多兼晕，实证多兼胀。其中虚证以肝阳为常见，实证以肝火为常见，说明肝病与头痛有密切关系。气虚和痰浊头痛，主要由于清阳不升，但一为中气不足，一为痰浊阻遏，根本上虚实不同。

《灵枢·厥病》："厥头痛，面若肿起而烦心，取之足阳明、太阴。厥头痛，意善忘，按之不得，取头面左右动脉，后取足太阴。厥头痛，项先痛，腰脊为应，先取天柱，后取足太阳。厥头痛，头痛甚，耳前后脉涌有热，泻出其血，后取足少阳。头伴寒痛，先取手少阳、阳明，后取足少阳、阳明。"

《针灸大成》："偏正头风，百会、前顶、神庭、上星、丝竹空、风池、合谷、攒竹、头维。"

《针灸大成》："脑痛，上星、风池、脑空、天柱、少海。"

《神灸经纶》："偏正头痛，脑空、风池、列缺、太渊、合谷、解溪、上穴均用灸法。"

《针灸大全》："偏正头痛及两额角痛，后溪、头临泣、丝竹空、太阳、列缺、合谷。"

第十八节　痹　证

痹证是由正气不足，风、寒、湿、热等外邪侵袭人体，痹阻经络，气血运行不畅所导致的，以肌肉、筋骨、关节发生疼痛、麻木、重着、屈伸不利，甚至关节肿大灼热为主要临床表现的病证。痹证的含义有广义、狭义之分。广义的痹证，泛指机体正气不足，卫外不固，邪气乘虚而入，脏腑经络气血为之痹阻而引起的疾病统称为痹证，包括《黄帝内经》所含肺痹、心痹等脏腑痹及肉痹、筋痹等肢体经络痹。狭义的痹证，即指其中的肢体经络痹，本节主要讨论肢体经络痹证。自古以来，痹证是一种严重威胁人类健康的常见病、多发病。其病因复杂，病理表现多样化，治疗亦较为棘手，长期以来一直被列为疑难疾病。现代医学的结缔组织病和自身免疫性疾病（风湿热、类风湿关节炎、慢性风湿性关节炎、系统性红斑狼疮、硬皮病、皮肌炎、干燥综合征、强直性脊柱炎等）、骨关节病（颈椎病、膝关节肥大性关节炎、膝关节滑囊炎、肩关节周围炎、跟骨骨质增生症等）等疾病均可归属中医痹证的范畴。

据 WHO 统计，目前全世界共有 3.55 亿骨关节类疾病患者。全世界骨与关节疾病的患病率为：50 岁以上的人群中患病率超过 50%，55 岁以上的人群患病率为 80%，60 岁以上的中老年人几乎都患有不同程度的骨关节疾病。因此，WHO 将 21 世纪的第一个十年确定为"骨与关节十年"，并从 2000 年起将每年 10 月 12 日定为"世界关节炎日"。由此足见国际社会对关节类疾病的重视程度及本类疾病对人类危害的程度。根据美国最近的一项调查，约 4000 万人患关节炎，其中 50 岁以上的中老年人每 4 人当中就有 3 人是患者。因此 WHO 将骨关节疾病列为继心脑血管疾病、癌症、糖尿病"三大杀手"外对人体危害最广泛的疾病。根据新加坡《联合早报》的报道，在新加坡的成年人当中每 25 人就有 1 人患有关节炎，女性比男性的患病率高，年轻患者也逐年增多。不过，在众多关节炎当中，新加坡最多人患的是骨关节炎和痛风，以及病情较重的类风湿关节炎。而老年人最常患骨关节炎，病因是长期使用关节，导致关节软骨老化或磨损，从手指的小关节，到膝盖、髋部的大关节，年龄越大，发病率越高。

随着社会的发展和进步，在人类的疾病谱中，痹证的地位也显得越来越重要。正如以上所述，不仅 WHO 对风湿病（痹证）重视，痹证也已引起世界各国的高度重视。虽然中医对痹证的论治从古至今已累积了很多的临床经验，但是这种严重威胁人类健康的疾病在科学技术高度发达的今天，仍然使得医学家们感到棘手。目前在中国，中医、西医及中西医结合三支队伍都在对此类疾病进行全方位的研究。其中中医学以其疗效高、不良反应小、治疗方法简单且易行而备受青睐，在痹证的防治中越来越显示出优势，其地位逐步提高。有学者将风湿性疾病按中医邪正关系分为三类：第一类为邪气不盛者，如骨关节病，以中医治疗为主，得到满意的疗效；第二类为邪气较盛者，如类风湿关节炎，西药治疗不甚理想，而中医不断地显示其优势，已有与西医分庭抗礼之势；第三类为邪气旺盛，以系统性红斑狼疮为代表，目前以西医治疗为主，中医在这方面也显示了一定潜力，但还有待进一步挖掘。

痹证在文献上有许多名称，或以病因，或以症状，或病因与症状结合命名，如风痹、寒痹、风湿、行痹、痛痹、着痹、历节、白虎历节、痛风等。《黄帝内经》最早提出了痹证名，并专辟"痹论"篇，对其病因、发病、证候分类及演变均有记载，为后世认识痹证奠定了基础，其论病因曰"所谓痹者，各以其时，重感于风寒湿之气也"，其论证候分类曰"其风气甚者为行痹；寒气甚者为痛痹；湿气甚者为着痹也"。张仲景在《伤寒论》里对太阳风湿，在《金匮要略》里对湿痹、历节风进行了辨证论治，所创立的桂枝附子汤、桂枝芍药知母汤、乌头汤等至今仍为治疗的常用效方。隋代《诸病源候论》不仅对痹证的多种临床表现进行了描述，而且在病因学上提出了"由血气虚，则受风湿，而成此病"。唐代《千金要方》已认识到有些痹证后期可引起骨节变形，收集了许多治痹方剂，而且有药酒、膏摩等治法。金元时期《儒门事亲》对相似的风、痹、痿、厥、脚气等病证进行了鉴别，《丹溪心法》提出了"风湿与痰饮流注经络而痛"的观点，丰富了痹证的病机理论。明清时期，痹证的理论有较大发展并日臻完善。《医门法律》对痹证日久主张治疗应"先养血气"。清代温病学的形成，对热痹的病因、症状和治疗有更充分的论述。痹证久病入络在这一时期受到重视。《医宗必读》对痹证治疗原则做了很好的概括，主张分清主次，采用祛风、除湿、散寒治疗，行痹应参以补血，痛痹应参以补火，着痹应参以补脾补气。《医学心悟》《类证治裁》等医籍也赞同这一观点。

一、病因病机

(一)正气不足

正气不足是痹证发生的内在因素和病变的基础。体虚腠理空疏,营卫不固,为感邪创造了条件,故《诸病源候论·风病·风湿痹候》说:"由血气虚,则受风湿。"《济生方·痹》也说:"皆因体虚,腠理空疏,受风寒湿气而成痹也。"正气不足,无力驱邪外出,病邪稽留而病势缠绵。

(二)外邪入侵

外邪有风寒湿邪和风湿热邪两大类。外感风寒湿邪,多为居处潮湿,涉水冒雨,或睡卧当风,或冒雾露,气候变化,冷热交错等原因,引起风寒湿邪乘虚侵袭人体所致。正如《素问·痹论》所说:"风寒湿三气杂至,合而为痹也。"感受风湿热邪,可因工作于湿热环境导致,如农田作业,野外施工,处于天暑地蒸之中,或处于较高湿度、温度的作坊、车间、实验室里,风湿热之邪乘虚而入。亦可因阳热之体、阴虚之躯,素有内热,复感风寒湿邪,邪从热化,或因风寒湿郁久化热,而为风湿热之邪。

风、寒、湿、热之邪往往相互为虐,方能成病。风为阳邪开发腠理,又具穿透之力,寒借此力内犯,风又借寒凝之积,使邪附病位,而成伤人致病之基。湿邪借风邪的疏泄之力、寒邪的收引之能而入侵筋骨肌肉,风寒又借湿邪之性,黏着、胶固于肢体而不去。风、热均为阳邪,风胜则化热,热胜则生风,狼狈相因,开泄腠理而湿入,又因湿而胶固不解。

风、寒、湿、热病邪留注肌肉、筋骨、关节,造成经络壅塞,气血运行不畅,肢体筋脉拘急、失养。但风寒湿热病邪为患,各有侧重,风邪甚者,病邪流窜,病变游走不定;寒邪甚者,肃杀阳气,疼痛剧烈;湿邪甚者,黏着凝固,病变沉着不移;热邪甚者,煎灼阴液,热痛而红肿。

痹证日久不愈,气血津液运行不畅之病变日甚,血脉瘀阻,津液凝聚,痰瘀互结,闭阻经络,深入骨骼,出现皮肤瘀斑、关节肿胀畸形等症,甚至深入脏腑,出现脏腑痹的证候。初病属实,久病必耗伤正气而虚实夹杂,伴见气血亏虚、肝肾不足的证候。

二、临床表现

肌肉、筋骨、关节疼痛为本病的主要证候特征。但疼痛的性质有酸痛、胀痛、隐痛、刺痛、冷痛、热痛或重着疼痛等各异。疼痛的部位，或以上肢为主或以下肢为甚，可对称发作亦可非对称发生，或累及单个关节或多关节同病，可为游走不定或固定不移。或局部红肿灼热，或单纯肿胀疼痛，皮色不变。或喜热熨，或乐冷敷。多为慢性久病，病势缠绵，亦可急性起病，病程较短。病重者，关节屈伸不利，甚者关节僵硬、变形，生活困难。

三、诊断与鉴别诊断

（一）诊断

1. 发病特点

本病不分年龄、性别，但中老年和体力劳动者、运动员及体育爱好者易于罹患。同时，发病的轻重与寒冷、潮湿、劳累及天气变化、节气等有关。

2. 临床表现

突然或缓慢地自觉肢体关节肌肉疼痛、屈伸不利为本病的症状学特征。或游走不定，恶风寒；或痛剧，遇寒则甚，得热则缓；或重着而痛，手足笨重，活动不灵，肌肉麻木不仁；或肢体关节疼痛，痛处掀红灼热，筋脉拘急；或关节剧痛，肿大变形，也有绵绵而痛，麻木尤甚，伴心悸、乏力者。

3. 舌苔脉象

舌质红，苔多白滑，脉象多见沉紧、沉弦、沉缓、涩。

4. 辅助检查

实验室和 X 线等检查常有助于痹证诊断。

（二）鉴别诊断

痿证与痹证：肢体痹证久治不愈，肢体关节或因痛剧，或因屈伸不利，或因变形而活动减少，肌肉废用而渐萎瘦，与痿证相似。其鉴别的要点是看有无疼痛。痿证以肌肉软弱无力或萎缩为临床特征，并无疼痛，因肌肉软弱无力而行动艰难，甚至瘫软于床榻；痹证以肢体肌肉关节疼痛、酸楚、麻木为临床特征，因疼痛或关节变形而行动艰难，因行动艰难肌肉少用而渐瘦，但不至瘫痪。临床上既有肢体肌肉萎弱无力，又伴肌肉关节疼痛者，是为痿痹并病，可按其病因病机特点，辨其孰轻孰重进行辨证论治。

四、辨证要点与治疗原则

（一）辨证要点

1. 辨病邪偏胜

风寒湿热为病各有偏胜，根据临床主证特征，分辨主导病邪。游走不定而痛者为风邪胜；疼痛剧烈，遇冷加重，得热则减者，寒邪为胜；重着固定，麻木不仁者湿邪为胜；病变处焮红灼热，疼痛剧烈者热邪为胜；病变处有结节、肿胀、瘀斑或肢节变形者，为痰瘀阻痹。

2. 辨别虚实

根据病程长短及全身状况辨别虚实。一般突然发病，或发病虽缓，但病程短者多为实证。反复发作，经久不愈者多虚实夹杂。疲乏少动者多气虚；面色㿠白，心悸者多血虚；肌肉麻木，肢节屈伸不利者多肝虚筋失所养；骨节变形，腰膝酸软，多肾虚骨痹不已。

（二）治疗原则

本病为邪气痹阻经络、气血运行不畅所致，故祛邪活络、缓急止痛为本病的治疗原则。因邪气杂至，祛风、散寒、除湿、清热、祛痰、化瘀通络等治法应相互兼顾，因邪气有偏胜，祛邪通络又各有重点。正气不足是本病的重要病因，久病耗伤正气而虚实夹杂者，应扶正祛邪，且扶正有助祛邪。风邪胜者或久病入络者，应佐养血之品，正所谓"治风先治血，血行风自灭"也；寒邪胜者，应佐助阳之品，使其阳气旺盛，则寒散络通；湿邪胜者，佐以健脾益气之品，使其脾旺能胜湿；热邪胜者，佐以凉血养阴之品，以防热灼营阴而病深难解。益气养血、滋补肝肾是虚证、顽痹的重要治法。

五、中医调治与养生

（一）方药调治

1. 行痹

症状：肢体关节、肌肉酸痛，上下左右关节游走不定，但以上肢为多见，以寒痛为多，亦可轻微热痛，或见恶风寒，舌苔薄白或薄腻，脉多浮或浮紧。

治法：祛风通络，散寒除湿。

方药；宣痹达经汤。

方义分析：方以蜂房、乌梢蛇、土鳖虫、螳螂通经活络以宣痹；威灵仙、羌活、防风、秦艽、豨莶草、青风藤疏风祛邪；当归养血活血；穿山甲搜剔络脉瘀滞。以肩肘等上肢关节为主者，为风胜于上，可选加白芷、桑枝、姜黄、川芎祛风通络止痛。以下肢关节为主者，为湿胜于下，选加独活、牛膝、防己、萆薢、松节等祛湿止痛。以腰背关节为主者，多与肾气不足有关，酌加杜仲、桑寄生、淫羊藿、巴戟天、续断等温补肾气。见关节肿大，苔薄黄，邪有化热之象者，宜寒热并用，投桂枝芍药知母汤加减。或以防风汤加减，方以防风、麻黄、秦艽、葛根祛风除湿；肉桂、当归温经活血；茯苓健脾渗湿，姜、枣、甘草和中调营。

2. 痛痹

症状：肢体关节疼痛较剧，甚至关节不可屈伸，遇冷痛甚，得热则减，痛处多固定，亦可游走，皮色不红，触之不热，苔薄白，脉弦紧。

治法：温经散寒，祛风除湿。

方药：乌头汤。

方义分析：方中以制川乌、麻黄温经散寒，宣痹止痛；芍药、甘草缓急止痛；黄芪益气固表，并能利血通痹；蜂蜜甘缓，益血养筋，制乌头燥热之毒。可选加羌活、独活、防风、秦艽、威灵仙等祛风除湿。加姜黄、当归活血通络。寒甚者可加制附片、桂枝、细辛温经散寒。或予验方温经通痹汤，方以附子、干姜、炒川椒温阳以祛寒；乌梢蛇、蜂房、土鳖虫活络通经；当归、丹参入血和营，活血通络；豨莶草、羌活祛风除湿，共奏散寒通络、宣痹止痛之功。

3. 着痹

症状：肢体关节疼痛重着、酸楚，或有肿胀，痛有定处，肌肤麻木，手足困重，活动不便，苔白腻，脉濡缓。

治法：除湿通络，祛风散寒。

方药：薏苡仁汤加减。

方义分析：方以薏苡仁、苍术健脾渗湿；羌活、独活、防风祛风胜湿；川乌、麻黄、桂枝温经散寒；当归、川芎养血活血；生姜、甘草健脾和中。关节肿胀者，加秦艽、萆薢、防己、木通、姜黄除湿通络。肌肤不仁，加海桐皮、豨莶草祛风通络，或加黄芪、红花益气通痹。痛甚者，可用《医学心悟》蠲痹汤治之。

4. 热痹

症状：肢体关节疼痛，痛处焮红灼热，肿胀疼痛剧烈，得冷则舒，筋脉拘急，日轻夜重，多兼有发热，口渴，烦闷不安，舌质红，苔黄腻或黄燥，脉滑数。

治法：清热通络，祛风除湿。

方药：白虎加桂枝汤。

方义分析：方以白虎汤清热除烦；桂枝疏风通络。可加银花藤、连翘、黄柏清热解毒；海桐皮、姜黄、木防己、威灵仙等活血通络，祛风除湿。皮肤有瘀斑者，酌加丹皮、生地、地肤子清热凉血散瘀。湿热胜者亦可选用《温病条辨·中焦》宣痹汤加减治疗。热痹化火伤津，症见关节红肿，疼痛剧烈，入夜尤甚，壮热烦渴，舌红少津，脉弦数者，治以清热解毒、凉血止痛，可用犀角散加减。

5. 尪痹

症状：肢体关节疼痛，屈伸不利，关节肿大、僵硬、变形，甚则肌肉萎缩，筋脉拘急，肘膝不得伸，或尻以代踵、脊以代头而成废人，舌质暗红，脉细涩。

治法：补肾祛寒，活血通络。

方药：补肾祛寒治尪汤。

方义分析：方以川续断、补骨脂、骨碎补、淫羊藿补肾壮筋骨；制附片补肾阳除寒邪；熟地填精补血滋养肝肾；桂枝、独活、威灵仙祛风散寒除湿；白芍养血缓急舒筋。肢体关节刺痛，屈伸不利，多个关节漫肿，重则关节肿大，顽麻顽痛，久而不除，舌质红赤，两侧有瘀斑，治以化瘀涤痰、通络止痛为主，方以宣痹化瘀涤痰汤。方中蜂房、乌梢蛇、䗪虫、羌活、伸筋草、豨莶草活血祛风，通络宣痹；当归养血和营；制南星、白芥子豁痰；生姜、片姜黄舒筋散结止痛。瘀血征明显者加血竭、皂刺、乳香、没药活血化瘀。骨节变形严重者，可加透骨草、寻骨风、自然铜、骨碎补、补骨脂搜风壮骨。兼有低热，或自觉关节发热，去淫羊藿，加黄柏、地骨皮退虚热。脊柱僵化变形者，可加金毛狗脊、鹿角胶、羌活补肾壮筋骨。

6. 气血亏虚证

症状：四肢乏力，关节酸沉，绵绵而痛，麻木尤甚，汗出畏寒，时见心悸，纳呆，颜面微青而白，形体虚弱，舌质淡红欠润滑，苔黄或薄白，脉多沉虚而缓。

治法：益气养血，舒筋活络。

方药：气血并补荣筋汤。

方义分析：方中以生薏苡仁、茯苓、生白术、首乌、当归、砂仁、熟地、黄精益气补血而荣筋；蜂房、乌梢蛇、豨莶草、络石藤、金毛狗脊、秦艽活络导滞通经，宣痹止痛；菟丝子补肝肾，强筋骨。本证亦可选用独活寄生汤。

（二）经络调治

1. 常规治疗

辨证：关节酸痛，或部分肌肉酸重麻木，迁延日久，可致肢体拘急，甚则关节肿大。由于人体素质不同，感受风寒湿邪各有偏胜，症状表现各异，如风气胜者为行痹，寒气胜者为痛痹，湿气胜者为着痹。

行痹：风性善行，肢体关节有走窜疼痛，彼伏此起，痛无定处。有时兼见寒热，舌苔黄腻，脉浮滑。

痛痹：寒性凝涩，遍身或局部关节疼痛，痛有定处，遇热痛减，遇冷则剧，舌苔白，脉弦紧。

着痹：湿性黏滞，肌肤麻木，肢体关节酸痛，重着不移，阴雨风冷每可促其发作，苔白腻，脉濡缓。

热痹：关节酸痛，局部红肿灼热，痛不可触，关节活动不利，累及单关节或多关节，并兼有发热、口渴、苔黄燥、脉滑数等症状。

治则：散风祛寒利湿，清热通经止痛。

治法：根据痹证性质、发病部位，治法以局部取穴、循经取穴和按病证取穴为主，辅以阿是穴。行痹、热痹用毫针浅刺泻法，也可用皮肤针叩刺；痛痹深刺多留针，多灸，或温针灸，或隔姜灸；着痹针灸并施，或采用温针、皮肤针、拔火罐。

分部处方：①肩部：肩髃肩髎、肩俞、合谷、外关、后溪；②肘部：曲池、尺泽、天井、外关、合谷；③腕部：阳池、外关、阳溪、腕骨；④背脊：水沟、身柱、命门、腰阳关；⑤髀部：环跳、悬钟、阳陵泉、委中；⑥膝部：膝眼、梁丘、阳陵泉、阴陵泉、膝阳关；⑦踝部：申脉、照海、昆仑、丘墟、解溪；⑧行痹：风池、风府、膈俞、血海、三阴交；⑨痛痹：肾俞、命门、关元、神阙；⑩着痹：足三里、阴陵泉、商丘；⑪热痹：大椎、曲池。

方义分析：上述分部处方，主要是根据病变部位及经络循行选取穴位，以疏通经络气血之闭阻，使营卫调和、风寒湿三气无所依附而痹痛得解。病在皮肤肌肉当浅刺，病在筋骨当深刺久留针，随其证情变化而针刺之。此即《素问·刺要论》所言"病有浮沉，刺有深浅，各至其理，无过其度"及《灵枢·终始》所言"在筋求筋，在骨求骨"之义。若按病性处方："风气胜者为行痹"取风池、风府以祛风，配膈俞、血海、三阴交养血活血以治行痹，取治风先治血、血行风自灭之意；"寒气盛者为痛痹"，治当温经散寒，故重用灸法，并取命门、肾俞、关元、神阙灸之，以益火之原，振奋阳气，驱散寒邪；"湿气胜者为着痹"，治当利湿通络，故取足三里、阴陵泉、商丘，以健运脾胃，利湿通络。

2. 其他疗法

（1）耳针

取穴：相应部位压痛点、下脚端、神门、皮质下。

方法：强刺激，留针 10～20 分钟。视病情轻重每日或隔日 1 次，10 次为 1 个疗程。

（2）皮肤针

取穴：脊柱两侧、关节局部。

方法：中等度叩刺，脊背部自上而下，关节局部做环状叩刺。

（3）刺络拔罐

取穴：脊柱两侧、关节局部、阿是穴。

方法：用皮肤针重叩令出血少许，并加拔火罐。本法常用于热痹或类风湿关节炎。

（4）穴位注射

取穴：上肢取外关、曲池、手三里、肩髃。下肢取足三里、外膝眼、阳陵泉、血海、风市、环跳、条口、绝骨、昆仑。

方法：采用当归、防风、威灵仙等注射液，每穴注入 0.5～1 mL，切勿注入关节腔内；隔日注射 1 次，10 次为 1 个疗程。

（5）穴位敷药法

取穴：大椎、阳陵泉、肩髃、曲池、肾俞、天宗、阿是穴。

方法：取斑蝥 3 份、雄黄 5 份，研为细末。使用时取上药粉末 0.3～0.6 g，置普通膏药中央，贴敷于所选用的穴位上，24 小时后局部起疱揭去膏药。用消毒针穿刺后排出分泌物，并清洁局部，换敷青冰散（冰片、青黛、浙贝母、天花粉、赤芍、月石、煅石膏），24 小时后换贴阳春膏（桂心、丁香、乳香、牛膝、血竭、麝香），72 小时取下。每日选 2～4 穴，最多不超过 8 穴。贴敷不愈，可进行第 2 次，一般治疗 2～3 次。

（三）预防与养生

本病是因正气不足，感受外在的风寒湿热之邪而成。因此，平时注意调摄、增强体质和加强病后调摄护理便显得格外重要。预防方面，最重要的是保暖及避寒。锻炼身体，增强机体御邪能力；注意居住卫生，适应冷暖变化，避免潮湿、受寒，创造条件，改善阴冷潮湿等不良的工作、生活环境，避免外邪入侵；一旦受寒、冒雨等应及时治疗，如服用姜汤、午时茶等措施都有助于预防痹证的发生。若患感冒（尤其是风热感冒）应及时治疗，防止邪气内侵。

病后调摄护理方面，更需做好防寒保暖等预防工作；一般的痹证患者，在能耐受的限度内，可进行适当的活动，但应避免过度劳累；应保护病变肢体，提防跌仆等以免受伤；视病情适当对患处进行热熨、冷敷等，可配合针灸、推拿等进行治疗；关节疼痛剧烈及有发热、脉数等表现者，应卧床休息，将痛肢用被褥等垫起，使之舒适，以减轻疼痛，但需经常更换体位，以免局部皮肤受压及影响关节功能的恢复；鼓励和帮助患者对病变肢体进行功能锻炼，有助于痹证康复。

六、预后与转归

痹证因体质差异、病因有别、治疗调摄是否得当等因素，有不同的预后转归。其转归规律一般是风寒湿痹日久化热转化为风湿热痹；风、寒、湿、热痹日久不愈，转为虚实夹杂的尪痹及痰瘀相结、气血亏虚证；久痹不已，内舍其合，转成五脏痹。一般病程短，全身状况好者，预后良好；痹证反复不已，全身状况差者，治疗较难；关节变形，肌肉萎缩，或伴见心悸、浮肿等脏腑痹症状者，多预后不良。《温病条辨·中焦》曰："寒痹势重而治反易，热痹势缓而治反难，实者单病躯壳易治，虚者兼病脏腑夹痰饮腹满等证，则难治矣。"

七、结语

痹证是正气不足，感受风寒湿热外邪，阻滞经络，痹阻气血，引起肌肉、筋骨、关节等部位酸痛、麻木、重着、肿胀、屈伸不利或关节肿大、变形为临床表现的病证，随着病程的发展，可形成痰瘀痹阻，气血耗伤，甚至内传脏腑。辨证应分清虚实及病邪的偏胜。其病机是邪气阻滞，故祛邪活络、缓急止痛为治疗大法，但祛风、散寒、除湿、清热应互相配合，又有主次，并视病情佐以养血祛风、温阳散寒、健脾化湿及凉血清热之法，以增强祛邪活络之力。病程日久应辅以补益气血、补养肝肾、祛痰、化瘀等治法，虚实兼顾，标本并治。痹证的预防与调摄，应从加强锻炼、避免受邪等着手，提高机体的防御能力和促进痹证的康复。

八、临证备要

（一）止痛药的选用

肢体关节疼痛是痹证的一个突出症状，应根据标本虚实兼治的原则，在辨证用药的基础上，有针对性地选用止痛药。

1. 祛风散寒止痛

适用于外感风寒之邪，痹阻经脉致关节疼痛，常用药物如羌活、独活、白芷、威灵仙、秦艽、细辛、川椒、桂枝等。此类药物多为辛温香燥之品，易伤阴耗血，用药当中病即止，阴血不足者当慎用。

2. 清热消肿止痛

适用于湿热蕴结、痹阻经络、流注关节，或热毒炽盛、脏腑气机失宣、热壅血瘀导致的关节疼痛、肿胀。常用药物如金银花、连翘、黄柏、丹皮、土茯苓、泽泻、萆薢、木防己等，此类药物性多苦寒，有伤阳败胃之弊，脾胃虚寒者慎用。

3. 补虚止痛

适用于痹证日久、阴虚血少、筋脉失养而致的疼痛，即所谓"不荣则痛"，常用药物如鸡血藤、当归、熟地、丹参、芍药、甘草等。此类药物多属甘味滋补之品，有腻滞脾胃、妨碍运化之弊，脾虚便溏者，宜配合健运脾胃药。

4. 搜风止痛

适用于痹证久病入络、抽掣疼痛、肢体拘挛者，常用药物如全蝎、蜈蚣、地龙、水蛭、穿山甲、白花蛇、乌梢蛇、露蜂房等。此类药物多偏辛温，作用较猛，也有一定毒性，故用量不可太大，不宜久服，中病即止。其中全蝎、蜈蚣二味可焙干研末吞服，既可减少用量，又可提高疗效。

（二）对于风寒湿痹之疼痛剧烈

常应用附子、制川乌等散寒除湿、温经止痛作用较强的药物，应用这些药物时应注意：由小剂量开始，逐渐增加，以摸索对个体的适宜剂量；久煎可以缓和药性，减少毒性，一般可先煎1小时左右，再入他药同煎；服药后若见唇舌发麻、手足麻木、恶心、心悸、脉迟或结代等中毒反应时，应立即停药并进行急救处理。

（三）结合病位选用药物

痹在上肢，可选用姜黄、羌活、桂枝以通经达络，祛风胜湿；痹在下肢，可选用独活、川牛膝、木瓜以引药下行；痹证累及颈部，出现颈部僵硬不适、疼痛、活动受限者，可选用葛根、伸筋草、桂枝、羌活以舒筋通络，祛风止痛；痹证腰部疼痛、僵硬、弯腰活动受限者，可选用桑寄生、杜仲、巴戟天、淫羊藿以补肾壮腰。

（四）痛风疼痛问题

"痛风"病名中医文献早有记载，该病属痹证范畴。西医所称的"痛风"，是指嘌呤代谢紊乱引起的尿酸过高并沉积于关节、软组织、骨骼、肾脏等处所导致的疾病。临床多见下肢足趾关节红肿疼痛，常在夜间发作，久病可有关节畸形，临床可参照痹证内容辨证施治。朱丹溪的《格致余论·痛风》中提出："彼痛风者，大率因血受热，已自沸腾，其后或涉水，或立湿地，或偏取凉，或卧湿地，寒凉外搏，热血得寒，污浊凝涩，所以作痛，夜则痛甚，行于阴也"，认为本病是自身血分受热，再感风寒湿所发，与一般痹证先外受六淫不同。针对西医痛风的病理特点，在参照痹证辨证施治的同时，可酌情选用凉血、清热、祛风、除湿、泄浊等治法。此外，患者应严格控制高嘌呤食物，如动物内脏、海鲜等，宜忌酒，避免受寒及过度劳累。

九、古籍选录

《素问·痹论》："风寒湿三气杂至，合而为痹。所谓痹者，各以其时，重感于风寒湿之气也。"

《中藏经·论痹》："痹者，风寒暑湿之气，中亏脏腑之为也。……而有风痹、寒痹、湿痹、热痹、气痹，又有筋、骨、血、肉、气之五痹也。……痹者闭也，五脏六腑感于邪气，乱于真气，闭而不仁，故曰痹也。"

《三因极一病证方论·痹叙论》："夫风寒湿三气杂至，合而为痹，虽曰合痹，其用各殊。风胜为行痹，寒胜为痛痹，湿胜为着痹。三气袭人经络，入于经脉、皮肉、肌肤，不已则入五脏。……大抵痹之为病，寒多则痛，风多则行，湿多则着。在骨则重而不举，在脉则血凝不流，在筋则屈而不伸，在肉则不仁，在皮则寒，逢寒则急，逢热则纵。"

《症因脉治·热痹》："热痹之因，阴血不足，阳气偏旺，偶因热极见寒，风寒外束。内经云：灵气相薄，则脉满而痛。此热痹之所由生也。"

《医宗必读·痹》："治外者，散邪为急，治脏者，养脏为先。治行痹者，散风为主，御寒利湿仍不可废，大抵参以补血之剂，盖治风先治血，血行风自灭也。治痛痹者，散寒为主，疏风燥湿仍不可缺，大抵参以补火之剂，非大辛大温，不能释其凝寒之害也。治着痹者，利湿为主，祛风解寒亦不可换，大抵参以补脾补气之剂，盖土强可以胜湿，而气足自无顽麻也。"

《灵枢·周痹》："周痹者，在于血脉之中，随脉以上，随脉以下，不能左右，各当其所。痛从上下者，先刺其下以遏之，后刺其上以脱之。痛从下上者，先刺其上以遏之，后刺其下以脱之。"

《素问·痹论》："五藏皆有合，病久而不去者，内舍于其合也。故骨痹不已，复感于邪，内舍于肾；筋痹不已，复感于邪，内舍于肝；脉痹不已，复感于邪，内舍于心；肌痹不已，复感于邪，内舍于脾；皮痹不已，复感于邪，内舍于肺。凡痹之客五藏者，肺痹者，烦满喘而呕；心痹者，脉不通，烦则心下鼓，暴上气而喘，嗌干善噫，厥气上则恐；肝痹者，夜卧则惊，多饮数小便，上为引如怀；肾痹者，善胀，尻以代踵，脊以代头；脾痹者，四肢解堕，发咳呕汁，上为大塞；肠痹者，数饮而出不得，中气喘争，时发飧泄；胞痹者，少腹膀胱按之内痛，若沃以汤，涩于小便，上为清涕。"

《金匮要略·中风历节病脉证并治》："夫风之为病，当半身不遂，或但臂不遂者，此为痹。诸肢节疼痛，身体尪羸，脚肿如脱，头眩短气，温温欲吐，桂枝芍药知母汤主之。病历节不可屈伸疼痛，乌头汤主之。"

《金匮要略·痉湿暍病脉证治》："太阳病，关节疼痛而烦，脉沉而细者，此名湿痹。湿痹之候，小便不利，大便反快，但当利其小便。病者一身尽疼，发热，日晡所剧者，名风湿。此病伤于汗出当风，或久伤取冷所致也，可与麻黄杏仁薏苡甘草汤。风湿脉浮身重，汗出恶风者，防己黄芪汤主之。"

《景岳全书·风痹》："《痹论》曰风气胜者为行痹。盖风者善行数变，故其为痹则走注历节无有定所，是为行痹，此阳邪也；曰寒气胜者为痛痹。

以血气受寒则凝而留聚，聚则为痛，是为痛痹，此阴邪也。曰湿气胜者为着痹。以血气受湿则濡滞，濡滞则肢体沉重而疼痛，顽木留着不移，是为着痹，亦阴邪也。凡此三者，即痹之大则也。"

《症因脉治·痹症论·热痹》："热痹之症，肌肉热极，唇口干燥，筋骨痛不可按。热痹之因，阴血不足，阳气偏旺，偶因热极见寒，风寒外束。"

《证治汇补·痹症》："风胜加白芷，湿胜加苍术、南星，热胜加黄柏，寒胜加独活、肉桂，上体加桂枝、威灵仙，下体加牛膝、防己、萆薢、木通。"

《医宗金鉴·痿痹辨似》："痿痹之证，今人多为一病，以其相类也。然痿证两足痿软不痛，痹证通身肢节疼痛。但观古人治痿，皆不用风药，则可知痿多虚，痹多实，而所因有别也。"

《灵枢·寿夭刚柔》："寒痹之为病也，留而不去，时痛而皮不仁，刺布衣者，以火焠之，刺大人者，以药熨之。"

《素问·长刺节论》："病在筋，筋挛节痛，不可以行，名曰筋痹。刺筋上为故，刺分肉间，不可中骨也。病起筋炅，病已止。"

《素问·长刺节论》："病在骨，骨重不可举，骨髓痹痛，寒气至，名曰骨痹。深者刺，无伤脉肉为故，其道大分小分，骨热病已止。"

《灵枢·五邪》："邪在骨，则病骨痛阴痹。阴痹者，按之而不得，腹胀，腰痛，大便难，肩背颈项痛，时眩，取之涌泉、昆仑。视有血者，尽取之。"

《神灸经纶》："风痹不仁，天井、尺泽、少海、阳辅、中渚、环跳、太冲。"

《针灸大成》："风痹：天井、尺泽、少海、委中、阳辅。"

《神灸经纶》："腿膝冷痹鹤膝风，阳陵泉、环跳、风市。"

第十九节 痿 证

痿证系指外感或内伤，使精血受损，肌肉筋脉失养以致肢体弛缓、软弱无力，甚至日久不用，引起肌肉萎缩或瘫痪的一种病证。痿者萎也，枯萎之义，即指肢体痿弱，肌肉萎缩。凡手足或其他部位的肌肉痿弱无力、弛缓不收者，均属痿证范畴。因多发生在下肢，故又有"痿躄"之称。西医学的感染性多发性神经炎、运动神经元病、重症肌无力、肌营养不良等病，符合本病证候特征者，可参考本节辨证论治。

　　老年痿证有寒热虚实之分，常是虚实夹杂。古代有"无热不成痿""治痿独取阳明""痿病无寒"之说，正如《证治汇补》所言"有湿热者，有痰湿者，有气虚者，有血虚者，有阴虚者，有死血者……当明辨之"。痿证证型还有肺热痿、肾阴亏痿等，临证应当细辨。老年多瘀，各型痿证常有轻重不同的血瘀证，尤其久病多见，治疗中结合活血化瘀，促进血运，改善循环，能更好地提高疗效。老年气血虚弱，活血化瘀药以丹参、三七、当归、川芎、赤芍等活血养血之品为主，破血逐瘀者少用。

　　《黄帝内经》有许多篇章对痿证进行了讨论，《素问·痿论》还做了专门论述。病因病机方面，主张"肺热叶焦"，筋脉失润；"湿热不攘"，筋脉弛缓。病证分类方面，根据五脏与五体的关系，提出了"痿躄""脉痿""筋痿""肉痿""骨痿"的分类方法。治疗方面，提出了"治痿者独取阳明"和"各补其荥而通其俞，调其虚实，和其逆顺"的针灸治痿原则。《黄帝内经》丰富的论述，为后世认识痿证奠定了理论基础。隋唐时期，将痿证列入风门，较少进行专题讨论。宋代《三因极一病证方论·五痿叙论》指出情志、劳逸致"内脏精血虚耗，荣卫失度……故致痿躄""痿躄证属内脏气不足之所为也"。金元时期，张子和对"风、痹、痿、厥"予以鉴别，《儒门事亲·指风痹痿厥近世差玄说》指出："夫四末之疾，动而或痉者，为风；不仁或痛者，为痹；弱而不用者，为痿；逆而寒热者，为厥；此其状未尝同也。故其本源，又复大异。"《丹溪治法心要·痿》不但立专篇论述痿证，而且指出病因"有热、湿痰、血虚、气虚"，明确提出痿证"不可作风治"，从而与张子和一起纠正了"风痿混同"之弊，还通过对脏腑生克补泻之阐述，说明了"泻南方、补北方"的治痿法则。明代《景岳全书·痿证》强调"非尽为火证……而败伤元气者亦有之""元气败伤，则精虚不能灌溉，血虚不能营养者亦不少"，强调精血亏虚致痿。清代《临证指南医案·痿》指出本病为"肝肾肺胃四经之病"。

一、病因病机

痿证的病因很广泛，外感、内伤均可导致痿证。正如《证治准绳·痿》所说："观其微旨，是用五志、五劳、六淫，从脏气所要者，各举其一以为例耳。若会通八十一篇而言，便见五劳、五志、六淫，尽得成五脏之热以为痿也。"

（一）肺热津伤

津液不布，感受温热毒邪，高热不退，或病后余热燔灼，伤津耗气，皆令"肺热叶焦"，不能布送津液以润泽五脏，遂成四肢肌肉筋脉失养，痿弱不用。此即《素问·痿论》"五脏因肺热叶焦，发为痿躄"之谓也。

（二）湿热浸淫，气血不运

外感湿热之邪，或久居湿地，冒受雨露，感受寒湿之邪郁遏化热，或饮食不节，生冷肥甘太过，损伤脾胃，脾不能运化水湿而内生湿热，若湿热未及时清除，濡滞肌肉，浸淫经脉，气血不运，肌肉筋脉失养而发为痿证。此即《素问·生气通天论》所谓"湿热不攘，大筋软短，小筋弛长，软短为拘，弛长为痿"之义。

（三）脾胃受损，精血不足

脾胃为后天之本，气血生化之源，五脏六腑、四肢百骸赖以温煦滋养。若素体虚弱，久病成虚，或饮食不节，脾胃受损，脾胃既不能运化水谷以化生气血而精血不足，也不能转输精微，五脏失其润养，筋脉失其滋煦，故发为痿证。正如《医宗必读·痿》所云："阳明者胃也，主纳水谷，化精微以滋养表里，故为五脏六腑之海，而下润宗筋……主束骨而利机关""阳明虚则血气少，不能润养宗筋，故弛纵，宗筋纵则带脉不能收引，故足痿不用"。

（四）肝肾亏损，髓枯筋痿

《脾胃论·脾胃虚弱随时为病随病制方》曰："夫痿者，湿热乘肾肝也，当急去之，不然则下焦元气竭尽而成软瘫。"素体肝肾亏虚，或因房色太过，乘醉入房，精损难复；或因劳役太过而致肝肾亏损；或五志失调，火起于内，耗灼精血，均可致肝肾亏损。肝血不足，肾精亏虚，肝不主筋，肾不主骨，髓枯筋痿，肌肉也随之不用，发为痿证。另外，也有因实致虚者，如湿热留滞不化，下注于肝肾，久则亦能损伤，导致筋骨失养。

由上可知，痿证的病因有外感、内伤。病位虽在肌肉筋脉，但关乎五脏，尤以肝肾肺胃最为密切，因肝藏血主筋，肾藏精生髓，津生于胃，肺通调布散津液，故《临证指南医案·痿》强调本病为"肝肾肺胃四经之病"。其病机则为热伤肺津，津液不布；湿热浸淫经络，气血不运；脾胃受损，气血精微生化不足；肝肾亏损，髓枯筋痿。而且这些病机常可互相传变，如肺热叶焦，津失敷布，则五脏失濡，内热互起；肾水不亏，水不制火，则火灼肺金，导致肺热津伤；脾虚与湿热更是互为因果，湿热亦能下注于肝肾，伤及肝肾之阴。归根结底，痿证是五脏内伤、精血受损、肌肉筋脉失于滋养所致。故其病理性质有虚有实，一般是热证、虚证居多，虚实夹杂者亦不少见。热证以虚热为多，湿热为患则属实；虚证为精血亏虚，亦有气虚者；因虚不运，痰湿、死血、湿热、湿邪、积滞等，都可兼夹发生。故《证治汇补·痿躄》说："内热成痿，此论病之本也，若有感发，必因所挟而致。"

二、临床表现

本病以筋脉弛缓，肢体肌肉软弱无力，不能随意活动，甚至肌肉萎缩或瘫痪为主要证候特征。但因证不同，临床表现各异。有急性起病，进行性加重者；有缓慢发病者；也有时轻时重，周期性发作者；有疲劳后发病者，有睡卧后发作者；有以女性多见，有以男性为主者；一般以下肢发病多见，也有见于上肢、肩背者，有影响窍隧，难于张口、睁目者，甚至瘫痪于床者；有以肢体近端肌肉弱于远端者，或以肢体远端肌肉弱于近端者。初则仅为肌肉软弱无力，久则肌肉萎缩不用。

三、诊断与鉴别诊断

（一）诊断

以下肢或上肢、一侧或双侧肢体筋脉弛缓，痿软无力，甚至肌肉萎缩、瘫痪为主证。

缓慢起病，或急性发作者。

具有感受外邪与内伤积损的病因，或有反复发作史者。

西医学神经系统检查肌力降低，肌萎缩，或肌电图、肌活检与酶学检查，符合神经、肌肉系统相关疾病诊断者。

（二）鉴别诊断

1. 痹证

久病痹证，也有肌肉消瘦者，与本病相似，但均有关节、肢体疼痛，与本病力弱不痛有根本的区别。

2. 风痱

风痱以步履不正、手足笨拙、动作不准、废而不用为主证，常伴有舌体病变，言语不利；而痿证则以力弱、肌肉萎缩为主证，两者有所区别。两者均可隐袭起病，病久也可痿痱并病。

四、辨证要点与治疗原则

（一）辨证要点

1. 辨虚实

凡起病急，发展较快，肢体力弱，或拘急麻木，肌肉萎缩尚不明显，属实证；而起病缓慢，渐进加重，病程长，肢体弛缓，肌肉萎缩明显者，多属虚证。

2. 辨脏腑

发生于热病过程中，或热病之后，伴咽干咳嗽者，病变在肺；若面色萎黄不华，食少便溏者，病变在脾胃；起病缓慢，腰脊酸软，遗精耳鸣，月经不调，病变在肝肾。

（二）治疗原则

1. 独取阳明

即指治痿证应重视调理脾胃，因脾胃为后天之本，肺之津液来源于脾胃，肝肾的精血来源于脾胃的生化，只有脾胃健运，津液精血之源生化，才能充养肢体筋脉，有助于痿证的康复。所谓调理不尽属于补益，脾胃虚弱者固当健脾益胃，而脾胃为湿热所困者，又当清胃火去湿热，皆属治阳明调理之法。所谓"独取"，乃重视之意，不应理解为"唯独"之法。

2. 泻南补北

南方属火，北方属水，即指治痿证应重视滋阴清热，因肝肾精血不足，不能濡养筋脉，且阴虚则火旺，火旺则阴更亏，故滋阴可充养精血以润养筋骨，且滋阴有助于降火；外感热毒，当清热解毒，火清热去则不再灼阴耗精，有存阴保津之效。若属虚火当滋阴以降火；若湿热当清热化湿而不伤阴。

3. 治兼夹证

在调理脾胃、滋阴清热的基础上，对痿证的兼夹证要予以兼顾治疗，视其所夹湿热、痰湿、瘀血、积滞等，分别治以清湿热、化痰浊、祛瘀血、消积滞或清郁热等，辨证论治，才能收效。

4. 慎用风药

因治风之剂皆为发散风邪、开通腠理之药，若误用之，阴血愈燥酿成坏病。至于因七情六欲太过而成痿者，必以调理气机为法，盖气化改善，百脉皆通，其病可愈，即吴师机所谓"气血流通即是补"之理。

五、中医调治与养生

（一）方药调治

1. 肺热津伤

症状：病起发热之时，或热退后突然肢体软弱无力，皮肤枯燥，心烦口渴，咽干咳呛少痰，小便短少，大便秘结，舌红苔黄，脉细数。

治法：清热润肺，濡养筋脉。

方药：清燥救肺汤。

方义分析：方中以人参、麦冬、生甘草甘润生津，益气养阴；生石膏、霜桑叶、苦杏仁、火麻仁宣肺清热，润燥降逆；蜜炙枇杷叶、阿胶、炒胡麻仁润肺滋阴清燥。若壮热，口渴，汗多，则重用生石膏，还可加银花、连翘以清热解毒，养阴生津。若咳呛少痰，加炙瓜蒌、桑白皮、川贝、知母润肺止咳化痰。咽干不利者，加花粉、玉竹、百合养阴生津。若身热退净，食欲减退，口燥咽干较甚，证属肺胃阴伤，宜用益胃汤加薏苡仁、山药、生谷芽之类，益胃生津。本证肺热而津已伤，勿滥用苦寒、香燥、辛温之品重亡津液，可佐养胃清火之药，如沙参、玉竹、山药之类，胃火清则肺金肃，也是"治痿独取阳明"之法。

2. 湿热浸淫

症状：四肢痿软，肢体困重，或微肿麻木，尤多见于下肢，或足胫热蒸，或发热，胸脘痞闷，小便赤涩；舌红苔黄腻，脉细数而濡。

治法：清热燥湿，通利筋脉。

方药：加味二妙散。

方义分析：方中黄柏苦寒清热燥湿；苍术健脾燥湿；萆薢导湿热从小便而出；当归、牛膝活血通络；龟板滋阴潜阳，养肾壮骨。全方合用，有清化下焦湿热而又不伤阴之效。若湿盛，伴胸脘痞闷，肢重且肿，可加厚朴、薏苡仁、茯苓、泽泻理气化湿。若长夏雨季，酌加藿香、佩兰芳香化浊。若形体消瘦，自觉足胫热气上腾，心烦，舌红或苔中剥，脉细数，为热甚伤阴，上方去苍术加生地、麦冬以养阴清热。如肢体麻木，关节运动不利，舌质紫，脉细涩，为夹瘀之证，加赤芍、丹参、红花活血通络。本证重在清热燥湿，不可急于填补，以免助湿恋邪，或热已伤阴，则应清养，仍需注意养阴而不得碍湿。

3. 脾胃亏虚

症状：肢体痿软无力日重，食少纳呆，腹胀便溏，面浮不华，神疲乏力，舌淡，舌体胖大，苔薄白，脉沉细或沉弱。

治法：健脾益气。

方药：参苓白术散。

方义分析：方中人参、白术、山药、扁豆、莲子肉甘温健脾益气；茯苓、薏苡仁健脾渗湿；陈皮、砂仁和胃醒脾。若肥人多痰，可用六君子汤补脾化痰。中气不足，可用补中益气汤。心悸气短者，加黄芪、当归益气生血。如肌肉麻木不仁，苔白腻，加橘络、白芥子化痰通络。消瘦，舌质紫暗者，可用圣愈汤益气养血，再加桃仁、红花、牛膝活血化瘀。

4. 肝肾亏损

症状：起病缓慢，四肢痿弱无力，腰脊酸软，不能久立，或伴眩晕、耳鸣、遗精早泄，或月经不调，甚至步履全废，腿胫大肉渐脱，舌红少苔，脉沉细数。

治法：补益肝肾，滋阴清热。

方药：虎潜丸。

方义分析：方中虎骨（可用狗骨代）、牛膝壮筋骨、利关节；锁阳温肾益精；当归、白芍养血柔肝荣筋；黄柏、知母、熟地、龟板滋阴补肾清热；少佐陈皮以利气，干姜以通阳。本方治肝肾阴亏有热的痿证，为肝肾亏损证的基本方。热甚者去锁阳、干姜，或用六味地黄丸加牛骨髓、猪骨髓、鹿角胶、枸杞子、砂仁治之。兼见面色萎黄不华，心悸，舌淡红，脉细弱者，加黄芪、党参、当归、鸡血藤以补养气血。久病阴损及阳，症见怕冷，阳痿，小便清长，舌淡，脉沉细无力者，不可用凉药以伐生气，虎潜丸去黄柏、知母，酌加鹿角片、补骨脂、肉桂、附子等补肾壮阳。此外，也可加紫河车粉，或用牛骨髓、猪骨髓煮熟，捣烂和入米粉，再用白糖或红糖调服。本证以阴虚挟热者为多，但应分清有热无热，虚火当滋肾，无火当填精，阳虚者则又当温煦为治。各证都可结合针灸、推拿、气功等综合治疗，有助于提高痿证的治疗效果。

（二）经络调治

1. 常规治疗

辨证：痿证以四肢筋肉弛缓无力，失去活动功能为主证。凡起病急，发展快，属于肺热津伤或湿热浸淫者，多属实证；病史较久，起病与发展较慢，属于肝肾亏损者，多属虚证。凡兼见发热，咳嗽，烦心，口渴，小便短赤，大便干燥，舌红苔黄，脉细数者，属肺热津伤证。凡兼见身重，胸脘痞闷，小便混浊，舌苔黄腻，脉濡数者，为湿热证。凡兼见腰脊酸软，遗精早泄，头晕目眩，少苔舌红，脉细数者，为肝肾亏损证。

治则：疏通经气，濡养筋骨。

治法：取阳明经穴为主。属于肺热及湿热者，单针不灸用泻法，或兼用皮肤针叩刺；肝肾阴亏者，针用补法并灸。

处方：手三里、中脘、胃俞、脾俞、足三里、阳陵泉、三阴交。上肢配肩髎、曲池、合谷、阳溪、外关、后溪；下肢配环跳、髀关、梁丘、悬钟、解溪。

方义分析：本证取穴侧重于阳明经，并佐其他经穴通经活络，疏利筋骨，乃宗《素问·痿论》"治痿独取阳明"之说。阳明为多气多血之经，内关脾胃，脾胃为五脏六腑之海，主润泽与调养宗筋，而宗筋主约束骨骼，有利于关节运动。另外，阳明经与冲脉会合于气街，冲脉为"十二经之海"，有涵蓄十二经气血的作用，故阳明可总调十二经气血。此外，阳明经又联系带脉和督脉，带脉约束诸经，督脉调节蓄溢诸阳经气血。故阳明虚，则诸经不足，不能濡润宗筋，发为痿证。所以痿证的治疗，当以调节阳明为主。方中取中脘、手三里、胃俞、脾俞、足三里、三阴交等穴，旨在调理脾胃，补益气血，润宗筋，养肌肉，利关节。佐以阳陵泉，可舒筋通络。上下肢配穴，亦宗此法，以加强疗效。

随症选穴：肺热者配尺泽、肺俞；湿热者配阴陵泉、商丘、内庭；肝肾亏损者配肝俞、肾俞、太冲、太溪、绝骨。

2. 其他疗法

（1）耳针

取穴：肺、胃、大肠、肝、肾、脾、神门、相应部位。

刺法：每次选 3～5 穴，强刺激，留针 15～30 分钟，隔日 1 次，10 次为 1 个疗程。

（2）皮肤针

取穴：背部足太阳经、手足阳明经。

方法：用皮肤针轻度叩刺，隔日 1 次，10 次为 1 个疗程。

（3）头针

取穴：运动区、感觉区、足运区。

方法：用15寸长毫针沿皮刺入，捻转1～2分钟，然后通电15～20分钟。

（4）穴位注射

取穴：根据瘫痪部，选取上肢或下肢腧穴。

方法：用维生素 B_1 或维生素 B_{12} 注射液，每穴注入 0.5 mL；每日治疗 1 次。

（5）电针

取穴：根据处方选取 2 个腧穴。

方法：针刺得气后，连接电疗机，用低频率，每分钟 60 次以内，电流强度以肌肉出现有节律的跳动为止。隔日 1 次，10 次为 1 个疗程。

（三）预防与养生

针对病因预防，如锻炼身体，增强体质，防潮湿，适寒温，避免感受外邪；饮食有节，起居有时，不妄作劳及根据体质服用一些药物，如易感冒者服用玉屏风散，脾胃虚弱者服用六君子丸，老年人常服六味地黄丸等，可起到一定的预防作用。

突然发病或发热的患者，应卧床休息。对高热患者应注意病室通风和降温处理。对神志昏迷、呼吸困难、吞咽困难者，应特别护理，密切观察病情，及时做出应急处理。对痿废的肢体要进行按摩、理疗、锻炼以免肌肉进一步萎缩；长期卧床者，要按时帮助翻身，避免褥疮发生，同时做好防寒保暖，避免冻伤和烫伤。饮食上宜清淡而富于营养，少食辛辣肥甘、醇酒，以免助热生痰。

六、预后与转归

本病的各证候间常相互转化，如外感湿热，热盛伤津，可转化为肺胃阴虚；若湿热浸淫，迁延日久，下注肝肾，则致肝肾亏损；如肝肾阴虚，日久不复，阴损及阳则出现阳虚证候，或为阴阳两虚之证；痿证日久，影响气血运行，则常夹瘀滞。

本病的预后取决于发病原因、起病经过、病情轻重及治疗当否等。一般为外感所致，起病虽急，若治疗及时，诊治无误，部分病例可获痊愈，预后亦佳；若外感致痿，失治误治，以及内伤成痿，缓慢起病，但渐至于大肉脱削，百节缓纵不收，脏气损伤已可概见，虽经多年治疗，效果多欠佳，预后也差。若出现呼吸困难，吞咽困难，为肺脾脏气极虚的表现，预后较差。

七、结语

痿证是以肢体痿弱，不能随意运动，甚至肌肉萎缩为临床特征的病证，是由外感六淫、内伤七情、房劳过度、饮食不节等因素，导致热邪灼津，脏腑亏损或湿热阻滞，气血津液阴精亏虚或不运，肌肉筋脉失养而引起，但涉及肺胃肝肾，其病变虚多实少，热多寒少。治疗上采用调理脾胃、滋肾清热即"治痿独取阳明"和"泻南方，补北方"两大治则，以实现益气养血、滋液填精、温煦濡养肌肉筋脉的目的。湿热、痰浊、瘀血阻滞所致者，又当采用化湿、清热、活血等治法，以畅其气血津精的运行。虚实夹杂者，补虚祛邪兼顾治疗。加强肢体活动和按摩、防止肌肉萎缩、预防褥疮等调护措施对痿证的康复十分重要。

八、临证备要

（一）祛邪不可伤正，补益防止助邪

本病多属五脏内伤，精血受损，阴虚火旺。临床一般虚证居多，或虚实错杂，实证、寒证较少。因此，补虚要分清气虚还是阴虚，气虚治阳明，阴虚补肝肾。临证又有夹湿、夹热、夹痰、夹瘀者，治疗时还当配合利湿、清热、化痰、祛瘀等法。此外，本病常有湿热、痰湿为患，用苦寒、燥湿、辛温等药物时要注意祛邪勿伤正，时时注意护阴，补虚扶正亦当防止恋邪助邪。

（二）重视调畅气血

痿证日久，坐卧少动，气血亏虚，运行不畅，因此在治疗时可酌情配合养血活血通脉之品，即如吴师机所言"气血流通即是补"。若元气亏损，气虚血滞成痿，又当补气化瘀。因情欲太过而成痿者，必以调理气机为法，盖气化正常，气机畅顺，百脉皆通，其病可愈。

（三）"治痿独取阳明"

所谓"独取阳明"，主要是指采用补益脾胃的方法治疗痿证。肺之津液来源于脾胃，肝肾的精血亦有赖于脾胃的生化，所以胃津不足者，宜养阴益胃，脾胃虚弱者，应益气健脾。脾胃功能健旺，饮食得增，气血津液充足，脏腑功能旺盛，筋脉得以濡养，有利于痿证恢复。其次，"独取阳明"尚包括祛除邪气，调理脾胃。《灵枢·根结》指出："故痿疾者取之阳明，视有余不足，无所止息者，真气稽留，邪气居之也。"《症因脉治·痿证论》指出："今言独取阳明者，以痿证及阳明实热致病耳清除积热，则二便如常，脾胃清合，输化水谷，生精养血，主润宗筋，而利机关。"可见清阳明之热亦属"独取阳明"之范畴。对于"治痿独取阳明"，临床可以从以下三方面来理解：一是不论选方用药，针灸取穴，都应重视补益脾胃；二是"独取阳明"包括清胃火、祛湿热，以调理脾胃；三是临证时要重视辨证论治。

（四）治痿慎用风药

《丹溪心法》指出："痿证断不可作风治而用风药。"《景岳全书》亦指出："痿证最忌发表，亦恐伤阴。"痿证多虚，实证亦多偏热，治风之剂，皆发散之品，若误用之，阴血愈燥，常酿成坏病。

（五）配合针灸治疗

《素问·痿论》："各补其荥而通俞，调其虚实，和其逆顺"，是针刺治疗痿证的一个重要原则，为历代医家所重视。对痿证的治疗除内服药物外，还应配合针灸、推拿等综合疗法，并应加强肢体活动，有助于提高疗效。

（六）急性发病

要注意患者的呼吸状况，防止呼吸肌麻痹；吞咽困难者，要注意患者体位和有无肺炎的发生；急性瘫痪者，要尽量使患者肢体保持功能位，并适度活动以防止发生关节僵直。

九、古籍选录

《素问·痿论》:"肺主身之皮毛,心主身之血脉,肝主身之筋膜,脾主身之肌肉,肾主身之骨髓。故肺热叶焦,则皮毛虚弱急薄,甚则生痿躄也;心气热,则下脉厥而上,上则下脉虚,虚则生脉痿,枢折挈,胫纵,而不任地也;肝气热,则胆热口苦,筋膜干,筋膜干则筋急而挛,发为筋痿;脾气热,则胃干而渴,肌肉不仁,发为肉痿;肾气热,则腰脊不举,骨枯而髓减,发为骨痿。帝曰:……论言治痿者独取阳明何也? 岐伯曰:阳明者,五脏六腑之海,主润宗筋,宗筋主束骨而利机关也。冲脉者,经脉之海也,主渗灌溪谷,与阳明合于宗筋,阴阳拥宗筋之会,会于气街,而阳明为之长,皆属于带脉而络于督脉,故阳明虚则宗筋纵,带脉不引,故足痿不用也。"

《局方发挥·局方总论》:"诸痿皆起于肺热,传入五脏,散为诸证,大抵只宜补养,若作夕感风邪治之,宁免实实虚虚之祸乎? 诸痿生于肺热,只此一句便见治法大意。经曰:东方实,西方虚,泻南方,补北方。此固是就生克言补泻。而大经大法不外于此……五行之中,唯火有二,肾虽有二,水居其一,阳常有余,阴常不足,故经曰一水不胜二火……若嗜欲无节,则水失所养,火寡于畏而侮所胜,肺得火邪而热矣……肺受热则金失所养,木寡于畏而侮所胜,脾得木邪而伤矣。肺热则不能管摄一身,脾伤则四肢不能为用而诸痿之病作。泻南方则肺金清而东方不实,何脾伤之有? 补北方则心火降而西方不虚,何肺热之有? 故阳明实则宗筋润,能束骨而利机关矣。治痿之法,无出于此。"

《儒门事亲·指风痹痿厥近世差玄说》:"大抵痿之为病,皆因客热而成。……总因肺受火热叶焦之故,相传于四脏,痿证成矣。痿证无寒,若痿作寒治,是不刃而杀之。"

《景岳全书·痿证》:"痿证之义,《内经》言之详矣。观所列五脏之证,皆言为热,而五脏之证,又总由肺热叶焦,以致金燥水亏,乃成痿证;如丹溪之论治,诚得之矣。然细察经文,又曰:悲哀太甚则胞络绝,传为脉痿;思想无穷,所愿不得,发为筋痿;有渐于湿,以水为事,发为肉痿之类,则又非尽为火证,此其有余不尽之意,犹有可知。故因此而生火者有之,因此而败伤元气者亦有之。……若概从火论；则恐真阳亏败及土衰水涸者，有不能堪。故当酌寒热之浅深，审虚实之缓急，以施治疗，庶得治痿之全矣。"

《罗氏会约医镜·论痿证》："火邪伏于胃中，但能杀谷，而不能长养气血。治者，使阳明火邪毋干于气血之中，则湿热清而筋骨自强，此经不言补而言取者，取去阳明之热邪耳。"

《张氏医通·痿证》："痿证病因，虽曰不一，大都起于阳明。湿热内蕴则肺受热乘而日槁，脾受湿淫而日益，遂成上枯下湿之候。举世靡不以肾虚为事，至于阳明湿热，从无凿及之者。或云痿病既属湿热，何古方多用辛热而愈者，殊不知湿热沉滞既久，非借辛热之力，不能开通经隧，原非为肾脏虚寒而设也。若真阳未衰，概行温补，而不知清热渗湿，能无仅助湿热之悲耶？"

《医林改错·瘫痿论》："岂知痹证日久，能令腿瘫，瘫后仍然腿痛。痿证是忽然两腿不动，始终无疼痛之苦。倘标本不清，虚实混淆，宁不误人。"

《临证指南医案·痿》："经云肺热叶焦，则生痿躄，又云治痿独取阳明，以及脉痿、筋痿、肉痿、骨痿之论，内经于痿证一门，可谓详审精密矣。奈后贤不解病情，以诸痿一症，或附录于虚劳，或散见于风湿，大失经旨，赖丹溪先生特表而出之，惜乎其言之未备也。夫痿证之旨，不外乎肝肾肺胃四经之病。盖肝主筋，肝伤则四肢不为人用而筋骨拘挛。肾藏精，精血相生，精虚则不能灌溉诸末，血虚则不能营养筋骨。肺主气，为清高之脏，肺虚则高源化绝，化绝则水涸，水涸则不能濡润筋骨。阳明为宗筋之长，阳明虚则宗筋纵，宗筋纵则不能束筋骨以流利机关。此不能步履，痿弱筋缩之症作矣。故先生治痿，无一定之法，用方无独执之见。如冲任虚寒而成痿者，通阳摄阴，兼实奇脉为主；湿热沿着下焦而成痿者，用苦辛寒燥为主；肾阳奇脉兼虚者，用通纳八脉、收拾散越之阴阳为主；如下焦阴虚及肝肾虚而成痿者，用河间地黄饮子、虎潜诸法，填纳下焦，和肝息风为主；阳明脉空，厥阴风动而成痿者，用通摄为主；肝肾虚而兼湿热蒸灼筋骨，而成痿者，益下佐以温通脉络，兼清热利湿为主；胃阳肾督皆虚者，两固中下为主；阳明虚，营络热及内风动而成痿者，以清营热息风为主；肺热叶焦而成痿者，用甘寒清上热为主；邪风入络而成痿者以解毒宣行为主；精血内夺，奇脉少气而成痿者，以填补精髓为主。"

第二十节　腰　痛

腰痛是指腰部感受外邪，或因劳伤，或由肾虚而引起气血运行失调、脉络绌急、腰府失养而导致的以腰部一侧或两侧疼痛为主要症状的一类病证。腰痛一年四季都可发生，其发病率较高，国外有报告认为世界人口的 80% 患过腰痛。在人口老龄化、疾病、工作、腰肌劳损等因素的影响下，因老年人抵抗力下降、体质衰弱，容易受到风寒湿邪侵袭，又因多年的辛劳，容易引发慢性劳损，特别是脊椎组织退化，附近肌力降低，出现腰痛的症状越来越多，对老年人的生活造成了严重的影响，且随着疾病的发展甚至会造成患者的活动受限。西医学中的风湿性腰痛、腰肌劳损、脊柱病变之腰痛等，可参照本节辨证论治。

腰痛一病，古代文献早有论述。《素问·脉要精微论》指出："腰者，肾之府，转摇不能，肾将惫矣"，说明肾虚腰痛的特点。《素问·刺腰痛》认为腰痛主要属于足六经之病，并分别阐述了足三阳、足三阴及奇经八脉经络病变时发生腰痛的特征和相应的针灸治疗。《黄帝内经》在其他篇章还分别叙述了腰痛的性质、部位与范围，并提出病因以虚、寒、湿为主。《金匮要略》已开始对腰痛进行辨证论治，创肾虚腰痛用肾气丸、寒湿腰痛用干姜苓术汤治疗，两方一直为后世所重视。隋代《诸病源候论》在病因学上，充实了"坠堕伤腰""劳损于肾"等病因，分类上分为卒腰痛与久腰痛。唐代《千金要方》《外台秘要》增加了按摩、宣导疗法和护理等内容。金元时期对腰痛的认识已经比较充分，如《丹溪心法·腰痛》指出腰痛病因有"湿热、肾虚、瘀血、挫闪、痰积"，并强调肾虚的重要作用。清代对腰痛病因病机和证治规律已有系统的认识和丰富的临床经验。《七松岩集·腰痛》指出："然痛有虚实之分，所谓虚者，是两肾之精神气血虚也，凡言虚证，皆两肾自病耳。所谓实者，非肾家自实，是两腰经络血脉之中，为风寒湿之所侵，闪肭挫气之所碍，腰内空腔之中，为湿痰瘀血凝滞不通而为痛，当依据脉证辨析而分治之"，对腰痛常见病因和分型做了概括。《证治汇补·腰痛》指出："唯补肾为先，而后随邪之所见者以施治，标急则治标，本急则治本，初痛宜疏邪滞，理经隧，久痛宜补真元，养血气"，这种分清标本先后缓急的治疗原则，对临床很有意义。

一、病因病机

（一）外邪侵袭

多由居处潮湿，或劳作汗出当风，衣裹冷湿，或冒雨着凉，或长夏之季，劳作于湿热交蒸之处，寒湿、湿热、暑热等六淫邪毒乘劳作之虚，侵袭腰府，造成腰部经脉受阻、气血不畅而发生腰痛。若寒邪为病，寒伤阳，主收引，腰府阳气既虚，络脉又壅遏拘急故生腰痛。若湿邪为病，湿性重着、黏滞、下趋，滞碍气机，可使腰府经气郁而不行，血络瘀而不畅，以致肌肉筋脉拘急而发腰痛。感受湿热之邪，热伤阴，湿伤阳，且湿热黏滞，壅遏经脉，气血郁而不行而腰痛。

（二）气滞血瘀

腰部持续用力，劳作太过，或长期体位不正，或腰部用力不当，屏气闪挫，跌仆外伤，劳损腰府筋脉气血，或久病入络，气血运行不畅，均可使腰部气机壅滞，血络瘀阻而生腰痛。

（三）肾亏体虚

《灵枢·五癃津液别》曰："虚，故腰背痛而胫酸。"《景岳全书·腰痛》曰："腰痛之虚证十居八九。"先天禀赋不足，加之劳累太过，或久病体虚，或年老体衰，或房事不节，以致肾精亏损，无以濡养腰府筋脉而发生腰痛。历代医家都重视肾亏体虚是腰痛的重要病机。

腰为肾之府，乃肾之精气所溉之域。肾与膀胱相表里，足太阳经过之。此外，任、督、冲、带诸脉亦布其间，故内伤则不外肾虚。而外感风寒湿热诸邪，以湿性黏滞，湿流下，最易痹着腰部，所以外感总离不开湿邪为患。内外二因，相互影响，如《杂病源流犀烛·腰痛病源流》指出："腰痛，精气虚而邪客病也。……肾虚其本也，风寒湿热痰饮，气滞血瘀闪挫其标也，或从标，或从本，贵无失其宜而已"，说明肾虚是发病关键所在，风寒湿热的痹阻不行，常因肾虚而客，否则虽感外邪，亦不致出现腰痛。至于劳力扭伤，则和瘀血有关，临床上亦不少见。

二、临床表现

腰部一侧或两侧疼痛为本病的基本临床特征。因病理性质的不同而有种种表现。发病多缓慢发病，病程较久，或急性起病，病程较短。疼痛性质有隐痛、胀痛、酸痛、濡痛、绵绵作痛、刺痛、腰痛如折；腰痛喜按，腰痛拒按；冷痛，得热则解，热痛，遇热更甚。腰痛与气候变化有关，腰痛与气候变化无关。腰痛劳累加重，休息缓解。腰痛影响功能活动，腰"转摇不能""不可以俯仰"。腰痛固定，腰痛放射其他部位，引起腰脊强、腰背痛、腰股痛、腰尻痛、腰痛引少腹等。

三、诊断与鉴别诊断

（一）诊断

自觉一侧或两侧腰痛为主证，或痛势绵绵，时作时止，遇劳则剧，得逸则缓，按之则减；或痛处固定，胀痛不适；或如锥刺，按之痛甚。

具有腰部感受外邪如外伤、劳损等病史。

有关实验室检查或腰部 X 线片，提示西医学风湿性腰痛、腰肌劳损、强直性脊柱炎、腰椎骨质增生等诊断者，有助于本病的诊断。

（二）鉴别诊断

1. 肾着

肾着虽有腰部沉重冷痛，与腰痛相似，但多有身体沉重，腰以下冷，腹重下坠等，为一个独立性疾病，需做鉴别。

2. 腰软

虚证腰痛可伴有腰软，但腰软是以腰部软弱无力为特征，少有腰痛，多伴见发育迟缓而表现为头项软弱、手软、足软、鸡胸等，多发生在青少年。

3. 淋证

淋证中的热淋、石淋常伴有腰痛，但必伴有小便频急、短涩量少或小便中带血等症状，可与本病鉴别。

四、辨证要点与治疗原则

（一）辨证要点

1. 辨外感内伤

有久居冷湿，劳汗当风，冒受湿热，或腰部过度劳累、跌仆伤损病史，起病急骤，或腰痛不能转侧，表现为气滞血瘀征象者，为外感腰痛；年老体虚，或具烦劳过度、七情内伤、气血亏虚病史，起病缓慢，腰痛绵绵，时作时止，表现为肾虚证候者，属内伤腰痛。

2. 辨标本虚实

肾精不足，气血亏虚为本；邪气内阻，经络壅滞为标。《景岳全书·腰痛》说："既无表邪，又无湿热，或以年衰，或以劳苦，或以酒色斫丧，或以七情忧郁，则悉属真阴虚证。"

（二）治疗原则

腰痛分虚实论治，虚者以补肾壮腰为主，兼调养气血；实者祛邪活络为要，针对病因，施之以活血化瘀、散寒除湿、清泄湿热等法。虚实兼夹者，分清主次，标本兼顾治疗。

五、中医调治与养生

（一）方药调治

1. 寒湿腰痛

症状：腰部冷痛重着，转侧不利，逐渐加重，每遇阴雨天或腰部感寒后加剧，痛处喜温，得热则减，苔白腻而润，脉沉紧或沉迟。

治法：散寒除湿，温经通络。

方药：渗湿汤。

方义分析：方中干姜、甘草、丁香散寒温中，以壮脾阳；苍术、白术、橘红健脾燥湿；茯苓健脾渗湿。诸药合用，温运脾阳以散寒，健运脾气以化湿利湿，故寒去湿除，诸症可解。寒甚痛剧，拘急不适，肢冷面白者，加附子、肉桂、白芷以温阳散寒。湿盛阳微，腰身重滞，加独活、五加皮除湿通络。兼有风象，痛走不定者，加防风、羌活疏风散邪。病久不愈，累伤正气者，改用独活寄生汤扶正祛邪。寒湿之邪，易伤阳气，若年高体弱或久病不愈，势必伤及肾阳，兼见腰膝酸软、脉沉无力等症，治当散寒除湿为主，兼补肾阳，酌加菟丝子、补骨脂、金毛狗脊，以助温阳散寒。本证配合温熨疗法效果较好。以食盐炒热，纱布包裹温熨痛处，冷则炒热再熨，每日 4 次左右；或以坎离砂温熨患处，药用当归 38 g，川芎 50 g，透骨草 50 g，防风 50 g，铁屑 10 kg，上 5 味，除铁屑外，余药加醋煎煮 2 次，先将铁屑烧红，以上煎煮液粹之，晾干，粉碎成粗末，用时加醋适量拌之，外以纱布包裹敷患处。

2. 湿热腰痛

症状：腰髋弛痛，牵掣拘急，痛处伴有热感，每于夏季或腰部着热后痛剧，遇冷痛减，口渴不欲饮，尿色黄赤，或午后身热，微汗出，舌红苔黄腻，脉濡数或弦数。

治法：清热利湿，舒筋活络。

方药：加味二妙散。

方义分析：方中以黄柏、苍术辛开苦燥以清化湿热，绝其病源；防己、萆薢利湿活络，畅达气机；当归、牛膝养血活血，引药下行直达病所；龟板补肾滋肾，既防苦燥伤阴，又寓已病防变。诸药合用，寓攻于补，攻补兼施，使湿热去而不伤正。临证多加土茯苓、木瓜以渗湿舒筋，加强药效。热重烦痛，口渴尿赤者，加栀子、生石膏、银花藤、滑石以清热除烦。湿偏重，伴身重痛、纳呆者，加蚕沙、木通等除湿通络。兼有风象而见咽喉肿痛、脉浮数者，加柴胡、黄芩、僵蚕发散风邪。湿热日久兼有伤阴之象者，加二至丸以滋阴补肾。

3. 瘀血腰痛

症状：痛处固定，或胀痛不适，或痛如锥刺，日轻夜重，或持续不解，活动不利，甚则不能转侧，痛处拒按，面晦唇暗，舌质隐青或有瘀斑，脉多弦涩或细数。病程迁延，常有外伤、劳损史。

治法：活血化瘀，理气止痛。

方药：身痛逐瘀汤。

方义分析：方中以当归、川芎、桃仁、红花活血化瘀，以疏达经络；配以没药、五灵脂、地龙化瘀消肿止痛；香附理气行血；牛膝强腰补肾，活血化瘀，又能引药下行直达病所。诸药合用，可使瘀去壅解，经络气血畅达而止腰痛。因无周身疼痛，故可去原方中之秦艽、羌活，兼风湿痹痛者，仍可保留应用，甚至再加入独活、威灵仙等以兼祛风除湿。疼痛剧烈，日轻夜重，瘀血痼结者，可酌加地鳖虫、山甲珠协同方中地龙等虫类搜剔、通络祛瘀作用。由于闪挫扭伤，或体位不正而引起者，加乳香配方中之没药以活络止痛，加青皮配方中香附以行气通络之力，若为新伤也可配服七厘散。有肾虚之象而出现腰膝酸软者，加杜仲、川续断、桑寄生以强壮腰肾。本证也可配合膏药敷贴，如阿魏膏外敷腰部，方由阿魏、羌活、独活、玄参、官桂、赤芍、穿山甲、苏合香油、生地、大黄、白芷、天麻、红花、麝香、木鳖、黄丹、芒硝、乳香、没药组成；或外用成药红花油、速效跌打膏等。配合推拿与理疗，也会取得较好的疗效。

4. 肾虚腰痛

症状：腰痛以酸软为主，喜按喜揉，腿膝无力，遇劳则甚，卧则减轻，常反复发作。偏阳虚者，则少腹拘急，面色㿠白，手足不温，少气乏力，舌淡脉沉细；偏阴虚者，则心烦失眠，口燥咽干，面色潮红，手足心热，舌红少苔，脉弦细数。

治法：偏阳虚者，宜温补肾阳；偏阴虚者，宜滋补肾阴。

方药：偏阳虚者以右归丸为主方温养命门之火；偏阴虚者以左归丸为主方以滋补肾阴。

方义分析：方中用熟地、山药、山茱萸、枸杞子培补肾精，是为阴中求阳之用；杜仲强腰益精；菟丝子补益肝肾；当归补血行血。诸药合用，共奏温肾壮腰之功。方中熟地、枸杞、山茱萸、龟板胶填补肾阴；配菟丝子、鹿角胶、牛膝以温肾壮腰，肾得滋养则虚痛可除。虚火甚者，可酌加大补阴丸送服。腰痛日久不愈，无明显的阴阳偏虚者，可服用青娥丸补肾以治腰痛。肾为先天，脾为后天，二脏相济，温运周身。若肾虚日久，不能温煦脾土，或久行久立，劳力太过，腰肌劳损，常致脾气亏虚，甚则下陷，临床除有肾虚见症外，可兼见气短乏力、语声低弱、食少便溏或肾脏下垂等，治当补肾为主，佐以健脾益气、升举清阳，酌加党参、黄芪、升麻、柴胡、白术等补气升提之药，以助肾升举。

（二）经络调治

1. 常规治疗

辨证：寒湿腰痛，由于风寒湿邪浸渍经络、气血阻滞而发病，故见腰部重痛、酸麻，或拘急不可俯仰，或腰脊痛连臀腿，如迁延日久，则时轻时重，腰部发凉，值阴雨风冷则发作尤剧。腰肌劳损，因闪挫撞击未全恢复，或积累陈伤，经筋、络脉受损，瘀血凝滞所致，故腰痛每遇劳累时发作，腰部触之僵硬或有牵制感，其痛固定不移，转侧为甚。肾虚腰痛，多因操劳过度，或房劳伤肾，精气耗损，腰部筋脉失于濡养导致，故腰部隐隐作痛，酸软无力。兼见神倦、腰冷、滑精、脉沉者为肾阳虚；伴有虚烦、溲黄、脉细数、舌红者属肾阴虚。

治则：疏通经络，补益肾气。

治法：取足太阳、督脉经穴为主。根据证候虚实，酌用毫针补泻，或平补平泻，或针灸并用。

处方：肾俞、腰阳关、大肠俞、秩边、委中。

随症选穴：寒湿者配命门、阴陵泉；劳损者配膈俞、水沟、次髎；肾虚者配命门、志室、飞扬、太溪。

方义分析：腰为肾之府，肾脉贯腰脊，故取肾俞补益肾气，灸之能祛除寒湿。足太阳抵腰络肾。《灵枢·终始》："病在腰者取之腘"，故取委中以通调足太阳经气，祛瘀通络，调经止痛。督脉贯脊循腰中，故取其经穴腰阳关以疏通督脉经气，再配大肠俞壮腰脊，疏理筋脉，通络止痛。秩边舒筋通络，利腰脊。寒湿者温灸命门、阴陵泉以温经散寒利湿通络。劳损者配水沟以通导阳气，行气活血，配血会膈俞，血郄、委中合次髎以活血祛瘀，通络止痛。腰痛突然发作，痛势较剧者，可取阿是穴刺络拔罐，取委中用三棱针点刺出血。

2. 其他疗法

（1）耳针

取穴：腰椎、骶椎、肾、神门。

刺法：取患侧强刺激，进针后频频捻针，并嘱患者活动腰部，做举肢、弯腰、转侧等活动。

（2）头针

取穴：下肢感觉区、足运感区。

方法：用 15 寸长毫针沿皮刺入，捻转 1～2 分钟，然后通以电针，在治疗的同时，嘱患者活动腰部。

（3）穴位注射

取穴：阿是穴。

方法：用 10% 葡萄糖注射液 10～20 mL 或加 2% 盐酸普鲁卡因 2 mL，注入压痛点。

（4）刺络拔罐法

取穴：阿是穴、委中。

方法：用皮肤针叩刺出血，再拔以火罐。

（三）预防与养生

（1）避免寒湿、湿热侵袭。改善阴冷潮湿的生活、工作环境，勿坐卧湿地，勿冒雨涉水，劳作汗出后及时擦拭身体，更换衣服，或饮姜汤水驱散风寒。

（2）注重劳动卫生。腰部用力应适当，不可强力举重，不可负重久行，坐、卧、行走保持正确姿势，若需做腰部用力或弯曲的工作时，应定时做松弛腰部肌肉的体操。

（3）注意避免跌、仆、闪、挫。

（4）劳逸适度，节制房事，勿使肾精亏损，肾阳虚败。

（5）体虚者，可适当食用、服用具有补肾的食品和药物。

（6）已患腰痛的患者，除继续注意上述事项外，腰部用力更应小心，必要时休息或戴腰托，以减轻腰部的受力负荷。根据腰痛的寒热情况，可局部进行热熨、冷敷等，慢性腰痛宜配合按摩、理疗促进其康复。湿热腰痛慎食辛辣醇酒，寒湿腰痛慎食生冷寒凉食品。

六、预后与转归

腰痛患者若能得到及时、正确的治疗，一般预后良好。但若失治误治，病延日久，痛久入络，气郁血阻于络脉，邪气益痼，营血益虚，腰部筋肉骨节失荣，可能转归或合并腰部强直、痿弱（痿病），瘫痪于床榻，则预后不良。

七、结语

腰痛一病，外感内伤均可发生，病机为风寒湿热、气滞血瘀壅滞于经络，或为肾精亏损、筋脉失养所致。因腰为肾府，但以肾虚为本，风寒湿热、气滞血瘀为标，虚者补肾壮腰为治，实者祛邪活络为法，临证分清标本缓急，分别选用散寒、除湿、清热、理气、化瘀、益精、补肾等法，若虚实夹杂，又当攻中兼补，或补中兼攻，权衡施治。配合膏贴、针灸、按摩、理疗等法可收到较好的效果。注意劳逸结合，保护肾精，注重劳动卫生，避免外伤、感受外邪等，有助于预防腰痛的发生。

八、临证备要

（一）腰痛当辨所由

《三指禅》曰："腰为肾经所居之地、膀胱经所过之区，腰痛止此二经，彼足厥阴、足阳明、足少阳经，本不行腰，而言腰痛者，牵相而痛也。"依据腰的部位，脊柱疼痛者多为椎骨病变，两侧疼痛者，多因肌肉病变；腰部钝痛，疼痛部位不明确或无明显压痛点者，有时与内脏病变有关。

（二）辨证治疗需灵活

无论外感邪气，或损伤跌仆，总以肾虚为基础；而肾虚腰痛，又以脉络不畅为条件；邪居日久，正气渐损。故本病多虚实夹杂，辨证需分清孰轻孰重，以其完全。其人阳气素盛，虽然感受寒湿，日久必化湿热，临床宜明察秋毫，切忌胶柱鼓瑟。

（三）腰痛的止痛原则

腰痛的基本病机：一为"不通则痛"，二为"不荣则痛"。从临床患者的发病来看，两者兼而有之，以标实证为主。因此，急性发作期用芍药甘草汤，以酸收甘润，酸甘化阴，缓解经络之挛急，清湿热，消局部之肿胀，止腰府及三阳经之疼痛。病久不愈者，以赤芍、炙甘草活血化瘀，缓急止痛。

（四）清热解毒药的酌加

腰痛病重患者多伴有沿三阳经疼痛伴烧灼感的症状，符合筋痹之辨证范围。从辨病的角度来看，坐骨神经痛是由于神经根炎症，神经根缺血、缺氧引起的，部分清热药物具有良好的抗炎作用，能抑制炎性的毛细血管通透性增高，减少渗出，抑制增生。如金银花对无菌性炎症，不但可抑制炎性渗出，而且具有抗炎性增生的作用。因此，常酌加金银花、蒲公英、黄柏、虎杖、丹皮、大青叶等，从中择其二味即可。

（五）活血化瘀药的选择及用量

活血化瘀药可用于各种证型的筋痹。但是使用活血化瘀药物时，在不同的阶段所选取的药物和用量也应有别。在初发急性期药味要少、量要小，如桃仁、红花，起温通血脉之作用，此期不以活血化瘀作为主要治法，因为现代医学研究的成果说明，主要的病理改变是局部的充血、水肿、炎性渗出，若大剂量用之，可加重局部的炎性渗出，使疼痛加重。病情相对缓解期，可用中等剂量的活血化瘀药物，如赤芍、延胡索等。对于病程长、屡次复发者，可选取大剂量活血化瘀、搜风通络的药物，如虻虫、水蛭、蜂房、全蝎、蜈蚣等。

（六）重视原发疾病的针对性治疗

腰痛的病因很多，外感、内伤、跌仆闪挫均属常见，腰痛又与许多疾病相关，因此临床既要辨证治疗，还要针对原发疾病，采用不同的治疗方法。如泌尿系统的感染、结石可引起腰痛，治疗可参考淋证等节，采用清热通淋排石治法；肝胆系统疾病、骨伤科疾病、妇科生殖系统疾病等，也可累及腰部，引起疼痛，治疗时首先应考虑原发疾病的治疗，切忌腰痛治腰，以免贻误病情。

（七）临证强调综合治疗

根据病情选用牵拉复位、推拿、针灸、拔罐、理疗、穴位注射、药物外敷、中药离子透入等方法，有助于疾病的治疗与康复。寒湿腰痛、肾虚腰痛、瘀血腰痛在内服药物的基础上，配合熨法治疗，将肉桂、吴茱萸、葱头、花椒四味捣匀，炒热，以绢帕裹包熨痛处，冷则再炒熨之，外用阿魏膏贴之，可提高治疗效果。

九、古籍选录

《素问·脉要精微论》："腰者，肾之府，转摇不能，肾将惫矣。"

《金匮要略·五脏风寒积聚病脉证并治》："肾着之病，其人身体重，腰中冷，如坐水中，形如水状，反不渴，小便自利，饮食如故，病属下焦，身劳汗出，衣里冷湿，久久得之，腰以下冷痛，腹重如带五千钱，甘姜苓术汤主之。"

《诸病源候论·腰背痛诸候》："劳损于肾，动伤经络，又为风冷所侵，血气击搏，故腰痛也。"

《三因极一病证方论·腰痛病论》："夫腰痛属肾虚，亦涉三因所致；在外则脏腑经络受邪，在内则忧思恐怒，以至房劳堕坠，皆能使痛。"

《丹溪心法·腰痛》："凡诸痛皆属火，寒凉药不可峻用，必用温散之药；诸痛不可用参，补气则疼愈甚。"

《证治准绳·腰痛》："有风、有湿、有寒、有热、有挫闪、有瘀血、有滞气、有痰积，皆标也，肾虚其本也。"

《景岳全书·腰痛》："腰痛证，凡悠悠戚戚，屡发不已者，肾之虚也；遇阴雨或久坐痛而重者，湿也；遇诸寒而痛，或喜暖而恶寒者，寒也；遇诸热而痛及喜寒而恶热者，热也；郁怒而痛者，气之滞也；忧愁思虑而痛者，气之虚也；劳动即痛者，肝肾之衰也。当辨其所因而治之。"

《医学心悟·腰痛》："腰痛拘急，牵引腿足，脉浮弦者，风也；腰冷如冰，喜得热手熨，脉沉迟或紧者，寒也，并用独活汤主之。腰痛如坐水中，身体沉重，腰间如带重物，脉濡细者，湿也，苍白二陈汤加独活主之。若腰重疼痛，腰间发热，痿软无力，脉弦数者，湿热也，恐成痿证，前方加黄柏主之。若因闪挫跌仆，瘀积于内，转侧如刀锥之刺，大便黑色，脉涩，或芤者，瘀血也，泽兰汤主之。走注刺痛，忽聚忽散，脉弦急者，气滞也，橘核丸主之。腰间肿，按之濡软不痛，脉滑者，痰也，二陈汤加白术、萆薢、白芥子、竹沥、姜汁主之。腰痛似脱，重按稍止，脉细弱无力者，虚也，六君子汤加杜仲、续断主之。若兼阴冷，更佐以八味丸。大抵腰痛，悉属肾虚，既夹邪气，必须祛邪。如无外邪，则唯补肾而已。"

《七松岩集·腰痛》："然痛有虚实之分，所谓肾虚者，是两肾之精神气血虚也，凡言虚证，皆两肾自病耳。所谓实者，非肾家自实，是两腰经络血脉之中，为风寒湿所侵，闪朒锉气之所碍，腰内空腔之中，为湿痰瘀血凝滞不通而为痛，当依据脉证辨析而分治之。"

第二十一节 颤 证

颤证是指由内伤积损或其他慢性病证致筋脉失荣失控，以头身肢体不自主地摇动、颤抖为主要临床表现的一种病证，古代亦称为"掉""振""摇""鼓栗""颤振"等，临床上还常见有神志方面异常的表现，与现代医学帕金森病、震颤麻痹、舞蹈病、手足徐动症有一定证候学上的交集。《证治准绳·杂病》曰："颤振，此病壮年鲜有，中年以后乃有之，老年尤多。夫老年阴血不足，少水不能制盛火，极为难治"，表明该病好发于老年人群，且极难治愈。现代研究发现，本病老年人发病较多，男性多于女性，多呈进行性加重。随着我国进入老龄化社会，颤证患者也在增多，中医治疗本病取得了一定效果。

颤证病机本质为本虚标实，老年群体体质本虚，尤以肾虚为基本特点。肾为先天之本，藏元阴元阳，肾虚精亏，可致木虚、髓不足、脑窍失养，并易引发血液运行障碍，出现血瘀。肾虚为本，血瘀继发，二者相互影响，导致老年颤证的发作，并加重病情，把握好二者病理关系，有助于进一步加强对老年颤证的认识。《黄帝内经》称本病为"掉""振掉"。《素问·五常政大论》描述了其临床表现，如"其病动摇""掉眩巅疾""掉振鼓栗"。《素问·至真要大论》曰："诸风掉眩，皆属于肝"，指出病变在肝。《素问·脉要精微论》曰："骨者髓之府，不能久立，行则振掉，骨将惫矣"，明确了病变与"髓"有关。

《黄帝内经》的论述为后世阐述本病奠定了基础。至明代，对本病的认识进一步深化，许多医家对病名、病因病机、辨证论治等方面均有较系统的论述。颤证之名直到明代王肯堂的《证治准绳》才首次提出，然历代众多医家对其病因病机有一定认识与研究，如《证治准绳·杂病·颤振》曰："颤，摇也；振，动也。筋脉约束不住而莫能任持，风之象也。……亦有头动而手足不动者……手足动而头不动者，皆木气太过而兼火之化也"，不仅指出了本病的临床特征，而且概括了本病的病机为"筋脉约束不住"，病与肝木风火有关。《医学纲目·颤振》说："颤，摇也；振，动也。风火相乘，动摇之象，比之瘛疭，其势为缓。《内经》云：诸风掉眩，皆属于肝。掉即颤振之谓也"，这里指出与瘛疭区别；还与诸禁鼓栗有别，其曰："诸禁鼓栗，如丧神守，皆属于热。鼓栗亦动摇之意也"；还指出了病因，其曰："此症多由风相合，亦有风寒所中者，亦有风挟湿痰者"。《赤水玄珠·颤振》认为颤证的病因病机是"木火上盛，肾阴不充，下虚上实，实为痰火，虚则肾亏"，属本虚标实、虚实夹杂之病，治疗应"清上补下"，体现扶正祛邪、标本兼顾的治疗原则。清代《医宗己任编·颤振》强调气血亏虚是本病的重要原因，并创造大补气血法治疗颤证。《张氏医通·颤振》较系统地总结了本病的病因病机，并列举出 13 个证候和主治方药，还以脉象判断预后，丰富了本病的理论和临床经验。

一、病因病机

本病的病因较多，以内伤为主，尤以年老体衰多见。劳欲太过、醇酒厚味、药物所伤、情志郁怒等为颤证的重要病因，但也有外感成为病因者，如《医学纲目·颤振》所说："此症多由风相合，亦有风寒所中者，亦有风挟湿痰者。"

（一）风阳内动

中年以后，肾精渐亏，若加之劳欲太过，或药物所伤，致使肾气不足，肾精亏耗，肾水不能滋养肝木，筋脉失濡，木燥而生风，肾水不能上济心火，心神失主则筋不能自收持而生颤证。也有因情志郁怒伤肝，气机不畅，阳气内郁化热生风而成。

（二）髓海不足

久病或年迈肾亏精少，或年少禀赋不足，或七情内伤，凡应事太烦则伤神。精生气，气生神，神伤则精损气耗，脑髓不足，神机失养，筋脉肢体失主而成。

（三）气血亏虚

或饮酒无度，嗜食生冷肥甘，或思虑伤脾，或药物所伤，致脾胃受损，中焦失于运化，水谷不能化生气血，则气虚血少，阳弱阴亏。头为诸阳之会，脑为髓海，今阳弱阴亏，阳气不能上煦于头，阴精不能充养于脑，神机受累，筋脉肢体失司失控而生颤证。

（四）痰热动风

多因脾肾亏虚，水津运化失常而生痰，痰湿郁久而化热生风；也有因外感风湿热毒，邪留于心，伤及肺脾，心不主五脏，肺失通调，脾失转输，痰饮内生，积久生热，热极生风。风火痰热流窜于经络，困扰于神机，筋脉失司失控而成。或有痰湿之体，积年累月，阻滞气机，气不行血而瘀滞，痰瘀阻痹经脉，气血不运，肌肉筋脉失养而不能自主者为颤证。

综上所述，本病为脑髓及肝、脾、肾等脏腑受损，引起筋脉肌肉失养和（或）失控而发生的病证，这是本病的主要病位和根本病机所在。因脑为元神之府，与心并主神机，神机出入控制四肢百骸的协调运动；肾主骨生髓，充养脑海，伎巧出焉，即肢体的精细、协调运动由肾精充养髓海而成；脾主肌肉、四肢，为气血阴阳化生之源，肾精的充养、肝筋的滋润、肌肉的温煦等均靠脾之健运、化生之气血阴阳的源源供养；肝主筋，筋系于肉，支配肌肉肢体的伸缩收持。故脑髓、肝脾肾等脏腑的共同生理功能，保证了头身肢体的协调运动，若病及其中的任一脏腑或多个脏腑，筋脉肌肉失养和（或）失控，则发生头身肢体不协调、不自主的运动而为颤证病。病理性质，虚多实少。病理因素为虚、风、痰、火、瘀。虚，以阴精亏虚为主，也有气虚、血虚甚至阳虚者，虚则不能充养脏腑，润养筋脉。风，以阴虚生风为主，也有阳亢风动或痰热化风者，风性善动，使筋脉肌肉变动不拘。痰，以禀赋痰湿之体为主，或因肺脾肾虚不能运化水湿而成，痰之为病，或阻滞肌肉筋脉，或化热而生风。火，以阴虚生内热为主，或有五志过极化火，或外感热毒所致，火热则耗灼阴津，肝肾失养，或热极风动而筋脉不宁。瘀，多因久病气血不运而继发，常痰瘀并病，阻滞经脉运行气血，筋脉肌肉失养而病。

二、临床表现

本病以头部及肢体摇动、颤抖，甚至不能持物为临床特征。发病缓慢，渐进加重。初病仅有头摇或手足微颤，尚能坚持工作和生活自理，随着病程的延长，头摇手足颤证频繁，幅度加大，甚至不能持物，食则令人代哺，或兼有项强、四肢拘急，继而肢体不灵、行动缓慢，表情淡漠、呆滞，终则口角流涎，甚或卧床不起。

三、诊断与鉴别诊断

（一）诊断

具有头部及肢体摇动、颤抖的特定临床特征。轻者头摇肢颤，重者头部震摇大动，肢体震颤不已，不能持物，食则令人代哺；继则肢体不灵，行动迟缓，表情淡漠，呆滞，口角流涎等。

多发于中老年人；男性多于女性。

起病隐袭，渐进发展加重，不能自行缓解。

测血压、查眼底，必要时做颅脑 CT 检查，具有西医学某些锥体外系疾病，如震颤麻痹等诊断依据者，有助于本病的诊断。

（二）鉴别诊断

颤证应与瘛疭相鉴别：瘛疭多见于急性热病或某些慢性疾病急性发作，其症见手足屈伸牵引，常伴发热、神昏、两目窜视，头、手颤动；颤证为一慢性疾病，以头部、肢体不自主地摇动、颤抖为主要临床表现，一般无发热、神昏及其他特殊神志改变症状，手足颤抖而无抽搐牵引。再结合病史的分析，辅以实验室及颅脑 CT 检查，两者不难鉴别。

四、辨证要点与治疗原则

（一）辨证要点

1.辨标本

以病象而言，头摇肢颤为标，脑髓与肝脾肾脏气受损为本；以病因病机而言，精气血亏虚为病之本，内风、痰热、瘀血为标。

2.察虚实

本病为本虚标实之病，即机体脏气虚损的见症属正虚，痰热动风的见症属邪实。

（二）治疗原则

扶正补虚、标本兼顾是本病的治疗原则。根据标本虚实，以填精补髓、益肾调肝、健脾益气养血以扶正治本，清化痰热、息风止痉、活血化瘀以祛邪治标为其治疗大法。

五、中医调治与养生

（一）方药调治

1.风阳内动

症状：眩晕头胀，面红，口干舌燥，易怒，腰膝酸软，睡有鼾声，渐见头摇肢颤，不能自主，舌红，苔薄黄。

治法：滋阴潜阳。

方药：滋生青阳汤。

方义分析：方中生地、白芍、石斛、麦冬养阴以潜阳；石决明、磁石镇逆以潜阳；桑叶、甘菊、薄荷、柴胡清肝以解郁热；天麻平肝息风，滋燥缓急。诸药配伍，则滋阴与潜阳，相得益彰，尤适于阳亢较甚者。本证亦可选用滋荣养液膏，药用女贞子、陈皮、干桑叶、熟地、白芍、黑芝麻、旱莲草、枸杞子、当归身、鲜菊花、南竹叶、玉竹、白茯苓、沙蒺藜、炙甘草治之。本方长于养阴，尤适于虚风内动者。

2. 髓海不足

症状：头晕目眩，耳鸣，记忆力差或善忘，头摇肢颤，溲便不利，瘛疭颠倒，重则神呆，啼笑反常，言语失序，舌质淡红体胖大，苔薄白，脉多沉弦无力或弦细而紧。

治法：填精益髓。

方药：龟鹿二仙丹。

方义分析：方中以鹿角通督脉，龟板通任脉，一善温养阳气，一善滋养阴精，均为血肉有情之品，善补人之真气；人参大补中气，则气之源头得助，气化改善，气血调畅；枸杞子滋补肝肾。四味相合，填精益髓，达到补养精、气、神三宝之功。方中尚可加熟地、鳖甲、丹参、赤芍以滋阴活血。有热象者，加知母、黄柏清相火。畏寒肢冷者，加淫羊藿、肉苁蓉温养肾阳。本证亦可用益脑强神丸：鹿角胶 50 g，麝香 4 g，海马 50 g，龟板胶 50 g，西红花 50 g，枸杞子 100 g，石菖蒲 50 g，山茱萸 75 g，桃仁 25 g，何首乌 100 g，熟地 75 g，黄精 100 g，豨莶草 100 g，生槐米 100 g，五味子 50 g，共为细面，制大蜜丸，每服 1 丸，日 3 次，淡盐水送服。本方具益气养血、滋阴潜阳、活血化瘀、通络开窍之功。

3. 气血亏虚

症状：眩晕，心悸而烦，动则气短懒言，头摇肢颤，纳呆，乏力，畏寒肢冷，汗出，溲便失常，舌体胖大，苔薄白滑，脉沉濡无力或沉细。

治法：补中益气。

方药：补中益气汤或四君子汤送服天王补心丹。

方义分析：补中益气汤调补脾胃，益气升清；四君子汤健脾益气；天王补心丹滋阴养血，宁心安神。临证时，可加枸杞、鸡血藤、丹参、天麻、钩藤以增强其养血息风之效。挟痰者，加半夏、贝母、瓜蒌、橘络祛痰通络。本证亦可用心脾双补丸，药用人参、玄参、五味子、远志肉、麦冬、神曲、酸枣仁、柏子仁、白术、川贝母、生甘草、丹参、苦桔梗、生地、川黄连、香附、朱砂，共为细末，以桂圆肉熬膏代蜜，捣丸如弹子大，每晨嚼服 1 丸，开水送服。

4. 痰热动风

症状：头晕目眩，头摇，肢体震颤，手不能持物，甚至四肢不知痛痒，胸闷泛恶，甚则呕吐痰涎，咳嗽，痰涎如缕如丝，吹拂不断，舌体胖大有齿痕，舌质红，苔厚腻或白或黄，脉沉滑或沉濡。

治法：豁痰息风。

方药：导痰汤。

方义分析：本方以半夏燥湿降逆，茯苓健脾燥湿，湿去痰无以生，陈皮利气，甘草益脾，脾旺能胜湿，利气则痰无滞留，此二陈汤意；制南星以治风痰，枳壳理气降逆宽中。全方合用具有燥湿豁痰、理气开郁之功；应用时，再加皂荚宣壅去垢，导滞以通窍，硼砂除热痰散结，生白芍、生石决明滋养阴血、平肝潜阳，则可增豁痰息风之效。肝阳亢者，加天麻、羚羊角粉、珍珠粉以平肝潜阳。肝火甚者，加夏枯草、龙胆草清肝泻火。大便秘结者，加大黄通腑泄热。本证亦可用化痰透脑丸，药用制南星 25 g，天竺黄 100 g，煨皂角 5 g，麝香 4 g，琥珀 50 g，郁金 50 g，半夏 50 g，蛇胆陈皮 50 g，远志肉 100 g，珍珠 10 g，沉香 50 g，海胆 50 g，共为细面，制大蜜丸，每服 1 丸，1 日 3 次，白开水送服。本方有理气解郁、豁痰开窍之功效。

（二）经络调治

1. 体针

取穴操作：百会、风池（平补平泻）、太冲（泻法）。痰热动风型加阴陵泉、合谷、丰隆（泻法）；肝肾不足，虚风内动型加合谷、阳陵泉（平补平泻）、三阴交、复溜（补法）；气血两虚，虚风内动型加内关、合谷（泻法）、足三里、三阴交（补法）。留针 20 分钟，隔日针 1 次，10 次为 1 个疗程，疗程间休 3 天。

兼证：上肢震颤，握物无力或困难，加内关、阳池、合谷、太冲，均用泻法；下肢震颤，步行艰难，加内关、阳陵泉（泻法）、足三里（补法）；四肢肌紧张、强直、挛急、屈曲困难，加行间、阳陵泉（泻法）、曲池、尺泽、合谷、足三里（平补平泻）；头摇、项急、点头、嘴唇颤抖，加承浆、曲池（平补平泻）、后溪、申脉（泻法）；书写困难，加大杼、曲池、外关（平补平泻）。

2. 电针

取穴：参照以上穴位。

操作：行补泻手法后选 2 ~ 4 组穴位，通电针，取双向尖脉冲的连续波，刺激强度以患者能耐受为宜，通电时间为 20 ~ 30 分钟。

3. 灸法

取穴：期门、大包，用艾条温和灸，每穴 10 分钟，可改善僵直症状。对于阳气虚损、痰瘀内阻的患者可灸神阙、足三里。

4. 头针

取穴：选用双侧舞蹈震颤区、双侧运动区。

操作：有毫针进针后快速捻转，也可接电针。每日 1 次，10 日为 1 个疗程。

5. 耳针

取穴：脑点、枕、神门、皮质下、交感、肝、肾。

操作：针刺，或配用电针刺激，或用耳穴压豆疗法。

6. 穴位注射

取穴：以足三里、命门、关元为主穴，上肢颤动者，可选取曲池、合谷、通里、肝俞、三阴交、后溪；全身症状严重者，取风池、太溪、肝俞、百会。一般一次取 5 ~ 7 穴，以局部取穴，兼以对侧和上下取穴。

用药：维生素 B_{12}，或丹参注射液等。

操作：每次选用 3 ~ 5 穴，用 2 mL 或 5 mL 注射器，5 ~ 6 号针头，抽入注射用药，取穴局部消毒，插入注射针，待有酸、麻、胀感后，回抽无血时，缓慢注入 0.5 ~ 1 mL 药物。每日 1 次，10 日为 1 个疗程，休息 3 天后可继续下 1 个疗程。

（三）预防与养生

1. 注意调畅情志

保持情绪稳定，心情舒畅，避免忧思郁怒等不良精神刺激。

2. 注意饮食结构

宜清淡而富有营养，多吃蔬菜、水果或蜂蜜等，忌暴饮暴食及嗜食辛辣肥甘厚味，戒除烟酒等不良嗜好。

3. 生活要有规律

起居有时，劳逸结合，加强肢体功能锻炼，适当参加力所能及的体育活动，如太极拳、八段锦、内养功等。

4. 病室环境

应保持安静，通风好，温度宜人。

5. 注意安全防护

对于肌肉僵直、慌张步态的患者，外出时应有陪人搀扶；对于咽肌强直、饮食易发生呛咳者，要注意食用软质食物，患者吃饭时要细嚼慢咽；对卧床不起的患者，注意帮助患者翻身，经常进行肢体按摩，以防发生褥疮，一旦发生褥疮，要及时处理，按时换药，保持创口干燥，使褥疮早日愈合。

6. 帮助患者活动

教患者做手指和腿部的运动，要鼓励患者自己做事，如吃饭、穿衣等，可以防止僵直。

7. 科学饮食

合理饮食对于患者十分重要，高蛋白、高糖及低铜饮食有助于身体的康复。该病患者每日摄铜量应限制在 1.5 mg 以下。勿用铜制品作为餐具。避免进食豆类、鱼蟹、贝类、坚果类、蕈类及动物内脏这些含铜过高的食品，如蚕豆、豌豆、玉米、松子、香菇、乌贼、河蚌、螺、虾、巧克力、芋头、大葱、血、肝脏、牛肉、鸡蛋、香菜、茄子、蜂蜜等。日常可多食用含铜量较低的食物如萝卜、藕、小白菜、瘦猪肉、土豆、橘子、苹果、精白粉等，另外，牛奶不仅含铜量低，长期多量饮用还有排铜作用。

六、预后与转归

本病多为原发性的，亦可继发于湿热病、中风、中毒、颅脑外伤等疾病。临床多呈缓慢进展加重，有时病情可暂时停止进展，也有在数年内迅速发展至完全残废者，一般不能自动缓解，治疗较难，预后欠佳。

体质强盛、正气尚充、病程较短的患者，运用中医治疗，部分患者可痊愈，部分病例在一定程度上病情可得到控制。少数气血亏虚，肾阴亏损，虚风内动患者，经益气养血、育阴息风治疗，也有一定好转。但若失治或调摄治疗不当，以致气血大亏，脏器虚损，则逐年加重，可转为痴呆，每多并发他证而不治。

七、结语

本病是因内伤或其他慢性病证致脑髓及肝脾肾受损，肌肉筋脉失养失控，发生头身肢体不自主地摇动、颤抖为主要临床特征的病证。病理性质为虚多实少，病理因素为虚、风、痰、火、瘀，治疗则根据标本虚实，以扶正祛邪、标本兼顾为治疗原则，常采用填精补髓、益肾调肝、补气养血以扶正治本，清化痰热、息风止痉、活血通络以祛邪为其治疗大法。对风阳内动者，治宜滋阴潜阳；髓海不足者，宜填精益髓；气血亏虚者，宜补中益气；痰热动风者，宜豁痰息风。若治疗得当，部分患者可以缓解症状。但多数逐年加重，预后不良。所以除药物治疗外，重视调摄与预防是不可忽视的问题。

八、临证备要

（一）养肝健脾益肾是治本之法

养肝健脾益肾是治本之法。颤证病在筋脉，与肝、脾、肾关系密切，肝风内动、筋脉失养是其基本病机。肝藏血主筋，脾为气血生化之源，主肌肉，肾藏精生髓，肝、脾、肾亏损，则阴精不足、筋脉失养而致肢体震颤。

（二）平肝息风是贯串始终的治疗大法

颤证属"风病"范畴，平肝息风是贯串始终的治疗大法。中医学认为，凡在疾病过程中，因为阳盛或阴虚不能制阳，阳升无制，出现动摇、眩晕、抽搐、震颤等病理反映，即是"内风"的具体表现。由于"内风"与肝的关系密切，故又称肝风内动或肝风。因此，临床对各证型的治疗均可在辨证的基础上配合平肝息风之法，常用的药物有：息风解痉类，如钩藤、白蒺藜、天麻、山羊角、白僵蚕等；重镇潜阳类，如珍珠母、生龙骨、生牡蛎、生龙齿等。其中山羊角、钩藤、珍珠母为首选药物，钩藤入汤剂要后下，防止久煎破坏有效成分；珍珠母宜重用至 60 g，先入久煎方能发挥最佳药效。

（三）重视祛瘀涤痰，提高临床疗效

颤证总属本虚标实，标实除风外，可夹痰、瘀等邪。而无论表现为何种病证，日久均有痰浊瘀血阻滞经脉，气血不畅，筋脉失养，据"血行风自灭"之理，临证当用养血活血、化痰祛瘀通脉之品，对提高治疗效果有重要意义。祛瘀活血养血之品常选用当归、赤芍、白芍、鸡血藤、川芎、桃仁、红花、毛冬青、丹参等，其中白芍是养血濡筋、缓急止颤的良药，宜重用至 15～30 g。涤痰药常用石菖蒲、天竺黄、胆南星、海藻、白僵蚕等以消解顽痰。

（四）注重配伍虫类药物

虫类药如全蝎、蜈蚣等，不但息风定颤，还有搜风通络、活血化瘀之功。正如叶天士所言："久病邪正混处其间，草木不能见效，当以虫蚁疏通逐邪"，故有"虫类搜风"之说。常用虫类药各有特点，如地龙咸寒，能息风止痉，又善清热；蜈蚣辛温，长于息风止痉，散结通络；全蝎辛平，功擅息风止痉，解毒散结，通络止痛；僵蚕咸辛平，能息风止痉，并兼有化痰之效。运用虫类药物，以焙研为末吞服为佳，入煎剂效逊。另外，虫类药物多有毒性，易出现过敏反应，故用量宜从小量开始，用时应密切观察。

（五）年高病久，治宜缓图

因老年体衰，加之震颤日久，脏腑气血失调，病理变化复杂，往往难以迅速收效，欲过分追求速效，反易招致诸多变证，故治疗只宜缓缓图之，慎用耗伤气血阴阳等攻伐之品。如能减轻症状、控制发展，则应坚持治疗。

（六）强调通腑法的应用

由于本病以肝肾阴虚为主要病机，阴虚则津亏，易出现肠燥便结。在这方面，当发挥中医药优势，运用通腑法，腑气通则浊气降，清气得升，脑窍清利，临床症状也可改善。根据常见的三种证候，采用不同的治法：热结肠道之热秘，治以泄热润肠，选大黄、厚朴、枳实、秦艽、虎杖等，通便而

不伤正；阴血亏虚之虚秘，治宜养血润燥，选生地、首乌、当归、桑椹、麻仁、桃仁等；阳虚内寒之冷秘，治宜温补肾阳、润肠通便，选济川煎或肉苁蓉、怀牛膝、肉桂等。另有年老下元虚损之便秘，大便虽数日不解，却无脘腹明显不适，伴见形体消瘦、精神不振、肌肤欠润者，除用温润之品外，可加用黄芪、当归等益气养血，使气血流畅，则大便自调。

（七）用药禁忌

本病属"风证"范畴，常见肝风内动、痰热动风等表现者，镇肝、息风、化痰为常用治法。然而，肝豆状核变性患者由于铜代谢障碍，每日铜摄入量应限制在 1.5 mg 以下，故在避免进食含铜量高的饮食之外，尚需注意用药禁忌，贝类、虫类息风之品如全蝎、僵蚕、蜈蚣、地龙、珍珠母、牡蛎等含铜量较高，故不宜使用。而黄连、萆薢属低铜高锌之药；半枝莲、大黄、萆薢、黄芩等均有利尿、通腑之功，有利于促使体内排铜。据报道，中药肝豆汤（大黄、黄连、黄芩、穿心莲、半枝莲、萆薢）治疗本病，疗效较好。

九、古籍选录

《素问·五常政大论》："其藏肝……其病摇动注恐；阳和布化，阴气乃随，生气淳化，万物以荣，其化生，其气美，其政散，其令条舒，春动掉眩巅疾；阳明司天，燥气下临，肝气上从，苍起木而用立，土乃青，凄沧数至，木伐草萎，胁痛目赤，掉振鼓栗，筋痿不能久立。"

《素问·六元正纪大论》："欲通天之纪，从地之理，和其运，调其化，使上下合德，无相夺伦，天地升降不失其宜，五运宣行勿乖其政。……此天地之纲纪，变化之渊源……原夫子推而次之，从其类序，分其部主，别其宗司，昭其气数，明其正化。……太阳之政……其病眩掉。"

《素问·至真要大论》："筋骨掉眩清厥甚则入脾。……头顶痛重而掉瘛尤甚，呕而密默，唾吐清液，甚则入肾，窍泻无度；客胜则耳鸣掉眩，甚则咳；主胜则胸胁痛，舌难以言，诸风掉眩，皆属于肝。"

《张氏医通·颤振》："颤振之脉，小弱缓滑者可治。虚大急疾者不治，间有沉伏涩难者，必痰湿结滞于中之象。凡久病脉虚，宜于温补。暴病脉实，宜于峻攻。若久病而脉反实大，暴病而脉反虚弱，决无收功之理也。"

《医碥·颤振》："颤，摇也；振，战动也，亦风火摇撼之象，由水虚而然，风木盛则脾土虚，脾为四肢之本，四肢乃脾之末，故曰风淫末疾。风火盛而脾虚，则不能行其津液，而痰湿易停聚，当兼去痰。……风火交盛者，摧肝丸。气虚者，参术汤。心血虚，补心丸。夹痰，导痰汤加竹沥。老人战振，定振丸。"

《素问·阴阳应象大论》："风盛则动。"

《素问·脉要精微论》："头者精明之府，头倾视深，精神将夺矣。背者胸中之府，背曲肩随，府将坏矣。腰者肾之府，转摇不能，肾将惫矣。骨者髓之府，不能久立，行则振掉，骨将惫矣。"

《灵枢·口问》："胃不实则诸脉虚，诸脉虚则筋脉懈惰，筋脉懈惰则行阴用力，气不能复，故为亸。"

《金匮要略·趺蹶手指臂肿转筋阴狐疝蛔虫病脉证治》："病趺蹶，其人但能前，不能却。"

《中藏经·论筋痹》："行步奔急，淫邪伤肝，肝失其气，因而寒热所客，久而不去，流入筋会，则使人筋急而不能行步舒缓也。"

《备急千金要方·诸风》："金牙酒，疗积年八风五痓，举身亸曳，不得转侧，行步跛躄，不能收摄，又暴口噤失音，言语不正，四肢背脊筋急肿痛，流走不常，劳冷积聚，少气。"

《医学六要》："头摇属风属火，高年病后辛苦人，多属虚，因气血虚而火犯上鼓动也。"

《类经》："掉，摇也。风主动摇，木之化也，故属于肝。盖肝为东方之脏，其藏血，其主风，血病则无主养筋，筋病则掉眩强直之类，诸变百出，此皆肝木之化也，故云皆属于风。"

《张氏医通·颤振》："骨者髓之府，不能久立，行则振掉，骨将惫矣。……颤振则振动而不屈也，也有头摇手不动者。盖木盛则生风生火，上冲于头，故头为颤振，若散于四末，则手足动而头不动也。"

《医宗已任编·战振栗》:"大抵气血俱虚,不能养荣筋骨,故为之振摇不能主持也。须大补气血,人参养荣汤或加味人参养荣汤;若身摇不得眠者,十味温胆汤倍加人参,或加味温胆汤。"

第二十二节 泄 泻

泄泻是以大便次数增多、粪质稀薄,甚至泻出如水样为临床特征的一种脾胃肠病证。泄与泻在病情上有一定区别,粪出少而势缓,若漏泄之状者为泄;粪大出而势直无阻,若倾泻之状者为泻,然近代多泄、泻并称,统称为泄泻。泄泻是一种常见的脾胃肠病证,一年四季均可发生,但以夏秋两季较为多见。本病可见于西医学中的多种疾病,如急慢性肠炎、肠结核、肠易激综合征、吸收不良综合征等,当这些疾病出现泄泻的表现时,均可参考本节辨证论治。应注意的是本病与西医腹泻的含义不完全相同。中医药治疗本病有较好的疗效。

年老之人,脾胃等脏腑功能渐衰,决定了老年人脾胃病的病理特点:老年腹泻多由老年人脏腑生理功能衰弱导致,常因外邪入侵、饮食不节、情志失调等更伤脾胃功能;或因脾胃虚弱、运化失常而致饮食积滞、水湿内停,从而形成本虚标实或虚中夹实之证。其虚在脾,其实在肠胃。因而其临床用药不可盲目过用寒热,也不可攻补偏废,而用药宜平补平泻,刚柔相济,寒热相宜,以扶脾化湿,恢复其脾胃的正常运化功能。

《黄帝内经》称本病证为"飧泄""洞泄""注下""后泄"等,且对本病的病机有较全面的论述。《素问·生气通天论》曰:"因于露风,乃生寒热,是以春伤于风,邪气留连,乃为洞泄",《素问·阴阳应象大论》曰:"清气在下,则生飧泄""湿胜则濡泻",《素问·举痛论》曰:"寒气客于小肠,小肠不得成聚,故后泄腹痛矣",《素问·至真要大论》曰:"诸呕吐酸,暴注下迫,皆属于热",说明风、寒、热、湿均可引起泄泻。《素问·太阴阳明论》曰:"饮食不节,起居不时者,阴受之……阴受之则入五脏……下为飧泄",《素问·举痛论》曰:"怒则气逆,甚则呕血及飧泄",说明饮食、起居、情志失宜,亦可发生泄泻。另外《素问·脉要精微论》曰:"胃脉实则胀,虚则泄",《素问·脏气法时论》曰："脾病者……虚则腹满肠鸣，飧泄食不化"，《素问·宣明五气》谓："五气所病……大肠小肠为泄"，说明泄泻的病变脏腑与脾胃大小肠有关。《黄帝内经》关于泄泻的理论体系，为后世奠定了基础。张仲景将泄泻和痢疾统称为下利。《金匮要略·呕吐哕下利病脉证治》中将本病分为虚寒、实热积滞和湿阻气滞三型，并且提出了具体的证治，如"下利清谷，里寒外热，汗出而厥者，通脉四逆汤主之""气利，诃黎勒散主之"，指出了虚寒下利的症状及治疗当遵温阳和固涩二法。又说："下利三部脉皆平，按之心下坚者，急下之，宜大承气汤""下利谵语，有燥屎也，小承气汤主之"，提出对实热积滞所致的下利，采取攻下通便法，即所谓"通因通用"法。篇中还对湿邪内盛，阻滞气机，不得宣畅，水气并下而致"下利气者"，提出"当利其小便"，以分利肠中湿邪，即所谓"急开支河"之法。张仲景为后世泄泻的辨证论治奠定了基础。《三因极一病证方论·泄泻叙论》从三因学说角度全面地分析了泄泻的病因病机，认为不仅外邪可导致泄泻，情志失调亦可引起泄泻。《景岳全书·泄泻》说："凡泄泻之病，多由水谷不分，故以利水为上策"，并分别列出了利水方剂。《医宗必读·泄泻》在总结前人治泄经验的基础上，提出了著名的治泄九法，即淡渗、升提、清凉、疏利、甘缓、酸收、燥脾、温肾、固涩，其论述系统而全面，是泄泻治疗学上的一大发展，其实用价值亦为临床所证实。

一、病因病机

致泻的病因是多方面的，主要有感受外邪、饮食所伤、情志失调、脾胃虚弱、命门火衰等。这些病因导致脾虚湿盛，脾失健运，大小肠传化失常，升降失调，清浊不分，而成泄泻。

（一）感受外邪

《杂病源流犀烛·泄泻源流》说："湿盛则飧泄，乃独由于湿耳。不知风寒热虚，虽皆能为病，苟脾强无湿，四者均不得而干之，何自成泄？是泄虽有风寒热虚之不同，要未有不源于湿者也。"引起泄泻的外邪以暑、湿、寒、热较为常见，其中又以感受湿邪致泄者最多。脾喜燥而恶湿，外来湿邪，最易困阻脾土，以致升降失调，清浊不分，水谷杂下而发生泄泻，故有"湿多成五泄"之说。寒邪和暑热之邪，虽然除侵袭皮毛肺卫之外，亦能直接损伤脾胃肠，使其功能障碍，但若引起泄泻，必夹湿邪才能为患，即所谓"无湿不成泄"。

（二）饮食所伤

《景岳全书·泄泻》曰："若饮食失节，起居不时，以致脾胃受伤，则水反为湿，谷反为滞，精华之气不能输化，乃致合污下降而泻痢作矣。"或饮食过量，停滞肠胃；或恣食肥甘，湿热内生；或过食生冷，寒邪伤中；或误食腐馊不洁，食伤脾胃肠，化生食滞、寒湿、湿热之邪，致运化失职，升降失调，清浊不分，而发生泄泻。

（三）情志失调

《景岳全书·泄泻》曰："凡遇怒气便作泄泻者，必先以怒时夹食，致伤脾胃，故但有所犯，即随触而发，此肝脾二脏之病也。盖以肝木克土，脾气受伤而然。"烦恼郁怒，肝气不舒，横逆克脾，脾失健运，升降失调；或忧郁思虑，脾气不运，土虚木乘，升降失职；或素体脾虚，逢怒进食，更伤脾土，引起脾失健运，升降失调，清浊不分，而成泄泻。

（四）脾胃虚弱

《景岳全书·泄泻》曰："泄泻之本，无不由于脾胃。"长期饮食不节，饥饱失调，或劳倦内伤，或久病体虚，或素体脾胃肠虚弱，使胃肠功能减退，不能受纳水谷，也不能运化精微，反聚水成湿，积谷为滞，致脾胃升降失司，清浊不分，混杂而下，遂成泄泻。

（五）命门火衰

《景岳全书·泄泻》曰："肾为胃关，开窍于二阴，所以二便之开闭，皆肾脏之所主，今肾中阳气不足，则命门火衰，而阴寒独盛，故于子丑五更之后，当阳气未复，阴气盛极之时，即令人洞泄不止也。"命门之火，助脾胃之运化以腐熟水谷。若年老体弱，肾气不足；或久病之后，肾阳受损；或房事无度，命门火衰，致脾失温煦，运化失职，水谷不化，升降失调，清浊不分，而成泄泻。且肾为胃之关，主司二便，若肾气不足，关门不利，则可发生大便滑泄、洞泄。

　　泄泻的病因有外感、内伤之分，外感之中湿邪最为重要，脾恶湿，外来湿邪，最易困阻脾土，致脾失健运，升降失调，水谷不化，清浊不分，混杂而下，形成泄泻，其他诸多外邪只有与湿邪相兼，方能致泻。内伤当中脾虚最为关键，泄泻的病位在脾胃肠。大小肠的分清别浊和传导变化功能可以用脾胃的运化和升清降浊功能来概括。脾胃为泄泻之本，脾主运化水湿，脾胃当中又以脾为主，脾病脾虚，健运失职，清气不升，清浊不分，自可成泻。其他诸如寒、热、湿、食等内、外之邪，以及肝肾等脏腑所致的泄泻，都只有在伤脾的基础上，导致脾失健运时才能引起泄泻。同时，在发病和病变过程中外邪与内伤、外湿与内湿之间常相互影响，外湿最易伤脾，脾虚又易生湿，互为因果。本病的基本病机是脾虚湿盛致使脾失健运，大小肠传化失常，升降失调，清浊不分。综上，脾虚湿盛是导致本病发生的关键因素。

二、临床表现

　　泄泻以大便清稀为临床特征，或大便次数增多，粪质清稀；或便次不多，但粪质清稀，甚至如水状；或大便清薄，完谷不化，便中无脓血。泄泻之量或多或少，泄泻之势或缓或急。常兼有脘腹不适，腹胀腹痛肠鸣，食少纳呆，小便不利等症状。起病或缓或急，常有反复发作史。常由外感寒热湿邪，内伤饮食情志，劳倦，脏腑功能失调等诱发或加重。

三、诊断与鉴别诊断

（一）诊断

　　具有大便次数增多，粪质稀薄，甚至泻出如水样的临床特征。其中以粪质清稀为必备条件。

　　常兼有脘腹不适，腹胀腹痛肠鸣，食少纳呆，小便不利等症状。

起病或缓或急，常有反复发作史。常因外感寒热湿邪，内伤饮食情志，劳倦，脏腑功能失调等诱发或加重。

大便常规、大便细菌培养、结肠 X 线及内镜等检查有助于诊断和鉴别诊断。

需除外其他病证中出现的泄泻症状。

（二）鉴别诊断

1. 痢疾

两者均系大便次数增多，粪质稀薄的病证。痢疾以腹痛、里急后重、便下赤白脓血为主证，而泄泻以大便次数增多、粪质稀薄，甚至泻出如水样为主证，其大便中无脓血，也无里急后重，腹痛也或有或无。

2. 霍乱

霍乱是一种猝然起病，剧烈上吐下泻，吐泻并作的病证。泄泻与霍乱相比，同有大便清稀如水的症状，故需鉴别。霍乱的发病特点是来势急骤，变化迅速，病情凶险，起病时常先突然腹痛，继则吐泻交作，所吐之物均为未消化之食物，气味酸腐热臭，所泻之物多为黄色粪水，或如米泔，常伴恶寒发热，部分患者在吐泻之后，津液耗伤，迅速消瘦，或发生转筋，腹中绞痛，若吐泻剧烈，则见面色苍白、目眶凹陷、汗出肢冷等津竭阳衰之危候。而泄泻只以大便次数增多、粪质稀薄，甚至泻出如水样为主证，一般起病不急骤，泻水量不大，无米泔水样便，津伤较轻，无危证。

四、辨证要点与治疗原则

（一）辨证要点

1. 辨寒热虚实

粪质清稀如水，或稀薄清冷，完谷不化，腹中冷痛，肠鸣，畏寒喜温，常因饮食生冷而诱发者，多属寒证；粪便黄褐，臭味较重，泻下急迫，肛门灼热，常因进食辛辣燥热食物而诱发者，多属热证；病程较长，腹痛不甚且喜按，小便利，口不渴，稍进油腻或饮食稍多即泻者，多属虚证；起病急，病程短，脘腹胀满，腹痛拒按，泻后痛减，泻下物臭秽者，多属实证。

2. 辨泻下物

大便清稀，或如水样，泻物腥秽者，多属寒湿之证；大便稀溏，其色黄褐，泻物臭秽者，多系湿热之证；大便溏垢，完谷不化，臭如败卵，多为伤食之证。

3. 辨轻重缓急

泄泻而饮食如常为轻证；泄泻而不能食，消瘦，或暴泻无度，或久泄滑脱不禁为重证；急性起病，病程短为急性泄泻；病程长，病势缓为慢性泄泻。

4. 辨脾、肝、肾

稍有饮食不慎或劳倦过度泄泻即作或复发，食后脘闷不舒，面色萎黄，倦怠乏力，多属病在脾；泄泻反复不愈，每因情志因素使泄泻发作或加重，腹痛肠鸣即泻，泻后痛减，矢气频作，胸胁胀闷者，多属病在肝；五更泄泻，完谷不化，小腹冷痛，腰酸肢冷者，多属病在肾。

（二）治疗原则

根据泄泻脾虚湿盛、脾失健运的病机特点，治疗应以运脾祛湿为原则。急性泄泻以湿盛为主，重用祛湿，辅以健脾，再依寒湿、湿热的不同，分别采用温化寒湿与清化湿热之法。兼夹表邪、暑邪、食滞者，又应分别佐以疏表、清暑、消导之剂。慢性泄泻以脾虚为主，当予运脾补虚，辅以祛湿，并根据不同证候，分别施以益气健脾升提、温肾健脾、抑肝扶脾之法，久泻不止者尚宜固涩。同时应注意急性泄泻不可骤用补涩，以免闭留邪气；慢性泄泻不可分利太过，以防耗其津气；清热不可过用苦寒，以免损伤脾阳；补虚不可纯用甘温，以免助湿。病情处于寒热虚实兼夹或互相转化时，当随证而施治。

五、中医调治与养生

（一）方药调治

1. 寒湿泄泻

症状：泄泻清稀，甚则如水样，腹痛肠鸣，脘闷食少，苔白腻，脉濡缓。若兼外感风寒，则恶寒发热头痛，肢体酸痛，苔薄白，脉浮。

治法：芳香化湿，解表散寒。

方药：藿香正气散。

方义分析：方中藿香解表散寒，芳香化湿，白术、茯苓、陈皮、半夏健脾除湿，厚朴、大腹皮理气除满，紫苏、白芷解表散寒，桔梗宣肺以化湿。若表邪偏重，寒热身痛，可加荆芥、防风，或用荆防败毒散；若湿邪偏重，或寒湿在里，腹胀肠鸣，小便不利，苔白厚腻，可用胃苓汤健脾燥湿，化气利湿；若寒重于湿，腹胀冷痛，可用理中丸加味。

2. 湿热泄泻

症状：泄泻腹痛，泻下急迫，或泻而不爽，粪色黄褐，气味臭秽，肛门灼热，或身热口渴，小便短黄，苔黄腻，脉滑数或濡数。

治法：清肠利湿。

方药：葛根黄芩黄连汤。

方义分析：该方是治疗湿热泄泻的常用方剂。方中葛根解肌清热，煨用能升清止泻，黄芩、黄连苦寒清热燥湿，甘草甘缓和中。若热偏重，可加金银花、马齿苋以增清热解毒之力；若湿偏重，症见胸脘满闷，口不渴，苔微黄厚腻，可加薏苡仁、厚朴、茯苓、泽泻、车前子以增清热利湿之力；夹食者可加神曲、山楂、麦芽；如有发热头痛、脉浮等风热表证，可加金银花、连翘、薄荷；如在夏暑期间，症见发热头重、烦渴自汗、小便短赤、脉濡数等，为暑湿侵袭，表里同病，可用新加香薷饮合六一散以解暑清热，利湿止泻。

3. 伤食泄泻

症状：泻下稀便，臭如败卵，伴有不消化食物，脘腹胀满，腹痛肠鸣，泻后痛减，嗳腐酸臭，不思饮食，苔垢浊或厚腻，脉滑。

治法：消食导滞。

方药：保和丸。

方义分析：方中神曲、山楂、莱菔子消食和胃，半夏、陈皮和胃降逆，茯苓健脾祛湿，连翘清热散结。若食滞较重，脘腹胀满，泻而不畅，可因势利导，据通因通用的原则，可加大黄、枳实、槟榔，或用枳实导滞丸，推荡积滞，使邪有出路，达到祛邪安正的目的。

4. 脾虚泄泻

症状：因稍进油腻食物或饮食稍多，大便次数即明显增多而发生泄泻，伴有不消化食物，大便时泻时溏，迁延反复，饮食减少，食后脘闷不舒，面色萎黄，神疲倦怠，舌淡苔白，脉细弱。

治法：健脾益气，和胃渗湿。

方药：参苓白术散。

方义分析：方中人参、白术、茯苓、甘草健脾益气，砂仁、陈皮、桔梗、扁豆、山药、莲子肉、薏苡仁理气健脾化湿。若脾阳虚衰，阴寒内盛，症见腹中冷痛，喜温喜按，手足不温，大便腥秽，可用附子理中汤以温中散寒；若久泻不愈，中气下陷，症见短气肛坠，时时欲便，解时快利，甚则脱肛，可用补中益气汤，减当归，并重用黄芪、党参以益气升清，健脾止泻。

5. 肾虚泄泻

症状：黎明之前脐腹作痛，肠鸣即泻，泻下完谷，泻后即安，小腹冷痛，形寒肢冷，腰膝酸软，舌淡苔白，脉细弱。

治法：温补脾肾，固涩止泻。

方药：四神丸。

方义分析：方中补骨脂温阳补肾，吴茱萸温中散寒，肉豆蔻、五味子收涩止泻。可加附子、炮姜，或合金匮肾气丸温补脾肾。若年老体弱，久泻不止，中气下陷，加黄芪、党参、白术益气升阳健脾，亦可合桃花汤固涩止泻。

6. 肝郁泄泻

症状：每逢抑郁恼怒或情绪紧张之时，即发生腹痛泄泻，腹中雷鸣，攻窜作痛，腹痛即泻，泻后痛减，矢气频作，胸胁胀闷，嗳气食少，舌淡，脉弦。

治法：抑肝扶脾，调中止泻。

方药：痛泻要方。

方义分析：方中白芍养血柔肝，白术健脾补虚，陈皮理气醒脾，防风升清止泻。若肝郁气滞，胸胁脘腹胀痛，可加柴胡、枳壳、香附；若脾虚明显，神疲食少，加黄芪、党参、扁豆；若久泻不止，可加酸收之品，如乌梅、五倍子、石榴皮等。

（二）经络调治

1. 常规治疗

（1）急性泄泻

辨证：发病急骤，大便次数增多，感受寒湿者粪便清稀，水谷相杂，肠鸣腹痛，口不渴或渴喜热饮，身寒喜温，舌苔白腻，脉濡缓。甚则腹泻无度，四肢逆冷，脉沉细或沉伏。感受湿热则便泻稀黄夹有黏液，肛门灼热，小便短赤，口渴喜冷饮，舌苔黄腻，脉濡数。

治则：疏调肠胃气机。

治法：取手足阳明经穴为主。针用泻法，寒证加灸，热证可放血。

处方：天枢、阴陵泉、上巨虚。

方义分析：天枢是大肠经之募穴，募穴为脏腑之气汇聚之处，上巨虚是大肠经的下合穴，可通调胃肠气机，阴陵泉疏调脾经经气，健脾利湿，脾气得运，水精四布，小溲通利，则湿滞化而大便转实。

随症选穴：热甚加内庭、商阳、少泽点刺放血；肢冷脉伏加神阙隔姜灸；腹痛加合谷。

（2）慢性泄泻

辨证：发病势缓，病程较长，每日便泻次数较少。脾虚则大便溏薄，粪内夹有不消化食物，腹满肠鸣，面色萎黄，神疲肢软，舌嫩苔白，脉濡软无力；肝郁侮脾者，病发常与情志抑郁有关，泄泻不爽，常带有青汁，嗳气频频，胸胁胀满，苔薄白脉弦；肾虚者，每于黎明之前腹部肠鸣隐痛，痛即泄泻，每晨1次或数次，腹部和下肢畏寒，腰膝酸软，脉沉细舌淡苔白。

治则：健脾、疏肝、温肾。

治法：取任脉、足阳明经穴及背俞穴。针用补法，并可加灸。

处方：中脘、章门、天枢、足三里。脾虚配脾俞、关元俞；肝郁配肝俞、行间；肾虚配肾俞、命门。

方义分析：本方中脘、天枢、足三里调整胃肠功能，制泄止痛消胀；章门是脾经之募穴，脏之会穴，有健脾益气作用。脾俞、关元俞健脾益气，肝俞、行间疏肝解郁，肾俞、命门温肾壮阳。均属标本兼顾之法。

随症选穴：脘痞加公孙；胁痛加阳陵泉；短气如喘加气海。

2.**其他疗法**

（1）耳针

取穴：小肠、大肠、胃、脾、肝、肾、交感、神门。

方法：每次酌取 3 ~ 5 穴，急性泄泻留针 5 ~ 10 分钟，每日 1 ~ 2 次，慢性泄泻留针 40 ~ 20 分钟，隔日 1 次，10 次为 1 个疗程。

（2）拔火罐

选天枢、关元、足三里、上巨虚、下巨虚、大肠俞、小肠俞等穴。

（三）预防与养生

注意饮食卫生，勿食馊腐变质或不洁之物，以防损伤脾胃。勿过食生冷，或肥甘厚腻，或酒食无度，以防饮食所伤，脾胃功能失调。夏季或梅雨季节，勿多贪凉露宿，或冒雨涉水，或久卧湿地，以防湿邪入侵，脾阳受困。注意情志因素，避免心情不畅。

泄泻期间，注意卧床休息，心情舒畅，切忌烦恼。注意保暖，切勿受湿贪凉，以免病情加重。饮食清淡，勿食油腻之物，或不易消化之物，或生冷瓜果等。

六、预后与转归

急性泄泻经过恰当治疗，绝大多数患者能够治愈；只有少数患者失治误治，或反复发作者，导致病程迁延，日久不愈，由实转虚，变为慢性泄泻；亦有极少数患者因暴泻无度，耗气伤津，会造成亡阴亡阳之变。慢性泄泻一般经正确治疗，亦能获愈；部分病例反复发作，可由脾虚而致中气下陷；脾虚可以及肾，或脾肾相互影响，以致脾肾同病，则病情趋向加重；久泻者，突见泄泻无度，水浆不入，呼吸微弱，形体消瘦，身寒肢冷，脉微细欲绝，是脾气下陷，肾失固摄，阴阳离绝之危候，预后多不良。

七、结语

泄泻是以大便次数增多、粪质稀薄，甚至泻出如水样为临床特征的一种脾胃肠病证。临床上应注意与痢疾、霍乱相鉴别。病因有感受外邪，饮食所伤，情志失调，脾胃虚弱，命门火衰等。这些病因导致脾虚湿盛，脾失健运，大小肠传化失常，升降失调，清浊不分，而成泄泻。病位在脾胃肠。辨证要点以辨寒热虚实、泻下物和缓急为主。治疗应以运脾祛湿为原则。急性泄泻重用祛湿，辅以健脾，再依寒湿、湿热的不同，分别采用温化寒湿与清化湿热之法。慢性泄泻以脾虚为主，当予运脾补虚，辅以祛湿，并根据不同证候，分别施以益气健脾升提、温肾健脾、抑肝扶脾之法，久泻不止者，尚宜固涩。同时应注意急性泄泻不可骤用补涩，以免闭留邪气；慢性泄泻不可分利太过，以防耗其津气；清热不可过用苦寒，以免损伤脾阳；补虚不可纯用甘温，以免助湿。

八、临证备要

（一）"健脾"与"运脾"灵活运用

"湿"是泄泻的主要病理因素，临床治疗久泻应注意两个方面：①健脾化湿。脾虚失健则运化失常，湿邪内生，故当健脾以化湿，方如参苓白术散、四君子汤之类。②运脾化湿。脾为湿困，则气化遏阻，清浊不分，此时应以运脾胜湿为务。运脾者，燥湿之谓，即芳香化湿、燥能胜湿之意，药如苍术、厚朴、藿香、白豆蔻是也。临床因脾虚致泻者健脾，因湿邪困脾致泻者运脾，两者灵活应用最为关键。脾为湿困，中气下陷，则需振兴脾气，宜加入升阳药，使气机流畅，恢复转枢，如升麻、柴胡、羌活、防风、葛根之类，少少与之，轻可去实，若用量大疏泄太过则反而泄泻更甚。

（二）久泻不可不利小便

泄泻不利小便，非其治也，这是指泄泻来势急暴，水湿聚于肠道，洞泄而下，唯有分流水湿，从前阴分利，利小便才能实大便，故适用于暴泻。久泻多为脾虚失运或脏腑生克所致，虽有水湿，乃积而成，非顷刻之病变，轻者宜芳香化之，重者宜苦温燥之，若利小便则伤正气。

（三）不宜轻易补涩

暴泻不可骤涩尽人皆知，恐闭门留寇也。而久泻虽缠绵时日，但只要湿邪未尽，或夹寒、热、痰、瘀、郁、食等病变，万万不可因久泻必虚或急于求成而忙于补涩，否则"炉烟虽息，灰中有火也"，而变证接踵而至。

（四）寒热夹杂、虚实兼见需明辨

久泻多虚，常理也。但久泻原因复杂，在病程中寒热夹杂、虚实互见者常常有之，临证宜于复杂多变的症状中把握辨证关键，辨明何者为标，何者为本。治疗应掌握先后缓急，攻补时机，如辛开苦降、调和肝脾等法乃为此等病而设。乌梅丸、诸泻心汤、连理汤、黄连汤等可随证选用。

九、古籍选录

《伤寒论·辨太阳病脉证并治下》："伤寒服汤药，下利不止，心下痞硬。服泻心汤已，复以他药下之，利不止，医以理中与之，利益甚。理中者，理中焦，此利在下焦，赤石脂禹余粮汤主之，复不止者，当利其小便。"

《古今医鉴·泄泻》："夫泄泻者，注下之症也。盖大肠为传导之官，脾胃为水谷之海，或为饮食生冷之所伤，或为暑湿风寒之所感，脾胃停滞，以致阑门清浊不分，发注于下，而为泄泻也。"

《景岳全书·泄泻》："泄泻之病，多见小水不利，水谷分则泻自止。故曰：治泻不利小水，非其治也。"

《金匮要略·呕吐哕下利病》："下利清谷，里寒外热，汗出而厥者，通脉四逆汤主之。"

《脉经》："尺脉细微，溏泄，下冷利泄注，脉缓，时小结者生，浮大数者死。"

《重订严氏济生方·泄泻论治》："夫泻痢两证，皆因肠胃先虚，虚则六淫得以外入，七情得以内伤，至于饮食不节，过食生冷，多饮寒浆，同扰肠胃，则成注下；注下不已，余积不消，则成滞下，前论所载，可谓详尽。"

《丹溪心法·泄泻》:"泄泻有湿、火、气虚、痰积、食积湿用四苓散加苍术,甚者苍白二术同加,炒用燥湿兼涌泄。火用四苓散加木通、黄芩,伐火利小水。"

《秘传证治要诀及类方·溏泄》:"气泻肠鸣,气走胸膈,痞闷腹急而痛,泻则腹下须臾又急。亦有腹急气塞而不通者,此由中脘停滞,气不流转,水谷不分所致。"

《医学正传·泄泻》:"大抵泻利,小便清白不涩为寒,赤涩为热。又大便完谷不化而色不变,吐利不腥秽,水液澄澈清冷,小便清白不涩,身冷不渴,脉迟细而微者,皆寒证也。"

《医学入门·泄泻》:"凡泻青皆湿,初宜分理中焦,渗利下焦。久则升提,必滑脱不禁,然后用药涩之,其间有风胜,兼以解表,寒胜兼以温中,滑脱涩住,虚弱补益,食积消导,湿则淡渗,陷则升举,随证变用,而不拘于次序,与痢大同。且补虚不可纯用甘温,太甘则生湿,清热亦不可太苦,太苦则伤脾。每兼淡剂利窍为妙。"

《景岳全书杂证谟·泄泻》:"若饮食失节,起居不时,以致脾胃受伤,则水反为湿,谷反为滞,精华之气不能输化,乃致合污下降而泻痢作矣。凡遇怒气便作泄泻者,必先以怒时夹食,致伤脾胃即随触而发,此肝脾二脏之病也,盖以肝木克土,脾气受伤而然。肾为胃关,开窍于二阴,所以二便之开闭,皆肾脏之所主,今肾中阳气不足,则命门火衰,而阴寒独盛,故于子丑五更之后,当阳气未衰,阴气盛极之时,即令人洞泄不止也。"

《灵枢·九针十二原》:"飧泄取三阴。"

《灵枢·四时气》:"飧泄,补三阴之上,补阴陵泉,皆久留之,热行乃止。"

《神应经》:"溏泄取太冲、神阙、三阴交。食泄取上下廉。"

《针灸逢源》:"洞泄不止,取肾俞、中脘。"

《神灸经纶》:"虚寒久泄,灸关元、中极、天枢、三阴交、中脘、梁门、气海。老人虚人泄泻,灸神阙、关元、脾俞、大肠俞。"

第二十三节　便　秘

便秘是指由大肠传导功能失常导致的以大便排出困难、排便时间或排便间隔时间延长为临床特征的一种大肠病证。便秘既是一种独立的病证，也是一个在多种急慢性疾病过程中经常出现的症状，本节仅讨论前者。中医药对本病证有着丰富的治疗经验和良好的疗效。西医学中的功能性便秘，即属本病范畴，肠易激综合征，肠炎恢复期、直肠及肛门疾病所致之便秘，药物性便秘，内分泌及代谢性疾病所致的便秘，以及肌力减退所致的便秘等，可参照本节辨证论治。

老年人便秘发生率非常高。我国有研究显示：60 岁以上老年人便秘发生率高达 22%。欧洲成人慢性便秘管理数据显示，欧洲疗养院老年人便秘发生率高达 80%。世界胃肠病学组织便秘指南报告，住院老年人便秘发生率为 20%～50%。便秘可引起诸多并发症，且粪便长时间滞留在肠道会产生大量有害物质，这些物质通过血脑屏障扩散到中枢神经系统，可导致大脑功能紊乱，加速老年痴呆形成。此外，发生便秘的老年人用力排便会诱发颅内高压及心绞痛、心肌梗死、脑卒中猝死等严重病证。因此，防治老年便秘发生尤为重要。生活起居、饮食、运动、情志等均为老年人便秘发生的影响因素，其也是各种偏颇体质形成的重要因素。体质是人体发病的决定因素，偏颇体质是发病的基础，老年人便秘的发生可能会受危险体质影响。

《黄帝内经》中已经认识到便秘与脾胃受寒、肠中有热和肾病有关。《素问·厥论》曰："太阴之厥，则腹满䐜胀，后不利。"《素问·举痛论》曰："热气留于小肠，肠中痛，瘅热焦渴，则坚干不得出，故痛而闭不通矣。"《灵枢·邪气脏腑病形》曰："肾脉微急，为不得前后。"张仲景《伤寒杂病论》对便秘已有了较全面的认识，提出了寒、热、虚、实不同的发病机制，设立了承气汤的苦寒泻下，麻子仁丸的养阴润下，厚朴三物汤的理气通下，以及蜜煎导诸法，为后世医家认识和治疗本病确立了基本原则，有的方药至今仍为临床治疗便秘所常用。李东垣强调饮食劳逸与便秘的关系，并指出治疗便秘不可妄用泻药，如《兰室秘藏·大便结燥门》谓："若饥饱失节，劳役过度，损伤胃气，及食辛热厚味之物，而助火邪，伏于血中，耗散真阴，津液亏少，故大便燥结""大抵治病，不可一概用巴豆、牵牛之类下之，损其津液，燥结愈甚，复下复结，极则以至引导于下而不通，遂成不救"。程钟龄《医学心悟·大便不通》将便秘分为"实秘、虚秘、热秘、冷秘"四种类型，并分别列出各类的症状、治法及方药，对临床有一定的参考价值。

一、病因病机

便秘的病因是多方面的，其中主要的有外感寒热之邪，内伤饮食情志，病后体虚，阴阳气血不足等。本病病位在大肠，并与脾胃肺肝肾密切相关。脾虚传送无力，糟粕内停，致大肠传导功能失常，而成便秘；胃与肠相连，胃热炽盛，下传大肠，燔灼津液，大肠热盛，燥屎内结，可成便秘；肺与大肠相表里，肺之燥热下移大肠，则大肠传导功能失常，而成便秘；肝主疏泄气机，若肝气郁滞，则气滞不行，腑气不能畅通；肾主五液而司二便，若肾阴不足，则肠道失润，若肾阳不足则大肠失于温煦而传送无力，大便不通，均可导致便秘。其病因病机归纳起来，大致可分如下几个方面。

（一）肠胃积热

《景岳全书·秘结》曰："阳结证，必因邪火有余，以致津液干燥。"素体阳盛，或热病之后，余热留恋，或肺热肺燥，下移大肠，或过食醇酒厚味，或过食辛辣，或过服热药，均可致肠胃积热，耗伤津液，肠道干涩失润，粪质干燥，难于排出，形成所谓"热秘"。

（二）气机郁滞

《金匮翼·便秘》曰："气秘者，气内滞而物不行也。"忧愁思虑，脾伤气结；或抑郁恼怒，肝郁气滞；或久坐少动，气机不利，均可导致腑气郁滞，通降失常，传导失职，糟粕内停，不得下行，或欲便不出，或出而不畅，或大便干结而成气秘。

（三）阴寒积滞

《金匮翼·便秘》曰："冷秘者，寒冷之气，横于肠胃，凝阴固结，阳气不行，津液不通。"恣食生冷，凝滞胃肠；或外感寒邪，直中肠胃；或过服寒凉，阴寒内结，均可导致阴寒内盛，凝滞胃肠，传导失常，糟粕不行，而成冷秘。

（四）气虚阳衰

《景岳全书·秘结》曰："凡下焦阳虚，则阳气不行，阳气不行则不能传送，而阴凝于下，此阳虚而阴结也。"饮食劳倦，脾胃受损；或素体虚弱，阳气不足；或年老体弱，气虚阳衰；或久病产后，正气未复；或过食生冷，损伤阳气；或苦寒攻伐，伤阳耗气，均可导致气虚阳衰，气虚则大肠传导无力，阳虚则肠道失于温煦，阴寒内结，便下无力，使排便时间延长，形成便秘。

（五）阴亏血少

《医宗必读·大便不通》说："更有老年津液干枯，妇人产后亡血，及发汗利小便，病后血气未复，皆能秘结。"素体阴虚，津亏血少，或病后产后，阴血虚少，或失血夺汗，伤津亡血，或年高体弱，阴血亏虚，或过食辛香燥热，损耗阴血，均可导致阴亏血少，血虚则大肠不荣，阴亏则大肠干涩，肠道失润，大便干结，便下困难，而成便秘。

上述各种病因病机之间常常相兼为病或互相转化，如肠胃积热与气机郁滞可以并见，阴寒积滞与阳气虚衰可以相兼；气机郁滞日久化热，可导致热结；热结日久，耗伤阴津，又可转化成阴虚等。然而，便秘总以虚实为纲，冷秘、热秘、气秘属实，阴阳气血不足所致的虚秘则属虚。虚实之间可以转化，可由虚转实，可因虚致实而虚实并见。归纳起来，形成便秘的基本病机是邪滞大肠，腑气闭塞不通或肠失温润，推动无力，导致大肠传导功能失常。

二、临床表现

本病主要临床特征为大便排出困难，排便时间和（或）排便间隔时间延长，粪质多干硬。其表现或粪质干硬，排出困难，排便时间、排便间隔时间延长，大便次数减少，常三五日、七八日，甚至更长时间解一次大便，每次解大便常需半小时或更长时间，常伴腹胀腹痛、头晕头胀、嗳气食少、心烦失眠等症；或粪质干燥坚硬，排出困难，排便时间延长，常由于排便努挣导致肛裂、出血，日久还可引起痔疮，而排便间隔时间可能正常；或粪质并不干硬，也有便意，但排便无力，排出不畅，常需努挣，排便时间延长，多伴有汗出、气短乏力、心悸头晕等症状。由于燥屎内结，可在左下腹扪及质地较硬的条索状包块，排便后消失。本病起病缓慢，多属慢性病变过程，多发于中老年和女性。

三、诊断与鉴别诊断

（一）诊断

大便排出困难，排便时间和（或）排便间隔时间延长，粪质多干硬。起病缓慢，多属慢性病变过程。

常伴有腹胀腹痛、头晕头胀、嗳气食少、心烦失眠、肛裂、出血、痔疮，以及汗出、气短乏力、心悸头晕等症状。

发病常与外感寒热，内伤饮食情志，脏腑失调，坐卧少动，年老体弱等因素有关。

纤维结肠镜等有关检查，常有助于便秘的诊断和鉴别诊断。

（二）鉴别诊断

积聚、便秘均可在腹部出现包块。但便秘者，常出现在左下腹，而积聚的包块在腹部各处均可出现；便秘多可扪及条索状物，积聚则形状不定；便秘之包块排便后消失，积聚之包块则与排便无关。

四、辨证要点与治疗原则

（一）辨证要点

辨寒热虚实。粪质干结，排出艰难，舌淡苔白滑，多属寒；粪质干燥坚硬，便下困难，肛门灼热，舌苔黄燥或垢腻，则属热；年高体弱，久病新产，粪质不干，欲便不出，便下无力，心悸气短，腰膝酸软，四肢不温，舌淡苔白，或大便干结，潮热盗汗，舌红无苔，脉细数，多属虚；年轻气盛，腹胀腹痛，嗳气频作，面赤口臭，舌苔厚，多属实。

（二）治疗原则

根据便秘实证邪滞大肠，腑气闭塞不通；虚证肠失温润，推动无力，导致大肠传导功能失常的基本病机，其治疗当分虚实而治，原则是实证以祛邪为主，据热、冷、气秘之不同，分别施以泄热、温散、理气之法，辅以导滞之品，标本兼治，邪去便通；虚证以养正为先，依阴阳气血亏虚的不同，主用滋阴养血、益气温阳之法，酌用甘温润肠之药，标本兼治，正盛便通。六腑以通为用，大便干结，解便困难，可用下法，但应在辨证论治基础上以润下为基础，个别证型虽可暂用攻下之药，也以缓下为宜，以大便软为度，不得一见便秘便用大黄、芒硝、巴豆、牵牛之属。

五、中医调治与养生

（一）方药调治

1. 肠胃积热
症状：大便干结，腹胀腹痛，面红身热，口干口臭，心烦不安，小便短赤，舌红苔黄燥，脉滑数。

治法：泻热导滞，润肠通便。

方药：麻子仁丸。

方义分析：方中大黄、枳实、厚朴通腑泄热，火麻仁、杏仁、白蜜润肠通便，芍药养阴和营。此方泻而不峻，润而不腻，有通腑气而行津液之效。若津液已伤，可加生地、玄参、麦冬以养阴生津；若兼郁怒伤肝，易怒目赤，加服更衣丸以清肝通便；若燥热不甚，或药后通而不爽，可用青麟丸以通腑缓下，以免再秘。本型可用番泻叶 3～9 g 开水泡服，代茶随意饮用。

2. 气机郁滞
症状：大便干结，或不甚干结，欲便不得出，或便而不畅，肠鸣矢气，腹中胀痛，胸胁满闷，嗳气频作，饮食减少，舌苔薄腻，脉弦。

治法：顺气导滞。

方药：六磨汤。

方义分析：方中木香调气，乌药顺气，沉香降气，大黄、槟榔、枳实破气行滞。可加厚朴、香附、柴胡、莱菔子、炙枇杷叶以助理气之功。若气郁日久，郁而化火，可加黄芩、栀子、龙胆草清肝泻火；若气逆呕吐，可加半夏、旋覆花、代赭石；若七情郁结，忧郁寡言，加白芍、柴胡、合欢皮疏肝解郁；跌仆损伤、腹部术后，便秘不通，属气滞血瘀者，可加桃仁、红花、赤芍之类活血化瘀。

3. 阴寒积滞

症状：大便艰涩，腹痛拘急，胀满拒按，胁下偏痛，手足不温，呃逆呕吐，舌苔白腻，脉弦紧。

治法：温里散寒，通便导滞。

方药：大黄附子汤。

方义分析：方中附子温中散寒，大黄荡除积滞，细辛散寒止痛。可加枳实、厚朴、木香助泻下之力，加干姜、小茴香以增散寒之功。

4. 气虚

症状：粪质并不干硬，也有便意，但临厕排便困难，需努挣方出，挣得汗出短气，便后乏力，体质虚弱，面白神疲，肢倦懒言，舌淡苔白，脉弱。

治法：补气润肠，健脾升阳。

方药：黄芪汤。

方义分析：方中黄芪大补脾肺之气，为方中主药，火麻仁、白蜜润肠通便，陈皮理气。若气虚较甚，可加人参、白术，"中气足则便尿如常"，气虚甚者，可选用红参；若气虚下陷脱肛，则用补中益气汤；若肺气不足，可加用生脉散；若日久肾气不足，可用大补元煎。

5. 血虚

症状：大便干结，排出困难，面色无华，心悸气短，健忘，口唇色淡，脉细。

治法：养血润肠。

方药：润肠丸。

方义分析：方中当归、生地滋阴养血，火麻仁、桃仁润肠通便，枳壳引气下行。可加玄参、何首乌、枸杞子养血润肠。若兼气虚，可加白术、党参、黄芪益气生血，若血虚已复，大便仍干燥，可用五仁丸润滑肠道。

6. 阴虚

症状：大便干结，如羊屎状，形体消瘦，头晕耳鸣，心烦失眠，潮热盗汗，腰酸膝软，舌红少苔，脉细数。

治法：滋阴润肠通便。

方药：增液汤。

方义分析：方中玄参、麦冬、生地滋阴润肠，生津通便。可加芍药、玉竹、石斛以助养阴之力，加火麻仁、柏子仁、瓜蒌仁以增润肠之效。若胃阴不足，口干口渴，可用益胃汤；若肾阴不足，腰酸膝软，可用六味地黄丸。

7. 阳虚

症状：大便或干或不干，皆排出困难，小便清长，面色㿠白，四肢不温，腹中冷痛，得热痛减，腰膝冷痛，舌淡苔白，脉沉迟。

治法：温阳润肠。

方药：济川煎。

方义分析：方中肉苁蓉、牛膝温补肾阳，润肠通便；当归养血润肠；升麻、泽泻升清降浊；枳壳宽肠下气。可加肉桂以增温阳之力。若老人虚冷便秘，可用半硫丸；若脾阳不足，中焦虚寒，可用理中汤加当归、芍药；若肾阳不足，尚可选用金匮肾气丸或右归丸。便秘尚有外导法，如《伤寒论》中的蜜煎导法，对于大便干结坚硬者，皆可配合使用。

（二）经络调治

1. 常规治疗

（1）热秘

辨证：大便干结不通，腹部痞满，按之有块作痛，矢气频转，终难排出，烦热口渴，面赤，或伴有头痛，小便短黄，口臭，舌苔黄燥，脉滑实。

治则：清热保津。

治法：取阳明经穴为主。针用泻法。

处方：合谷、曲池、腹结、上巨虚。

方义：合谷、曲池泄阳明之热，清热即可保津。上巨虚是大肠经的合穴，配腹结行津液以疏通大肠腑气，此是增水行舟之法。

随症选穴：烦热口渴加少府、廉泉；头痛加印堂；口臭加承浆。

（2）气秘

辨证：大便秘而不甚干结，腹部胀痛连及两胁，口苦、目眩、噫气，舌苔薄白，脉弦。

治则：疏肝理气。

治法：取任脉、足厥阴经穴为主。针用泻法。

处方：中脘、阳陵泉、气海、行间。

方义分析：腑会中脘，配气海以疏通腑气。足厥阴与足少阳为表里，行间配阳陵泉疏肝理气，解郁利胆，使疏泄有常，腑气通降，则便秘可通。

随症选穴：胁痛甚者加期门、日月；腹胀甚者加大横。

（3）虚秘

辨证：腹无胀痛，但觉小腹不舒，有便意而努则乏力，多汗，短气，疲惫，面色少华，心悸，头晕眼花，无力排出大便，粪质松散如糟粕，舌质淡，苔薄白，脉细弱无力。

治则：补气养血。

治法：取足阳明、太阴经穴为主，任脉及背俞穴为辅。针用补法，并可加灸。

处方：脾俞、胃俞、大肠俞、三阴交、足三里、关元。

方义分析：脾俞、三阴交配胃俞、足三里，为脏腑经络表里配穴法，目的在于鼓舞中气，培生化之源，中焦健旺，自能生气化血。再取关元补下焦元气，配大肠俞，以助排便传送之力。

随症选穴：多汗加阴郄；心悸加内关。

（4）冷秘

辨证：大便艰涩不易排出，甚则脱肛，腹中或有冷痛，面白，小便清长，四肢欠温，腰冷酸软，舌淡苔白，脉沉迟。

治则：补肾助阳。

治法：取任脉、足少阴经穴为主，背俞穴为辅。针用补法，并可加灸。

处方：气海、照海、石关、肾俞、关元俞。

方义：气海、关元俞助阳逐冷，温煦下焦以散凝结。照海、石关、肾俞补益肾气，使肾气复振、能司二便之权，则尿频可止，便秘可通。

随症选穴：脱肛加长强、百会；腰痛加委中。

2. 其他疗法

（1）耳针

取穴：直肠下段、大肠。

方法：强刺激留针 1 ~ 2 小时，留针期间捻针 2 次。每日 1 次。

（2）电针

取穴：大横、下巨虚；石门、支沟。

方法：通电 10 ~ 20 分钟，采用疏密波。隔日 1 次。两组穴位可交替选用。

（三）预防与养生

1. 平素宜多吃富含纤维素的食物

应根据便秘患者的体质差异和不同食物的性味、作用特点，合理选择食物品种，并做到饮食规律化，定时定量。少吃过于精细的食品，少吃辛辣煎炸之品。一般说来蔬菜、水果和油脂多的食物，有助于增加肠道内容物，促进肠道运动，利于排便，多能润肠通便，可适当选用；辛辣干涩之品，多能加重便秘，则应少食用；并嘱患者多饮开水，多食水果和含纤维素多的蔬菜及多渣食物，如各种笋类、标准面粉、麦片、麸皮等，少吃细粮。

2. 应养成每日定时大便的习惯

由于早餐后发生"胃-结肠反射"而有利于产生排便意念。因此，对于便秘患者，选择每日在早晨大便更合适。

3. 应适当运动及锻炼

可于早晚各做数次提肛运动以增强肛门括约肌的力量。还可于早晚以手掌按抚下腹部沿正反方向各揉 50 ~ 100 次，促进肠道运动。以上均有助于促进肠道运动，保持大便通畅。应根据患者的体质状况进行适当的体育锻炼，如打太极拳等，均能流通气血、促进排便。

4. 心理治疗

宜选用说服开导法，使患者稳定情绪，克服紧张心理；运用行为疗法，使之养成定时排便的习惯；适当运用惩罚疗法，以戒除烟、酒及辛辣厚味的嗜好；同时采用老年心理疗法，以克服老年变态心理，保持精神舒畅，心情愉快。

六、预后与转归

由于腑气不通，浊气不降，便秘常可引起腹胀、腹痛、头晕头胀、食欲减退、睡眠不安等症，便秘日久，可引起肛裂、痔疮。便秘一病，若积极治疗，并结合饮食、情志、运动等调护，多能在短期内治愈，年老体弱及产后病后等体虚便秘，多为气血不足，阴寒凝聚，治疗宜缓缓图之，难求速效。

七、结语

便秘是临床上的常见病证，以大便排出困难、排便时间和（或）排便间隔时间延长，大多粪质干硬为临床特征。

诊断时应与积聚相鉴别。便秘的病因主要有外感寒热之邪，内伤饮食情志，病后体虚，阴阳气血不足等。本病病位在大肠，并与脾胃肺肝肾密切相关。形成便秘的基本病机是邪滞大肠，腑气闭塞不通或肠失温润，推动无力，导致大肠传导功能失常。

辨证以寒热虚实为要点。其治疗当分虚实而治，原则是实证以祛邪为主，据热、冷、气秘之不同，分别施以泄热、温散、理气之法，辅以导滞之品；虚证以养正为先，依阴阳气血亏虚的不同，主用滋阴养血、益气温阳之法，酌用甘温润肠之药。大便干结，解便困难，可用下法，但注意应在辨证论治基础上辅以下法，并以润下为基础，个别证型虽可暂用攻下之药，也以缓下为宜，以大便软为度，不得一见便秘便用大黄，芒硝、巴豆、牵牛之属，以防愈下愈结。

八、临证备要

（一）通下法的应用

便秘临床分虚实论治，但常虚中夹实，实中有虚，虚实夹杂为患，故通下应随病情的变化而选用寒下、温下、润下等法。寒下法应用于肠胃积热、燥屎内结之实证，但气滞较甚，则需配理气之品，体素虚弱者，则可佐扶正之味，攻补兼施。里实证中如有下焦阳虚阴盛者，则不宜徒用攻下，以防更损阳气，但若单用温阳之法，又会便结难开，故宜温阳与攻下并投，以温下法治之，方可奏效。润下法适用于"无水舟停"之肠燥便秘，但在应用中应考虑患者多有津血不足存在，可配以益气或养血之品。另外，年老体虚，便结较甚，服药不应之患者，应从多方面调治，不可单纯依赖药物，可配合应用外导法，如张仲景的蜜煎导及猪胆汁导法。《医宗金鉴·杂病心法要诀·大便燥结总括》说："直肠结，即燥屎巨硬，结在肛门，难出之燥也，从导法治之。"对平素津血不足、时常便秘之人，可常服黑芝麻、杏仁、蜂蜜等养阴润肠之品，以防微杜渐。

（二）功能性便秘的病因分析

本节所述之便秘包括西医学的功能性便秘和器质性便秘。中医论述便秘在病因上较为复杂，不仅包括气虚、气滞，还有血虚、阴虚、阳虚及热结、寒凝等不同。临床上以功能性便秘（又称习惯性便秘）多见，其病因主要是不良的饮食习惯、排便习惯、精神忧郁或精力过分集中。部分患者存在乙状结肠–直肠套叠、直肠黏膜脱垂等局部解剖异常，这可引起排便出口功能性梗阻而致便秘，属器质性便秘。用内科药物治疗效果不佳者，可进行手术治疗。

（三）老年性便秘的证治特点

老年人或真阳亏损，温煦无权，阴邪凝结；或阴亏血燥，大肠液枯，无力行舟，均易致便秘，且多属虚证，但临床常有虚实互见、寒热错杂者。故既不宜一见老年人便秘就去补虚，又不可猛进攻伐之剂，而犯虚虚之戒，变生他证。董建华临证时常用皂角子为主药，取其入肺与大肠二经，其辛能通上下二窍，而无攻伐伤正之弊，并常加大腹皮、枳壳以助通下之功，屡获良效。刘燮明治疗虚实互见之老年性便秘，在补虚同时，常佐以小量大黄另包泡服，得下即止，疗效颇佳。

（四）产后便秘的辨证治疗

《陈素庵妇科补解·产后大便秘结方论》曰："产后大便秘结者，由产后去血过多，津液干涸，肠胃燥结，是以大便闭"，指出产后便秘原因主要是血虚津亏，肠道失润。临证亦有气虚失运和阴虚火燥所致者。治疗本病应以养血润燥为主，用当归、肉苁蓉等品，并根据气、阴、血的偏虚程度，或兼有内热，或兼有血瘀，或阳明腑实之异而随证变通，如兼有血瘀，可用桃仁、红花。由于产后大便秘涩以虚者为多，故临证时不宜妄投苦寒通下之品，以免徒伤阳气，重伤阴液。但又不可拘泥于产后多虚，而畏用攻下，对确系燥热结滞肠道、便结难下者，亦可攻下通腑，但药量不宜过大。切记产后攻邪应中病即止，见邪去即转予扶正。

九、古籍选录

《伤寒论·辨脉法》："脉有阳结阴结者，何以别之？答曰：其脉浮而数，能食不大便者，此为实，名曰阳结也，期十七日当剧；其脉沉而迟，不能食，身体重，大便反硬，名曰阴结也，期十四日当剧。"

《金匮要略·五脏风冷积聚病脉证并治》："跌阳脉浮而涩，浮则胃气强，涩则小便数，浮涩相搏，大便则坚，其脾为约，麻子仁丸主之。"

《兰室秘藏·大便结燥门》："治病必究其源，不可一概以牵牛、巴豆之类下之。损其津液，燥结愈甚，复下复结，极则以至导引于下而不通，遂成不救。"

《重订严氏济生方·秘结论治》："夫五秘者，风秘、气秘、湿秘、寒秘、热秘是也。更发汗利小便，及妇人新产亡血，陡耗津液，往往皆令人秘结。"

《景岳全书·秘结》："秘结证，凡属老人、虚人、阴脏人及产后、病后、多汗后，或小水过多，或亡血失血大吐大下之后，多有病为燥结者，盖此非气血之亏，即津液之耗。凡此之类，皆须详察虚实，不可轻用芒硝、大黄、巴豆、牵牛、芫花、大戟等药，及承气、神芎等剂。虽今日暂得痛快，而重虚其虚，以致根本日竭，则明日之结，必将更甚，愈无可用之药矣。"

《万病回春·大便闭》:"身热烦渴,大便不通者,是热闭也;久病人虚,大便不通者,是虚闭也;因汗出多大便不通者,精液枯竭而闭也;风证大便不通者,是风闭也;老人大便不通者,是血气枯燥而闭也;虚弱并产妇及失血、大便不通者,血虚而闭也;多食辛热之物,大便不通者,实热也。"

《谢映庐医案·便闭门》:"治大便不通,仅用大黄、巴霜之药,奚难之有?但攻法颇多,古人有通气之法,有逐血之法,有疏风润燥之法,有流行肺气之法,气虚多汗,则有补中益气之法;阴气凝结,则有开冰解冻之法,且有导法、熨法。无往而非通也,岂仅大黄、巴霜哉。"

《素问·举痛论》:"热气留于小肠,肠中痛,瘅热焦渴,则坚干不得出,故痛而闭不通矣。"

《兰室秘藏·结燥论》:"若饥饱失节,劳役过度,损伤胃气,及食辛热厚味之物,伏于血中,耗散真阴,津液亏少,故大便燥结。"

《证治汇补·秘结》:"如少阴不得大便以辛润之,太阴不得大便以苦泄之,阳结者清之,阴结者温之,气滞者疏导之,津少者滋润之。大抵以养血清热为先,急攻通下为次。"

《石室秘录》:"大便秘结者,人以为肠燥甚,谁知是肺气燥乎?肺燥,则清肃之气不能下行于大肠,而肾经之水,仅足以自顾,又何能旁流以润溪涧哉!方用熟地三两,玄参三两,火麻子一钱,升麻二钱,牛乳一碗,水二钟,煎六分,将牛乳同调一碗服之。一剂不解,二剂必大便矣。此方之妙,全在不润大肠而补肾。尤妙不仅补肾,而且补肺。更妙不止补肺,而且升肺。"

《类经图翼》:"大便秘结:章门二七壮,阴交、气海刺,石门、足三里、三阴交、照海刺,太白刺,大敦、大都。"

《针灸大成》:"大便秘结,不通:章门、太白、照海,有热结、有冷结、宜先补后泻。"

《针灸大全》:"大便难,用力脱肛,取内关、照海、百会、支沟。"

第二十四节　淋　证

　　淋证是指因饮食劳倦、湿热侵袭而致的，以肾虚、膀胱湿热、气化失司为主要病机，以小便频急、滴沥不尽、尿道涩痛、小腹拘急、痛引腰腹为主要临床表现的一类病证。淋证为临床常见病，中医药治疗类属淋证的尿路结石和肾盂肾炎均有较好的疗效。西医学的泌尿系感染、泌尿系结石、泌尿系肿瘤、乳糜尿等，当临床表现为淋证时，可参考本节内容辨证论治。

　　本病可发生于各个年龄段，且随年龄增大发病率也会逐渐升高，是老年人常见疾病之一。青年男性很少发生泌尿系感染，每年发病率约为0.05%，但50岁后男性的发病率会逐渐上升，且据统计老年男性的发病率为5%～20%，而女性则为20%～50%。由于免疫力下降、肾脏生理结构改变、全身性疾病增多等因素，老年泌尿系感染发病率较高，且易并发败血症等并发症。

　　淋之名称，始见于《黄帝内经》。《素问·六元正纪大论》称为"淋闷"，并有"甚则淋""其病淋"等的记载。《金匮要略·五脏风寒积聚病脉证并治》称"淋秘"，该篇并指出淋秘为"热在下焦"。《金匮要略·消渴小便不利淋病脉证并治》描述了淋证的症状："淋之为病，小便如粟状，小腹弦急，痛引脐中。"隋代《诸病源候论·淋病诸候》对本病的病机做了详细的论述，并将本病的病位及发病机制做了高度明确的概括："诸淋者，由肾虚而膀胱热故也。"巢氏这种以肾虚为本，以膀胱热为标的病机理论，已为后世所宗。金元时期《丹溪心法·淋》强调淋证主要为热邪所致："淋有五，皆属于热。"明代《景岳全书·淋浊》在认同"淋之初病，则无不由乎热剧"的同时，提出"久服寒凉""淋久不止"有"中气下陷和命门不固之证"，并提出治疗时"凡热者宜清，涩者宜利，下陷者宜升提，虚者宜补，阳气不固者温补命门"，对淋证病因病机的认识更为全面，治疗方法也较为完善。历代医家对淋证的分类进行了探索，《中藏经》首先将淋证分为冷、热、气、劳、膏、砂、虚、实八种，为淋证临床分类的雏形。《诸病源候论·淋病诸候》把淋证分为石、劳、气、血、膏、寒、热七种，而以"诸淋"统之。《备急千金要方·淋闭》提出"五淋"

之名。《外台秘要·淋并大小便难病》具体指出五淋的内容："《集验》论五淋者，石淋、气淋、膏淋、劳淋、热淋也。"现代临床仍沿用五淋之名，但有以气淋、血淋、膏淋、石淋、劳淋为五淋者，亦有以热淋、石淋、血淋、膏淋、劳淋为五淋者。按临床实际，热淋、气淋均属常见，故本节拟分为热淋、气淋、血淋、膏淋、石淋、劳淋六淋进行论治。

一、病因病机

（一）膀胱湿热

多食辛热肥甘之品，或嗜酒过度，酿成湿热，下注膀胱，或下阴不洁，湿热秽浊毒邪侵入膀胱，酿成湿热，或肝胆湿热下注皆可使湿热蕴结下焦，膀胱气化不利，发为热淋；若灼伤脉络，迫血妄行，血随尿出，则发为血淋；若湿热久蕴，煎熬尿液，日积月累，结成砂石，则发为石淋；若湿热蕴结，膀胱气化不利，不能分清别浊，脂液随小便而出，则发为膏淋。

（二）肝郁气滞

恼怒伤肝，肝失疏泄，或气滞不行，郁于下焦，致肝气郁结，膀胱气化不利，发为气淋。

（三）脾肾亏虚

久淋不愈，湿热耗伤正气，或劳累过度，房事不节，或年老、久病、体弱，皆可致脾肾亏虚。脾虚而中气不足，气虚下陷，则发为气淋；若肾虚而下元不固，肾失固摄，不能制约脂液，脂液下注，随尿而出，则发为膏淋；若肾虚而阴虚火旺，火热灼伤脉络，血随尿出，则发为血淋；病久伤正，遇劳即发者，则为劳淋。

《金匮翼》曰："诸淋者，由肾虚而膀胱热故也。"淋证的病位在肾与膀胱，且与肝脾有关。其病机主要是肾虚，膀胱湿热，气化失司。肾与膀胱相表里，肾气的盛衰，直接影响膀胱的气化与开合。淋证日久不愈，热伤阴，湿伤阳，易致肾虚；肾虚日久，湿热秽浊邪毒容易侵入膀胱，引起淋证的反复发作。因此，肾虚与膀胱湿热在淋证的发生、发展及病机转化中具有重要的意义。淋证有虚有实，初病多实，久病多虚，初病体弱及久病患者，亦可虚实并见。实证多在膀胱和肝，虚证多在肾和脾。

二、临床表现

淋证以小便频急，滴沥不尽，尿道涩痛，小腹拘急，痛引腰腹为基本特征。其起病或急或缓，其病程或长或短，长者久淋不已，时作时止，遇劳即发。小便频急者每日小便可达数十次，而每次尿量较少，或伴有发热，小便热赤；或小便排出砂石，排尿时尿流中断，腰腹绞痛难忍；或尿中带血或夹有血块；或小便混浊如米泔或滑腻如脂膏，种种不一。病久或反复发作后，常伴有低热、腰痛、小腹坠胀、疲劳等症。

三、诊断与鉴别诊断

（一）诊断

具有淋证的小便频急、滴沥不尽、尿道涩痛、小腹拘急、痛引腰腹等基本临床特征。尚可有各种淋证各自的特征。

病久或反复发作后，常伴有低热、腰痛、小腹坠胀、疲劳等症。

每因劳累过度、情志变化、感受外邪而诱发。

结合有关检查，如尿常规、尿细菌培养、X 线腹部摄片、肾盂造影、双肾及膀胱 B 超、膀胱镜等，可明确诊断。

（二）鉴别诊断

1. 癃闭

癃闭以排尿困难，全日总尿量明显减少，点滴而出，甚则小便闭塞不通为临床特征。淋证以小便频急，滴沥不尽，尿道涩痛，小腹拘急，痛引腰腹为特征。其中小便短涩量少、排尿困难与癃闭相似，但癃闭排尿时不痛，每日小便总量远远低于正常，甚至无尿排出；而淋证排尿时疼痛，每日小便总量基本正常。

2. 尿血

血淋和尿血都有小便出血，尿色红赤，甚至尿出纯血等症状。其鉴别的要点是有无尿痛。尿血多无疼痛之感，虽亦间有轻微的胀痛或热痛，但终不及血淋的小便滴沥而疼痛难忍。《丹溪心法·淋》曰："痛者为血淋，不痛者为尿血。"故一般将痛者称为血淋，不痛者称为尿血。

3. 尿浊

淋证的小便混浊需与尿浊相鉴别。尿浊虽然小便混浊，白如泔浆，与膏淋相似，但排尿时尿出自如，无疼痛滞涩感，与淋证不同。以有无疼痛为鉴别要点。

四、辨证要点与治疗原则

（一）辨证要点

1. 辨明淋证类别

由于每种淋证都有不同的病机，其演变规律和治法也不尽相同，在此需要辨明淋证类别。辨识的要点是每种淋证的各自特征。起病急，症见发热，小便热赤，尿时热痛，小便频急症状明显，每日小便可达数十次，每次尿量少者为热淋；小便排出砂石，或尿道中积有砂石，致排尿时尿流突然中断，尿道窘迫疼痛，或砂石阻塞于输尿管或肾盂中，常致腰腹绞痛难忍者为石淋；小腹胀满明显，小便艰涩疼痛，尿后余沥不尽者为气淋；尿中带血或夹有血块，并有尿路疼痛者为血淋；淋证而见小便混浊如米泔或滑腻如脂膏者为膏淋；久淋，小便淋沥不已，时作时止，遇劳即发者为劳淋。

2. 辨虚实

在区别各种不同淋证的基础上，还需辨识证候的虚实。一般而言，初起或在急性发作阶段，由膀胱湿热、砂石结聚、气滞不利导致，尿路疼痛较甚者，多为实证；淋久不愈，尿路疼痛轻微，见有肾气不足、脾气虚弱之证，遇劳即发者，多属虚证。气淋、血淋、膏淋皆有虚、实及虚实并见之证，石淋日久，伤及正气，阴血亏耗，亦可表现为正虚邪实并见之证。

3. 辨标本缓急

各种淋证之间可以相互转化，也可以并存，所以辨证上应区别标本缓急。一般是本着正气为本、邪气为标，病因为本、证候为标，旧病为本、新病为标等标本关系进行分析判断。以劳淋转为热淋为例，从邪与正的关系来看，劳淋正虚是本，热淋邪实为标；从病因与证候的关系来看，热淋的湿热蕴结膀胱为本，而热淋的证候为标，根据急则治标、缓则治本的原则，当以治热淋为急务，从而确立清热通淋利尿的治法，先用相应的方药，待湿热渐清，转以扶正为主。同样在石淋并发热淋时，则新病热淋为标，旧病石淋为本，如尿道无阻塞等紧急病情，应先治热淋，后治石淋，治愈热淋后，再治石淋。

（二）治疗原则

实则清利，虚则补益，是治疗淋证的基本原则。实证有膀胱湿热者，治宜清热利湿；有热邪灼伤血络者，治宜凉血止血；有砂石结聚者，治宜通淋排石；有气滞不利者，治宜利气疏导。虚证以脾虚为主者，治宜健脾益气；以肾虚为主者，治宜补虚益肾。所以徐灵胎评《临证指南医案·淋浊》时指出："治淋之法，有通有塞，要当分别，有瘀血积塞住溺管者，宜先通，无瘀积而虚滑者，宜峻补。"

淋证的治法，有忌汗、忌补之说。《金匮要略·消渴小便不利淋病脉证并治》说："淋家不可发汗。"《丹溪心法·淋》说："最不可用补气之药，气得补而愈胀，血得补而愈涩，热得补而愈盛。"验之临床实际，未必都是如此。淋证往往有恶寒发热，此并非外邪袭表，而是湿热熏蒸、邪正相搏所致，发汗解表，自非所宜。因淋证多属膀胱有热，阴液常感不足，而辛散发表，用之不当，不仅不能退热，反有劫伤营阴之弊。若淋证确由外感诱发，或淋家新感外邪，症见恶寒发热、鼻塞流涕、咳嗽、咽痛者，仍可适当配合辛凉解表之剂。因淋证为膀胱有热，阴液不足，即使感受寒邪，亦容易化热，故应避免辛温之品。至于淋证忌补之说，是就实热之证而言，诸如脾虚中气下陷，肾虚下元不固，自当运用健脾益气、补肾固涩等法治之，不属忌补范围。

五、中医调治与养生

（一）方药调治

1. 热淋

症状：小便频急短涩，尿道灼热刺痛，尿色黄赤，少腹拘急胀痛，或有寒热，口苦，呕恶，或腰痛拒按，或有大便秘结，苔黄腻，脉滑数。

治法：清热解毒，利湿通淋。

方药：八正散。

方义分析：本方的功效是清热解毒，利尿通淋。其中木通、萹蓄、瞿麦、滑石利尿通淋，大黄、山栀、甘草梢清热解毒。若大便秘结，腹胀，可重用生大黄，并加枳实以通腑泄热；若腹满便溏，则去大黄；若伴见寒热、口苦、呕恶，可合用小柴胡汤以和解少阳；若湿热伤阴，去大黄，加生地、牛膝、白茅根以养阴清热；若小腹胀满，加乌药、川楝子行气止痛；若热毒弥漫三焦，入营入血，又当急则治标，用黄连解毒汤合五味消毒饮，以清热泻火解毒；若头身疼痛，恶寒发热，鼻塞流涕，有表证，加柴胡、金银花、连翘等宣透热邪。

2. 石淋

症状：尿中时夹砂石，小便艰涩，或排尿时突然中断，尿道窘迫疼痛，少腹拘急，或腰腹绞痛难忍，痛引少腹，连及外阴，尿中带血，舌红，苔薄黄。若病久砂石不去，可伴见面色少华，精神萎顿，少气乏力，舌淡边有齿印，脉细而弱；或腰腹隐痛，手足心热，舌红少苔，脉细带数。

治法：清热利尿，通淋排石。

方药：石韦散。

方义分析：方中石韦、冬葵子、瞿麦、滑石、车前子清热利尿，通淋排石。可加金钱草、海金沙、鸡内金等以加强排石消坚的作用。若腰腹绞痛，可加芍药、甘草以缓急止痛；若见尿中带血，可加小蓟、生地、藕节以凉血止血；尿中有血条血块，加川牛膝、赤芍、血竭以活血祛瘀；若兼有发热，可加蒲公英、黄柏、大黄以清热泻火。石淋日久，虚实并见，当标本兼治，气血亏虚者，宜二神散合八珍汤；阴液耗伤者，宜六味地黄丸合石韦散；肾阳不足者，宜金匮肾气丸合石韦散。

3. 气淋

症状：实证表现为小便涩痛，淋沥不尽，小腹胀满疼痛，苔薄白，脉多沉弦。虚证表现为尿时涩滞，小腹坠胀，尿有余沥，面白不华，舌质淡，脉虚细无力。

治法：实证宜利气疏导，虚证宜补中益气。

方药：实证用沉香散，虚证用补中益气汤。

方义分析：沉香散中沉香、橘皮利气，当归、白芍柔肝，甘草清热，石韦、冬葵子、滑石、王不留行利尿通淋。胸闷胁胀者，可加青皮、乌药、小茴香以疏肝理气；日久气滞血瘀者，可加红花、赤芍、川牛膝以活血化瘀。补中益气汤补中益气，以治中气不足、气虚下陷之气淋。若小便涩痛，服补益药后，反增小腹胀满，为兼湿热，可加车前草、白茅根、滑石以清热利湿；若兼血虚肾亏，可用八珍汤倍茯苓加杜仲、枸杞、怀牛膝，以益气养血，脾肾双补。

4. 血淋

症状：实证表现为小便热涩刺痛，尿色深红，或夹有血块，疼痛满急加剧，或见心烦，舌苔黄，脉滑数。虚证表现为尿色淡红，尿痛涩滞不明显，腰酸膝软，神疲乏力，舌淡红，脉细数。

治法：实证宜清热通淋，凉血止血；虚证宜滋阴清热，补虚止血。

方药：实证用小蓟饮子，虚证用知柏地黄丸。

方义分析：小蓟饮子方中小蓟、生地、蒲黄、藕节清热凉血止血，小蓟可重用至30 g，生地以生者为宜；木通、淡竹叶通淋利小便，降心火；栀子清三焦之湿热；滑石利尿通淋；当归引血归经；生甘草梢泻火而能达茎中以止痛。热重出血多者，可加黄芩、白茅根，重用生地；血多痛甚者，可另服参三七、琥珀粉，以化瘀通淋止血。知柏地黄丸滋阴清热以治血淋虚证，亦可加旱莲草、阿胶、小蓟、地榆等以补虚止血。

5. 膏淋

症状：实证表现为小便混浊如米泔水，置之沉淀如絮状，上有浮油如脂，或夹有凝块，或混有血液，尿道热涩疼痛，舌红，苔黄腻，脉濡数。虚证表现为病久不已，反复发作，淋出如脂，小便涩痛反见减轻，但形体日渐消瘦，头昏无力，腰酸膝软，舌淡，苔腻，脉细弱无力。

治法：实证宜清热利湿，分清泄浊；虚证宜补虚固涩。

方药：实证用程氏萆薢分清饮，虚证用膏淋汤。

方义分析：程氏萆薢分清饮中萆薢、菖蒲清利湿浊；黄柏、车前子清热利湿；白术、茯苓健脾除湿；莲子心、丹参清心活血通络，使清浊分，湿热去，络脉通，脂液重归其道。莲子心宜改用莲米，可加土茯苓、荠菜以加强清热利湿、分清泄浊之力；小腹胀，尿涩不畅者，加乌药、青皮；小便夹血者，加小蓟、蒲黄、藕节、白茅根。膏淋汤中党参、山药补脾，地黄、芡实滋肾，白芍养阴，龙骨、牡蛎固摄脂液。脾肾两虚，中气下陷，肾失固涩者，可用补中益气汤合七味都气丸益气升陷，滋肾固涩。

6. 劳淋

症状：小便不甚赤涩，但淋沥不已，时作时止，遇劳即发，腰酸膝软，神疲乏力，舌质淡，脉细弱。

治法：健脾益肾。

方药：无比山药丸。

方义分析：本方有健脾利湿、益肾固涩之功。其中山药、茯苓、泽泻健脾利湿，熟地、山茱萸、巴戟天、菟丝子、杜仲、牛膝、五味子、肉苁蓉、赤石脂益肾固涩。若脾虚气陷，症见小腹坠胀，小便点滴而出，可与补中益气汤同用，以益气升陷；若肾阴亏虚，症见面色潮红，五心烦热，舌红少苔，脉细数，可与知柏地黄丸同用，以滋阴降火；若肾阳虚衰，症见面色少华，畏寒怯冷，四肢欠温，舌淡，苔薄白，脉沉细，可合右归丸以温补肾阳，或用鹿角粉 3 g，分 2 次吞服。

（二）经络调治

1. 常规治疗

辨证：淋证以小便频数短涩，滴沥刺痛，欲出未尽，小腹拘急，或痛引腰腹为主证。热淋者，小便灼热刺痛，溺色黄赤，或见寒热，口苦，呕恶，便秘，苔黄腻，舌质红。石淋者，尿中时夹砂石，小便艰涩，或排尿时突然中断，尿道窘迫疼痛，少腹拘急，或腰腹绞痛难忍，尿中带血，舌红，苔薄黄，脉弦或带数。血淋者，实证则见小便热涩刺痛，尿色深红，或夹有血块，苔黄，脉滑数；虚证者，尿色淡红，尿痛涩滞不显著，腰酸膝软，神疲乏力，舌淡红，脉细数。膏淋者，实证则小便混浊如米泔水，置之沉淀如絮状，上有浮油如脂，或夹有凝块，或混有血液，尿道热涩疼痛，舌红，苔黄腻，脉濡数；虚证者，病久不愈，反复发作，淋出如脂，涩痛不重，头昏无力，腰酸膝软，舌淡，苔腻，脉细弱无力。气淋者，实则小腹满痛，小便涩滞，胁胀嗳气，舌暗，脉沉弦；虚则少腹坠胀，尿有余沥，面色㿠白，神疲乏力，舌质淡，脉细而无力。

治则：疏利膀胱气机，清热利尿止痛。

治法：取足三阴经穴与俞穴、募穴为主。针刺泻法，或用补法，或酌情用灸。

处方：膀胱俞穴、中极、阴陵泉、行间、太溪。

方义分析：淋证以膀胱病变为主，故取膀胱俞和中极，俞募相配，以利膀胱气机，配脾经合穴阴陵泉以利湿通利小便，使气化复常，小便通利，取通则不痛之意。因足厥阴肝经络阴器，故取肝经荥穴行间，泻本经气火而导流定痛。太溪为肾经原穴，针之益肾水而导其源。

随症选穴：热淋者加合谷、外关；石淋者加委阳、然谷；血淋因于湿热者加血海、三阴交，因于阴虚者加然谷、三阴交；膏淋因于湿热者加蠡沟、三阴交，因于肾虚者加肾俞、关元、复溜；气淋因于肝郁者加气海、太冲，因于脾虚肾虚者加脾俞、气海、足三里、肾俞等。

2. 其他疗法

（1）耳针

取穴：膀胱、肾、交感、枕、肾上腺。

方法：强刺激，每次取 2~4 穴，留针 20~30 分钟，每日 1 次，10 次为 1 个疗程。

（2）电针

取穴：上段输尿管结石，取肾俞、膀胱俞或肾俞、关元；中段输尿管结石，取肾俞、关元，或阿是穴（结石上 1 cm）、关元；下段输尿管结石，取阿是穴、关元，或三阴交、关元。

方法：患者在治疗前 30 分钟内饮水 1000 mL，或尽量多饮水。然后仰卧或俯卧，取穴进针，接电疗机，以负极接近肾部穴位，正极接近膀胱区穴位，通电强度以患者能忍受为度，用疏密波，留针 30 分钟，隔日治疗 1 次，10 次为 1 个疗程。

（3）穴位敷贴法

取白矾适量，研为细末，加小麦面粉或大葱，贴神阙穴，用于尿道炎治疗，效果良好。

（三）预防与养生

增强体质，防止情志内伤，消除各种外邪入侵和湿热内生的有关因素，如忍尿、过食肥甘、纵欲过劳、外阴不洁等，是预防淋证发病及病情反复的重要方面。积极治疗消渴、痨瘵等疾病，避免不必要的导尿及泌尿道器械操作，也可减少本病证的发生。淋证应多喝水，饮食宜清淡，忌肥腻香燥、辛辣之品；禁房事；注意适当休息，有助于早日恢复健康。

六、预后与转归

各种淋证之间，在转归上存在着一定的关系。首先是不同淋证之间和某些淋证本身的虚实之间可相互转化。如实证的热淋、血淋、气淋失治误治，邪伤正气，可以转化为虚证的劳淋，反之虚证的劳淋重感于邪或七情再伤，也可转化为实证或虚实并见的热淋、血淋、气淋。而当湿热未尽，正气已伤，处于实证向虚证的移行阶段，则表现为虚实并见的证候。又如气淋、血淋、膏淋等淋证本身，都可由实证向虚证或由虚证向实证转化。而石淋由实转虚时，由于砂石未去，则表现为正虚邪实之证。其次是某些淋证间的相互转化或兼见，如热淋可转为血淋，血淋也可诱发热淋。又如热淋若热伤血络，可兼血淋；在石淋的基础上，若石动损伤血络，也可兼见血淋；石淋再感湿热之邪，又可兼见热淋；或膏淋并发热淋、血淋等。认识淋证的各种转化关系，对临床灵活运用辨证论治有实际指导意义。淋证久病不愈可发展成癃闭和关格。

淋证的预后，往往与其类型和病情轻重有关，一般说来，淋证初起多较易治愈，但少数热淋、血淋有时可发生湿热弥漫三焦，热毒陷入营血，出现高热、神昏、谵语等重危证候。

淋证日久不愈或反复发作，可以转为劳淋，导致脾肾两虚，甚至脾肾衰败，肾亏肝旺，肝风上扰，出现头晕肢倦、恶心呕吐、不思纳食、烦躁不安，甚则昏迷抽搐等证候。至于淋证日久，尿血绵绵不止，患者面色憔悴，形体瘦削，或少腹扪及肿块，此乃气滞血瘀，进而可导致癥积形成。

七、结语

淋证是以小便频急，滴沥不尽，尿道涩痛，小腹拘急，痛引腰腹为主要临床表现的一类病证。病因以饮食劳倦、湿热侵袭为主，病位在肾与膀胱，主要病机是肾虚、膀胱湿热、气化失司。本病证初起多实，久则由实转虚，亦可呈现虚实并见的证候，肾虚、膀胱湿热在其发病及病机转化中具有重要的意义。淋证临床症状有两类：一类是膀胱气化失司所引起的证候，另一类是各种淋证的特殊症状。前者是诊断淋证的主要凭证，后者是辨识淋证中不同类别的主要依据。根据后者，目前将淋证分为热淋、石淋、气淋、血淋、膏淋和劳淋六种。在辨证时，除要辨别淋证的不同类别外，还要详审证候的虚实。初起或在急性发作阶段，因膀胱湿热、砂石结聚、气滞不利导致的尿路疼痛较甚者，多为实证；淋久不愈，尿路疼痛轻微，见有肾气不足、脾气虚弱之证，遇劳即发者，多属虚证。实则清利，虚则补益，是治疗淋证的基本原则。实证有膀胱湿热者，治宜清热利湿；有热邪灼伤血络者，治宜凉血止血；有砂石结聚者，治宜通淋排石；有气滞不利者，治宜利气疏导。虚证以脾虚为主者，治宜健脾益气；以肾虚为主者，治宜补虚益肾。由于不同淋证之间和某些淋证本身的虚实之间可以相互转化或兼见，因此在治疗淋证时要谨守病机，辨证论治。

八、临证备要

（一）掌握复杂病证的辨证论治

淋证是内科常见病证，临床患者病情复杂多样。同一患者常可发生数种淋证并存，虚实夹杂，甚或兼夹消渴、水肿、癃闭等证。辨证时，既要掌握淋证共性，又要熟悉各淋证的特征，通过病因分析、虚实判别，正确分辨各种淋证兼夹、转化。应用实验室检查作为辅助，明确病因、病机、病位、虚实及标本缓急。

（二）正确采用急则治标、缓则治本的治疗原则

一方面，劳淋兼夹热淋，劳淋为本，热淋为标，正虚为本，湿热为标，考虑湿热已上升为主要矛盾，诊疗时应以治热淋为急务，采用清热解毒、利尿通淋之治则，待湿热已清，转以扶正为主；另一方面，如有对本证影响不大的兼证存在时，还应抓住主要矛盾。就石淋兼夹血淋而言，石淋是病因，属本证，血淋是石淋的兼证，属标证。如若血淋不严重，不上升为主要矛盾时，治疗仍应以排石通淋为主，止血为辅。只有做到本证除，才能达到标证愈。但出血量多时又当治血为先。因此，临证抓住主要矛盾是治疗的关键。

（三）正确认识淋证"忌汗""忌补"之说

淋证的治法，古有忌汗、忌补之说。《金匮要略·消渴小便不利淋病脉证并治》说："淋家不可发汗。"《丹溪心法·淋》说："最不可用补气之药，气得补而愈胀，血得补而愈涩，热得补而愈盛。"验之临床实际，未必都是如此。若淋证确由外感诱发，或淋家新感外邪，症见恶寒发热、鼻塞流涕、咳嗽咽痛者，仍可适当配合运用辛凉解表之剂。因淋家膀胱有热，阴液不足，即使感受寒邪，亦容易化热，宜避免辛温之品。至于淋家忌补之说，是就实热之证而言，诸如脾虚中气下陷，肾虚下元不固，自当运用健脾益气、补肾固涩等法治之，不必有所禁忌。

（四）治疗当博采古今有效方药

在淋证治疗中，不应拘泥于教材中的一些治法及方药，应博采古今有效之方法。对热淋，其主要病理因素是湿热，但在临床还可见肝经火旺及心火偏盛者，治疗上除以八正散为基础方外，可配合龙胆泻肝汤或导赤散加减用药。对石淋的治疗，除使用利水通淋、排石消坚的中药外，加用行气活血、化瘀软坚的中药，疗效更佳。有研究表明：穿山甲片、王不留行、当归、桃仁等中药具有使结石变脆的药理作用；大黄、川芎、牛膝可增强输尿管蠕动，促进结石排出。因此，对于石淋日久不愈者或石淋兼有瘀象者，可在石韦散的基础上配以理气活血化瘀之品。

九、古籍选录

《诸病源候论·淋病诸候》:"诸淋者,由肾虚而膀胱热,故肾虚则小便数,膀胱热则水下涩,数而且涩,则淋沥不宣,故谓之淋。热淋者,三焦有热,气搏于肾,流入于胞而成淋也,其状小便赤涩。石淋者,淋而出石也,肾主水,水结则化为石,故肾客沙石。肾虚为热所乘,热则成淋,其病之状,小便则茎里痛,尿不能卒出,痛引少腹,膀胱里急,沙石从小便道出,甚者塞痛令闷绝。膏淋者,淋而有肥,状似膏,故谓之膏淋,亦曰肉淋。此肾虚不能制于肥液,故与小便俱出也。血淋者,是热淋之甚者,则尿血,谓之血淋。心主血,血之行身,通遍经络,循环府藏,劳甚者则散失其常经,溢渗入胞,而成血淋也。寒淋者,其病状先寒战然后尿是也,由肾气虚弱,下焦受于冷气,入胞与正气交争,寒气胜则战寒而成淋,正气胜战寒解,故得小便也。其伏尿留茎内,数起不出,引小腹痛,小便不利,劳倦即发。"

《丹溪心法·淋》:"血淋一证,须看血色分冷热,色鲜者,心、小肠实热,色瘀者,肾、膀胱虚冷。若热极成淋,服药不效者,宜减桂枝五苓散加木通、滑石、灯心、瞿麦各少许,蜜水调下。痛者为血淋,不痛者为尿血。"

《证治要诀·淋闭》:"气淋,气郁所致。"

《医宗必读·淋证》:"气淋有虚实之分。"

《证治汇补·下窍门》:"劳淋,遇劳即发,痛引气街,又名虚淋。"

《医碥·淋》:"膏淋,湿热伤气分,水液混浊,如膏如涕如米泔。"

《杂病源流犀烛·五淋二浊源流》:"轻则为砂,重则为石。"

《伤寒论,辨太阳病脉证并治》:"淋家不可发汗,汗出必便血。"

《金匮翼·诸淋》:"初则热淋、血淋,久则煎熬水液,稠浊如膏如沙如石也。夫散剂利小便,只能治热淋、血淋而已。其膏、沙、石淋,必须开郁行气,破血滋阴方可也。"

《景岳全书·淋浊》:"淋之初病,则无不由乎热剧,无容辨矣。但有久服寒凉而不愈者,又有淋久不止及痛涩皆去,而膏淋不已,淋如白浊者,此惟中气下陷及命门不固之证也。故必以脉以证,而察其为寒为热为虚,庶乎治不致误。……治淋之法,大都与治浊相同。凡热者宜清,涩者宜利,下陷者宜升提,虚者宜补,阳气不固者宜温补命门。"

《东垣十书》：“热淋取关元、气冲。”

《针灸聚英》：“淋：属热结，痰气不利，胞痹为寒，老人气虚，灸三阴交。”

《针灸大全》：“小便淋血不止，阴气痛，取照海、阴谷、涌泉、三阴交。”

《神应经》：“气淋，取交信、涌泉、石门、阳陵泉。”

第二十五节　水　肿

　　水肿是指因感受外邪、饮食失调或劳倦过度等，使肺失宣降通调，脾失健运，肾失开合，膀胱气化失常，导致体内水液潴留，泛滥肌肤，以头面、眼睑、四肢、腹背，甚至全身浮肿为临床特征的一类病证。本病证发病率较高，中医药治疗具有良好的疗效。西医学中的急慢性肾小球肾炎、肾病综合征、充血性心力衰竭、内分泌失调，以及营养障碍等疾病出现的水肿，可参考本节进行辨证论治。

　　本病在《黄帝内经》中称为“水”，并根据不同症状分为风水、石水、涌水。《灵枢·水胀》对其症状做了详细的描述：“水始起也，目窠上微肿，如新卧起之状，其颈脉动，时咳，阴股间寒，足胫肿，腹乃大，其水已成矣。以手按其腹，随手而起，如裹水之状，此其候也。”至其发病原因，《素问·水热穴论》指出：“故其本在肾，其末在肺。”《素问·至真要大论》又指出：“诸湿肿满，皆属于脾。”可见在《黄帝内经》时代，对水肿病已有了较明确的认识。《金匮要略》称本病为“水气”，按病因、病证分为风水、皮水、正水、石水、黄汗五类，又根据五脏证候分为心水、肺水、肝水、脾水、肾水。至元代《丹溪心法·水肿》才将水肿分为阴水和阳水两大类，指出：“若遍身肿，烦渴，小便赤涩，大便闭，此属阳水；若遍身肿，不烦渴，大便溏，小便少，不涩赤，此属阴水。”这一分类方法至今仍对指导临床辨证有重要意义。明代《医学入门·杂病分类·水肿》提出疮痍可以引起水肿，并记载了“脓疮搽药，愈后发肿”的现象。清代《证治汇补·水肿》归纳总结了前贤关于水肿的治法，认为治水肿之大法，“宜调中健脾，脾气实，自能升降运行，则水湿自除，此治其本也”，同时列举了水肿的分治六法，即治分阴阳、治分汗渗、湿热宜清、寒湿宜温、阴虚宜补、邪实当攻，分别为完善水肿的病因学说和辨证论治做出了各自的贡献。

一、病因病机

人体水液的运行，有赖于气的推动，即有赖于脾气的生化转输，肺气的宣降通调，心气的推动，肾气的蒸化开合。这些脏腑功能正常，则三焦发挥决渎作用，膀胱气化畅行，小便通利，可维持正常的水液代谢。反之，若因外感风寒湿热之邪、水湿浸渍、疮毒浸淫、饮食劳倦、久病体虚等导致上述脏腑功能失调，三焦决渎失司，膀胱气化不利，体内水液潴留，泛滥肌肤，即可发为水肿。

（一）风邪外袭，肺失通调

风邪外袭，内舍于肺，肺失宣降通调，上则津液不能宣发外达以营养肌肤，下则不能通调水道而将津液的代谢废物变化为尿，以致风遏水阻，风水相搏，水液潴留体内，泛滥肌肤，发为水肿。

（二）湿毒浸淫，内归肺脾

肺主皮毛，脾主肌肉。痈疡疮毒生于肌肤，未能清解而内归肺脾，脾伤不能升津，肺伤失于宣降，以致水液潴留体内，泛滥肌肤，发为水肿。《济生方·水肿》谓："又有年少，血热生疮，变为肿满，烦渴，小便少，此为热肿。"

（三）水湿浸渍，脾气受困

脾喜燥而恶湿。久居湿地，或冒雨涉水，水湿之气内侵；或平素饮食不节，过食生冷，均可使脾为湿困而失其运化之职，致水湿停聚不行，潴留体内，泛滥肌肤，发为水肿。

（四）湿热内盛，三焦壅滞

"三焦者，决渎之官，水道出焉。"湿热内侵，久羁不化；或湿郁化热，湿热内盛，使中焦脾胃失其升清降浊之能，三焦为之壅滞，水道不通，以致水液潴留体内，泛滥肌肤，发为水肿。

（五）饮食劳倦，伤及脾胃

饮食失调，或劳倦过度，或久病伤脾，脾气受损，运化失司，水液代谢失常，引起水液潴留体内，泛滥肌肤，而成水肿。

（六）肾气虚衰，气化失常

"肾者水脏，主津液。"生育不节，房劳过度，或久病伤肾，以致肾气虚衰，不能化气行水，遂使膀胱气化失常，开合不利，引起水液潴留体内，泛滥肌肤，而成水肿。

上述各种病因，有单一致病者，亦有兼杂而致病者，从而使病情趋于复杂。本病的病位在肺、脾、肾三脏，与心有密切关系。基本病机是肺失宣降通调，脾失转输，肾失开合，膀胱气化失常，导致体内水液潴留，泛滥肌肤。在发病机制上，肺、脾、肾三脏相互联系，相互影响，如肺脾之病水肿，久必及肾，导致肾虚而使水肿加重；肾阳虚衰，火不暖土，则脾阳也虚，土不制水，则使水肿更甚；肾虚水泛，上逆犯肺，则肺气不降，失其宣降通调之功能，而加重水肿。外邪、疮毒、湿热所致的水肿，病位多在肺脾；内伤所致的水肿，病位多在脾肾。因此，肺脾肾三脏与水肿的发病，是以肾为本，以肺为标，而以脾为制水之脏，诚如《景岳全书·肿胀》所云："凡水肿等证，乃肺脾肾三脏相干之病。盖水为至阴，故其本在肾；水化于气，故其标在肺；水唯畏土，故其制在脾。今肺虚则气不化精而化水，脾虚则土不制水而反克，肾虚则水无所主而妄行。"

此外，瘀血阻滞，三焦水道不利，往往使水肿顽固难愈。

二、临床表现

水肿初起多从眼睑开始，继则延及头面、四肢、腹背，甚者肿遍全身，也有的水肿先从下肢足胫开始，然后及于全身。轻者仅眼睑或足胫浮肿，重者全身皆肿，肿处皮肤绷急光亮，按之凹陷即起，或皮肤松弛，按之凹陷不易恢复，甚则按之如泥。如肿势严重，可伴有胸腹水而见腹部膨胀、胸闷心悸、气喘不能平卧、唇黑、脐突、背平等症。

三、诊断与鉴别诊断

（一）诊断

水肿初起多从眼睑开始，继则延及头面、四肢、腹背，甚者肿遍全身，也有先从下肢足胫开始，然后及于全身者。轻者仅眼睑或足胫浮肿；重者全身皆肿，肿处按之凹陷，其凹陷或快或慢皆可恢复。如肿势严重，可伴有胸腹水而见腹部膨胀、胸闷心悸、气喘不能平卧等症。

可有乳蛾、心悸、疮毒、紫癜，感受外邪，以及久病体虚的病史。

尿常规、24 小时尿蛋白定量、血常规、红细胞沉降率、血浆白蛋白、血尿素氮、肌酐、体液免疫、心电图、心功能测定、肾脏 B 超等实验室检查，有助于诊断和鉴别诊断。

（二）鉴别诊断

水肿是指表现为头面、眼睑、四肢、腹背甚至全身浮肿的一种病证，严重的水肿患者也可出现胸水和腹水；鼓胀以腹水为主，但也可出现四肢，甚则全身浮肿，因此本病需与鼓胀相鉴别。

鼓胀的病因主要是酒食不节，情志所伤，久病黄疸、积证，血吸虫侵袭，劳倦过度，脾虚等。主要病机是肝脾肾三脏功能失调，气滞、血瘀、水停于腹中。临床上鼓胀先出现腹部胀大，病情较重时才出现下肢浮肿，甚至全身浮肿，腹壁多有青筋暴露。

水肿的病因主要是外感风寒湿热之邪，水湿浸渍，疮毒浸淫，饮食劳倦，久病体虚等。病机主要是肺失宣降通调，脾失健运，肾失开合，膀胱气化失常，导致体内水液潴留，泛滥肌肤。其症状是先出现眼睑、头面或下肢浮肿，渐次出现四肢及全身浮肿，病情严重时才出现腹部胀大，而腹壁无青筋暴露。

四、辨证要点与治疗原则

（一）辨证要点

阳水：多因感受风邪、水湿、疮毒、湿热诸邪，导致肺失宣降通调、脾失健运而成。起病较急，病程较短，每成于数日之间。其肿多先起于头面，由上至下，延及全身，或上半身肿甚，肿处皮肤绷急光亮，按之凹陷即起，常兼见烦热口渴，小便赤涩，大便秘结等表、实、热证。

阴水：多为饮食劳倦、久病体虚等引起脾肾亏虚、气化不利所致。起病缓慢，多逐渐发生，或由阳水转化而来，病程较长。其肿多先起于下肢，由下而上，渐及全身，或腰以下肿甚，肿处皮肤松弛，按之凹陷不易恢复，甚则按之如泥，不烦渴，常兼见小便少但不赤涩，大便溏薄，神疲气怯等里、虚、寒证。

辨阳水和阴水。辨证虽然以阳水、阴水为纲，阳水和阴水有本质区别，但应注意阳水和阴水之间在一定条件下，亦可互相转化，需用动态的观点进行辨识。如阳水久延不退，正气日虚，水邪日盛，便可转为阴水；反之，若阴水复感外邪，肺失宣降，脾失健运，肿势剧增，又可表现为以实证、热证为主，而先按阳水论治。

（二）治疗原则

水肿的治疗，《素问·汤液醪醴论》提出"去菀陈莝""开鬼门""洁净府"三条基本原则。张仲景宗《黄帝内经》之意，在《金匮要略·水气病脉证并治》中提出："诸有水者，腰以下肿，当利小便；腰以上肿，当发汗乃愈。"辨证地运用了发汗、利小便两大治法，对后世产生了深远的影响，一直沿用至今。根据上述所论，水肿的治疗原则应分阴阳而治。阳水主要治以发汗、利小便、宜肺健脾，水势壅盛则可酌情暂行攻逐，总以祛邪为主。阴水则主要治以温阳益气、健脾、益肾、补心，兼利小便，酌情化瘀，总以扶正助气化为治。虚实并见者，则攻补兼施。

五、中医调治与养生

（一）方药调治

1. 风水泛滥

症状：浮肿起于眼睑，继则四肢及全身皆肿，甚者眼睑浮肿，眼合不能开，来势迅速，多有恶寒发热，肢节酸痛，小便短少等症。偏于风热者，伴咽喉红肿疼痛，口渴，舌质红，脉浮滑数。偏于风寒者，兼恶寒无汗，头痛鼻塞，咳喘，舌苔薄白，脉浮滑或浮紧。如浮肿较甚，此型亦可见沉脉。

治法：疏风清热，宣肺行水。

方药：越婢加术汤。

方义分析：方用麻黄宣散肺气，发汗解表，以去其在表之水气；生石膏解肌清热；白术、甘草、生姜、大枣健脾化湿，有崇土制水之意。可酌加浮萍、茯苓、泽泻，以助宣肺、利小便、消肿之功。若属风热偏盛，可加连翘、桔梗、板蓝根、鲜白茅根以清热利咽，解毒散结，凉血止血；若风寒偏盛，去石膏加苏叶、桂枝、防风，以助麻黄辛温解表之力；若咳喘较甚，可加杏仁、前胡，以降气定喘；若见汗出恶风，为卫气已虚，则用防己黄芪汤加减，以助卫解表；若表证渐解，身重而水肿不退，可按水湿浸渍型论治。鲜浮萍草，数量不拘，煎水洗浴，用于急性肾炎初期，全身浮肿，头面尤剧者，以汗出为佳，汗出后宜避风寒，切勿受凉。

2. 湿毒浸淫

症状：身发疮痍，甚则溃烂，或咽喉红肿，或乳蛾肿大疼痛，继则眼睑浮肿，延及全身，小便不利，恶风发热，舌质红，苔薄黄，脉浮数或滑数。

治法：宣肺解毒，利尿消肿。

方药：麻黄连翘赤小豆汤合五味消毒饮。

方义分析：前方中麻黄、杏仁、桑白皮等宣肺行水，连翘清热散结，赤小豆利水消肿；后方以金银花、野菊花、蒲公英、紫花地丁、紫背天葵加强清解湿毒之力。若脓毒甚，当重用蒲公英、紫花地丁；若湿盛糜烂而分泌物多，加苦参、土茯苓、黄柏；若风盛而瘙痒，加白鲜皮、地肤子；若血热而红肿，加丹皮、赤芍；若大便不通，加大黄、芒硝。

3. 水湿浸渍

症状：全身水肿，按之没指，小便短少，身体困重，胸闷腹胀，纳呆，泛恶，苔白腻，脉沉缓，起病较缓，病程较长。

治法：健脾化湿，通阳利水。

方药：胃苓汤合五皮饮。

方义分析：前方以白术、茯苓健脾化湿，苍术、厚朴、陈皮健脾燥湿，猪苓、泽泻利尿消肿，肉桂温阳化气行水；后方以桑白皮、陈皮、大腹皮、茯苓皮、生姜皮健脾化湿，行气利水。若上半身肿甚而喘，可加麻黄、杏仁、葶苈子宣肺泻水而平喘。

4. 湿热壅盛

症状：遍体浮肿，皮肤绷急光亮，胸脘痞闷，烦热口渴，或口苦口黏，小便短赤，或大便干结，舌红，苔黄腻，脉滑数或沉数。

治法：分利湿热。

方药：疏凿饮子。

方义分析：方中羌活、秦艽疏风解表，使在表之水从汗而疏解；大腹皮、茯苓皮、生姜协同羌活、秦艽以去肌肤之水；泽泻、木通、椒目、赤小豆，协同商陆、槟榔通利二便，使在里之水邪从下而夺。疏表有利于通里，通里有助于疏表，如此上下表里分消走泄，使湿热之邪得以清利，则肿热自消。若腹满不减，大便不通，可合己椒苈黄丸，以助攻泻之力，使水从大便而泄；若症见尿痛、尿血，乃湿热之邪下注膀胱，伤及血络，可酌加凉血止血之品，如大小蓟、白茅根等；若肿势严重，兼见气粗喘满，倚息不得平卧，脉弦有力，系胸中有水，可用葶苈大枣泻肺汤合五苓散加杏仁、防己、木通，以泻肺行水，上下分消；若湿热久羁，化燥伤阴，症见口燥咽干、大便干结，可用猪苓汤以滋阴利水。至于攻逐，原为治疗阳水的一种方法，即《黄帝内经》"去菀陈莝"之意。但应慎用，只宜于水势壅盛，症见全身高度浮肿，气喘，心悸，腹水，小便不利，大便不通或干结，畏食，脉沉有力，正气尚旺，他法无效的患者。此时应抓住时机，急则治其标，用攻逐之法以直夺其水势，使水邪速从大小便而去，可选用十枣汤。水退后，再议调补，以善其后。黑白丑各 65 g，红糖125 g，老姜 500 g，大枣 60 g，研极细末或捣烂泛丸，每日 3 次，分 3 日服完。

5. 脾阳虚衰

症状：身肿，腰以下为甚，按之凹陷不易恢复，脘腹胀闷，纳减便溏，食少，面色不华，神倦肢冷，小便短少，舌质淡，苔白腻或白滑，脉沉缓或沉弱。

治法：温阳健脾，化气利水。

方药：实脾饮。

方义分析：方中干姜、附子、草果仁温阳散寒化气，白术、茯苓、炙甘草、生姜、大枣健脾益气，大腹皮、茯苓、木瓜利水去湿，木香、厚朴、大腹皮理气行水。水湿过盛，腹胀大，小便短少，可加苍术、桂枝、猪苓、泽泻，以增化气利水之力。若症见身倦气短，气虚甚，可加生黄芪、人参以健脾益气。尚有一种浮肿，由于长期饮食失调，摄入不足，或脾胃虚弱，失于健运，精微不化，而见面色萎黄，遍体轻度浮肿，晨起头面肿甚，动久坐久下肢肿甚，能食而倦怠无力，大便或溏，身肿而小便正常或反多，脉软弱。此与上述脾阳虚衰、泛溢肌肤有所不同，乃脾气虚弱、清阳不升、转输无力所致，治宜益气升阳、健脾化湿，可用参苓白术散加减。加黄芪、桂枝，以助益气升阳化湿之力；阳虚者加附子、补骨脂温肾助阳，以加强气化。并应适当注意营养，可用黄豆、花生佐餐，作为辅助治疗，多可调治而愈。

6. 肾阳衰微

症状：面浮身肿，腰以下为甚，按之凹陷不起，心悸，气促，腰部冷痛酸重，尿量减少，四肢厥冷，怯寒神疲，面色㿠白或灰滞，舌质淡胖，苔白，脉沉细或沉迟无力。

治法：温肾助阳，化气行水。

方药：济生肾气丸合真武汤。

方义分析：肾为水火之脏，根据阴阳互根原理，善补阳者，必于阴中求阳，则阳得阴助而生化无穷，故用六味地黄丸以滋补肾阴；用附子、肉桂温补肾阳，两药配合，则补水中之火，温肾中之阳气；用白术、茯苓、泽泻、车前子通利小便；生姜温散水寒之气；白芍开阴结，利小便，牛膝引药下行，直趋下焦，强壮腰膝。若心悸，唇绀，脉虚或结或代，乃水邪上犯，心阳被遏，瘀血内阻，宜重用附子再加桂枝、炙甘草、丹参、泽兰，以温阳化瘀。若先见心悸，气短神疲，形寒肢冷，自汗，舌紫暗，脉虚数或结或代等心阳虚衰证候，后见水肿诸症，则应以真武汤为主，加人参、桂枝、丹参、泽兰等，以温补心肾之阳，化瘀利水。若见喘促，呼多吸少，汗出，脉虚浮而数，是水邪凌肺，肾不纳气，宜重用人参、蛤蚧、五味子、山茱萸、牡蛎、龙骨，以防喘脱之变。本证缠绵不愈，正气日衰，复感外邪，症见恶寒发热，肿势增剧，小便短少，此时可按风水治疗，但应顾及正气虚衰的一面，不可过用表药，以麻黄附子细辛汤合五皮饮为主加减，酌加党参、黄芪、菟丝子等补气温肾之药，扶正与祛邪并用。若病至后期，因肾阳久衰，阳损及阴，可导致肾阴亏虚，症见水肿反复发作，精神疲惫，腰酸遗精，口燥咽干，五心烦热，舌红少苔，脉细数，治宜滋补肾阴，兼利水湿，但滋阴不宜过于凉腻，以防匿助水邪，伤害阳气，可用左归丸加泽泻、茯苓等治疗。若肾阴久亏，水不涵木，肝肾阴虚，肝阳上亢，上盛下虚，症见面色潮红，头晕头痛，心悸失眠，腰酸遗精，步履飘浮无力或肢体微颤等，治宜育阴潜阳，用左归丸加蚧类重镇潜阳之品珍珠母、牡蛎、龙骨、鳖甲等治疗。脾阳虚衰证与肾阳虚衰证往往同时出现，而表现为脾肾阳虚、水湿泛滥，因此健脾与温肾两法常同时并进，但需区别脾肾虚的轻重主次，施治当有所侧重。水肿日久，瘀血阻滞，其治疗常配合活血化瘀法，取血行水亦行之意，近代临床上常用益母草、泽兰、桃仁、红花等，实践证明可加强利尿效果。

（二）经络调治

1. 常规治疗

阳水：多为急性发作，初起面目微肿，继则遍及全身，腰以上肿甚，皮肤光泽，阴囊肿亮，胸中烦闷，呼吸急促。偏于风寒者，形寒无汗，舌苔白滑，脉象浮紧。偏于风热者，咽喉肿痛，舌苔薄黄，脉象浮数。

阴水：发病缓慢，足跗先肿，渐及周身，腰以下肿甚，按之凹陷，恢复较慢，皮肤晦暗，小便短少，兼见脘痞便溏，四肢倦怠，舌苔白腻，脉象濡缓，属脾虚。兼腰痛腿酸，肢冷，神疲，舌淡苔白，脉沉细弱，属肾虚。

治则：通调三焦，调气利水。

治法：取任脉及背俞穴为主。阳水针刺泻法，一般不灸；阴水针刺补法，并灸。

处方：水分、气海、三焦俞、足三里。阳水：肺俞、合谷、人中、偏历。阴水：脾俞、肾俞、阴陵泉。

方义分析：本方主要调节和加强水液的气化。取三焦俞以调整其气化功能，配气海以助三焦之气化。水分属任脉而位近小肠，功能分清浊而为治水之效穴。足三里为足阳明经合穴，与足太阴经相表里，取其健运脾胃以制水。阳水属肺气不宣，水液失于输布，腰以上肿甚。《灵枢·终始》曰："从腰以上者，手太阴阳明皆主之"，故取肺俞以宜通肺气，取手太阴经穴偏历、手阳明经穴合谷，以助肺气通达之力，通调水道下输膀胱。人中为手阳明与督脉之会，是治疗面部浮肿的经验穴。阴水是肾阳衰弱，水液失于蒸化，脾胃虚弱，中阳不运所致，一般腰以下肿甚。《灵枢·终始》曰："从腰以下者，足太阴阳明皆主之"，故取脾俞、肾俞、阴陵泉、足三里等穴，针刺补法，并施灸法，以温肾阴健脾运，共达温阳利水的作用。

2. 其他疗法

耳针：肝、脾、肾、皮质下、膀胱等穴。每次取 2~3 穴，中等刺激，隔日 1 次。也可用耳穴埋豆法。

（三）预防与养生

本病水肿较甚，应吃无盐饮食，待肿势渐退后，逐步改为低盐，最后恢复普通饮食。忌食辛辣、烟酒等刺激性食物。若因营养障碍致肿者，不必过于强调忌盐，而应适量进食富于营养之蛋白质类饮食。此外，尚须注意摄生，不宜过度疲劳，尤应节制房事，以防损伤真元，起居有时，预防外感，加强护理，避免褥疮。

1. 避免风邪外袭

外感风邪是水肿发生与复发的重要因素，为防止风邪外袭，患者应注意保暖；感冒流行季节，外出戴口罩，避免去公共场所；居室宜通气，经常用食醋熏蒸，或用艾叶消毒香焚点，进行空气消毒，长期水肿患者卫表多虚，应参加体育锻炼，常服玉屏风散等，提高机体抗病能力。

2. 注意调摄饮食

水肿患者应忌盐，肿势重者应予无盐饮食，轻者予低盐饮食（每日食盐量 3~4 g），肿退之后，亦应注意饮食不可过咸。若因营养障碍而致水肿者，不必过于忌盐，饮食应富含蛋白质，清淡易消化，忌食辛辣肥甘之品。

3. 防止水湿外侵

生活环境潮湿者，宜迁居干燥处，平时应避免冒雨涉水，或湿衣久穿不脱，以免湿邪外侵，造成水肿发生。

4. 保持皮肤清洁，避免抓破皮肤

水肿患者水液潴留肌肤，皮肤绷紧，容易破损。此外，水肿患者长服肾上腺糖皮质激素，皮肤容易生痤疮，故在洗澡时防止擦伤皮肤，避免抓搔肌肤，以免皮肤感染。对于长期卧床者，皮肤外涂滑石粉，经常保持干燥，并定时翻身，以免褥疮发生，加重水肿的病情。

5. 每日记录水液的出入量

水肿期间，应严格记录出入量，每日测量体重，以了解水肿的进退消长。每日尿量少于 500 mL 时，要警惕癃闭的发生。

6. 坚持治疗，定期随访

水肿患者若已治愈，仍应长期随访，定期复查。若脏气已伤，未能治愈，必须长期治疗，长期延缓病情进展，保持相对健康。

7. 劳逸结合，调畅情志

患者应起居有时，避免过度劳累，节制房事，调摄情志，树立康复的信心。

六、预后与转归

凡水肿病程较短，或由营养障碍引起的浮肿，只要及时治疗，合理调养，预后一般较好。若病程较长，反复发作，正虚邪恋，则缠绵难愈。若肿势较甚，症见唇黑，缺盆平，脐突，足下平，背平，或见心悸，唇绀，气急喘促不能平卧，甚至尿闭、下血，均属病情危重。如久病正气衰竭，浊邪上泛，出现口有秽味，恶心呕吐；肝风内动，出现头痛、抽搐等症，预后多不良，每易出现脱证，应密切观察病情变化，及时处理。

七、结语

水肿为常见病，外感内伤均可引起，病理变化主要在肺脾肾三脏，肺失宣降通调，脾失健运，肾失开合，以致体内水液潴留，泛滥肌肤，而成本病，其中以肾脏为本。临床辨证以阴阳为纲，表实热证多为阳水，里虚寒证多为阴水，但要注意二者之间的转化。水肿的治疗原则是分阴阳而治，阳水主要治以发汗，利小便，宣肺健脾，水势壅盛则可酌情暂行攻逐，总以祛邪为主；阴水则主要治以温阳益气、健脾、益肾、补心，兼利小便，酌情化瘀，以扶正为法。虚实并见者，则攻补兼施。在调摄上，应特别注意水肿时忌盐，预防外感，避免过劳等。水肿消退后，还要谨守病机以固本，健脾益气补肾以资巩固，以杜绝其复发。

八、临证备要

（一）提高临诊辨证能力

水肿病证，病因繁杂，病理变化复杂多变，累及脏腑众多，因而正确辨证尤为重要。掌握不同病因致病特点，以及不同脏腑病损的证候特征，有利于提高临床辨证能力。一般而言，水肿以头面为主，恶风头痛者，多属风；水肿以下肢为主，纳呆身重者，多属湿；水肿而伴有咽痛溲赤，多属热；因疮痍、猩红赤斑而致水肿者，多属疮毒。若水肿较甚，咳喘较急，不能平卧，病变部位多在肺；水肿日久，纳食不佳，四肢无力，苔腻身重者，病变部位多在脾；水肿反复，腰膝酸软，耳鸣眼花者，病变部位多在肾；水肿下肢明显，心悸怔忡，胸闷烦躁，甚则不能平卧者，病变部位多在心。对于几个病因夹杂、多个脏腑同病者，尚需结合病史及水肿病机传变规律综合分析。

（二）正确使用攻下逐水法

治疗阳水可用攻下逐水法，即《黄帝内经》"去菀陈莝"之意。临床只宜用于病初体实肿甚，正气尚旺，用发汗、利水法无效而确有当下之脉证。症见全身高度浮肿，气喘，心悸，腹水，小便不利，脉沉而有力。使用该法，宜抓住时机，以逐水为急，使水邪从大小便而去，可用十枣汤治疗，但应中病即止，水肿衰其大半即应停药，以免过用伤正。俟水退后，即行调补脾胃，以善其后。病至后期，脾肾两亏而水肿甚者，若强攻之，水稍退可暂安一时，但攻逐之药多易伤正，究属病根未除，待水邪复来，势更凶猛，病情反重，故逐水峻药应当慎用。

（三）活血化瘀利水法的应用

水与血在生理上皆属于阴，相互倚行，互宅互生。病理状态下，水病可致血瘀，瘀血可致水肿。水肿日久，水湿停积，一则久病入络，气机不利，血流不畅，成为瘀血；二则脏腑阳气受损，血失温运而滞留。反之，瘀血阻肺，不能通调水道，水蓄上焦，泛滥为肿。瘀血阻心，心阳不振，循行不利，亦可为肿。血瘀肝脾，脾之运化失健，肝之疏泄失常，水停中焦，发为水肿。瘀血在肾，肾之温煦失司，膀胱气化失调，可致水停下焦。可见，水蓄可病血，血结亦病水。对于此类水肿，单纯采用发汗、利水、行气、温阳之法，往往水肿难除，如化瘀得当，则水肿自消。因此对于瘀血之水肿，活血化瘀利水法往往是提高去水肿疗效的重要环节。临证选方，对湿热瘀积之水肿，可选用三妙丸合血府逐瘀汤，以清热利湿，祛瘀利水。对寒湿瘀结之水肿，可用麻黄附子细辛汤合桃红四物汤，以散寒除湿，逐瘀消肿。气虚阳微，瘀水交阻之水肿，用附桂八味丸合桃红四物汤加黄芪，以温阳益气，通瘀利水。肝肾阴虚之水肿，方用六味地黄丸合桃红四物汤加鸡血藤、桑寄生，以滋阴养血，化瘀行水。现代药理研究显示：活血化瘀之中药具有扩张血管、改善微循环、增加肾血流量、抑制血小板聚集、增强纤维蛋白溶解活性、抗缺血缺氧、抑制抗体产生等作用，对于各种心脏病心衰、肝硬化、肾衰所致水肿，效果良好。

（四）慎用肾毒性药物

水肿病久，脾肾多虚，分清泌浊功能失司，湿浊、水毒、瘀血内停，肾脏功能下降。对于此类患者，使用药物时须考虑药物对肾脏的毒副作用，做到合理选择品种，合理调整剂量及用药时间，如避免使用氨基糖苷类抗生素等肾毒性药物。此外，近年研究发现，含有马兜铃酸的中药，如马兜铃、关木通、木防己、斑蝥、益母草等亦有一定肾毒性，对水肿患者应避免大剂量、长时间使用。

（五）及时治疗水肿的严重变证

水肿诸型，久治不愈，或误治失治，都可发展成脾肾衰败，或湿浊蕴结不泄，气机逆乱的各种严重变证。若不及时救治，均可危及生命。临证应不失时机，力挽危局。水肿的严重变证主要有以下几种。①水毒内阻，胃失和降：本证多由湿热壅塞及通降受阻发展而来。症见神昏嗜睡，泛恶呕吐，口有尿味，不思纳食，小便短少，甚或二便不通，舌苔浊腻，脉细数。治宜通腑泄浊，和胃降逆。方用黄连温胆汤加大黄、石菖蒲。②水凌心肺，阳气衰微：本证多由阳虚水泛发展而来。症见心悸胸闷，喘促难卧，咳吐清涎，手足肿甚，舌淡胖，脉沉细而数。治宜通阳泄浊，温振心阳。方用真武汤合黑锡丹。③虚风扰动，神明不守：本证是由肾精内竭、肝风内动发展而来。症

457

见头晕头痛，步履漂浮，肢体微颤等。治宜息风潜阳，补元固本。方用大补元煎合羚羊钩藤汤。④邪毒内闭，元神涣散：本证多由各型阴水迁延不愈发展而来。症见神昏肢冷，面色晦滞，泛恶口臭，二便不通，肌衄牙宣，舌红绛，苔焦黄，脉细数。治宜清热解毒，通窍泄浊。方用安宫牛黄丸或紫雪丹口服，大黄煎液保留灌肠。

九、古籍选录

《素问·汤液醪醴论》："平治于权衡，去菀陈莝，微动四极，温衣，缪刺其处，以复其形，开鬼门，洁净府，精以时服，五阳已布，疏涤五脏，故精自生，形自盛，骨肉相保，巨气乃平。"

《金匮要略·水气病脉证并治》："风水，其脉自浮，外证骨节疼痛，恶风。皮水，其脉亦浮，外证胕肿，按之没指，不恶风，其腹如鼓，不渴，当发其汗。正水，其脉沉迟，外证自喘。石水，其脉自沉，外证腹满不喘……夫水病人，目下有卧蚕，面目鲜泽，脉伏，其人消渴，病水腹大，小便不利，其脉沉绝者，有水，可下之。"

《诸病源候论·水肿病诸候》："夫水之病，皆生于腑脏。……寻其病根，皆由荣卫不调，经脉否涩，脾胃虚弱，使水气流溢，盈散皮肤，故令遍体肿满，喘息上气，目裹浮肿，颈脉急动，不得眠卧，股间冷，小便不通，是其候也。"

《丹溪心法·水肿》："水肿因脾虚不能制水，水渍妄行，当以参术补脾，使脾气得实，则自健运，自能升降运动其枢机，则水自行。"

《景岳全书·肿胀》："温补即所以化气，气化而痊愈者，愈出自然。消伐所以逐邪，逐邪而暂愈者，愈由勉强，此其一为真愈，一为假愈，亦岂有假愈而果愈者哉。"

《医门法律·水肿门》："二阳结谓之消，三阴结谓之水……三明者，手足太阴脾肺二脏也，胃为水谷之海，水病莫不本之于胃，经乃以属之脾肺者，何耶？使足太阴脾足以转输水精于上，手太阴肺足以通调水道于下、海不扬波矣。唯脾肺二脏之气，结而不行，后乃胃中之水日蓄，浸灌表里，无所不到也，是则脾肺之权可不伸耶。然其权尤重于肾。肾者，胃之关也，肾司开阖，肾气从阳则开，阳太盛则关门大开，水直下而为消，肾气从阴则阖，阴太盛则关门常阖，水不通为肿。经又以肾本肺标，相输俱受为言，然则水病以脾肺肾为三纲矣。"

《素问·水热穴论》："勇而劳甚则肾污出，肾汗出逢于风，内不得入于藏府，外不得越于皮肤，客于玄府，行于皮里，传为跗肿，本之于肾，名曰风水。"

《针灸大全》："四肢面目浮肿，大热不退，取照海、人中、合谷、足三里、临泣、曲池、三阴交。"

《古今医统》："水肿，腹上出水，针水沟、灸水分。"

第二十六节　癃　闭

癃闭是由于肾和膀胱气化失司导致的以排尿困难，全日总尿量明显减少，小便点滴而出，甚则闭塞不通为临床特征的一种病证。其中以小便不利，点滴而短少，病势较缓者称为"癃"；以小便闭塞，点滴全无，病热较急者称为"闭"。癃和闭虽有区别，但都是指排尿困难，只是轻重程度上的不同，因此多合称为癃闭。癃闭相当于西医学中各种原因引起的尿潴留和无尿症，其神经性尿闭、膀胱括约肌痉挛、尿路结石、尿路肿瘤、尿路损伤、尿道狭窄、老年人前列腺增生症、脊髓炎等病所出现的尿潴留及肾功能不全引起的少尿、无尿症，皆可参考本节内容辨证论治。

小便不利为老年病科的临床常见症状，其定义为小便量的减少、排尿困难，甚至小便闭塞不通。它的常见表现包括以下几点。①尿量改变：尿量较正常减少；②尿次异常：可表现为小便次数增多或癃闭；③尿色质异常：小便或清长，或短黄，或尿血，或混浊，或夹有砂石；④排尿感异常：小便涩痛，或点滴不尽。小便不利可见于水肿、淋证、癃闭等疾病。其病位在肺、脾、肾、三焦及膀胱。其主要病机为膀胱气化不利。实证者多因湿热下注、瘀血内阻或结石阻塞导致尿路不通，膀胱气化不利，而使小便排出受阻；虚证者多因年老气虚或肾阳不足，而致使膀胱气化功能减退，小便无力排出。西医常见于膀胱炎、前列腺炎、尿道炎、良性前列腺增生等病。关于病位，

《素问·灵兰秘典论》曾曰"膀胱者，州都之官，津液藏焉，气化则能出矣"，是指膀胱为水液汇集之处，主管尿液储存与排泄，故小便的利与不利主要看膀胱气化功能是否正常，若膀胱气化不利，则导致小便不利。肺、脾、肾、三焦等脏腑与人体水液代谢关系密切，其功能失调亦可导致小便不利。

癃闭之名，首见于《黄帝内经》。该书对癃闭的病位、病机做了概要的论述，如《素问·宣明五气》谓"膀胱不利为癃，不约为遗溺"；《素问·标本病传论》谓"膀胱病，小便闭"；《灵枢·本输》云"三焦者……实则闭癃，虚则遗溺，遗溺则补之，闭癃则泻之"。需要一提的是，东汉殇帝姓刘名癃，由于避讳，而将癃改为"淋"，或改为"闭"。所以《伤寒论》和《金匮要略》都没有癃闭的名称，只有淋证和小便不利的记载。这一避讳影响极为深远，直至宋元，仍是淋、癃不分。如宋代《三因极一病证方论·淋闭叙论》仍说："淋，古谓之癃，名称不同也。"元代《丹溪心法》也只有小便不利和淋的记载，而没有癃闭的名称。明代以后，始将淋、癃分开，而各成为独立的疾病。在病因病机证治方面，《诸病源候论·便病诸候》提出："小便不通，由膀胱与肾俱有热故也""小便难者，此是肾与膀胱热故也"，认为二者系热的程度不同所致，"热气大盛"则令"小便不通""热势极微"，故"但小便难也"。《备急千金要方·膀胱腑》已有了导尿术的记载。《丹溪心法·小便不通》认为该病有"气虚、血虚、有痰、风闭、实热"等类型，并根据辨证论治的精神，运用探吐法治疗小便不通。《景岳全书·癃闭》将癃闭的病因归纳为四个方面：有因火邪结聚小肠、膀胱者，此以水泉干涸而气门热闭不通；有因热居肝肾者，则或以败精，或以槁血，阻塞水道而不通；有因真阳下竭，元海无根，气虚而闭者；有因肝强气逆，妨碍膀胱，气实而闭者，并详细阐述了气虚而闭的病理机转。

一、病因病机

（一）湿热蕴结

过食辛辣肥腻，酿湿生热，湿热不解，下注膀胱，或湿热素盛，肾热下移膀胱，或下阴不洁，湿热侵袭，膀胱湿热阻滞，气化不利，小便不通，或尿量极少，而为癃闭。

（二）肺热气壅

肺为水之上源。热邪袭肺，肺热气壅，肺气不能肃降，津液输布失常，水道通调不利，不能下输膀胱；又因热气过盛，下移膀胱，以致上下焦均为热气闭阻，气化不利，而成癃闭。

（三）脾气不升

劳倦伤脾，饮食不节，或久病体弱，致脾虚清气不能上升，则浊气难以下降，小便因而不通，而成癃闭。故《灵枢·口问》曰："中气不足，溲便为之变。"

（四）肾元亏虚

年老体弱或久病体虚，肾阳不足，命门火衰，气不化水，是以"无阳则阴无以化"，而致尿不得出；或因下焦炽热，日久不愈，耗损津液，以致肾阴亏虚，水府枯竭，而成癃闭。

（五）肝郁气滞

七情所伤，引起肝气郁结，疏泄不及，从而影响三焦水液的运行和气化功能，致使水道通调受阻，形成癃闭。且肝经经脉绕阴器，抵少腹，这也是肝经有病可导致癃闭的原因。所以《灵枢·经脉》提出："肝足厥阴之脉，……是主肝所生病者……遗溺、闭癃。"

（六）尿路阻塞

瘀血败精，或肿块结石，阻塞尿道，小便难以排出，因而形成癃闭。即《景岳全书·癃闭》所说："或以败精，或以槁血，阻塞水道而不通也。"《素问·灵兰秘典论》曰："膀胱者，州都之官，津液藏焉，气化则能出矣。"小便的通畅，有赖于膀胱的气化，因此本病的病位在膀胱。《素问·经脉别论》又曰："饮入于胃，游溢精气，上输于脾，脾气散精，上归于肺，通调水道，下输膀胱，水精四布，五经并行。"

水液的吸收、运行、排泄，还有赖于三焦的气化和肺脾肾的通调、转输、蒸化，故癃闭的病位还与三焦、肺脾肾密切相关。上焦之气不化，当责之于肺，肺失其职，则不能通调水道，下输膀胱；中焦之气不化，当责之于脾，脾气虚弱，则不能升清降浊；下焦之气不化，当责之于肾，肾阳亏虚，气不化水，肾阴不足，水府枯竭，均可导致癃闭。肝郁气滞，使三焦气化不利，也会发生癃闭。此外，各种原因引起的尿路阻塞，均可引起癃闭。基本病机可归纳为三焦气化不利或尿路阻塞，导致肾和膀胱气化失司。

二、临床表现

本病以排尿困难，全日总尿量明显减少，甚至小便闭塞不通，点滴全无为主要临床表现。起病或突然发生，或逐渐形成。一般在癃的阶段表现为小便不利，排尿滴沥不尽，或排尿无力，或尿流变细，或尿流突然中断，全日总尿量明显减少；在闭的阶段表现为小便不通，全日总尿量极少，甚至点滴全无，或小便欲解不出，小腹满胀，状如覆碗。尿闭可突然发生，亦可由癃逐渐发展而来。病情严重时，尚可出现头晕，胸闷气促，恶心呕吐，口气秽浊，水肿，甚至烦躁，神昏等症。尿道无疼痛感觉。

三、诊断与鉴别诊断

（一）诊断

以排尿困难，全日总尿量明显减少，点滴而出，或小便闭塞不通，点滴全无为临床特征。

多见于老年男性，或产后女性、手术后患者。常有淋证、水肿病史。

凡小腹胀满，小便欲解不出，触叩小腹部膀胱区明显胀满者，是为尿潴留；若全日小便总量明显减少或不通，无尿意，无小腹胀满，触叩小腹部膀胱区亦无明显充盈征象，则多属肾衰竭。

适当选择肛门指诊、B超、腹部X线摄片、膀胱镜、肾功能检查，以明确是肾、膀胱、尿道还是前列腺等疾病引起的癃闭。

（二）鉴别诊断

1. 淋证

淋证以小便频急，滴沥不尽，尿道涩痛，小腹拘急，痛引腰腹为特征。癃闭以排尿困难，全日总尿量明显减少，点滴而出，甚则小便闭塞不通，点滴全无为临床特征。其中小便短涩量少、排尿困难与淋证相似，但淋证排尿时疼痛，每日小便总量基本正常；而癃闭排尿时不痛，每日小便总量远远低于正常，甚至无尿排出。

2. 关格

关格是小便不通和呕吐并见的一种病证。癃闭主要是指以排尿困难，全日总尿量明显减少，甚则小便闭塞不通为主证的一类病证。二者皆有小便不通，故需鉴别。关格必有呕吐，而癃闭一般无呕吐症状，只以小便量极少或全无为特征。二者的关系是癃闭可发展为关格，而关格不一定都是由癃闭发展而来，还可由水肿、淋证发展而成。

四、辨证要点与治疗原则

（一）辨证要点

1. 辨主因

尿热赤短涩，舌红苔黄，脉数者属热；口渴欲饮，咽干，气促者，多为热壅于肺；口渴不欲饮，小腹胀满者，多为热积膀胱；时欲小便而不得出，神疲乏力者，多属虚；年老排尿无力，腰膝酸冷者，为肾虚命门火衰；小便不利兼有小腹坠胀，肛门下坠者，为脾虚中气不足；尿线变细或排尿中断，腰腹疼痛，舌质紫暗者，属尿道阻塞。

2. 辨虚实

癃闭的辨证以虚实为纲。因湿热蕴结、浊瘀阻塞、肝郁气滞、肺热气壅而致者，多属实证；因脾虚不升、肾阳亏虚、命门火衰、气化不及州都者，多属虚证。起病急骤，病程较短者，多实；起病较缓，病程较长者，多虚。体质较好，症见尿流窘迫，赤热或短涩，苔黄腻或薄黄，脉弦涩或数，属于实证；体质较差，症见尿流无力，精神疲乏，舌质淡，脉沉细弱者，多属虚证。

（二）治疗原则

癃闭的治疗应根据"六腑以通为用"的原则，着眼于通，即通利小便。但通之之法，有直接、间接之分，因证候的虚实而异。实证治宜清湿热，散瘀结，利气机而通利水道；虚证治宜补脾肾，助气化，使气化得行，小便自通。同时，还要根据病因病机，病变在肺在脾在肾的不同，进行辨证论治，不可滥用通利小便之品。此外，尚可根据"上窍开则下窍自通"的理论，用开提肺气法，开上以通下，即所谓"提壶揭盖"之法治疗。小腹胀急，小便点滴不下，内服药物缓不济急时，应配合导尿或针灸以急通小便。

五、中医调治与养生

（一）方药调治

1. 膀胱湿热

症状：小便点滴不通，或量少而短赤灼热，小腹胀满，口苦口黏，或口渴不欲饮，或大便不畅，苔根黄腻，舌质红，脉数。

治法：清热利湿，通利小便。

方药：八正散。

方义分析：方中木通、车前子、萹蓄、瞿麦通闭利小便，山栀清化三焦之湿热，滑石、甘草清利下焦之湿热，大黄通便泻火，清热解毒。舌苔厚腻者，可加苍术、黄柏，以加强其清化湿热的作用；兼心烦，口舌生疮糜烂者，可合导赤散，以清心火，利湿热；若湿热久恋下焦，又可导致肾阴灼伤而出现口干咽燥，潮热盗汗，手足心热，舌光红，可改用滋肾通关丸加生地、车前子、川牛膝等，以滋肾阴，清湿热而助气化；若因湿热蕴结日久，三焦气化不利，症现小便量极少或无尿，面色晦滞，舌质暗红有瘀点、瘀斑，胸闷烦躁，小腹胀满，恶心泛呕，口中尿臭，甚则神昏等，系尿毒入血，上攻于心脑，治宜降浊和胃，清热化湿，通闭开窍，佐以活血化瘀，方用黄连温胆汤加大黄、丹参、生蒲黄、泽兰、白茅根、木通，以及清开灵注射液等。

2. 肺热壅盛

症状：全日总尿量极少或点滴不通，咽干，烦渴欲饮，呼吸急促或咳嗽，苔薄黄，脉数。

治法：清肺热，利水道。

方药：清肺饮。

方义分析：本方出自《证治汇补》，适用于热在上焦肺经气分而导致的渴而小便闭涩不利。肺为水之上源，方中以黄芩、桑白皮清泄肺热，源清而流自洁；麦冬滋养肺阴，上源有水水自流；车前子、木通、山栀、茯苓清热而利小便。可加金银花、连翘、虎杖、鱼腥草等以增清肺解毒之力。若症见心烦，舌尖红，口舌生疮等，乃为心火旺盛之征象，可加黄连、竹叶等以清泻心火；若大便不通，可加杏仁、大黄以宣肺通便，通腑泄热；若口渴引饮，神疲气短，为气阴两伤之象，可合大剂生脉散，以益气养阴；若兼表证而见头痛，鼻塞，脉浮，可加薄荷、桔梗以解表宣肺。

3. 肝郁气滞

症状：小便不通，或通而不爽，胁腹胀满，情志抑郁，或多烦易怒，舌红，苔薄黄，脉弦。

治法：疏利气机，通利小便。

方药：沉香散。

方义分析：方用沉香、橘皮疏达肝气，当归、王不留行行气活血，石韦、冬葵子、滑石通利水道，白芍、甘草柔肝缓急。若肝郁气滞症状重，可合六磨汤加减，以增强其疏肝理气的作用；气郁化火，而见舌红，苔薄黄者，可加丹皮、山栀等以清肝泻火。

4. 尿道阻塞

症状：小便点滴而下，或尿细如线，甚则阻塞不通，小腹胀满疼痛，舌质紫暗或有瘀点，脉细涩。

治法：行瘀散结，通利水道。

方药：代抵当丸。

方义分析：方中归尾、穿山甲、桃仁、大黄、芒硝通瘀散结，生地凉血滋阴，肉桂助膀胱气化以通尿闭，用量宜小，以免助热伤阴。若瘀血现象较重，可加红花、川牛膝、三棱、莪术以增强其活血化瘀的作用；若病久血虚，面色不华，治宜养血行瘀，可加黄芪、丹参、赤芍；若一时性小便不通、胀闭难忍，可加麝香 0.09～0.15 g 置胶囊内吞服，以急通小便，此药芳香走窜，能通行十二经，传遍三焦，药力较猛，切不可多用，以免伤人正气；若由于尿路结石而致尿道阻塞，小便不通，可加用金钱草、鸡内金、冬葵子、萹蓄、瞿麦以通淋利尿排石，或参考"淋证"一节治疗。

5. 脾气不升

症状：时欲小便而不得出，或量少而不爽利，气短，语声低微，小腹坠胀，精神疲乏，食欲不振，舌质淡，脉弱。

治法：益气健脾，升清降浊，化气利尿。

方药：补中益气汤合春泽汤。

方义分析：方中人参、黄芪益气；白术健脾运湿；桂枝通阳，以助膀胱之气化；升麻、柴胡升清气而降浊阴；猪苓、泽泻、茯苓利尿渗湿，诸药配合，共奏益气健脾，升清降浊，化气利尿之功。若气虚及阴，脾阴不足，清气不升，气阴两虚，症见舌质红，可改用补阴益气煎；若脾虚及肾，而见肾虚证候者，可加用济生肾气丸，以温补脾肾，化气利尿。小便涩滞者，可合滋肾通关丸。

6. 肾阳衰惫

症状：小便不通或点滴不爽，排出无力，面色㿠白，神气怯弱，畏寒怕冷，腰膝冷而酸软无力，舌淡，苔薄白，脉沉细而弱。

治法：温补肾阳，化气利尿。

方药：济生肾气丸。

方义分析：方中肉桂、附子补下焦之阳，以鼓动肾气；六味地黄丸滋补肾阴；牛膝、车前子补肾利水，故本方可温补肾阳，化气行水，使小便得以通利。兼有脾虚证候者，可合补中益气汤或春泽汤，以补中益气，化气行水；若老人精血俱亏，病及督脉，而见形神萎顿，腰脊酸痛，治宜香茸丸，以补养精血、助阳通窍；若因肾阳衰惫，命火式微，致三焦气化无权，浊阴不化，症见小便量少，甚至无尿，头晕头痛，恶心呕吐，烦躁，神昏，治宜千金温脾汤合吴茱萸汤温补脾肾，和胃降逆。

（二）其他疗法

对于尿潴留的癃闭患者，除内服药物治疗外，尚可用外治法治疗。

1. 取嚏或探吐法

打喷嚏或呕吐，前者能开肺气，后者能举中气而通下焦之气，是一种简单有效的通利小便方法。其方法是用消毒棉签，向鼻中取嚏或喉中探吐；也有的用皂角粉末 0.3 ~ 0.6 g，鼻吸取嚏。

2. 外敷法

独头蒜头 1 个，栀子 3 枚，盐少许，捣烂，摊纸贴脐部，良久可通。

食盐 250 g，炒热，布包熨脐腹，凉后再炒热敷之。

葱白 500 g，捣碎，入麝香少许拌匀，分 2 包，先置脐上 1 包，热熨约 15 分钟，再换 1 包，亦熨 15 分钟，交替使用，以通为度。

3. 导尿法

若经过服药、外敷等法治疗无效，而小腹胀满特甚，叩触小腹部膀胱区呈浊音，当用导尿法以缓其急。

4. 针灸推拿

针刺足三里、中极、三阴交、阴陵泉等穴，反复捻转提插，强刺激。体虚者可灸关元、气海，并可采用少腹膀胱区按摩。

5. 流水诱导法

使患者听到流水的声音，即可有尿意而随之解出小便，这种方法可适用于肝郁气滞所引起的尿闭。

（三）预防与养生

锻炼身体，增强抵抗力，保持心情舒畅，切忌忧思恼怒；消除诸如忍尿，压迫会阴部，外阴不洁，过食肥甘辛辣，过量饮酒，贪凉，纵欲过劳等外邪入侵和湿热内生的有关因素；积极治疗淋证和水肿、尿路及尿路周边肿瘤等疾病，对防治癃闭均有重要意义。

六、预后与转归

癃闭若得到及时而有效的治疗，初起病"闭"，后转为"癃"，尿量逐渐增加，是病情好转的现象，通过治疗完全可能获得痊愈。如果失治或误治，初起病"癃"而后转为病"闭"，为病势由轻转重。若病情发展，临床出现头晕头痛、视物模糊、胸闷喘促、恶心呕吐、烦躁、神昏等症，是由癃闭转为关格，若不及时抢救，可以导致死亡。诚如《景岳全书·癃闭》所说："小水不通是为癃闭，此最危最急症也，水道不通，则上侵脾胃而为胀，外侵肌肉而为肿，泛及中焦则为呕，再及上焦则为喘。数日不通，则奔迫难堪，必致危殆。"一般说来，膀胱有尿者，预后较好。膀胱无水者，若病程短，全身状况较好，预后也尚可；若病程较长，全身状况较差者，预后不佳，又见尿毒上攻者，预后极差。

七、结语

癃闭是以排尿困难，全日总尿量明显减少，点滴而出，甚则小便闭塞不通，点滴全无为临床特征的一类病证。诊断癃闭应确定是膀胱无水症，还是尿潴留。若属膀胱无水症，则应准确测定每日的尿量。本病需与淋证、关格进行鉴别。癃闭的病位在膀胱，但和肾、脾、肺、三焦均有密切的关系。其主要病机为上焦肺之气不化，肺失通调水道，下输膀胱；中焦脾之气不化，脾虚不能升清降浊；下焦肾之气不化，肾阳亏虚，气不化水，或肾阴不足，水府枯竭；肝郁气滞，使三焦气化不利；尿路阻塞，小便不通。癃闭的辨证以辨虚实为主，其治疗应据"六腑以通为用"的原则，着眼于通。但通之之法，因证候的虚实而异。实证治宜清湿热，散瘀结，利气机而通利水道；虚证治宜补脾肾，助气化，使气化得行，小便自通。同时，还要根据病因病机，病变在肺在脾在肾的不同，进行辨证论治，不可滥用通利小便之品。内服药物缓不济急时，应配合导尿或针灸以急通小便。

八、临证备要

（一）急则治标，缓则治本

癃闭为临床最为急重的病证之一。水蓄膀胱，欲排不能，小腹胀痛难忍，甚是急迫；小便不通，水毒蓄于内，可致肿胀、喘促、心悸、关格等危重变证。因此，癃闭的治疗必须急则治标，缓则治本。治标之法有二：其一，对水蓄膀胱之证，内服药缓不济急，可急用导尿、针灸、少腹及会阴部热敷等法，急通小便；其二，对膀胱无尿之危证，可用中药灌肠方。方中生大黄（后下）30 g，生牡蛎（先下）30 g，六月雪 30 g，丹参 30 g，浓煎约120 mL，高位保留灌肠，约 2 小时后，用 300～500 mL 清水，清洁灌肠，每日 1 次，10 日为 1 个疗程。此法可从大便排出水毒。但只能治其标证，一旦尿出，或水毒症情有所缓解后，应立即针对不同病因，或排石，或祛瘀，或疏肝，或温补脾肾，缓图其本，防止其旧病复发，死灰复燃。

（二）下病上治，欲降先升

中医学认为，小便的排泄，除肾的气化外，尚需依赖肺的通调，脾的转输，因而本病还与肺、脾有关。当急性尿潴留，小便涓滴不下时，常可在原方基础上稍加开宣肺气、升提中气之桔梗、杏仁、紫菀、升麻、柴胡等，此为下病上治、提壶揭盖、升清降浊之法。除内服药外，应用取嚏法、探吐法均是取其旨意。

（三）谨防个别中药的肾毒性

关木通、木防己、马兜铃、益母草是中医治疗肾病的常用中药，在癃闭病证的治疗中，亦经常使用。但近年来的临床报道和现代药理研究表明：上述中药大剂量或长时期使用均可产生明显的肾毒性，可产生急慢性肾衰竭、肾小管酸中毒、范可尼综合征等，严重者半年内发展为终末期肾衰竭。实验研究亦显示，上述药物大剂量使用可产生蛋白尿，肾功能下降，肾小管坏死，肾间质纤维化。因此，对于上述药物应谨慎使用，如可用通草代替木通，或避免大剂量、长时间使用。建议木通用量在 5 g 以内，防己用量为5～10 g，益母草用量为 10～15 g。因上述药物的肾毒性存在个体差异性，因此即使在小剂量使用过程中，亦应密切监测肾功能，如出现不明原因的蛋白尿或肾功能下降，应立即停药。此外，对癃闭伴血钾高的患者，应慎用含钾高的中药，如牛膝、杏仁、桃仁等。

九、古籍选录

《素问·奇病论》:"有癃者,一日数十溲,此不足也。"

《素问·六元正纪大论》:"阳明司天之政,……民病……癃闭。"

《备急千金要方·膀胱腑》:"胞囊者,肾膀胱候也,贮津液并尿。若脏中热病者,胞涩,小便不通……津液不通,以葱叶除尖头,内阴茎孔中深三寸,微用口吹之,胞胀,津液大通,即愈。"

《景岳全书·癃闭》:"夫膀胱为藏水之府,而水之入也,由气以化水,故有气斯有水;水之出也,由水以达气,故有水始有溺,经曰气化则能出矣。盖有化而入,而后有化而出,无化而出,必其无化而入,是以其入其出皆由气化,此即本经气化之义,非单以出者言气化也。然则水中有气,气即水也;气中有水,水即气也。今凡病气虚而闭者,必以真阳下竭,元海无根,水火不交,阴阳否隔,所以气自气而气不化水,水自水而水蓄不行。气不化水则水府枯竭者有之,水蓄不行则浸渍腐败者有之,气既不能化,而欲强为通利,果能行乎?阴中已无阳,而再用苦寒之剂能无甚乎?……当辨其脏器之寒热。若素无内热之气者,是必阳虚无疑也,或病未至甚,须常用左归、右归、六味、八味等汤丸或壮水以分清,或益火以化气,随宜用之,自可渐杜其源;若病已至甚,则必用八味丸料或加减金匮肾气汤大剂煎服,庶可挽回。……若素禀阳脏内热,不堪温补,而小便闭绝者,此必真阴败绝,无阴则阳无以化,水亏证也,治宜补阴抑阳,以化阴煎之类主之;或偏于阳亢而水不制火者,如东垣之用滋肾丸亦可。"

《证治汇补·癃闭》:"有热结下焦,壅塞胞内,而气道涩滞者;有肺中伏热,不能生水,而气化不施者;有脾经湿热,清气郁滞,而浊气不降者;有痰涎阻结,气道不通者;有久病多汗,津液枯耗者;有肝经忿怒,气闭不通者;有脾虚气弱,通调失宜者。……一身之气关于肺,肺清则气行,肺浊则气壅。故小便不通,由肺气不能宣布者居多,宜清金降气为主,并参他症治之。若肺燥不能生水,当滋肾涤热。夫滋肾涤热,名为正治;清金润燥,名为隔二之治;燥脾健胃,名为隔三之治。又有水液只渗大肠,小肠因而燥竭者,分利而已。有气滞不通,水道因而闭塞者,顺气为急。实热者,非咸寒则阳无以化。虚寒者,非温补则阴无以生。痰闭者,吐提可法。瘀血者，疏导兼行。脾虚气陷者，升提中气。下焦阳虚者，温补命门。"

第二十七节 消 渴

消渴病是由先天禀赋不足，复因情志失调、饮食不节等导致的以阴虚燥热为基本病机，以多尿、多饮、多食、乏力、消瘦或尿有甜味为典型临床表现的一种疾病。消渴病是一种发病率高、病程长、并发症多、严重危害人类健康的病证，近年来发病率更有增高的趋势。中医药在改善症状、防治并发症等方面均有较好的疗效。在世界医学史中，中医学对本病的认识最早，且论述甚详。本节之消渴病与西医学的糖尿病基本一致。西医学的尿崩症，因具有多尿、烦渴的临床特点，与消渴病有某些相似之处，可参考本节辨证论治。

糖尿病是慢性终身性疾病，而老年糖尿病包括 60 岁以后发病或 60 岁以前发病而延续至 60 岁以后。糖尿病在老年人中的发病率高，并与年龄呈正相关，在 50 岁以上人群中，平均发病率较 50 岁以下人群约高 4 倍。在所有糖尿病患者中，60 岁以上者约占 1/3，50 岁以上者约占 2/3。中国老年糖尿病的患病率日益增加，而老年糖尿病患者的并发症较为常见，发病率和死亡率较高，已成为老年人健康问题的主要共同关注的热点和难点。有学者认为老年糖尿病是临床常见、多发、难治之疾，其病理生理特点多表现为脏腑精气亏虚、阴阳失调及本虚标实等；临床上多具有隐匿性、特殊性、复杂性、脆弱性、高危性、盲目性及低依从性等特点。还有学者认为老年糖尿病的病机以肾虚为本，兼血瘀之征，治疗上勿忘脾胃等。

消渴之名，首见于《素问·奇病论》。根据病机及症状的不同,《黄帝内经》还有消瘅、膈消、肺消、消中等名称的记载。《黄帝内经》认为五脏虚弱、过食肥甘、情志失调是引起消渴的原因，而内热是其主要病机。《金匮要略》立专篇讨论，并最早提出治疗方药。《诸病源候论·消渴候》论述其并发症说："其病变多发痈疽。"《外台秘要·消中消暑肾消》引《古今录验》说："渴而饮水多，小便数……甜者，皆是消渴病也"，又说："每发即小便至甜""焦枯消瘦"，对消渴的临床特点做了明确的论述。刘完素对其并发症做了进一步论述,《宣明论方·消渴总论》说:消渴一证"可变为雀目或内障。"《儒门事亲·三消论》说:"夫消渴者,多变聋盲、疮癣、痤痱之类""或蒸热虚汗,肺痿劳嗽"。《证治准绳·消瘅》在前人论述的基础上,对三消的临床分类做了规范:"渴而多饮为上消(经谓膈消),消谷善饥为中消(经谓消中),渴而便数有膏为下消(经谓肾消)。"明清及其之后,对消渴的治疗原则及方药,有了更为广泛深入的研究。

一、病因病机

(一)禀赋不足

早在春秋战国时代,即已认识到先天禀赋不足是引起消渴病的重要内在因素。《灵枢·五变》曰:"五脏皆柔弱者,善病消瘅。"其中尤以阴虚体质最易罹患。

(二)饮食失节

《素问·奇病论》曰:"此肥美之所发也,此人必数食甘美而多肥也,肥者令人内热,甘者令人中满,故其气上溢,转为消渴。"长期过食肥甘,醇酒厚味,辛辣香燥,损伤脾胃,致脾胃运化失职,积热内蕴,化燥伤津,消谷耗液,发为消渴。

(三)情志失调

《临证指南医案·三消》曰:"心境愁郁,内火自燃,乃消症大病。"长期过度的精神刺激,如郁怒伤肝、肝气郁结,或劳心竭虑、营谋强思等,以致郁久化火,火热内燔,消灼肺胃阴津而发为消渴。

(四)劳欲过度

《外台秘要·消渴消中》曰:"房劳过度,致令肾气虚耗,下焦生热,热则肾燥,肾燥则渴。"房事不节,劳欲过度,肾精亏损,虚火内生,则火因水竭益烈,水因火烈而益干,终致肾虚肺燥胃热俱现,发为消渴。

消渴病的病机主要在于阴津亏损，燥热偏盛，而以阴虚为本，燥热为标，两者互为因果，阴愈虚则燥热愈盛，燥热愈盛则阴愈虚。消渴病变的脏腑主要在肺、胃、肾，尤以肾为关键。三脏之中，虽可有所偏重，但往往又互相影响。

肺主气为水之上源，敷布津液。肺受燥热所伤，则津液不能敷布而直趋下行。随小便排出体外，故小便频数量多；肺不布津则口渴多饮。正如《医学纲目·消瘅门》所说："盖肺藏气，肺无病则气能管摄津液之精微，而津液之精微者收养筋骨血脉，余者为溲。肺病则津液无气管摄，而精微者亦随溲下。"

胃为水谷之海，主腐熟水谷，脾为后天之本，主运化，为胃行其津液。脾胃受燥热所伤，胃火炽盛，脾阴不足，则口渴多饮，多食善饥；脾气虚不能转输水谷精微，则水谷精微下流注入小便，故小便味甘；水谷精微不能濡养肌肉，故形体日渐消瘦。

肾为先天之本，主藏精而寓元阴元阳。肾阴亏虚则虚火内生，上燔心肺则烦渴多饮，中灼脾胃则胃热消谷，肾失濡养，开阖固摄失权，则水谷精微直趋下泄，随小便而排出体外，故尿多味甜。

消渴病虽有在肺、胃、肾的不同，但常常互相影响，如肺燥津伤，津液失于敷布，则脾胃不得濡养，肾精不得滋助；脾胃燥热偏盛，上可灼伤肺津，下可耗伤肾阴；肾阴不足则阴虚火旺，亦可上灼肺胃，终至肺燥胃热肾虚，故"三多"之证常可相互并见。

消渴病日久，则易发生以下两种病变：一是阴损及阳，阴阳俱虚。消渴虽以阴虚为本，燥热为标，但由于阴阳互根，阳生阴长，若病程日久，阴损及阳，则致阴阳俱虚。其中以肾阳虚及脾阳虚较为多见。二是病久入络，血脉瘀滞。消渴病是一种病及多个脏腑的疾病，影响气血的正常运行，且阴虚内热，耗伤津液，亦使血行不畅而致血脉瘀滞。血瘀是消渴病的重要病机之一，且消渴病多种并发症的发生也与血瘀密切有关。

二、临床表现

消渴病起病缓慢，病程漫长。本病以多尿、多饮、多食、倦怠乏力、形体消瘦或尿有甜味为证候特征。但患者"三多"症状的显著程度有较大的差别。消渴病的多尿，表现为排尿次数增多，尿量增加。有的患者是因夜尿增多而发现本病。与多尿同时出现的是多饮，喝水量及次数明显增多。多食易饥，食量超出常人，但患者常感疲乏无力，日久则形体消瘦。但现代的消渴病患者，有的则在较长时间内表现为形体肥胖。

三、诊断与鉴别诊断

（一）诊断

凡以口渴多饮、多食易饥、尿频量多、形体消瘦或尿有甜味为临床特征者，即可诊断为消渴病。本病多发于中年以后，以及嗜食膏粱厚味、醇酒炙烤之人。

初起可"三多"症状不著，病久常并发眩晕、肺痨、胸痹心痛、中风、雀目、疮痈等。严重者可见烦渴、头痛、呕吐、腹痛、呼吸短促，甚或昏迷厥脱危象。由于本病的发生与禀赋不足有较为密切的关系，故消渴病的家族史可供诊断参考。

查空腹、餐后 2 小时血糖和尿糖、尿比重、葡萄糖耐量试验等，有助于确定诊断。必要时查尿酮体、血尿素氮、肌酐、二氧化碳结合力，以及血钾、血钠、血钙、氯化物等。

（二）鉴别诊断

1. 口渴症

口渴症是指口渴饮水的一个临床症状，可出现于多种疾病过程中，尤以外感热病为多见。但这类口渴各随其所患病证的不同而出现相应的临床症状，不伴多食、多尿、尿甜、瘦削等消渴的特点。

2. 瘿病

瘿病中气郁化火、阴虚火旺的类型，以情绪激动、多食易饥、形体日渐消瘦、心悸、眼突、颈部一侧或两侧肿大为特征。其中的多食易饥、消瘦，类似消渴病的中消，但眼球突出、颈前生长瘿肿则与消渴病有别，且无消渴病的多饮、多尿、尿甜等症。

四、辨证要点与治疗原则

（一）辨证要点

1. 辨病位

消渴病的三多症状，往往同时存在，但根据其表现程度的轻重不同，而有上、中、下三消之分，及肺燥、胃热、肾虚之别。通常把以肺燥为主，多饮症状较突出者，称为上消；以胃热为主，多食症状较为突出者，称为中消；以肾虚为主，多尿症状较为突出者，称为下消。

2. 辨标本

本病以阴虚为主，燥热为标，两者互为因果，常因病程长短及病情轻重的不同，而阴虚和燥热之表现各有侧重。一般初病多以燥热为主，病程较长者则阴虚与燥热互见，日久则以阴虚为主。进而由于阴损及阳，可见气阴两虚，并可导致阴阳俱虚之证。

3. 辨本证与并发症

多饮、多食、多尿和乏力、消瘦为消渴病本证的基本临床表现，而易发生诸多并发症为本病的另一特点。本证与并发症的关系，一般以本证为主，并发症为次。多数患者先见本证，随病情的发展而出现并发症。但亦有少数患者与此相反，如少数中老年患者"三多"及消瘦的本证不明显，常因痈疽、眼疾、心脑病证等为线索，最后确诊为本病。

（二）治疗原则

本病的基本病机是阴虚为本，燥热为标，故清热润燥、养阴生津为本病的治疗大法。《医学心悟·三消》说："治上消者，宜润其肺，兼清其胃""治中消者，宜清其胃，兼滋其肾""治下消者，宜滋其肾，兼补其肺"，可谓深得治疗消渴之要旨。由于本病常发生血脉瘀滞及阴损及阳的病变，以及易并发痈疽、眼疾、劳嗽等症，故还应针对具体病情，及时合理地选用活血化瘀、清热解毒、健脾益气、滋补肾阴、温补肾阳等治法。

五、中医调治与养生

（一）方药调治

1. 肺热津伤

症状：烦渴多饮，口干舌燥，尿频量多，舌边尖红，苔薄黄，脉洪数。

治法：清热润肺，生津止渴。

方药：消渴方。

方义分析：方中重用天花粉以生津清热，佐黄连清热降火，生地黄、藕汁等养阴增液，尚可酌加葛根、麦冬以加强生津止渴的作用。烦渴不止，小便频数，而脉数乏力者，为肺热津亏，气阴两伤，可选用玉泉丸或二冬汤。玉泉丸中以人参、黄芪、茯苓益气，天花粉、葛根、麦冬、乌梅、甘草等清热生津止渴。二冬汤中重用人参益气生津，天冬、麦冬、天花粉、黄芩、知母清热生津止渴。二方同中有异，前者益气作用较强，而后者清热作用较强，可根据临床需要加以选用。

2. 胃热炽盛

症状：多食易饥，口渴，尿多，形体消瘦，大便干燥，苔黄，脉滑实有力。

治法：清胃泻火，养阴增液。

方药：玉女煎。

方义分析：方中以生石膏、知母清肺胃之热，生地黄、麦冬滋肺胃之阴，川牛膝活血化瘀，引热下行。可加黄连、栀子清热泻火。大便秘结不行，可用增液承气汤润燥通腑、"增水行舟"，待大便通后，再转上方治疗。本证亦可选用白虎加人参汤。方中以生石膏、知母清肺胃、除烦热，人参益气扶正，甘草、粳米益胃护津，共奏益气养胃、清热生津之效。对于病程较久，以及过用寒凉而致脾胃气虚，表现为口渴引饮，能食与便溏并见，或饮食减少，精神不振，四肢乏力，舌淡，苔白而干，脉弱者，治宜健脾益气、生津止渴，可用七味白术散。方中用四君子汤健脾益气，木香、藿香醒脾行气散津，葛根升清生津止渴。《医宗金鉴》等书将本方列为治消渴病的常用方之一。

3. 肾阴亏虚

症状：尿频量多，混浊如脂膏，或尿甜，腰膝酸软，乏力，头晕耳鸣，口干唇燥，皮肤干燥、瘙痒，舌红苔，脉细数。

治法：滋阴补肾，润燥止渴。

方药：六味地黄丸。

方义分析：方中以熟地滋肾填精为主药；山萸肉固肾益精，山药滋补脾阴、固摄精微，该二药在治疗时用量可稍大；茯苓健脾渗湿，泽泻、丹皮清泄肝肾火热，共奏滋阴补肾、补而不腻之效。阴虚火旺而烦躁、五心烦热、盗汗、失眠者，可加知母、黄柏滋阴泻火。尿量多而混浊者，加益智仁、桑螵蛸、五味子等益肾缩泉。气阴两虚而伴困倦、气短乏力、舌质淡红者，可加党参、黄芪、黄精补益正气。

4. 阴阳两虚

症状：小便频数，混浊如膏，甚至饮一溲一，面容憔悴，耳轮干枯，腰膝酸软，四肢欠温，畏寒肢冷，阳痿或月经不调，舌苔淡白而干，脉沉细无力。

治法：温阳滋阴，补肾固摄。

方药：金匮肾气丸。

方义分析：方中以六味地黄丸滋阴补肾，并用附子、肉桂以温补肾阳。本方以温阳药和滋阴药并用，正如《景岳全书·新方八略》所说："善补阳者，必于阴中求阳，则阳得阴助，而生化无穷；善补阴者，必于阳中求阴，则阴得阳长，而泉源不竭。"而《医贯·消渴论》更对本方在消渴病中的应用做了较详细的阐述："盖因命门火衰，不能蒸腐水谷，水谷之气，不能熏蒸上润于肺，如釜底无薪，锅盖干燥，故渴。至于肺亦无所禀，不能四布水津，并行五经，其所饮之水，未经火化，直入膀胱，正谓饮一升溲一升，饮一斗溲一斗，试尝其味，甘而不咸可知矣。故用附子、肉桂之辛热，壮其少火，灶底加薪，枯笼蒸溽，槁禾得雨，生意维新。"对消渴而症见阳虚畏寒的患者，可酌加鹿茸粉 0.5 g，以启动元阳，助全身阳气之气化。本证见阴阳气血俱虚者，则可选用鹿茸丸以温肾滋阴，补益气血。上述两方均可酌加覆盆子、桑螵蛸、金樱子等以补肾固摄。

（二）并发症治疗

消渴多伴有瘀血的病变，故对于上述各种证型，尤其是对于舌质紫暗或有瘀点瘀斑，脉涩或结或代，以及兼见其他瘀血证候者，均可酌加活血化瘀的方药。如丹参、川芎、郁金、红花、山楂等，或配用降糖活血方。方中用丹参、川芎、益母草活血化瘀，当归、赤白芍养血活血，木香行气导滞，葛根生津止渴。消渴容易发生多种并发症，应在治疗本病的同时，积极治疗并发症。白内障、雀目、耳聋，主要病机为肝肾精血不足、不能上承耳目所致，宜滋补肝肾、益精补血，可用杞菊地黄丸或明目地黄丸。对于并发疮毒痈疽者，则治宜清热解毒、消散痈肿，用五味消毒饮。在痈疽的恢复阶段，则治疗上要重视托毒生肌。并发肺痨、水肿、中风者，则可参考有关章节辨证论治。

1. 痈疽

消渴兼痈疽、疮癣、痤痱等类，《备急千金要方》《外台秘要》《诸病源候论》《三消论》均有论述。消渴致经络不利，血气壅涩停滞，发为痈疽。初起毒热蕴营，宜清热凉血，方用五味消毒饮。病久气营两虚，宜解毒、益气、托脓，方用黄芪六一汤合西黄丸。五味消毒饮，清热解毒为重。黄芪六一汤用于益气解毒托脓。用西黄丸为免其热气内攻。痈疽之发，当参考外科治法，但要注意顾及消渴本病。对有内热者，平时可常服忍冬丸，清热解毒，以资防范，且能止渴。忍冬丸用忍冬草根茎、花、叶皆可，不拘多少，入瓶内，以无灰酒浸，以糠火煨一宿，取出晒干，入甘草少许，碾为细末，以浸药酒打面糊丸如梧子大，每服 50 ~ 100 丸。

2. 肿胀

消渴而肿胀，为病情转重。《圣济总录》曰："消病日久，能食者，末传脑疽背疮；不能食者，末传中满鼓胀，皆不治之证也"，并认为这是"饮水过度，内溃脾土，土不制水"所致。李东垣则认为这是对上中二消治之太急，寒药伤胃所致，说明脾肾衰败，特别是脾乏转输，水气泛溢，治当实脾理虚以制水。因为消渴本身水气宣泄，不可更逐，否则会更陷其气。

3. 雀目、耳聋

消渴久病，肝肾精耗，不能上承其窍，宜滋补肝肾以盈润上窍，方用杞菊地黄丸合羊肝丸。杞菊地黄丸滋水清上，羊肝丸养血疏风，合用较好。上述治法，仅示概要，务须治疗本病，以防加剧，并参考有关科目论治。

4. 泄泻

消渴并见食欲减退，精神萎靡，肢冷畏寒，大便溏泄或完谷不化，脉细无力。方选温补脾肾的理中汤加减。本病多见糖尿病性胃肠神经病变，大便每日 2 ~ 5 次或 10 次以上。由于消渴日久，脾肾俱伤，肾阳虚不能温养脾胃，方当温中祛寒，健脾止泻。方中党参甘温扶脾，补中益气，强壮脾胃为主药；干姜辛热守中，温中而扶阳气；白术苦温燥湿，健脾止泻；肉豆蔻温中行气、涩肠止泻；更加补骨脂温肾阳；黄芪益气健脾。诸药合用，共成温肾健脾止泻之剂，其不仅可治疗消渴并发中焦虚寒之泄泻，亦是治疗消渴病之良方，凡有中焦虚寒见症者皆可用之。

5. 劳咳

先病消渴，继而干咳少痰，痰中带血丝，五心烦热，潮热盗汗，咽干口燥，舌红少苔，脉细数。方选养阴清热，润肺止咳的百合固金汤加减。本证多见于糖尿病合并肺结核者，由于燥热内盛、耗伤肺津而致的阴虚肺热咳嗽。方中百合、生地滋养肺胃为主药；川贝母、麦冬助百合润肺止咳；玄参、知母助生地滋阴清热；当归、白芍养阴和营；桔梗、甘草清热利咽、化痰止咳。其中生地、知母、玄参、麦冬均有降血糖的作用。

（三）针灸治疗

1. 体针

按三消辨证施针，糖尿病易引发皮肤感染，针刺应注意无菌操作。

（1）上消：常用穴位有大椎、肺俞、鱼际、合谷、太渊、金津、玉液等穴，分两组交替使用。大椎、鱼际、合谷针用泻法，肺俞、太渊针用平补平泻，金津、玉液疾刺不留针，其余诸穴可留针 30 分钟，每日针刺 1 次或隔日 1 次，7 ~ 14 日为 1 个疗程。

（2）中消：平补平泻脾俞、胃俞及中脘，用泻法针足三里、内庭、曲池及合谷。留针 30 分钟，每日 1 次或隔日 1 次。

（3）下消：用补法针肾俞、肝俞、关元、三阴交、太溪及然谷等穴，留针 30 分钟，隔日针刺 1 次。

2. 耳针

取穴胰、内分泌、肾、三焦、神门。针法：轻刺激。每次取 3～5 穴，留针 20 分钟，隔日 1 次，10 次为 1 个疗程。

3. 灸法

取穴胰俞、肺俞、脾俞、足三里、关元、太溪。方法：用艾条悬灸，每日 1 次，每次 4～5 壮，以疏调脏腑元气。

（四）预防与养生

本病除药物治疗外，注意生活调摄具有十分重要的意义。《备急千金要方·消渴》曰："治之愈否，属在病其所慎有三，一饮食、二房室、三咸食及面。"《儒门事亲·三消之说当从火断》曰："不减滋味，不戒嗜欲，不节喜怒，病已而复作。能从此三者，消渴亦不足忧矣。"所以，节制饮食具有基础治疗的重要作用。在保证机体合理需要的情况下，应限制粮食、油脂的摄入，忌食糖类，饮食宜以适量米、麦、杂粮，配以蔬菜、豆类、瘦肉、鸡蛋等，定时定量进餐，戒烟酒、浓茶及咖啡等。避免五志过极和长期紧张思虑，注意调节劳逸，久事伏案用脑者，要注意体力活动，制定并实施有规律的生活起居制度。

六、预后与转归

消渴病常病及多个脏腑，病变影响广泛，未及时医治及病情严重的患者，常可并发多种病证，如肺失滋养，日久可并发肺痨；肾阴亏损，肝失濡养，肝肾精血不能上承于耳目，则可并发白内障、雀目、耳聋；燥热内结，营阴被灼，脉络瘀阻，蕴毒成脓，则发为疮疖痈疽；阴虚燥热，炼液成痰，以及血脉瘀滞，痰瘀阻络，蒙蔽心窍，则发为中风偏瘫；阴损及阳，脾肾衰败，水湿潴留，泛滥肌肤，则发为水肿。综观消渴病的自然发病过程，常以阴虚燥热为始，病程日久，可导致阴损及阳、血行瘀滞而形成阴阳两虚，或以阳虚为主，并伴血脉瘀阻的重证，且常出现各种严重的并发症。

消渴病是现代社会中发病率甚高的一种疾病，尤以中老年发病较多。"三多"和消瘦的程度，是判断病情轻重的重要标志。早期发现、坚持长期治疗、生活规律、饮食控制的患者，其预后较好。并发症是影响病情、损伤患者劳动力和危及患者生命的重要因素，故应十分注意及早防治各种并发症。

七、结语

消渴病是以多饮、多食、多尿及消瘦为临床特征的一种慢性内伤疾病。前三个症状，也是作为上消、中消、下消临床分类的侧重症状。其病位主要与肺、胃（脾）、肾有关，尤与肾的关系最为密切。在治疗上，以清热润燥、养阴生津为基本治则，对上、中、下消有侧重润肺、养胃（脾）、益肾之别。但上中下三消之间有着十分密切的内在联系，其病机性质是一致的，正如《圣济总录·消渴门》所说："原其本则一，推其标有三。一曰消渴，以渴而不利，引饮过甚言之；二曰消中，以不渴而利，热气内消言之；三曰肾消，以渴而复利，肾燥不能制约言之。"由于消渴易发生血脉瘀滞、阴损及阳的病变，以及发生多种并发症，故应注意及时发现、诊断和治疗。

八、临证备要

消渴病是现代社会中发病率甚高的一种疾病，尤以中老年发病较多。"三多"和消瘦的程度，是判断病情轻重的重要标志。早期发现，坚持长期治疗，生活规律，重视饮食控制的患者，其预后较好。并发症是影响病情、损伤患者劳动力和危及患者生命的重要因素，故应十分注意及早防治。

消渴病起病缓慢，以多饮、多食、多尿、倦怠乏力、形体消瘦或尿有甜味为证候特征。但患者"三多"症状的显著程度有较大的差别。消渴病的多尿，表现为排尿次数增多，尿量增加。有的患者是因夜尿增多而发现本病。与多尿同时出现的是多饮，喝水量及次数明显增多，多食易饥，食量超出常人，但患者常感疲乏无力，日久则形体消瘦。但现代的消渴患者，有的则在较长时间内表现为形体肥胖。

临床治疗糖尿病单独运用一种方法多不理想，采用药物治疗、饮食治疗、运动治疗等多种方法综合治疗才能使病情满意控制。现代医学在控制血糖、纠正糖尿病急性代谢紊乱，如糖尿病酮症酸中毒、非酮症高渗性糖尿病昏迷及急性感染等方面具有优势，尤其是胰岛素的应用使糖尿病患者得以生存，使糖尿病酮症酸中毒的死亡率明显下降，但对糖尿病合并血管神经病变等慢性并发症的防治缺乏有效的治疗方法。中医药治疗糖尿病的优势在于：①显著改善临床症状，且降糖效果持久。②具有降低血糖、血脂，调整脂质代谢紊乱，抑制血小板黏附聚集，降低血液黏度，改善微循环，增强机体免疫功能等多方面的作用。③对糖尿病慢性并发症的防治更具优势。如运用活血化瘀法治疗糖尿病早期视网膜病变及糖尿病性闭塞性动脉硬化症早期，运用补肾活血法治疗糖尿病肾病，运用中药配合针刺治疗糖尿病神经病变，运用益气养阴、活血化瘀法防治糖尿病下肢血管病变，都取得了可喜的进展。

由于糖尿病的病理变化以阴虚燥热为主，但燥热仅属标象，阴虚乃其本质，故治疗用药时应突出一个"虚"字，予以养阴生津。在选用养阴药时宜根据所在脏腑辨证施药，肺胃阴虚，选用北沙参、天花粉、玉竹、生地、石斛、芦根等；心阴虚，选用西洋参、百合、莲子心、酸枣仁等；肝阴不足，宜选用熟地、枸杞子、山茱萸、旱莲草、女贞子等。

控制饮食，对于本病的治疗有极为重要的意义，少数患者经过严格而合理的饮食控制，即能收到良好的效果。中医药在改善症状、防治并发症等方面均有较好的疗效。

较多临床观察及实验研究认为，瘀血是贯串糖尿病发病始终的重要病机。因此，可以在原有消渴病机"阴虚为本，燥热为标"的基础上，补充"瘀血为患"。当今在糖尿病的治疗中，活血化瘀治法得到了广泛的重视和运用，尤其是预防并发症方面。

由于血管损害是糖尿病多种并发症的病理基础，如糖尿病眼底病变、糖尿病脑血管病变、糖尿病心血管病变、糖尿病肾病等，其中医病机以血脉涩滞、瘀血痹阻为核心，活血化瘀是防治糖尿病并发症的关键。故对于消渴病的多种并发症，可以辨证施治为主，适当配伍活血化瘀药物或方剂，以期提高疗效。

九、古籍选录

《灵枢·五变》:"五脏皆柔弱者,善病消瘅。"

《古今录验》:"消渴病有三。一渴而饮水多,小便多,无脂似麸片甜者,皆是消渴病也。二吃食多,不甚渴、小便少,似有油而数者,此是消中病也。三渴饮水而不能多,但腿肿,脚变瘦小,阴痿弱,数小便者,此是肾消病也。"

《素问·通评虚实论》:"凡治消瘅、仆击、偏枯、痿厥,气满发逆,肥贵人,则膏粱之疾也。"

《景岳全书·三消干渴》:"凡治消之法,最当先辨虚实,若察其脉证,果为实火致耗津液者,但去其火则津液自生,而消渴自止。若由真水不足,则悉属阴虚,无论上、中、下,急宜治肾,必使阴气渐充,精血渐复,则病必自愈。若但知清火,则阴无以生,而日渐清败,益以困矣。"

《医学心悟·三消》:"三消之症,皆燥热结聚也。大法治上消者,宜润其肺,兼清其胃,二冬汤主之;治中消者,宜清其胃,兼滋其肾,生地八物汤主之;治下消者,宜滋其肾,兼补其肺,地黄汤、生脉散并主之。夫上消清胃者,使胃火不得伤肺也;中消滋肾者,使相火不得攻胃也;下消清肺者,滋上源以生水也。三消之法,不必专执本经,而滋其化源,则病易痊矣。"

《临证指南医案·三消》:"如病在中上者,膈膜之地,而成燎原之场,即用景岳之玉女煎,六味之加二冬、龟甲、旱莲。一以清阳明之热,以滋少阴;一以救心肺之阴,而下顾真液。如元阳变动而为消烁者,即用河间之甘露饮,生津清热,润燥养阴,甘缓和胃是也。至于壮水以制阳光,则有六味补三阴,而加车前、牛膝导引肝肾。斟酌变通,斯诚善矣。"

《医学衷中参西录·消渴方》:"白虎加人参汤,乃伤寒论治外感之热传入阳明胃腑,以致作渴之方。方书谓上消者宜用之,此借用也。愚曾试验多次,然必胃腑有实热者,用之方的。中消用调胃承气汤,此须细为斟酌,若其右部之脉滑而且实,用之犹可,若其人饮食甚勤,一时不食,即心中怔忡,且脉象微弱者,系胸中大气下陷,中气亦随之下陷,宜用升补气分之药,而佐以收涩之品与健补脾胃之品,若误用承气下之则危不旋踵。"

《施今墨临床经验集·糖尿病》:"余认为,三消之表现,仅为糖尿病的一个方面。不容忽视的是,糖尿病人大多具有气短神疲、不耐劳累、虚胖无力或日渐消瘦等正气虚弱的征象，气虚之证的出现系因脾失健运，精气不升，生化无源之故耳。脾者喜燥恶湿，一味应用甘寒、苦寒滋阴降火，常使脾功受损，中焦不运，造成患者气虚更趋严重，病情迁延不愈。因此治疗糖尿病，除滋阴清热外，健脾补气实为关键一环，滋肾阴以降妄炎之火，补脾气以助运化之功，水升火降，中焦健旺，气复阴回，糖代谢即可恢复正常。"

参考文献

[1] 谢培豪，倪进东 . 老年学 [M]. 北京：科学出版社，2018.

[2] 邬沧萍，姜向群 . 老年学概论 [M]. 北京：中国人民大学出版社，2014.

[3] 田金洲 . 中医老年病学 [M]. 天津：天津科学技术出版社，1994.

[4] 田金洲，李曰庆 . 中医老年病学 [M]. 上海：上海科学技术出版社，2002.

[5] 万启南，杜义斌，李晓 . 中医老年病学 [M]. 北京：科学出版社，2017.

[6] 李七一 . 中医老年病学 [M]. 北京：中国中医药出版社，2009.

[7] 马烈光，蒋力生 . 中医养生学 [M]. 北京：中国中医药出版社，2016.

[8] 王瑞辉，冯晓东 . 中医康复学 [M]. 北京：中国中医药出版社，2017.

[9] 陈涤平 . 中医治未病学 [M]. 北京：中国中医药出版社，2021.

[10] 王燕，高静 . 老年护理学 [M]. 北京：中国中医药出版社，2016.

[11] 王琦 . 中医体质学 [M]. 北京：中国中医药出版社，2021.

[12] 刘成玉，周菊芝，佟玉荣，等 . 健康评估 [M]. 北京：人民卫生出版社，2018.

[13] 郭姣 . 健康管理学 [M]. 北京：人民卫生出版社，2020.

[14] 乔明琦 . 中医情志学 [M]. 北京：中国中医药出版社，2020.

[15] 顾一煌，王金贵 . 中医养生方法技术学 [M]. 北京：中国中医药出版社 .2020.

[16] 谭兴贵 . 中医药膳学 [M]. 北京：中国中医药出版社，2003.

[17] （宋）陈直著 . 养老奉亲书 [M]. 陈可冀，李春生订正评注 . 北京：北京大学医学出版社，2014.

[18] 于普林 . 老年医学 [M]. 北京：人民卫生出版社，2017.

[19] （清）曹庭栋撰 . 老老恒言白话解 [M]. 崔为，等译 . 北京：人民卫生出版社，2013.

[20] （清）曹庭栋撰 . 老老恒言 [M]. 王淑民，校点 . 福州：福建科学技术出版社，2013.

[21] 张存悌，程嘉艺 . 寿亲养老新书白话图解：四时调摄食疗秘籍 [M]. 沈阳：辽

宁科学技术出版社，2013.

[22] 王飞. 中医老年病学 [M]. 北京：中国中医药出版社，2017.

[23] 马烈光，樊旭. 中医养生学导论 [M]. 北京：中国中医药出版社，2020.

[24] 李桂，王士才. 现代抗衰老方略 [M]. 郑州：河南科学技术出版社，2017.

[25] 迈克尔·福赛尔（Michael Fossel）. 抗衰老革命 [M]. 周金秋，等译. 上海：上海科学技术出版社，2017.

[26] 罗伯特·C. 阿特金斯. 抗衰老饮食：阿特金斯医师的营养饮食计划 [M]. 仝雅青，译. 北京：北京联合出版公司，2016.

[27] 张觉人，杜进军，余莉萍，等. 中医各家学说中的老年病治法 [M]. 武汉：湖北科学技术出版社，2020.

[28] 成蓓，曾尔亢. 老年病学 [M]. 北京：科学出版社，2018.

[29] 李建生，刘读文. 中医老年医学：基础与实践 [M]. 北京：中国中医药出版社，2005.

[30] 罗卓洲. 中医中老年养生保健 [M]. 南京：江苏大学出版社，2010.

[31] 张贤媛. 中医老年病学 [M]. 上海：上海科学技术出版社，1992.

[32] 徐树楠. 李东垣医方精要 [M]. 石家庄：河北科学技术出版社，2005.

[33] 张觉人. 论张子和治疗老年病的思想及方法 [J]. 辽宁中医杂志，1981（3）：2.

[34] 姚德纯. 略述张子和治疗老年病中的攻与补 [J]. 辽宁中医杂志，1989（3）：16–17.

[35] 张觉人，余莉萍，丁念，等. 各家老年病学说临床思考 [J]. 辽宁中医药大学学报，2013，15（3）：3.

[36] 范永升，徐荣斋. 刘完素对老年病学的贡献 [J]. 浙江中医学院学报，1982，（06）：10–12.

[37] 张觉人. 李中梓治疗老年病经验琐谈 [J]. 中医杂志，1982（5）：11–12.

[38] 秦生发. 中医痰瘀理论结构体系的研究及其养生意义 [D]. 南宁：广西中医药大学，2004.

[39] 郑先贞. 中医衰老机理的五脏相关性研究 [D]. 广州：广州中医药大学，2010.

[40] 王永炎，鲁兆麟. 中医内科学 [M]. 北京：人民卫生出版社，2011.

[41] 周仲瑛，蔡淦. 中医内科学 [M]. 北京：人民卫生出版社，2008.

[42] 李建生. 临床中医老年病学 [M]. 北京：人民卫生出版社，2008.